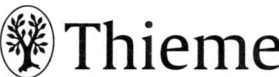

Checklisten der aktuellen Medizin

Begründet von F. Largiadèr, A. Sturm, O. Wicki

Checkliste
Ernährung

Paolo M. Suter

2., aktualisierte und erweiterte Auflage
mit einem Geleitwort von Robert M. Russell

95 Einzeldarstellungen
203 Tabellen

Georg Thieme Verlag
Stuttgart · New York

Umschlaggestaltung: Thieme Verlagsgruppe
Umschlagfoto: Studio Nordbahnhof
Zeichnungen: Stephanie Gay, Bremen

Bibliografische Information Der Deutschen Bibliothek
Die Deutsche Bibliothek verzeichnet diese Publikation in der Deutschen Nationalbibliographie;
detaillierte bibliografische Daten sind im Internet über http://dnb.ddb.de abrufbar.

1. Auflage 2002

Wichtiger Hinweis:

Wie jede Wissenschaft ist die Medizin ständigen Entwicklungen unterworfen. Forschung und klinische Erfahrung erweitern unsere Erkenntnisse, insbesondere was Behandlung und medikamentöse Therapie anbelangt. Soweit in diesem Werk eine Dosierung oder eine Applikation erwähnt wird, darf der Leser zwar darauf vertrauen, dass Autoren, Herausgeber und Verlag große Sorgfalt darauf verwandt haben, dass diese Angabe dem **Wissensstand bei Fertigstellung des Werkes** entspricht.

Für Angaben über Dosierungsanweisungen und Applikationsformen kann vom Verlag jedoch keine Gewähr übernommen werden. **Jeder Benutzer ist angehalten,** durch sorgfältige Prüfung der Beipackzettel der verwendeten Präparate und gegebenenfalls nach Konsultation eines Spezialisten festzustellen, ob die dort gegebene Empfehlung für Dosierungen oder die Beachtung von Kontraindikationen gegenüber der Angabe in diesem Buch abweicht. Eine solche Prüfung ist besonders wichtig bei selten verwendeten Präparaten oder solchen, die neu auf den Markt gebracht worden sind. **Jede Dosierung oder Applikation erfolgt auf eigene Gefahr des Benutzers.** Autoren und Verlag appellieren an jeden Benutzer, ihm etwa auffallende Ungenauigkeiten dem Verlag mitzuteilen.

Insbesondere sei hier auch noch darauf hingewiesen, dass die in diesem Buch aufgeführten Handelsnamen exemplarisch ausgewählt sind und keinen Anspruch auf Vollständigkeit erheben.

Geschützte Warennamen (Warenzeichen) werden **nicht** besonders kenntlich gemacht. Aus dem Fehlen eines solchen Hinweises kann also nicht geschlossen werden, dass es sich um einen freien Warennamen handele.

© 2002, 2005 Georg Thieme Verlag, Rüdigerstraße 14, D-70469 Stuttgart
Printed in Germany

Unsere Homepage: http://www.thieme.de

Satz: hagedorn kommunikation, D-68519 Viernheim (Gesetzt mit 3B2)
Druck: Druckhaus Götz GmbH, D-71636 Ludwigsburg

ISBN 3-13-118262-8   1 2 3 4 5 6

Inhaltsübersicht

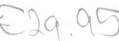
€29.95

Grauer Teil: Physiologische Grundlagen, Erfassung von Ernährungsstatus und -versorgung

■ 1 ■	Physiologische Grundlagen	1
■ 2 ■	Erfassung von Ernährungsstatus und -versorgung	18

Grüner Teil: Nährstoffe/Nahrungsbestandteile

■ 3 ■	Wasser-/Flüssigkeitshaushalt	47
■ 4 ■	Fett	51
■ 5 ■	Eiweiß/Aminosäuren	66
■ 6 ■	Kohlenhydrate	74
■ 7 ■	Vitamine	87
■ 8 ■	Mineralstoffe und Spurenelemente	128
■ 9 ■	Andere Nahrungsbestandteile	169

Blauer Teil: Ernährungsabhängige Krankheiten und Lebenssituationen

■ 10 ■	Stoffwechselerkrankungen	182
■ 11 ■	Erkrankungen des Verdauungstraktes	210
■ 12 ■	Nierenerkrankungen	245
■ 13 ■	Herz-Kreislauf-Erkrankungen	257
■ 14 ■	Erkrankungen des Skeletts/Bewegungsapparats	270
■ 15 ■	Chronisch obstruktive Lungenerkrankungen	283
■ 16 ■	Übergewicht/Adipositas	285
■ 17 ■	Protein-Energie-Malnutrition (PEM)	308
■ 18 ■	Essstörungen	311
■ 19 ■	Nahrungsmittelunverträglichkeiten (NMU)	316
■ 20 ■	Nahrungsmittelvergiftungen	322
■ 21 ■	Maligne Erkrankungen	326
■ 22 ■	Besondere Lebensabschnitte/-situationen	332

Roter Teil: Ernährungstherapie, Nutrition Support, Diäten, besondere Kostformen und Außenseiterdiäten

■ 23 ■	Ernährungstherapie – Allgemeines	350
■ 24 ■	Vollkost inkl. leichte Kost	351
■ 25 ■	Fettmodifizierte Ernährung	357
■ 26 ■	Energiedefinierte Ernährung	362
■ 27 ■	Ballaststoffdefinierte Ernährung	378
■ 28 ■	Nutrition Support	381
■ 29 ■	Besondere Kostformen und Außenseiterdiäten	391

Anhang

■ 30 ■	Anhang	396

Der DGE-Ernährungskreis

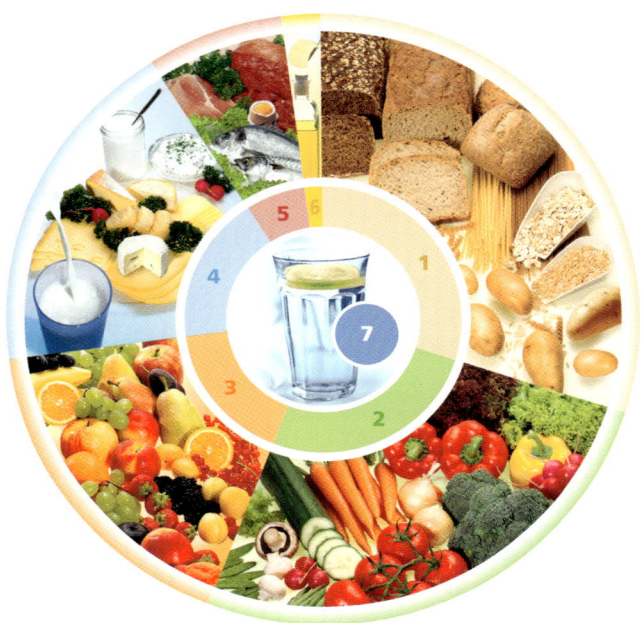

Die Lebensmittel in den Segmenten des Kreises dienen als Orientierungshilfe. Es gilt:

- Täglich aus allen 7 Lebensmittelgruppen auswählen.
- Das dargestellte Mengenverhältnis berücksichtigen.
- Die Lebensmittelvielfalt der einzelnen Gruppen nutzen.

Folgende Mengenverhältnisse[1] werden empfohlen:

1. Getreide, Getreideerzeugnisse, Kartoffeln: 30 %
2. Gemüse, Salat: 26 %
3. Obst: 17 %
4. Milch, Milchprodukte: 18 %
5. Fleisch, Wurst, Fisch, Eier: 7 %
6. Fette, Öle[2]: 2 %
7. Getränke (bevorzugt energiearm): mind. 1,5 Liter über den Tag verteilt

1 %-Angaben bezogen auf die Gesamtlebensmittelmenge in Gewicht
2 nur sichtbares Fett (Streichfette und Öle)

(DGE-Ernährungskreis ©: Deutsche Gesellschaft für Ernährung e.V., Bonn)

Geleitwort

This new volume on nutrition is a welcome addition to the "Checkliste series" for health practitioners. Nutrition science has come of age, and this is truly an exciting time to be involved in nutrition and health sciences. Interest in nutrition by the general public is at its highest level ever, as scientists have learned that nutrition has a major impact on the rate of onset of degenerative diseases such as cardiovascular disease, stroke and cancer, the leading causes of death in Europe and the United States. Links also have been made between nutritional factors and risks for obesity, diabetes, osteoporosis, cataract, and dementia. The ways in which diet and disease are related are being totally redefined. We are gaining a better understanding of how nutrients work both at the biochemical level and at the genomic level, and we are also gaining a better understanding of the complex interactions between food components that have not been generally considered nutrients (for example, fiber, isoflavins, etc.).

Thus, it is imperative for practicing physicians and other health practitioners to have a basic understanding of nutrition in order to communicate with their patients. Sound nutritional advice for patients can only be given by health practitioners who have a working knowledge of nutrients and diets. By using this book, physicians should be able to provide recommendations to their patients for following healthful diets and for ensuring adequate nutrient intakes throughout life. The book also covers nutrient toxicities, which is a growing problem in many segments of the population. In the case of nutrients, more is not better.

Dr. Suter's book represents an up-to-date and authoritative, handy reference for physicians and other health practitioners to use. It is hoped that this book will enable health practitioners to play a more active role in disease prevention and public health, rather than just focusing on cures of diseases. Indeed, in the West, prevention or delay of the onset of chronic diseases by proper nutrition should be of highest priority.

The "Checkliste Ernährung" provides all the diagnostic tools that a practitioner needs for recognizing and treating both deficiencies and overdosage of particular nutrients, as well as providing the physiologic underpinnings of nutrition science. Let's hope this volume will find a place on the bookshelves of every practitioner, who wishes to communicate well with his/her patients on nutritional issues.

Robert M. Russell, M.D.
Professor of Medicine and Nutrition
Director USDA Human Nutrition Research Center on Aging
Tufts University
Boston, Massachusetts, USA

Anschriften

Prof. Dr. med. Paolo M. Suter
Master of Science in Nutrition
Leitender Arzt Abteilung für Hypertonie
Medizinische Poliklinik
Universitätsspital Zürich
Rämistrasse 100
CH-8091 Zürich

Vorwort

> „Es ist eine langweilige Krankheit, seine Gesundheit
> durch eine allzu strenge Diät erhalten zu wollen."
>
> La Rochefoucauld

„Essen um zu leben, nicht Leben um zu essen". Diese Aussage von Sokrates beruht auf fundiertem Ernährungswissen. Die vorliegende erweiterte und überarbeitete 2. Auflage der *Checkliste Ernährung* hilft den Wissenshunger zu stillen und das Motto von Sokrates in Theorie und Praxis umzusetzen. Um mehrere Kapitel erweitert (z. B. „Sarkopenie" bzw. „Übergewicht bei Kindern"), mit neuesten Empfehlungen und Richtlinien, mehr Tabellen und last but not least in neuem Layout wird umfassendes Ernährungswissen in verträglicher Form im altbewährten Checklistenstil zum Genuss „serviert".

Tagtäglich werde ich mit praktischen und theoretischen Ernährungsfragen konfrontiert. Hier sind die Antworten in Form der Checkliste Ernährung.

Die vorliegende Checkliste fasst das evidenzbasierte Wissen zur Ernährung und Ernährungsmedizin zusammen und führt Mediziner, Ernährungswissenschaftler, Diätassistenten, Studenten und andere interessierte Leser durch die wichtigsten theoretischen und praktischen Themengebiete der Ernährung.
Das Buch ist aus einem „Guss", wie es nur bei einem Einzelautor möglich ist und basiert auf langjähriger klinischer und forschungsorientierter Aktivität. Es ist aus der Praxis für die Praxis geschrieben.
Die Checkliste Ernährung deckt den größten Teil des Inhaltes des „Curriculum Ernährungsmedizin" der Bundesärztekammer ab und kann entsprechend sowohl als Lern- als auch Orientierungshilfe eingesetzt werden.
Im Wissen, dass das vorliegende Werk nie vollständig sein kann und die Meinungen zu bestimmten Themen differieren können, freue ich mich auf jedes konstruktive Feedback.

Für die unkomplizierte freundschaftliche Zusammenarbeit mit dem Georg Thieme Verlag möchte ich mich herzlichst bedanken.

Zürich, Frühling 2005

Paolo M. Suter

Inhaltsverzeichnis

Grauer Teil: Physiologische Grundlagen, Erfassung von Ernährungsstatus und -versorgung

1   Physiologische Grundlagen ► 1
1.1   Körperzusammensetzung ► 1
1.2   Regulation der Nahrungszufuhr ► 5
1.3   Verdauung und Absorption – Allgemeines ► 6
1.4   Energiebedarf/Energiestoffwechsel ► 9
1.5   Hunger-/Fastenstoffwechsel ► 15

2   Erfassung von Ernährungsstatus und -versorgung ► 18
2.1   Grundlagen ► 18
2.2   Anamnese ► 19
2.3   Klinische Untersuchung ► 25
2.4   Anthropometrie ► 27
2.5   Laborchemische Erfassung des Ernährungsstatus ► 35
2.6   Indices zur Erfassung des Ernährungsstatus ► 40
2.7   Funktionelle Tests ► 40
2.8   Apparative Diagnostik ► 41
2.9   Ernährungsscreening in der klinischen Praxis ► 43

Grüner Teil: Nährstoffe/Nahrungsbestandteile

3   Wasser-/Flüssigkeitshaushalt ► 47

4   Fett ► 51
4.1   Fette: Grundlagen, Bedarf und Zufuhr ► 51
4.2   Fettsäuren ► 58

5   Eiweiß/Aminosäuren ► 66

6   Kohlenhydrate ► 74
6.1   Mono-, Di- und Oligosaccharide ► 74
6.2   Polysaccharide ► 82

7   Vitamine ► 87
7.1   Vitamine – Allgemeines/Übersicht ► 87
7.2   Vitamin A ► 88
7.3   Carotinoide ► 92
7.4   Vitamin D (Calciferole) ► 95
7.5   Vitamin E ► 100
7.6   Vitamin K ► 103
7.7   Thiamin (Vitamin B_1) ► 106
7.8   Riboflavin (Vitamin B_2) ► 109
7.9   Niacin ► 111
7.10 Pyridoxin (Vitamin B_6) ► 114

7.11 Vitamin B_{12} (Cobalamin) ► *116*
7.12 Vitamin C (Ascorbinsäure) ► *120*
7.13 Biotin ► *122*
7.14 Folsäure (Folat) ► *123*
7.15 Pantothensäure ► *126*

8   Mineralstoffe und Spurenelemente ► *128*
8.1 Natrium (Na^+) (inkl. Kochsalz [NaCl]) ► *128*
8.2 Kalium (K^+) ► *134*
8.3 Kalzium (Ca^{2+}) ► *138*
8.4 Phosphor (P) ► *146*
8.5 Magnesium (Mg^{2+}) ► *149*
8.6 Eisen (Fe^{2+}) ► *153*
8.7 Jod (I) ► *157*
8.8 Selen (Se) ► *159*
8.9 Zink (Zn) ► *161*
8.10 Weitere Spuren- und Ultraspurenelemente ► *164*

9   Andere Nahrungsbestandteile ► *169*
9.1 Alkohol ► *169*
9.2 Carnitin ► *172*
9.3 Funktionelle Lebensmittel (Functional Foods) ► *174*
9.4 Sekundäre Pflanzenstoffe ► *176*
9.5 Supplemente ► *179*
9.6 Zusatzstoffe (Additiva) ► *180*

*Blauer Teil: Ernährungsabhängige Krankheiten
            und Lebenssituationen*

10   Stoffwechselerkrankungen ► *182*
10.1 Fettstoffwechselstörungen ► *182*
10.2 Diabetes mellitus ► *194*
10.3 Hyperurikämie ► *205*

11   Erkrankungen des Verdauungstraktes ► *210*
11.1 Zähne ► *210*
11.2 Xerostomie (Mundtrockenheit) ► *212*
11.3 Refluxösophagitis (Refluxerkrankung) ► *213*
11.4 Leberzirrhose und hepatische Enzephalopathie ► *214*
11.5 Gallensteine (Cholelithiasis) ► *217*
11.6 Pankreatitis ► *220*
11.7 Malassimilationssyndrome ► *221*
11.8 Chronisch entzündliche Darmerkrankungen ► *226*
11.9 Laktoseintoleranz (Milchzuckerunverträglichkeit) ► *230*
11.10 Einheimische Sprue (Zöliakie) ► *233*
11.11 Kurzdarmsyndrom ► *237*
11.12 Perioperative Ernährung ► *240*
11.13 Ungewollter Gewichtsverlust ► *241*
11.14 Weitere gastrointestinale Beschwerden ► *242*

12   Nierenerkrankungen ► 245
12.1 Chronische Niereninsuffizienz ► 245
12.2 Harnsteine ► 249
12.3 Nephrotisches Syndrom ► 254

13   Herz-Kreislauf-Erkrankungen ► 257
13.1 Koronare Herzkrankheit, Arteriosklerose ► 257
13.2 Herzinsuffizienz ► 264
13.3 Hypertonie ► 266

14   Erkrankungen des Skeletts/Bewegungsapparats ► 270
14.1 Osteoporose ► 270
14.2 Osteomalazie ► 275
14.3 Arthrose ► 276
14.4 Rheumatoide Arthritis (RA) ► 277
14.5 Sarkopenie ► 280

15   Chronisch obstruktive Lungenerkrankungen ► 283

16   Übergewicht/Adipositas ► 285
16.1 Adipositas – Allgemeines ► 285
16.2 Adipositas – Diagnostik ► 288
16.3 Adipositas – allgemeine Therapie ► 291
16.4 Adipositas – Ernährungsempfehlungen ► 299
16.5 Adipositas – besondere Situationen/Aspekte ► 301
16.6 Übergewicht und Adipositas bei Kindern und Jugendlichen ► 303

17   Protein-Energie-Malnutrition (PEM) ► 308

18   Essstörungen ► 311
18.1 Allgemein ► 311
18.2 Spezielle Essstörungen ► 313

19   Nahrungsmittelunverträglichkeiten (NMU) ► 316
19.1 Nahrungsmittelunverträglichkeiten – Allgemeines ► 316
19.2 Nahrungsmittelallergien ► 317
19.3 Weitere Nahrungsmittelunverträglichkeiten ► 320

20   Nahrungsmittelvergiftungen ► 322

21   Maligne Erkrankungen ► 326
21.1 Maligne Erkrankungen – Prävention ► 326
21.2 Ernährung bei malignen Erkrankungen ► 329

22   Besondere Lebensabschnitte/-situationen ► 332
22.1 Alter ► 332
22.2 Schwangerschaft ► 336
22.3 Stillzeit ► 341
22.4 Sport/körperliche Aktivität ► 342
22.5 Reisen ► 347

Roter Teil: Ernährungstherapie, Nutrition Support, Diäten, besondere Kostformen und Außenseiterdiäten

23 Ernährungstherapie – Allgemeines ► 350

24 Vollkost inkl. leichte Kost ► 351

25 Fettmodifizierte Ernährung ► 357
25.1 Fettmodifizierte Ernährung: Grunddiät ► 357
25.2 MUFA-reiche/mediterrane Ernährung ► 359
25.3 PUFA-reiche Ernährung ► 360

26 Energiedefinierte Ernährung ► 362
26.1 Energiedefinierte Ernährung – Allgemeines ► 362
26.2 Hypokalorische Ernährung ► 364
26.3 Very Low Calorie Diets (VLCD) ► 371
26.4 Arachidonsäurestoffwechsel-Modulation ► 372
26.5 DASH-Diät ► 373
26.6 Proteinsparendes modifiziertes Fasten (PSMF) ► 375

27 Ballaststoffdefinierte Ernährung ► 378
27.1 Ballaststoffreiche Ernährung ► 378
27.2 Ballaststoffarme Ernährung ► 380

28 Nutrition Support ► 381
28.1 Nutrition Support – Allgemeines ► 381
28.2 Enterale Ernährungstherapie/Sondenernährung ► 382
28.3 Parenterale Ernährung ► 385

29 Besondere Kostformen und Außenseiterdiäten ► 391

Anhang

30 Anhang ► 396
30.1 Referenzwerte für die Nährstoffzufuhr ► 396
30.2 Laborparameter ► 398
30.3 BMI-Übersicht ► 403
30.4 Nützliche Adressen ► 404
30.5 ICD-10-Diagnoseschlüssel ► 408

Sachverzeichnis ► 411

Bildnachweis ► 427

1 Physiologische Grundlagen

1.1 Körperzusammensetzung

Grundlagen

▶ Die **Hauptkompartimente** des Körpers sind der intra- und der extrazelluläre Raum (IZR und EZR) (s. Abb. 1). Alle Nährstoffe und Sauerstoff müssen aus dem EZR in den IZR aufgenommen werden.

▶ **Anhaltswerte zur Körperzusammensetzung** in % des Körpergewichts (gelten für junge „Standard"-Erwachsene):
- Wasser: ca. 60 %.
- Eiweiß: ca. 18 %.
- Fett: ca. 15 %.
- Mineralstoffe: ca. 7 %.

▶ **Einflussfaktoren auf die Körperzusammensetzung:**
- *Genetische Faktoren:* Muskelmasse, Muskelfaser-Zusammensetzung, Fettmasse, Hautfaltendicke, Fettverteilungsmuster sind zu unterschiedlich großem Anteil genetisch determiniert. Bei homozygoten Zwillingen sehr gute Korrelation verschiedener Parameter der Körperzusammensetzung.
- *Geschlecht* (s. Tab. 2).
- *Alter:* LBM (s. Tab. 2) $\downarrow$ und Fettmasse $\uparrow$.
- *Körpergröße/Körpergewicht:* Körpergröße $\uparrow$ → LBM $\uparrow$. Körpergewicht $\uparrow$ → LBM $\uparrow$, Fettmasse $\uparrow$.
- *Rassenzugehörigkeit:* Orientalen in der Regel geringere Körpergröße und leichtgewichtiger als Kaukasier; LBM Afroamerikaner > Kaukasier.
- *Bestimmte Lebensabschnitte, z. B. Schwangerschaft:* Körpergewicht $\uparrow$ infolge LBM $\uparrow$, Fettmasse $\uparrow$, Gesamtkörperwasser $\uparrow$.
- *Lebensstil, z. B. hohe körperliche Aktivität:* LBM $\uparrow$ und Fettmasse $\downarrow$, Effekt auf die Fettverteilung (abdominale Adipositas $\downarrow$).
- *Ernährungsfaktoren:* Energieexzess (Adipositas) $\leftrightarrow$ Malnutrition (Hunger).
- ▶ **Merke:** Die Körperzusammensetzung kann individuell stark variieren.

Modelle der Körperzusammensetzung und zugehörige Kompartimente

▶ **Modelle** s. Tab. 1.

Tabelle 1 · Verschiedene Modelle der Körperzusammensetzung mit Kompartimenten

Art des Modells	Kompartimente
2-Kompartiment-Modell	– Fett, fettfreie Masse
3-Kompartiment-Modell	– Fett, Wasser, Proteine + Mineralstoffe
4-Kompartiment-Modell	– Fett, Wasser, Proteine, Mineralstoffe

▶ **Kompartiment Wasser (Flüssigkeit):** Die Verteilung des Gesamtkörperwassers ist in Abb. 1 dargestellt.

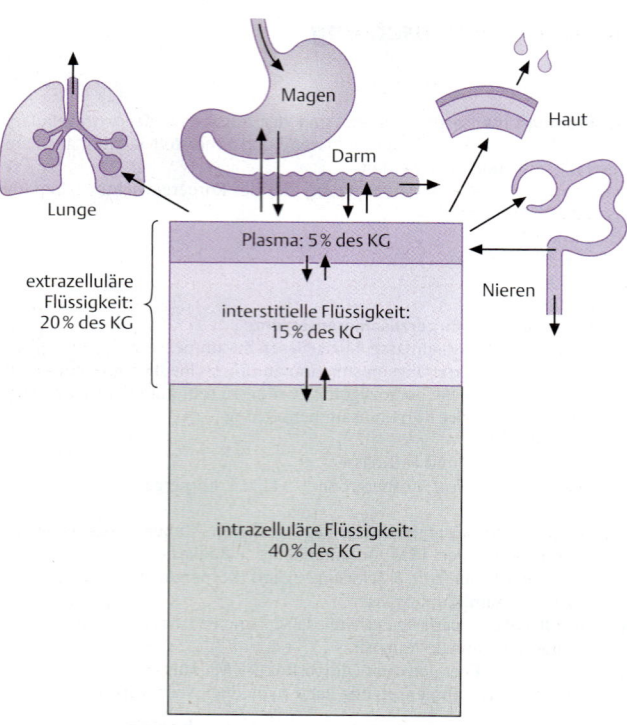

Abb. 1   Die Flüssigkeitskompartimente des Körpers betragen ca. 60 % des Gesamtkörpergewichts (nach Gamble) (KG = Körpergewicht)

► **Weitere wichtige Kompartimente:**
- Terminologie und Definitionen s. Tab. 2.

Tabelle 2 · **Verschiedene Kompartimente, ihre Definition und ihr %-Anteil an der Körpermasse bei einer „Normalperson" (Mann 72 kg/Frau 61 kg)**

Kompartiment	Definition	m (%)	w (%)
Körpermasse	alle Komponenten des Körpers	100	100
Fettmasse	Triglyzeride im Körper	26	31
Fettgewebe	Fett (Triglyzeride) + andere Fettgewebskomponenten (d. h. ca. 2 % Eiweiß + ca. 15 % Wasser)		
Lean Body Mass (LBM)[1]	Körpergewicht – Fettgewebe	74	69
fettfreie Masse (FFM)	Körpergewicht – Fettmasse		

m = männlich, w = weiblich   [1] Magermasse

▶ *Merke:* Die LBM entspricht nicht der FFM. Für den klinischen Alltag können die beiden Messgrößen aber in der Regel gleichgesetzt werden.

Methoden zur Bestimmung der Körperzusammensetzung

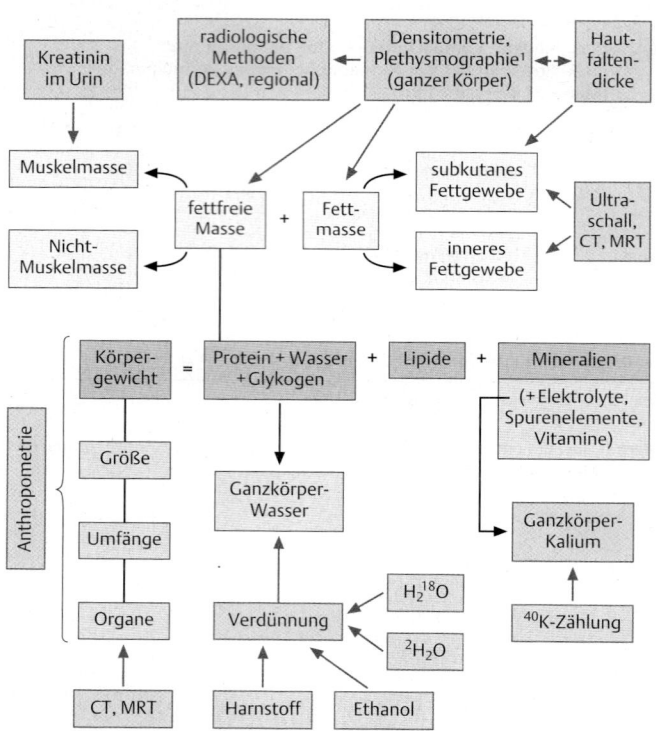

Abb. 2   Übersicht über verschiedene Techniken zur Abschätzung der Körperzusammensetzung (nach Biesalski) (MRT = Magnet-Resonanz-Tomographie, CT = Computertomographie, DEXA = Doppel-Energie-Röntgen-Absorptiometrie; vgl. auch Kapitel Apparative Methoden, S. 41)
1: Anhand einer Luftverdrängungsmethode lässt sich der Fettanteil in der Körpermasse einer Person bestimmen (s. www.bodpod.com).

Abb. 3   Übersicht über die Kontrolle der Nahrungszufuhr (nach Biesalski, Grimm)   ▶
(CCK = Cholezystokinin, CRF = Corticotropin Releasing Factor [Corticoliberin] GABA = Gammaaminobuttersäure, GLP-1 = Glucagon-Like Peptide 1, AgRP = Agouti Related Protein, α-MSH = α-Melanocytes Stimulating Hormone, MCH = Melanin Concentrating Hormone, CART = Cocain and Amphetamine Regulated Transcript, PYY = Peptide YY-[3-36], POMC = Proopiomelanocortin)

1.2 Regulation der Nahrungszufuhr

Physiologische Grundlagen

► Wichtige Modulatoren der Nahrungszufuhr bzw. der Energiebilanz sind die Empfindungen „Hunger" und „Sattheit". Die Regulation erfolgt durch ein neurohumorales System (s. Abb. 3), das aufgrund seiner Komplexität nur schwierig pharmakologisch beeinflusst werden kann (vgl. Adipositas, S. 295).

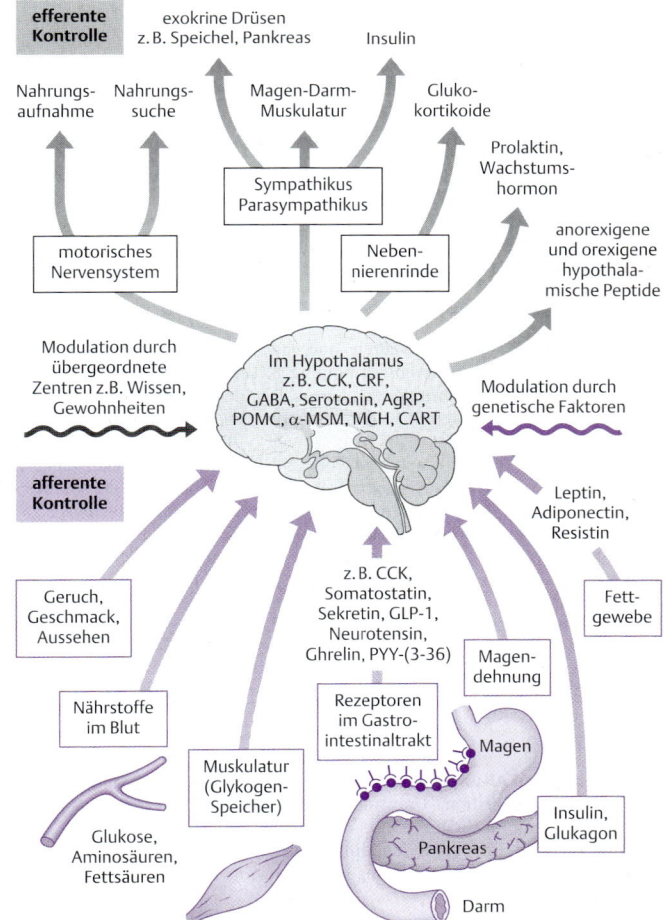

▶ **Zentralnervöse Regulation:**
- *Hypothalamische Schaltzentren:*
  - „Sattheitszentrum" im ventromedialen Hypothalamus.
  - „Hunger-" oder „Esszentrum" im lateralen Hypothalamus.
- *Afferente Signale:* Die zentralnervösen Zentren werden durch sensorische, neuroendokrine, humorale, neurale und metabolische Signale beeinflusst, z. B. aus dem Gastrointestinaltrakt (CCK [Cholezystokinin], Glukagon, Amylin, Enterostatin, PYY, GLP-1, GLP-2, Bombesin, GRP [Gastrin Releasing Periode], Apolipoprotein A-IV), aus anderen neuroendokrinen Systemen (Leptin, Insulin), über zirkulierende Nährstoffe und/oder Metabolite (Glukose), über nervale Stimuli (N. vagus).
- *Efferente Signale:* Die zentralnervöse Verarbeitung dieser komplexen Informationen resultiert in einer Reaktion bezüglich Energiezufuhr und Energieverbrauch (z. B. Hunger, Sättigungsverhalten, Muster der körperlichen Aktivität).
- *Neuropeptide:*
  - orexigene Neuropeptide (Nahrungszufuhr ↑)
    (AgRP, endogene Opioide, Galanin, Ghrelin, GHRF [Growth Hormone Releasing Factor], MCH, NPY, Orexin A)
  - anorexigene Neuropeptide (Nahrungszufuhr ↓)
    (α-MSH, CCK, CART, CRH, GLP-1, Melanocortin, Neurotensin, TRH [Thyrotropin Releasing Hormone], Urocortin).

Theorien zur Regulation der Nahrungsaufnahme

▶ **Lipostatische Theorie:** Fettsäuren und/oder Intermediärmetabolite des Fettstoffwechsels bzw. Fettgewebshormone (z. B. Leptin) sind für Hunger und/oder Sättigungssignale von zentraler Bedeutung. Die Identifizierung von Leptin (Zhang et al. 1994) und anderen Fettgewebshormonen (z. B. Resistin, Adiponectin) unterstützt diese Theorie.

▶ **Glukostatische Theorie** (nach J. Mayer): Ein Abfall des Blutzuckerspiegels und/oder verminderte Glukoseverfügbarkeit führen zu Hunger (Glukosesensoren in peripheren Organen und Gehirn). Veränderung der Glykogenspeicher.

▶ **Aminostatische Theorie:** Eine Aminosäurezufuhr wirkt durch direkte/indirekte Mechanismen auf die Nahrungszufuhr ein. Aminosäuren sind Neurotransmitter-Vorstufen und bewirken ein hohes Sättigungsgefühl.

▶ **Thermostatische Theorie:** Die Hungerregulation basiert auf Körperwärme-Kontrollmechanismen (kontrovers diskutiert).

1.3 Verdauung und Absorption – Allgemeines

Grundlagen

▶ **Verdauung und Absorption** beginnen bereits mit dem Kauen/Einspeicheln.
1. Verdauung (Digestion): Umwandlung der Nährstoffe in resorptionsfähige Stoffe (Hydrolyse der Nährstoffe).
2. Absorption: Aufnahme in die Mukosa und Weiterleitung in die Blutbahn.
▶ Zur optimalen Nährstoffversorgung müssen sowohl Digestion als auch Absorption optimal funktionieren.

Anatomie/Physiologie des Verdauungstrakts

► Zur allgemeinen Anatomie des Verdauungstrakts s. Abb. 4.

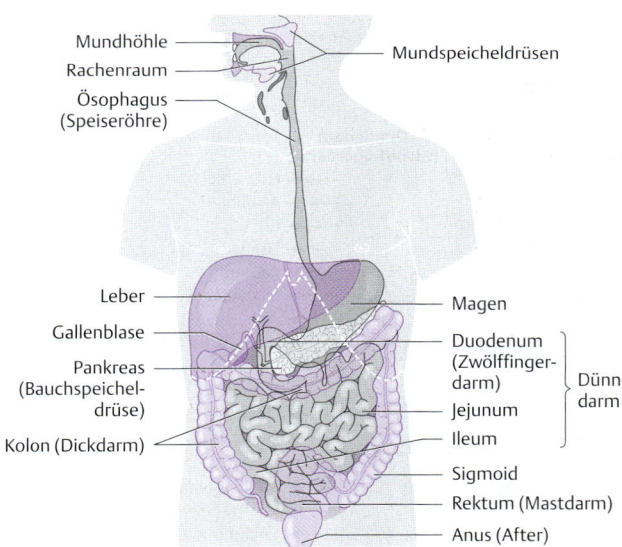

Abb. 4   Übersicht über den Verdauungstrakt (nach Schwegler)

► Zur Lokalisation der Sekretion von Verdauungssäften bzw. der Absorption von Nährstoffen s. Abb. 5.
  • Die Makronährstoffe (Fette, Kohlenhydrate, Eiweiß) werden bis ins hohe Alter sehr effizient absorbiert (> 95 %).
  • Enterohepatischer Kreislauf: Gallensäuren und einige Nährstoffe (z.B. Vitamin B_{12}) unterliegen einem Kreislauf aus Sezernierung über Leber und Galle und Rückresorption im Darm.

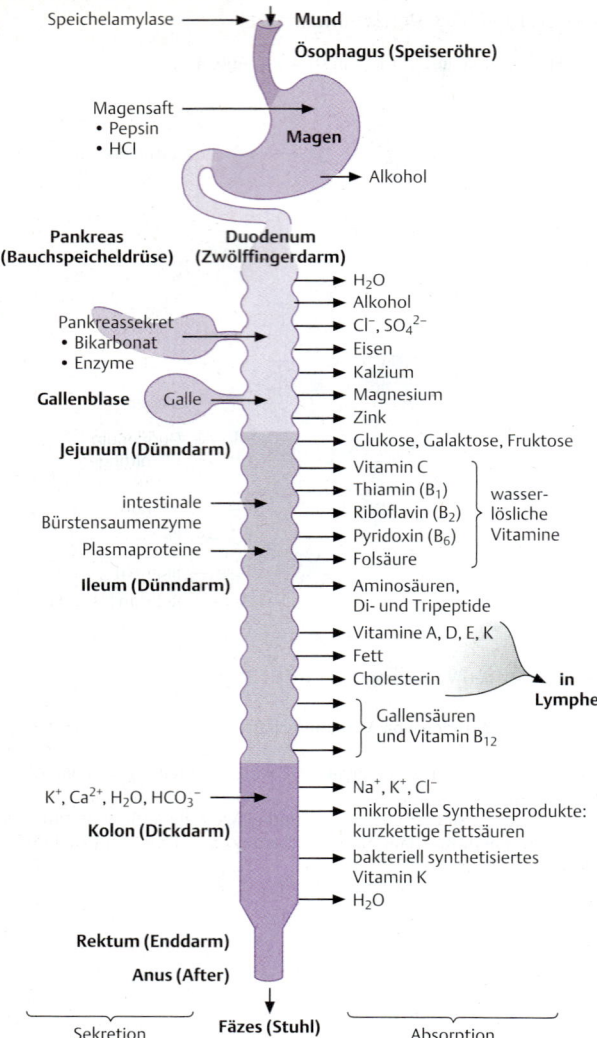

Abb. 5 Überblick über den Gastrointestinaltrakt: Lokalisation der Sekretion von Verdauungssekret und der Absorption von Nährstoffen (nach Beyer)

1.4 Energiebedarf/Energiestoffwechsel

Grundlagen

▶ Zur Aufrechterhaltung eines normalen Stoffwechsels wird Energie benötigt.
▶ **Einheiten:**
- *Joule [J],* SI-Einheit für Energie: 1 Joule entspricht der Energie, die benötigt wird, um 1 Kilogramm [kg] mit einer Kraft von 1 Newton [N] 1 Meter [m] weit zu bewegen. 1 Joule = 0,239 cal (1 MJ = 239 kcal).
- *Kalorie [cal],* Standardeinheit für Energie: 1 Kalorie entspricht der Wärmemenge (-energie), die benötigt wird, um 1 ml 15 °C-warmes Wasser um 1°C zu erwärmen. 1 kcal = 4,184 kJ (Annäherung für den Alltag 1 kcal = 4,2 kJ).
▶ **Energiegehalt der einzelnen Substrate** (s. Tab. 3).

Tabelle 3 · Energiegehalt der einzelnen Energiesubstrate

Substrat	Verbrennungs-wärme[1] [kcal/g]	verdaubare Energie [kcal/g]	metabolisierbare Energie[2] [kcal/g] ([kJ/g])
Kohlenhydrate	4,10	4,0	4,0 (17)
Fette	9,45	9,0	9,0 (38)
Eiweiß	5,65	5,2	4,0 (17)
Alkohol	7,10	7,1	7,0 (29)

1: Durch Bomben-Kalorimetrie bestimmt (vollständige Oxidation); sog. Bruttoenergie
2: Für den Praxisalltag empfohlene Durchschnittswerte

Bestimmung des Energieumsatzes – Indirekte Kalorimetrie

▶ **Definitionen:**
- *Kalorisches Äquivalent (KÄ) oder energetisches Sauerstoffäquivalent:* Die bei der Metabolisierung von Substraten resultierende Energieausbeute pro Liter Sauerstoff [kcal/l O_2 oder kJ/l O_2] (s. Tab. 4).
- *Respiratorischer Quotient (RQ):* Verhältnis $[CO_2]_{produziert}/[O_2]_{konsumiert}$ (s. Tab. 4).

Tabelle 4 · Kalorisches Äquivalent (KÄ/g) und respiratorischer Quotient (RQ) der Energiesubstrate

Substrat	KÄ [kJ/l O_2]	KÄ [kcal/ l O_2]	RQ
Kohlenhydrate/Glukose	20,96	5,01[1]	1,0
Fett	19,6	4,69	0,71
Proteine	18,7	4,48	0,82
Mischkost	20,2	4,83	0,82–0,85

1: Stärke 5,06; Glykogen 5,04

- *Metabolisches Äquivalent (MET):* Parameter zur Klassifizierung von körperlicher Aktivität, basierend auf einem Mehrfachen des Ruhesauerstoffverbrauchs (Männer: ca. 250 ml O_2/min, Frauen ca. 200 ml O_2/min → 1 MET entspricht einem O_2-Verbrauch von ca. 3,6 ml × kg^{-1} × min^{-1}). Der Energiewert pro l konsumiertem O_2 ist 4,825 kcal (Annäherung für den Alltag: 5 kcal/l O_2).
▶ **Indikation/Bedeutung:** Messung des Energieverbrauchs (z. B. bei Diskrepanz zwischen den Angaben zur Energiezufuhr und dem Gewichtsverlauf), Adipositas, Anorexia nervosa, Bestimmung von Substratoxidationsraten (in Kombination mit der Stickstoffbestimmung im Urin), Erfassung von krankheitsbedingten Veränderungen des Energieverbrauchs/-bedarfs, unstabiler Intensivpflegepatient.
   ▶ **Merke:** Eine routinemäßige Messung des Energieverbrauchs bei allen Patienten einer Ernährungssprechstunde ist nicht indiziert.
▶ **Praktisches Vorgehen:**
- Ruhiger, normal temperierter Raum. Messung des Gasaustauschs (O_2-Verbrauch und CO_2-Produktion) über eine sog. Atemhaube mit Hilfe eines Kalorimeters (z. B. Deltatrac). Messung am Morgen in Ruhe (30 min ruhig liegen) nüchtern (10–12 h Nahrungskarenz), Messdauer 30–60 Minuten bis „stabile" Messwerte (d. h. ein steady state) erreicht wurden.
   ▶ **Merke:** Der Patient muss während der Messung völlig ruhig liegen, mit offenen Augen und darf nicht einschlafen.
- *Berechnung:* Aus den Messungen von O_2-Verbrauch und CO_2-Produktion wird der respiratorische Quotient (RQ) berechnet. Jedem RQ kann ein kalorisches Äquivalent (KÄ) (s. Tab. 4) zugeordnet werden. Die Berechnung des Energieumsatzes (EU) erfolgt nach verschiedenen Formeln (z. B. Gleichung nach Weir: Ruheenergieverbrauch [kcal/24 h] = {(3,9 × O_2-Verbrauch [l/min]) + (1,1 × CO_2-Produktion [l/min])} × 1440.)
   ▶ **Vorsicht:** Kein blindes Verlassen auf die Computersoftware des Messgeräts.
- *Zur Messung definierte Standardbedingungen:*
   – Grundumsatz (GU): s. u.
   – Resting Metabolic Rate (RMR = Ruheumsatz): Ähnlich wie GU, wobei die Person am Morgen aufgestanden ist und die Messung des Energieverbrauchs nach einer erneuten Ruhephase mit Erreichen eines Steady-State-Zustands gemessen wird. Üblicher Normwert: 0,7–1,7 kcal/min.

Grundumsatz (GU)

▶ **Definition:** Der Grundumsatz (GU oder BMR [Basal Metabolic Rate]) ist der Energieverbrauch einer gesunden Person in Ruhe, morgens vor dem Aufstehen, nach mindestens 12-stündiger Nahrungskarenz in einer thermoneutralen Umgebung. Er entspricht dem Energiebedarf zur Aufrechterhaltung aller lebenswichtigen Prozesse (Energieverbrauch der einzelnen Organe s. Tab. 5).

Tabelle 5 · **Metabolische Rate (MR) von Organen und Geweben beim erwachsenen Menschen (nach WHO/FAO, 1985)**

Organ	Gewicht [kg]	MR [kcal/d] ([kJ/d])	MR (%)
Leber	1,6	396 (1656)	22
Gehirn	1,4	342 (1431)	19
Herz	0,32	126 (527)	7
Niere	0,29	180 (753)	10
Muskulatur	30,00	432 (1807)	24
Fettgewebe	16,00	72 (301)	4
andere	20,4	252 (1054)	14
total (GU)	**70,00**	**1800 (7530)**	**100**

MR = metabolische Rate, GU = Grundumsatz

► **Physiologische Grundlagen:**
- *Körperoberfläche:* Zwischen Körperoberfläche und Grundumsatz (GU) besteht eine lineare Beziehung.
- *Körpermasse* (fettfreie Masse + Fettmasse): Die Beziehung zwischen Körpergewicht und GU ist nicht linear, da das Fettgewebe nur einen untergeordneten Einfluss auf den GU hat (Norm: Die Fettmasse macht ca. 10–20 % der Körpermasse aus und verursacht nur 2–4,5 % des GU, die Muskelmasse [bei ca. 20–35 % der Körpermasse] ca. 20–40 % des GU).

► **Bestimmung des Grundumsatzes (GU):**
- *Allgemeines zur Bestimmung des GU mit Hilfe von Formeln/Nomogrammen:* Formeln und Nomogramme bieten eine einfache und schnelle Handhabung mit für den Praxisalltag ausreichender Genauigkeit.
- Die *WHO/FAO-Gleichungen* (s. Tab. 6) sind die für die Praxis geeignete Formeln.

Tabelle 6 · **Grundumsatzberechnung nach WHO/FAO (1985) und British Department of Health (1991)[1] [MJ/d]**

Alter [Jahre]	Männer	Frauen
10–18	$0,074 \times$ KG $+ 2,754$	$0,056 \times$ KG $+ 2,898$
18–30	$0,063 \times$ KG $+ 2,896$	$0,062 \times$ KG $+ 2,036$
30–60	$0,048 \times$ KG $+ 3,653$	$0,034 \times$ KG $+ 3,538$
> 60	$0,049 \times$ KG $+ 2,459$	$0,038 \times$ KG $+ 2,755$
60–74[1]	$0,0499 \times$ KG $+ 2,930$	$0,0386 \times$ KG $+ 2,875$
> 75[1]	$0,0350 \times$ KG $+ 3,434$	$0,0410 \times$ KG $+ 2,610$

▣ *Hinweis:* Der GU bei Frauen wird mit diesen Formeln um 7–20 % überschätzt.
KG = Körpergewicht [kg]; zur Umwandlung von [MJ] in [kcal] durch 0,004184 dividieren oder mit 239,2 multiplizieren

- *Berechnung des Grundumsatzes [kcal/24 h] nach Harris Benedict:*
  - Vorteil: Einfache Berechnung mit akzeptabler Genauigkeit.
  - Limitationen: Extreme Adipositas, Protein-Energie-Malnutrition. (Bei extremer Malnutrition [unabhängig von der Ätiologie, also z. B. auch bei Krebskachexie] Unterschätzung bis 25 % möglich.) Nur bei Menschen $\geq$ 17 Jahre anwendbar.

  Männer: GU [kcal/24 h] = 66,5 + 13,8 × Gewicht [kg]
  + 5,0 × Größe [cm] – 6,8 × Alter [Jahre]

  Frauen: GU [kcal/24 h] = 655 + 9,6 × Gewicht [kg]
  + 1,8 × Größe [cm] – 4,7 × Alter [Jahre]

- *Schätzung des Grundumsatzes im Praxisalltag:*

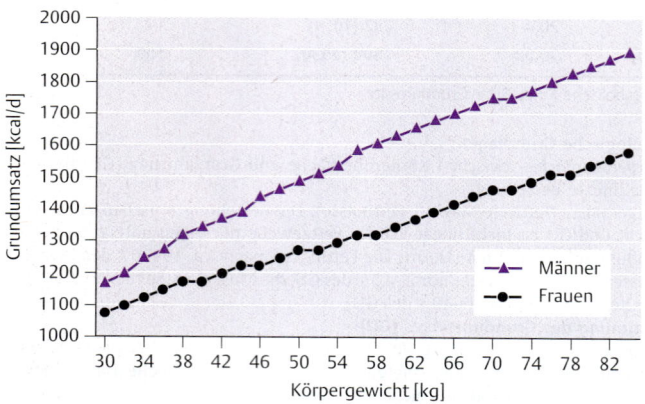

Abb. 6   Grundumsatz in Abhängigkeit von Geschlecht und Körpergewicht (nach Kleiber)

Grundumsatz [kcal/d] = Körpergewicht [kg] × 24 kcal

- *Nomogramm* zur Ermittlung des Grundumsatzes s. Abb. 6.
- *Messung* des Grundumsatzes mittels indirekter Kalorimetrie (s. S. 9).

Energiebedarf

▶ **Definitionen:** Der Energiebedarf wird in folgende Komponenten aufgeteilt:

Energiebedarf = GU + EEA + SDA

- *EEA* (Energy Expenditure of Activity = arbeitsinduzierte Thermogenese): Energieverbrauch durch körperliche Aktivität. Die EEA ist in Abhängigkeit von Dauer, Intensität, Art der körperlichen Aktivität und Körpergewicht sehr variabel. Sie kann willentlich moduliert werden → große Bedeutung in der Regulation des Körpergewichtes (vgl. S. 292).
- *SDA* (Spezifische Dynamische Aktion der Nahrung = nahrungsinduzierte Thermogenese): Durch Verdauung, Absorption und Speicherung der Nahrungskomponenten bedingte Erhöhung des Energieverbrauchs nach Nahrungsaufnahme.

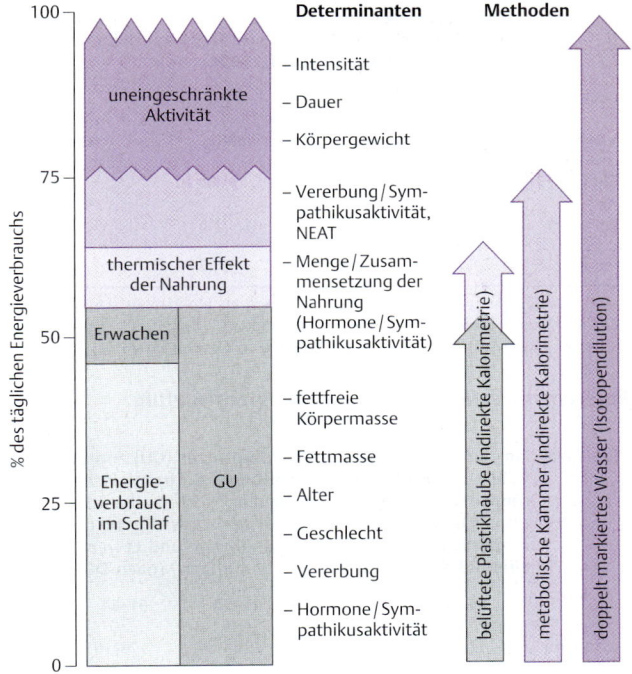

Abb. 7 Anteile der einzelnen Komponenten des Energieverbrauchs am gesamten Energieverbrauch, deren Determinanten und die Methoden zur Erfassung (nach Ravussin, Swinburn) (NEAT = Non-Exercise-Associated Thermogenesis [z. B. Zappeligkeit], GU = Grundumsatz)

► **Schätzung des Energiebedarfs im Praxisalltag** (gilt für leichte körperliche Aktivität):

Männer: Energiebedarf [kcal/d] = Körpergewicht [kg] × 35 kcal
Frauen: Energiebedarf [kcal/d] = Körpergewicht [kg] × 30 kcal

▣ *Hinweis:* Bei übergewichtigen Patienten mit dem Normalgewicht rechnen (vgl. S. 29).

► **Berechnung des Energiebedarfs mit Aktivitätsfaktor:**

Energiebedarf = GU × Aktivitätsfaktor (s. Tab. 7)

Tabelle 7 · **Aktivitätsfaktoren zur Abschätzung des Energieverbrauchs unter Berücksichtigung der Berufs- und Freizeitaktivität (Mann/Frau) (British Department of Health, 1991)**

Aktivitätsniveau[1] in	Beruf		
Freizeit	leicht	mäßig	schwer
inaktiv	1,4/1,4	1,6/1,5	1,7/1,5
mäßig aktiv	1,5/1,5	1,7/1,6	1,8/1,6
sehr aktiv	1,6/1,6	1,8/1,7	1,9/1,7

1: Geschätzter Energieverbrauch bei Erwachsenen als Mehrfaches des GU in kcal/kg KG/h (Männer/Frauen): Laufen in normalem Schritttempo (3,2/3,4); Arbeit am Schreibtisch sitzend (1,3/1,3); intensive Freizeitaktivität, z. B. Jogging > 7 km/h (6,6+/6,3+)

Referenzmaße/Richtwerte für die Energiezufuhr

Tabelle 8 · **Für die Berechnung des Grundumsatzes (GU) zugrunde gelegte Referenzmaße für Körpergröße und Körpergewicht (KG), resultierender GU, Richtwerte für die durchschnittliche Energiezufuhr (EZ) und Richtwerte für die EZ unter Berücksichtigung des Ausmaßes an körperlicher Aktivität bei Jugendlichen und Erwachsenen mit einem BMI im Normbereich (Mann/Frau) (nach DGE, 2000)**

	15–18	19–24	25–50	51–64	≥ 65
Größe [cm]	174/166	176/165	176/164	173/161	169/158
Gewicht [kg]	67/58	74/60	74/59	72/57	68/55
GU [MJ/d]	7,6/6,1	7,6/5,8	7,3/5,6	6,6/5,3	5,9/4,9
GU [kcal/d]	1820/1460	1820/1390	1740/1340	1580/1270	1410/1170
EZ [MJ/d]	13,0/10,5	12,5/10,0	12,0/9,5	10,5/8,5	9,5/7,5
EZ [kcal/d]	3100/2500	3000/2400	2900/2300	2500/2000	2300/1800
Aktivität gering [kcal/kg KG/d]	39/36	35/33	34/33	32/32	30/30
Aktivität mittel [kcal/kg KG/d]	46/43	41/40	39/39	35/35	34/33
Aktivität hoch [kcal/kg KG/d]	60/55	54/51	52/50	48/48	46/46

bei Abweichungen vom Normbereich, z. B. bei Übergewicht oder geringer körperlicher Aktivität, müssen die Richtwerte korrigiert werden

1.5 Hunger-/Fastenstoffwechsel

Definitionen

▸ *Hinweis:* Die Terminologie ist nicht einheitlich.
▸ **Fasten** vgl. S. 394: Reduktion der Energiezufuhr (Nullfasten: keine Energiezufuhr).
▸ **Hungern:** Ungenügende Zufuhr von Energie (vgl. Malnutrition S. 308).
▸ **Nüchternzustand** (d. h. der basale oder postabsorptive Zustand): Zeitpunkt, ab dem alle Nährstoffe und Energieträger der letzten eingenommenen Mahlzeit absorbiert sind und die Energieproduktion von endogenen Energiereserven abhängt (vgl. auch postprandialer Stoffwechsel S. 257).

Metabolische Adaptation

▸ Aufgrund der großen Energiereserven (s. Tab. 9) und der metabolischen Anpassung kann der Mensch relativ lange ohne Nahrungszufuhr überleben (Normalgewichtiger: ca. 50–70 d). Ohne Wasser beträgt die Überlebenszeit 6–8 d.

Tabelle 9 · Energiereserven bei Standardmaßen (70 kg Körpergewicht) [kcal] ([kJ]) (nach Cahill)

Organ	Glukose oder Glykogen	Triglyzeride	Proteine
Muskulatur	1200 (5000)	450 (1900)	24000 (100000)
Fettgewebe	80 (330)	135000 (565000)	37 (154)
Leber	400 (1700)	450 (1900)	400 (1700)
Gehirn	8 (33)	0	0

▸ **Phasen der metabolischen Adaptation:**
  1. Direkt postprandial.
  2. Postabsorptive Periode: 5–12 Stunden nach Nahrungszufuhr, üblicherweise als „nüchtern" bezeichnet.
  3. Früher Hungerstoffwechsel: 1–7 Tage ohne Nahrungszufuhr.
  4. Intermediärer Hungerzustand: 1–3 Wochen ohne Nahrungszufuhr.
  5. Prolongierter Hunger: > 3 Wochen ohne Nahrungszufuhr.
▸ **Hauptziele der metabolischen Adaptation:**
  • Sicherstellung der Verfügbarkeit von Glukose.
  • Minimierung des Proteinkatabolismus.
  • Optimierung der Stoffwechsellage zur adäquaten Energieproduktion.
▸ **Physiologische Veränderungen** vgl. Abb. 8:
  • *Glykogenolyse:* In den ersten 24 bis maximal 48 h erfolgt die Aufrechterhaltung des Glukosespiegels mehrheitlich durch Glykogenabbau. Nach Ausschöpfung der Glykogenspeicher (in Leber, Muskelgewebe) sinkt der Blutzuckerspiegel um ca. 10–15 % (s. Abb. 8).
  • *Glukoneogenese:*
    – Substrate: Glukoneogenetische Aminosäuren, z. B. Alanin, Glutamin, sowie Laktat, Glycerin, Propionat.

- Ort der Glukoneogenese: Bei einem Hunger/Fastenzustand von mehr als 3 Wochen trägt nicht nur die Leber, sondern auch die Nieren tragen zur Glukoneogenese bei (bis zu 50 %).
- Ein Indikator des Proteinkatabolismus ist die Stickstoff- (N-) Ausscheidung im Urin (vgl. S. 38), die während der ersten 1–2 Wochen Hungerns/Fastens mit durchschnittlich 12 g N/d nach wie vor relativ hoch ist und dann auf ca. 4–6 g N/d absinkt.

• *Ketonkörperproduktion:* Ketonkörper (Acetessigsäure, β-Hydroxybuttersäure und Aceton) werden in der Leber gebildet, wenn die β-Oxidation (Abbau) der Fettsäuren über dem Bedarf der Leber liegt. Auch bei normaler Nahrungszufuhr werden geringe Mengen gebildet, die Plasmakonzentration ist allerdings kaum messbar ($\leq 0{,}1$ mmol/l). Beim Hungern/Fasten treten sie bei längerer Dauer zunehmend als Energiesubstrate in den Vordergrund. Ketonkörper können über die Lunge als Aceton und über den Urin ausgeschieden werden (Nachweis durch Urinstix: Indikation/Bedeutung: Diabetische oder durch Fasten induzierte Ketoazidose; Überwachung bei Diabetes mellitus und Fastendiäten [besonders bei kohlenhydratrestriktiven Diäten]; verschiedene seltene hormonelle und/oder Stoffwechselstörungen [z. B. Glykogenspeichererkrankungen]).

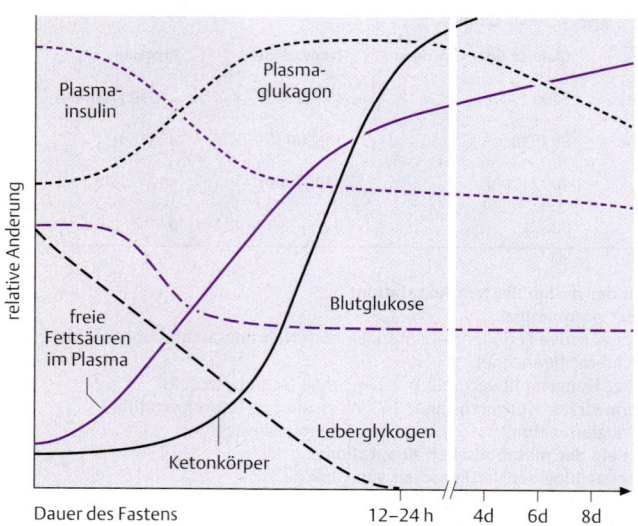

Abb. 8   Relative Veränderung der Konzentration von Hormonen und Energiesubstraten während des Fastens

Hormonelle Veränderungen beim Fasten/Hungern

▶ **Insulin, Glukagon** s. Abb. 8.
▶ **Schilddrüsenhormone:** Beim Fasten kommt es zu einem Abfall des Serum-T_3 und Anstieg des weniger wirksamen rT_3 bei unveränderter Konzentration an Thyroidea-stimulierendem-Hormon (TSH) und Thyroxin (T_4) (Energieverbrauch ↓).

► **Wachstumshormon und Insulin-like-growth-factor-1 (IGF-1):**
- Die Konzentration des Wachstumshormons steigt im Hungerzustand an (supportive Effekte für die Glukosehomöostase).
- Normalerweise wird die IGF-1-Konzentration durch das Wachstumshormon reguliert. Im Hungerzustand kommt es zu einem IGF-1-Mangel trotz hoher Wachstumshormon-Konzentration.

► **Glukokortikoide:** Die Glukokortikoid-Konzentration bleibt normalerweise unverändert. Bei extremen Hungerzuständen, z.B. bei Anorexia nervosa, können hohe Kortisolspiegel mit aufgehobenem Tagesprofil auftreten.

► **Katecholamine:** Die Konzentration ist erhöht, wobei der Grad der Erhöhung je nach Phase unterschiedlich ausgeprägt ist.

2 Erfassung von Ernährungsstatus und -versorgung

2.1 Grundlagen

Allgemeines

▶ Das „Nutrition Assessment" dient der Evaluation der Ernährungsversorgung und des Ernährungsstatus (eines Individuums oder einer Population) und beinhaltet sämtliche Prozesse, die zur Aufdeckung einer Malnutrition (primär/sekundär, s. S. 19) und zur Bestimmung/Festlegung des Nährstoffbedarfs geeignet sind.

▶ **Komponenten zur Erfassung von Ernährungsstatus und -versorgung:**
  • Anamnese: Internistische Anamnese (s. S. 19); Ernährungsanamnese (s. S. 19) inkl. Erfassung der Nährstoffzufuhr (s. S. 20).
  • Klinische Untersuchung (s. S. 25).
  • Anthropometrie (s. S. 27).
  • Laborchemische Erfassung (s. S. 35).
  • Funktionelle Tests (s. S. 41).
  • Apparative Diagnostik (s. S. 41).
  • Indices (s. S. 40).

▶ Bei der Interpretation von einzelnen klinischen Symptomen müssen sowohl internistische als auch ernährungsmedizinische Ursachen und Krankheitsbilder berücksichtigt werden.

▶ Verschiedene, z. T. modifizierbare Faktoren können den Ernährungsstatus beeinflussen und müssen bei der Befunderhebung berücksichtigt werden (s. Tab. 10).

Tabelle 10 · Ausgewählte Determinanten des Ernährungsstatus

endogene Faktoren	exogene Faktoren
– akute Erkrankungen	– Ausmaß der körperlichen Aktivität
– chronische Erkrankungen	– Rauchen
– subklinische Erkrankungen	– Alkohol
– Infektionen	– Arzneimittel
– psychische Faktoren (emotionale Lage, Depression)	– sozioökonomischer Status
– Lebensabschnitt (Wachstum, Schwangerschaft, Stillzeit)	– kulturelle und religiöse Faktoren
	– Umweltgifte
– Essverhalten	– Jahreszeit
– genetische Faktoren	– geographische Herkunft
– Stress	– Mobilität
– Alter	– Nahrungsmittelcharakteristika (Herkunft,
– Geschlecht	Lagerung, Lebensmittelproduktion, Zubereitung inkl. Kochen)

10 zentrale Punkte bei der ersten Begegnung mit dem Patienten

▶ Warum kommt der Patient (jetziges Leiden)?
▶ Ist der Patient akut oder chronisch krank?
▶ Sind medizinische oder ernährungsmedizinische Sofortmaßnahmen notwendig?
▶ Hat der Patient besondere Vorstellungen und Erwartungen?

► Welche Elemente beinhaltet die ersten Abklärungen des Patienten?
► Ethnische/religiöse Zugehörigkeit des Patienten (besonderes Ernährungsverhalten)?
► Hält sich der Patient an besondere Ernährungsformen oder Diäten?
► Welche Arzneimittel nimmt der Patient?
  ► *Vorsicht:* Supplemente und viele OTC-Medikamente (OTC = over the counter = nicht rezeptpflichtig) werden nicht genannt! Hier gezielt nachfragen.
► Formulierung der möglichen Differenzialdiagnosen.
► Formulierung der therapeutischen Optionen. Festlegung der medizinischen und ernährungsmedizinischen therapeutischen Prioritäten.

Wesentliche Aspekte der Diagnostik

► **Allgemeine Ziele:** Erkennen und Formulieren von (individualisierten) Lösungsansätzen und therapeutischen Optionen, die sich an spezifischen Ursachen orientieren. Wenn möglich, sollte langfristig eine kausale Therapie angestrebt werden.
► **Beurteilung der Ergebnisse/Diagnostik:** Wichtig ist eine möglichst präzise Diagnoseformulierung mit Hinweisen auf die Ätiologie (Erkrankung, Ernährung oder Kombination). *Beispiel:* Vitamin-B_{12}-Mangel bei atrophischer Gastritis (Vitamin-B_{12}-Mangel alleine genügt nicht).
  ► *Vorsicht:* Keine ernährungsmedizinische Therapie ohne ätiologisch klare Diagnose.

2.2 Anamnese

Internistische Anamnese

► Die internistische Anamnese im Rahmen der Erfassung des Ernährungsstatus unterscheidet sich nicht von der in anderen klinischen Situationen.
► **Jetziges Leiden:** Aktuelle Symptome, Beschwerden.
► **Persönliche Anamnese:** Frühere Krankheiten, Operationen, Unfälle, Krankenhausaufenthalt, Gewichtsverlauf.
► **Familienanamnese:** Familiäre Häufung von Diabetes, KHK, Hypertonie, Allergien, Karzinomen, anderen Erkrankungen.
► **Medikamentenanamnese:** Frühere Medikationen, aktuelle Medikation, Supplemente.
► **Anamnese nach Organsystemen:** z. B. Dyspnoe bei Belastung (Herz-Kreislaufsystem, Lunge).

Ernährungsanamnese – Grundlagen

► **Ziel:** Identifizierung von Ursachen/pathophysiologischen Mechanismen,
  • die zu einem Nährstoffmangel prädisponieren und/oder führen.
  • Identifizierung eines Nährstoffüberschusses (Toxizität).
  • Erkennen eines besonderen Nährstoffbedarfs.
► **Ursachen für einen Nährstoffmangel:** Es werden 5 grundlegende Mechanismen für die Entwicklung eines Nährstoffmangels unterschieden (s. Tab. 11), die bei der Ernährungsanamnese zusammen mit zugrunde liegenden Krankheiten/Ursachen systematisch beachtet und evaluiert werden müssen (d. h. erfragt, untersucht, gemessen).

Tabelle 11 · **Grundsätzliche Mechanismen für die Entwicklung eines Nährstoffmangels und mögliche Ursachen (nach Herbert)**

Mechanismus	pathophysiologische Entsprechung
ungenügende Zufuhr: z. B. Anorexie, chronische Lungenkrankheiten (s. S. 283), Herzinsuffizienz (s. S. 264), Demenz, Alter (s. S. 332), restriktive Diäten (s. S. 391), Nahrungsmittelallergien (s. S. 317), Alkoholismus (s. S. 169)	
ungenügende Absorption: z. B. Malassimilation (s. S. 221)	Maldigestion und Malabsorption
ungenügende Utilisation: z. B. Leberfunktionsstörungen (s. S. 215)	veränderter Metabolismus
erhöhter Verlust: z. B. (okkulter) Blutverlust (vgl. S. 226), chronische Diuretikatherapie (Vitamin B_1, Zink, Magnesium, Kalium), Nierenerkrankungen (s. S. 245, 254)	Ausscheidung $\uparrow$
erhöhter Bedarf: z. B. chronische Infektionen, Schwangerschaft (s. S. 336), Stillzeit (s. S. 341), Rauchen (Antioxidantien)	

Ernährungsanamnese – Erfassung der Nährstoffzufuhr

▶ **Grundlagen:**
- Es gibt keine ideale Methode zur Erfassung der Nährstoffzufuhr. Die Auswahl der Methode hängt von der jeweiligen Fragestellung ab.
- Die Erfassung der Nährstoffzufuhr umfasst 3 Stufen:
  1. Messung/Erfassung der Nahrungseinnahme (s. u.).
  2. Mit Hilfe von Nährstofftabellen erfolgt die Berechnung/Abschätzung der Nährstoffmenge in der konsumierten Nahrung (s. S. 25).
  3. Mit Hilfe der Ernährungsempfehlungen erfolgt die Interpretation/Evaluation der Nahrungseinnahme/Nährstoffzufuhr (s. S. 25).

▶ **Messung/Erfassung der Nahrungseinnahme:**
- *Allgemeines:* Die Erfassung der Nahrungseinnahme kann für ein Individuum oder eine Population erfolgen.
- *Methoden (jeweils retrospektiv/prospektiv bzw. quantitativ/qualitativ):*
  - Direkte Methoden, s. Tab. 12.
  - Indirekte Methoden: z. B. hochgerechneter Verbrauch eines bestimmten Produktes basierend auf Produktions- und Verkaufsdaten.
- *Verzehrhäufigkeitsfragebogen* (nach Block 1994, s. S. 21): Ob ein Patient 1200 oder 1250 kcal konsumiert, ist für seine Betreuung nicht von Relevanz. Die Verteilung der Energiesubstrate in der Nahrung ist dagegen von großer Bedeutung. Diese kann relativ einfach und zuverlässig mit dem Verzehrhäufigkeitsfragebogen nach Block erhoben werden.

Tabelle 12 · Eine Auswahl von Methoden zur Erfassung der Nahrungseinnahme

Name	Erfassungs-methode	Beurteilung (+ = Vorteile, – = Nachteile, → = Einsatz/Beurteilung)
retrospektive Methoden (sog. recall-Methoden)		
24-h-Befragung	strukturiertes Interview und/oder Fragebogen	**+:** kostengünstig, schnell, nicht sehr belastend für den Patienten, unangekündigt durchführbar, unabhängig vom Bildungsstand **–:** abhängig vom Erinnerungsvermögen; einzelner 24-h-recall wegen z. T. großer Tagesschwankungen der Nahrungszusammensetzung sehr ungenau → gelegentlich zur Beschreibung der durchschnittlichen Nahrungszufuhr einer Gruppe/Population einsetzbar; zur Evaluation von einzelnen Personen sollten an verschiedenen Wochentagen (inkl. Wochenende) mehrere 24-h-recalls erhoben werden
Einkaufs-listen-Analyse	Einkaufslisten (gesamter Haushalt; Berechnung für einzelne Personen nach standardisiertem Schlüssel möglich)	**+:** einfach, billig, schnell **–:** relativ ungenau, hohe Kooperationsbereitschaft notwendig, angewiesen auf das Erinnerungsvermögen; Aufschlüsselung unsicher → für Screeningzwecke im Sinne eines „Einkaufs"-food-frequency auf Haushaltsniveau sinnvoll
Verzehrs-häufigkeits-fragebogen („food-frequency"-Fragebogen)	mittels Interview/ Fragebogen Erfassung der Konsumhäufigkeit bestimmter Lebensmittel, evtl. semiquantitative Mengenerfassung	**+:** einfach, billig, schnell, keine Belastung des Patienten, kann für spezifische Nahrungsmittel abgefasst werden (z. B. kalziumreiche Nahrungsmittel); keine professionellen Interviewer notwendig; kann auch in Form eines Telephoninterviews relativ schnell erfolgen **–:** Genauigkeit abhängig von Kooperation des Befragten und Ausmaß des Fragebogens → Erhebung der üblichen Nahrungszufuhr (Nahrungsmittelgruppen) für Individuen oder Populationen; sehr geeignet für den Praxisalltag, Fragebogen nach Block s. S. 23, (vgl. auch Osteoporose, S. 271)
prospektive Methoden		
Esstagebuch	kontinuierliche Aufzeichnung der konsumierten Nahrungsmittel und Getränke mit Mengenangaben	**+:** einfach, billig **–:** abhängig von der Kooperation, bewusste Fehlangaben möglich, Aufschreiben führt zu Änderung der Essgewohnheit (→ mögliche Fehlerquelle); individuell sehr unterschiedliche Fähigkeit zur Abschätzung von Mengen; Proband muss schreiben können; aufwendig/teuer, wenn genaue Analyse erforderlich → hilfreich in der Betreuung/Beratung von Patienten (vgl. S. 289 Adipositassprechstunde), eine schnelle qualitative und auch grob quantitative Erfassung der Zufuhr ist möglich

Tabelle 12 · (Fortsetzung)

Name	Erfassungs-methode	Beurteilung (+ = Vorteile, – = Nachteile, → = Einsatz/Beurteilung)
Esstagebuch oder food-frequency-Fragebogen als Computer-anwendung	Anwendung eines PC oder auch Palmtop-Compu-ters, prinzipiell identisch mit der konventionellen Methode	**+:** einfach; schnelle Auswertung (softwareabhängig) **–:** wie bei konventioneller Durchführung; Computer-kenntnisse und hohe Kooperationsbereitschaft erforderlich → Eignung abhängig von Fragestellung und Software

Erfassung von Ernährungsstatus und -versorgung

Fragebogen nach Block (1994) (s. Tab. 13)
Denken Sie an Ihre Essgewohnheiten der letzten Monate. Wie oft haben Sie die folgenden Nahrungmittel gegessen? Bitte kreuzen Sie das zutreffende Kästchen an.

Tabelle 13 · Block-Fragebogen für die Fleisch-/Fettzufuhr

Punkte	0	1	2	3	4	Punkte
Häufigkeit	weniger als 1mal/ Monat	2–3 mal/ Monat	1–2 mal/ Woche	3–4 mal/ Woche	5mal und öfter/ Woche	
Hamburger, paniertes Schnitzel, Fischstäbchen, Toast (Hawaii)						
Rindfleich: z. B. Steak, Roastbeef						
gebratenes Huhn						
Würste: z. B. Bratwurst, Wiener, Hot dog, Cervelatwurst						
Aufschnitt: z. B. Fleischkäse						
Salatsauce, Mayonnaise						
Butter, Margarine						
Eier						
Salami, Speck						
Käse, Streichkäse, Fondue, Raclette						
Vollmilch, teilentrahmte Milch, Trinkjoghurt						
Pommes frites						
Chips, Erdnüsse, Popcorn usw.						
Speiseeis						
Kuchen, Torte, Kekse, Schokolade						
Gesamtpunkte Fett-Score						

Tabelle 14 · **Block-Fragebogen für die Obst-/Gemüse-/Nahrungsfaserzufuhr**

Punkte	0	1	2	3	4	Punkte
Häufigkeit	weniger als 1 mal/ Woche	ca. 1 mal/ Woche	2–3 mal/ Woche	4–6 mal/ Woche	jeden Tag	
Fruchtsäfte						
Obst						
grüner Salat						
Kartoffeln						
Hülsenfrüchte: z. B. weiße Bohnen, Linsen, Kichererbsen, Indianerbohnen						
Gemüse						
Vollkorngetreide: z. B. Vollreis, Weizen, Müsli						
dunkles Brot, Vollkornbrot						
Gesamtpunkte Obst-Gemüse-Score						

Berechnung der Gesamtpunktezahl und Interpretation des Ergebnisses

Schreiben Sie für jedes Lebensmittel die Zahl, die sich ganz oben in der markierten Spalte (in der Zeile „Punkte") befindet in die Punktespalte ein. Zählen Sie alle Punkte zusammen, dann erhalten Sie aus dem ersten Fragebogen das Ergebnis für die Fleisch-/Fett-Zufuhr und aus dem zweiten Fragebogen das Ergebnis für die Obst-/Gemüse-/Nahrungsfaserzufuhr.

Tabelle 15 · **Interpretation der Fleisch-/Fett-Zufuhr-Punkte**

Punkte	Beurteilung
mehr als 27	Ihre Nahrung hat einen hohen Fettanteil. Es gibt viele Möglichkeiten, wie Sie diesen verringern könnten. Schauen Sie, bei welchen Lebensmitteln Sie am meisten Punkte erzielt haben, dort sollten Sie beginnen
25–27	Ihre Nahrung hat einen ziemlich hohen Fettanteil. Um diesen zu verkleinern, sollten Sie bei den Lebensmitteln beginnen, bei denen Sie die meisten Punkte erreicht haben
22–24	Sie haben einen durchschnittlichen Fettanteil in Ihrer Nahrung, der aber noch reduziert werden könnte
18–21	der Fettanteil Ihrer Nahrung ist klein
17 und weniger	der Fettanteil Ihrer Nahrung ist gering

Erfassung von Ernährungsstatus und -versorgung

Tabelle 16 · Interpretation der Obst-/Gemüse-/Nahrungsfaserzufuhr-Punkte

Punkte	Beurteilung
30 und mehr	hohe Obst-/Gemüse-/Nahrungsfaserzufuhr
20–29	Sie sollten vermehrt Obst, Gemüse und faserhaltige Lebensmittel zu sich nehmen
weniger als 20	Ihre Ernährung hat einen zu geringen Anteil an wichtigen Nährstoffen. Sie sollten einen Weg finden, Obst, Gemüse und faserhaltige Lebensmittel in Ihre tägliche Ernährung einzubauen

▶ **Mit Hilfe von Nährstofftabellen** erfolgt die Berechnung/Abschätzung der Nährstoffmenge in der konsumierten Nahrung:
- *Prinzip:* Basierend auf der mehr oder weniger genauen quantitativen Erhebung der zugeführten Nahrung/Lebensmittel kann die eingenommene Menge an einzelnen Nährstoffen berechnet/abgeschätzt werden.
- *Methode:* Verschiedene Nährstofftabellen stehen in Buchform (z. B. Souci Fachmann Kraut „Zusammensetzung der Lebensmittel", Wissenschaftliche Verlagsgesellschaft mbH, Stuttgart, oder der englische McCance & Widdowson's „The composition of Foods") oder als Computerdatenbanken (z. B. USDA-ARDS Food Composition Database: http://www.nal.usda.gov/fnic/cgi-bin/nut_search.pl) zur Verfügung.
- *Limitationen:*
  – Ein in einem Lebensmittel enthaltener und gegessener Nährstoff ist nicht unbedingt bioverfügbar.
  – Fragliche Repräsentativität bezüglich der Nahrungsmittelauswahl. Neue Produkte und wichtige Komponenten (z. B. diverse Phytochemikalien, Flavonoide etc.) fehlen in einzelnen Nährstofftabellen.
  – Ungenaue Analysemethoden.
  – Fehlende Berücksichtigung von saisonalen Schwankungen des Nährstoffgehalts und von Lagerungseffekten.
  – Sehr große Unterschiede in den angewendeten Standards für den Einschluss von Nahrungsmitteln in die Datenbanken.
- ▶ *Merke:* Der schwächste Punkt in einer Evaluationskette bestimmt das Resultat. Eine optimale Erhebung der Nahrungseinnahme kombiniert mit der Verwendung einer nicht optimalen Nährstoffdatenbank ist nicht oder nur limitiert brauchbar!
- *Tipp:* Für den Praxisalltag genügt in der Regel ein Esstagebuch und/oder „Food-Frequency-Fragebogen".

▶ **Mit Hilfe der Ernährungsempfehlungen** erfolgt die Interpretation/Evaluation der Nahrungseinnahme/Nährstoffzufuhr (s. Anhang S. 396).

2.3 Klinische Untersuchung

Grundlagen

▶ Die ernährungsspezifische klinische Untersuchung erfolgt kombiniert mit der internistisch-medizinischen Untersuchung.

▶ **Allgemeine Regel:** Gewebe mit einer hohen Regenerationsrate („Zellturnover") zeigen frühzeitig ernährungsbedingte Veränderungen (z. B. Haut, Epithelzellen des Gastrointestinaltraktes, Zungenpapillen, Haare).

Zeichen für einen Nährstoffmangel

◗ **Merke:** Die meisten Nährstoffmangelsymptome sind nicht spezifisch und müssen deshalb im gesamten Zusammenhang (d. h. in Kombination mit Anthropometrie, Ernährungsanamnese, Diätanamnese, medizinischen Symptomen, internistischen Differenzialdiagnosen etc.) interpretiert werden.

▶ Ein isolierter Nährstoffmangel ist relativ selten und kommt am ehesten bei Eisen, Vitamin B_{12} und Folsäure vor. Da meist eine Protein-Energie-Malnutrition (s. S. 308) bzw. ein Mangel mehrerer Nährstoffe vorliegt, ist eine typische klinische Symptomatik selten.

▶ Aufgrund der vielfältigen Ursachen für die in Tab. 17 genannten Symptome muss eine gründliche internistische Befunderhebung erfolgen.

◗ **Vorsicht:** Keine voreilige Diagnose eines „banalen" Nährstoffmangels ohne Ausschluss einer Grundkrankheit.

Tabelle 17 · Organ- und lokalisationsspezifische klinische Zeichen, die auf einen Nährstoffmangel hinweisen können

Symptom/Befund	Nährstoffmangel
Haut	
allgemeine Blässe	Eisen, Vitamin B_{12}, Folsäure
Schuppen, Abschilferung	Vitamin A, Zink, essenzielle Fettsäuren
beeinträchtigte Wundheilung	Zink, Vitamin C, Proteine (und allgemeiner Nährstoffmangel)
Petechien, Purpura, Ekchymosen	Vitamin K, Vitamin C
Dermatitis	Protein, Kalorien, Vitamin A, Niacin, Riboflavin, Vitamin B_1, Zink, essenzielle Fettsäuren
follikuläre Hyperkeratose	Vitamin A, Vitamin C
Pigmentierung von sonnenexponierten Stellen, Desquamation	Niacin („Casal Halsband")
skrotale Dermatose	Riboflavin
Haare	
Haarausfall/Alopezie, leichte Ausziehbarkeit, „schütteres" Haar, Haarverfärbung	Protein
Augen	
blasse Konjunktiven	Eisen, Folsäure, Vitamin B_{12} (DD der Anämie)
Konjunktivitis	Vitamin A, Riboflavin
Augenmuskellähmung	Vitamin B_1, Phosphor, (Kalium), Vitamin E
Nachtblindheit	Zink, Vitamin A
Xerophthalmie (Vitamin-A-Mangel-spezifische Veränderungen, s. S. 90)	Vitamin A
Lippen, periorale Haut (Mundwinkel)	
blasse Lippenfarbe (Anämie)	Eisen, Folsäure, Vitamin B_{12} (DD der Anämie)
Cheilose (trockene, aufgespaltene Lippen, evtl. Lippenulkus)	Vitamin-B-Komplex (Pyridoxin, Riboflavin, Niacin)
anguläre Stomatitis (Mundwinkelrhagaden)	Vitamin-B-Komplex (Pyridoxin, Riboflavin, Niacin), Eisen, Folsäure, Vitamin B_{12}
nasolabiale Seborrhoe	Vitamin B_6

Tabelle 17 · Fortsetzung

Symptom/Befund	Nährstoffmangel
Mundhöhle	
Mundbrennen, Zungenbrennen	Niacin, Vitamin B_{12}, Vitamin C, Eisen, Folsäure, thermische Läsion
Gingivitis, Zahnfleischbluten und -schwellung	Vitamin C (Skorbut)
Glossitis	B-Vitamin-Komplex, Folsäure, Vitamin B_{12}, Niacin, Vitamin B_6, Riboflavin, Eisen, Protein
Zahnzerfall, Karies	Fluorid
Geschmacksstörungen	Zink
Knochen	
Osteoporose	Vitamin D, Kalzium, Vitamin K, Kupfer, Vitamin C
Rippenauftreibungen, (rachitischer „Rosenkranz"), Knochenschmerzen, pathologische Frakturen, Knochenverformung der unteren Extremität	Vitamin D
Extremitäten	
Ödeme	Protein, Vitamin B_1 (nasses Beri-Beri)
Muskelschwund, Muskelschwäche	Protein, Energie, Vitamin D
Finger-/Zehennägel	
Querfurchen	Protein
löffelartige Verformung (Koilonychie; Hohlnägel)	Eisen
Abdomen	
Auftreibung (Gas, Flüssigkeit)	Protein-Energie-Malnutrition (s. Kwashiorkor, S. 309)
Nervensystem	
Ataxie	Vitamin B_1, B-Komplex-Vitamine, Vitamin E
psychoorganisches Syndrom	Vitamin B_{12}, Niacin, Vitamin B_1
Polyneuropathie (periphere Sensibilitätsstörungen)	B-Vitamin-Komplex, Folsäure, Vitamin B_{12}, Vitamin B_1, Vitamin E, Chrom
Hyporeflexie	Jod (Hypothyreose)
verschiedene Symptome/Befunde	
Parotisschwellung	Protein (DD: Alkoholabusus)
Obstipation	Nahrungsfasern, Flüssigkeit
Anämie	Eisen, Folsäure, Vitamin B_{12}, Vitamin B_6, Vitamin E, Kupfer
Kropf (Schilddrüsenvergrößerung)	Jod
Amenorrhö	Energie, Protein, Eisen

2.4 Anthropometrie

Grundlagen

▶ **Definition:** Anthropometrie ist die systematische Durchführung von Messungen am menschlichen Körper mit Sammlung, Korrelation und Interpretation der erhobenen Messwerte.

▶ **Bedeutung:** Die anthropometrischen Messungen haben einen hohen Stellenwert in der ernährungsmedizinischen Erfassung des Ernährungsstatus.

▶ **Beurteilung:**
- Je nach Parameter; z. B. gilt ein Wert unter der 5. Perzentile als erniedrigt, ein Wert über der 95. Perzentile als erhöht.

- Es gibt keinen idealen anthropometrischen Parameter für alle klinischen Situationen. Die Wahl des zu verwendenden Parameters richtet sich nach der klinischen Situation.
► **Nachteile:**
- Akute Änderungen des Ernährungsstatus können nicht erfasst werden.
- Es ist kein Rückschluss auf die Ätiologie einer Erkrankung möglich.
- *Fehlerquellen:* Anthropometrische Messdaten sind von verschiedenen, nicht kontrollierbaren Einflussgrößen abhängig und schwer zu objektivieren (Standards zu formulieren ist schwierig, Messfehler sind häufig). Referenzwerte sollten nach Möglichkeit aus derselben Population mit demselben genetischen Hintergrund stammen wie der Patient.

Körpergewicht (KG)

► **Indikation:** Im Klinikalltag und in der Verlaufsbeobachtung eines jeden Patienten (unabhängig von der Diagnose) ist die Bestimmung von Körpergewicht und Gewichtsveränderungen (Δ kg) wichtig.
► **Bedeutung:** (Ungewollte) krankheitsbedingte Körpergewichtsveränderungen sind von großer prognostischer Bedeutung (vgl. S. 287).
► **Praktisches Vorgehen:**
- Die Messung des Körpergewichts ist einfach und schnell in nahezu allen klinischen Situationen anwendbar und sollte mit einer geeichten medizinischen Waage (Messgenauigkeit: 0,1 kg) durchgeführt werden.
- Die erste Messung sollte am entkleideten Patienten (nur in Unterwäsche) erfolgen. Bei Messungen am bekleideten Patienten ca. 2 kg abziehen.
► **Methoden zur Auswertung:**
- *Der Körpermassenindex = Body Mass Index (BMI)* wird am häufigsten zur Interpretation herangezogen und zeigt das Verhältnis von Körpergewicht zu Größe.
  – Berechnung:

$$\text{BMI}\left[\frac{\text{kg}}{\text{m}^2}\right] = \frac{\text{Gewicht [kg]}}{(\text{Größe [m]})^2}$$

  – Beispiel: Gewicht 72 kg, Größe 179 cm: BMI = 72 / (1,79 $\times$ 1,79) = 22,5 kg/m^2
  – Nomogramm zum Ablesen des ungefähren BMI s. S. 403.
- *Gewichtsempfehlungen* (z. B. „Idealgewicht"): „Idealgewichts"-Tabellen (z. B. nach der Metropolitan-Life-Versicherung, s. Tab. 19) sind heute umstritten, können aber durchaus als brauchbare Richtwerte verwendet werden:

$$\text{Prozentuales Übergewicht} = \frac{\text{Aktuelles Gewicht}}{\text{Referenzgewicht} \times 100}.$$

► **Beurteilung:**
- *BMI:*
  – Normal: BMI $\geq$ 18,5 und $<$ 25,0.
  – Altersspezifische Werte des BMI mit der geringsten Mortalität s. Tab. 18

Tabelle 18 · BMI mit der geringsten Mortalität in Abhängigkeit vom Alter (nach Andres et al., basierend auf den Daten der Metropolitan-Life-Versicherung

Alter [Jahre]	BMI [kg/m^2]
19–24	19–24
25–34	20–25
35–44	21–26
45–54	22–27
55–64	23–28
> 65	24–29

– Definition und Interpretation des BMI $\geq$ 18,5 kg/m^2 s. S. 285, des BMI < 18,5 kg/m^2 s. S. 33.
– Fettmasse und BMI korrelieren gut (r = 0,6–0,9).
• *Gewichtsempfehlungen:* Einen Hinweis auf einen anstrebenswerten Gewichtsbereich können die Gewichtstabellen der Metropolitan-Life Versicherung geben (s. Tab. 19). (*Beachte:* Bei Z.n. Amputation müssen die Werte für das Idealgewicht korrigiert werden: Fuß + Unterschenkel 6 %, untere Extremität 15 %, obere Extremität 5 %.) Die Gewichtsangaben entsprechen nicht dem „Ideal"gewicht. Es handelt sich um Gewichtsangaben mit der geringsten Mortalität (d. h. höchsten Langlebigkeit), basierend auf statistischen Berechnungen bei 25–59-Jährigen.

Tabelle 19 · Gewichtstabelle nach der Metropolitan-Life-Versicherung (1983)

Männer		Frauen	
Größe [cm]	Gewicht [kg]	Größe [cm]	Gewicht [kg]
157,5	58,2–68,2	147,5	46,4–59,5
160	59,1–69,5	150	46,8–60,9
162,5	60,0–70,9	152,5	47,3–62,3
165	60,9–72,7	155	48,2–63,6
167,5	61,8–74,5	157,5	49,1–65,0
170	62,7–76,4	160	50,5–66,8
173	63,6–78,2	162,5	51,8–68,6
175	64,5–80,0	165	53,2–70,5
178	65,4–81,8	167,5	54,5–72,3
180	66,4–83,6	170	55,9–74,1
183	67,7–85,6	173	57,3–75,9
185,5	69,1–87,3	175	58,6–77,3
188	70,5–89,5	178	60,0–78,6
190,5	71,8–91,8	180	61,4–80,0
193	73,6–94,1	183	62,3–81,4

Körpergewicht in leichter Bekleidung (z. B. Frauen 1,5 kg/Männer 2,5 kg), Größe in leichten Schuhen (bis 2,5 cm Absatzhöhe)

◨ *Regel:* Im Klinikalltag ist das individuell wünschenswerte Gewicht anzustreben (vgl. auch Adipositas, S. 291).

- Bei gesunden Erwachsenen variiert das Körpergewicht weniger als $\pm$ 0,1 kg/d (größere Schwankungen, z. B. > 0,5 kg/d, sind durch Veränderungen der Wasserbilanz und/oder der Energiebilanz bedingt).
- Ein ungewollter Gewichtsverlust muss abgeklärt werden.

Körpergröße

▶ **Indikationen:**
- Die Messung der Körpergröße ist entscheidend für die Berechnung des BMI (s. S. 28).
- Kontrollparameter vor allem während des Wachstums und im Alter (vgl. Osteoporose, S. 270).

▶ **Praktisches Vorgehen:**
- Mit standardisiertem Instrument.
  - Messgenauigkeit: 0,1 cm, gemessen wird bis zum nächsten Millimeter.
  - Haltung: Stehend, normale aufrechte Haltung, Kopf hoch und geradeaus, keine Streckhaltung, Atemmittellage.
- In Einzelfällen kann eine Berechnung der Körpergröße aus der linksseitigen Kniehöhe erfolgen. Gemessen wird (in cm) von der Fußsohle bis zum Oberrand des Knies, das Kniegelenk in 90° Beugestellung.
  - Indikation: Patient kann nicht stehen.
  - Berechnung der Körpergröße aus der Kniehöhe s. Tab. 20.

Tabelle 20 · Altersspezifische Formeln zur Berechnung der Körpergröße, basierend auf der Kniehöhe (nach Chumlea et al.)

Alter	Männer	Frauen
18–60	1,88 × Kh + 71,85	1,87 × Kh – 0,06 × A + 70,25
60–80	2,08 × Kh + 59,01	1,91 × Kh – 0,17 × A + 75,00

Kh = Kniehöhe in [cm], A = Alter in [Jahren]

Hautfaltendicke

▶ **Indikation:** Die Messung der Hautfaltendicke gibt Auskunft über das Ausmaß der Fettmasse.

▶ **Bedeutung:**
- Bis zu 50 % der Körperfettmasse befindet sich im subkutanen Gewebe.
- Durch die Messung der Hautfaltendicke kann die Körperzusammensetzung (mit unterschiedlicher Genauigkeit) abgeschätzt werden.
- Die Hautfaltenmessungen sind preiswert und für den klinischen Alltag ausreichend genau.

▶ **Praktisches Vorgehen:**
- *Messung der abgehobenen Hautfalten* mittels eines Kalipers (Hautfaltenmesszange) (s. Abb. 9, Abb. 10). Die Lokalisation der am häufigsten verwendeten Hautfaltenmessungen sind in der Abb. 9 zusammengefasst.
- *Haltung*: Die Untersuchung sollte im Stehen durchgeführt werden, entspannte Haltung, den nicht-dominanten Arm locker hängen lassen.

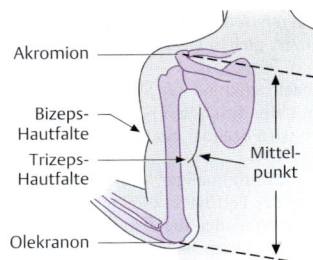

Akromion

Bizeps-
Hautfalte

Trizeps-
Hautfalte

Olekranon

Mittel-
punkt

Unterarm quer zum Oberkörper,
Handfläche nach unten

a

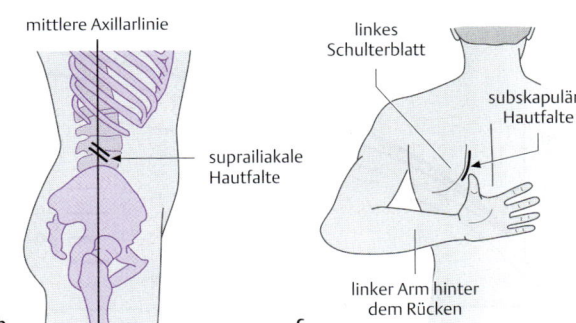

mittlere Axillarlinie

suprailiakale
Hautfalte

b

linkes
Schulterblatt

subskapuläre
Hautfalte

linker Arm hinter
dem Rücken

c

Abb. 9   Messung der Hautfaltendicke; *Messpunkte:* **a** Bizeps- und Trizeps-Hautfalte: In der Mitte zwischen Akromion und Olekranon jeweils über dem Bizeps/Trizeps
anhand einer vertikalen Hautfalte, **b** Suprailiakale Hautfalte: In der mittleren Axillarlinie direkt oberhalb der Crista iliaca (Beckenkamm) **c** Subskapuläre Hautfalte:
Am medialen Rand der Scapula (Schulterblatt) am Übergang zum lateralen Rand

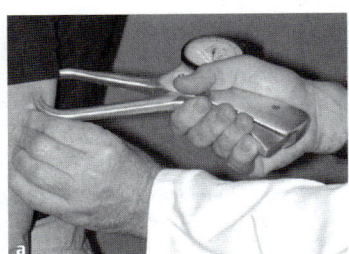

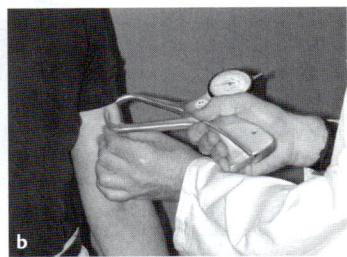

Abb. 10   Messung der Hautfaltendicke:
a Trizeps-Hautfalte, **b** Bizeps-Hautfalte

- Die Messungen müssen standardisiert sein (gleicher Messort, identisches Greifen der Hautfalte, gleichmäßiger Druck durch den Kaliper, identischer Untersucher).
- Idealer Ablesezeitpunkt auf der Skala: Bei Nachlassen der initialen Kompressibilität der Hautfalte durch den Kaliperdruck.
- Jede Hautfalte wird dreimal gemessen.

▶ **Beurteilung:**

- Der Mittelwert aus dreimaliger Messung wird zur Beurteilung herangezogen.
- Die Berechnung der Fettmasse erfolgt mittels der von Durnin und Womersley entwickelten Formeln oder abgeleiteten Nomogrammen (s. Abb. 11). Vorgehen: Summe aller 4 Hautfalten bilden und prozentualen Fettanteil aus dem Nomogramm ablesen.

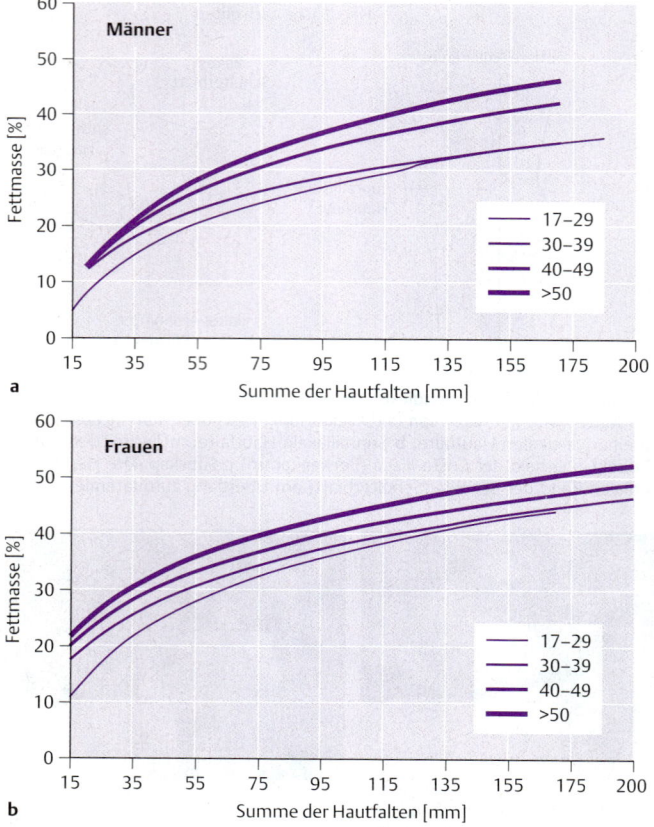

Abb. 11 Nomogramme zur Bestimmung der Fettmasse (prozentualer Anteil am Körpergewicht) in Abhängigkeit von der Summe der 4 Hautfalten und des Alters bei **a** Männern und **b** Frauen (nach Durnin, Womersley)

- Die Trizeps-Hautfaltendicke findet Eingang in den MAMU (s. S. 33).
- vgl. auch Adipositas (S. 289).
- Bei eingeschränkter Aussagekraft können die Messwerte zur Verlaufsbeobachtung herangezogen werden (Interpretation/Dynamik der Abnahme der Hautfaltendicke). Mögliche Messgenauigkeit: 3–6 %.
- ▶ **Nachteil:**
  - Akute Veränderungen können nicht erfasst werden.
  - Der Patient muss sich entkleiden.
  - Es bestehen ethnische Unterschiede der Hautfaltendicke.
  - *Eingeschränkte Aussagekraft:* Alter; Übergewicht (BMI $> 35\,kg/m^2$); Untergewicht (BMI $< 18,5\,kg/m^2$).

Mittlerer Armmuskelumfang (MAMU)

▶ **Indikation/Bedeutung:** Der mittlere Armmuskelumfang (MAMU oder MAMC = mid arm muscle circumference) gibt Auskunft über die (Muskel-) Proteinreserven. Bei Malnutrition atrophieren die Oberarmmuskeln schneller als andere Muskelgruppen.

▶ **Praktisches Vorgehen:**
- Die Messung erfolgt am stehenden Patienten. Der Oberarmumfang (OAU oder AMC = arm muscle circumference) des nicht dominanten (meist linken) Arms wird mit einem nicht dehnbaren Maßband in der Mitte zwischen Akromion (Schulterblatt) und Olekranon (Ellenbogen) auf 0,1 cm genau gemessen. Dabei befindet sich der Ellenbogen in Streckhaltung oder in 90°-Flexionshaltung (bei Verlaufsbeobachtungen immer in derselben Position).
- Der MAMU wird aus Trizeps-Hautfaltendicke (s. S. 31) und Armumfang berechnet:

$$MAMU = AMC - (0,314 \times TSF)$$

(AMC = Oberarmumfang [cm], TSF = Trizeps-Hautfaltendicke [mm]).

▶ **Beurteilung:** > 90 % des Standards (s. Tab. 21) gilt als Norm.

Tabelle 21 · **Beurteilung des mittleren Armmuskelumfangs (MAMU) in [cm] (nach Morgan)**

% des Standards	100	90	80	70	60	50	40
Männer	25,5	23,0	20,0	18,0	15,0	12,5	10,0
Frauen	23,0	21,0	18,5	16,0	14,0	11,5	9,0
Interpretation	adäquat		grenzwertig		schwerer Mangel		

▶ **Nachteil:**
- Akute Veränderungen der Proteinreserven können nicht erfasst werden.
- *Fehlerquellen:* Falsche Messtechnik; Ödem des Oberarms.

Taillenumfang („Bauchumfang")

▶ **Indikation:** Bei jedem Patienten im Rahmen der Erstuntersuchung, aber auch bei Folgeuntersuchungen entweder Messung des Taillenumfangs oder der W/H-Ratio (s. u.). *Empfehlung:* 1 × jährlich BMI und W/H-Ratio oder Taillenumfang gemeinsam mit einer Blutdruckmessung.

▶ **Bedeutung:** Studien zeigten, dass das Krankheitsrisiko mit dem Taillenumfang besser korreliert als mit der W/H-Ratio (s. unten).

▶ **Praktisches Vorgehen** (s. Abb. 12): Der Patient steht schulterbreit, Blick geradeaus, Atemmittellage (*Cave:* Viele Patienten ziehen den Bauch ein). Die Messung des Taillenumfangs erfolgt knapp oberhalb des Beckenkamms (entspricht meist dem größten Bauchumfang).

  ▢ **Merke:** Wichtig ist die Konsistenz der Messmethodik im Follow-Up eines Patienten.

▶ **Beurteilung:** s. Tab. 22.

Tabelle 22 · Taillenumfangmessungen (in [cm]) und adipositasassoziiertes Krankheitsrisiko (gilt nur für BMI ≤ 34,9 kg/m² (nach WHO, 2000)

	geringes Risiko	erhöhtes Risiko	stark erhöhtes Risiko
Männer	< 94	94–102	≥ 102
Frauen	< 80	80–88	≥ 88

Waist/Hip-Ratio (W/H-Ratio)

▶ **Definition:** Verhältnis von Taillen- (waist = W) zu Hüftumfang (hip = H).

▶ **Indikation:** Die W/H-Ratio gehört zusammen mit der Bestimmung des BMI zur anthropometrischen Standarduntersuchung eines jeden Patienten im Rahmen der Erstuntersuchung, aber auch bei Folgeuntersuchungen. *Empfehlung:* 1 × jährlich BMI und W/H-Ratio oder Taillenumfang gemeinsam mit einer Blutdruckmessung.

▶ **Praktisches Vorgehen** (s. Abb. 12): Zur Messung des Taillenumfangs s. oben. Der Hüftumfang wird in Höhe des Trochanter major gemessen.

▶ **Normwerte:**
- Männer: Obere Grenze 0,95 (85 % der Männer zwischen 0,85 und 1,0).
- Frauen: Obere Grenze 0,85 (90 % der Frauen zwischen 0,65 und 0,84).

▶ **Beurteilung:** s. Adipositas, S. 287.

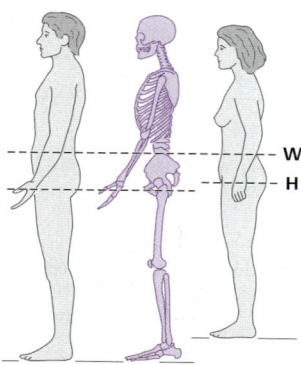

W
H

Abb. 12 Die Messung der Waist/Hip-Ratio (W/H-Ratio) (nach NIH)

2.5 Laborchemische Erfassung des Ernährungsstatus

Grundlagen

▶ **Allgemeines:**
- Es gibt viele verschiedene Laborparameter, die direkte und/oder indirekte Hinweise auf den Ernährungsstatus geben können.
- Es gibt keinen für alle Fragestellungen idealen Labortest. Die Wahl der Untersuchungsparameter richtet sich nach der klinischen Situation und Fragestellung.

▶ **Ernährungsmedizinisch wichtige Laborparameter und Tests:**
- Erfassung zirkulierender Plasmaproteine (s. S. 36).
- Messung der Stickstoffausscheidung im Urin (s. S. 38).
- Direkte Messung der Konzentration bestimmter Nährstoffe.
- Immunologische Tests (s. S. 39).
- (Mal-) Absorptionstests (s. Kapitel Malabsorptionssyndrom, S. 223).
- Haar- und Nägelanalytik (s. S. 40).

Erfassung zirkulierender Plasmaproteine

▶ **Allgemeines:**
- Die in Tab. 23 genannten Proteine werden auch „viszerale Plasmaproteine" genannt und geben u. a. über die Eiweißsyntheseleistung der Leber Auskunft.
- Plasmaproteine werden in Abhängigkeit davon, ob ihre Konzentration im Rahmen von entzündlichen Prozessen abfällt oder ansteigt, in negative und positive Akute-Phase-Proteine eingeteilt. Zur Erfassung des Ernährungsstatus eignen sich nur die negativen Akute-Phase-Proteine.
  - *Negative* Akute-Phase-Proteine: Albumin, Transferrin, Transthyretin (TTHY), Retinol-bindendes Protein (RBP); s. Tab. 23.
  - *Positive* Akute-Phase-Proteine: C-reaktives Protein (CRP), Komplement C3 und C4, Fibrinogen, Coeruloplasmin, Haptoglobin, α_1-Antitrypsin.

▶ **Praktisches Vorgehen:** Aufgrund der vielen Einflussfaktoren (s. u.) auf die Konzentration der negativen Akute-Phase-Proteine muss immer ein positives Akute-Phase-Protein mitbestimmt werden. Hierzu eignet sich das C-reaktive Protein (CRP) oder die Blutsenkungsgeschwindigkeit (BSG).

▶ Plasmaproteine, mögliche Befunde, Einflussfaktoren und die Bewertung des Laborparameters s. Tab. 23.

Erfassung von Ernährungsstatus und -versorgung

Tabelle 23 · Die wichtigsten Plasmaproteine in der Erfassung des Ernährungsstatus, Einflussfaktoren und die Bewertung des Parameters

Protein	wichtige Parameter (Poolgröße: Groß↑, klein↓)	Befunde	Einflussfaktoren (↓: senkt Konzentration, ↑: erhöht Konzentration)	Bewertung (+: Vorteil, -: Nachteil; → Gesamtbeurteilung)
Albumin	MG: 65 000 Pool: ↑↑ (3–5 g/kg) t 1/2: 20 d	Norm: 3,5–5,0 g/dl (35–50 g/l) mäßiges Defizit: 2,8–3,5 g/dl schweres Defizit: < 2,8 g/dl (Kwashiorkor möglich)	↓: s. Tab. 24	+: biochemische Bestimmung einfach, Konzentration hoch, viele Studien liegen vor -: lange t 1/2, großer extravaskulärer Pool[1] → alleine relativ schlechter Indikator für Malnutrition; brauchbar, aber z. T. schwierig zu interpretieren
Transferrin	MG: 80 000 Pool: ↑ (< 0,1 g/kg) t 1/2: 8 d	Norm: 2,00–4,00 g/l (200–400 mg/dl) mäßiges Defizit: 1,5–2,0 g/l schweres Defizit: < 1,5 g/l	↓: akute/chronische Entzündungen, Protein-Energie-Malnutrition, verminderte Syntheserate der Leber, Malignome (besonders Gastrointestinaltrakt), nephrotisches Syndrom, andere Glomerulopathien, Krankheiten mit erhöhtem onkotischem Druck (z. B. multiples Myelom), Atransferrinämie ↑: Eisenmangel	+: Vorliegen einer spezifischen Funktion (Eisentransport) -: relativ lange t 1/2, Abhängigkeit vom Eisenstoffwechsel, alleinige Messung des Transferrins kaum verwertbar (Bestimmung des Ferritinspiegels meist zur Differenzierung notwendig) → relativ schlechter Indikator für Malnutrition; brauchbar, aber z. T. schwierig zu interpretieren

Tabelle 23 · Fortsetzung

Protein	wichtige Parameter (Poolgröße: Groß↑, klein↓)	Befunde	Einflussfaktoren (↓: senkt Konzentration, ↑: erhöht Konzentration)	Bewertung (+: Vorteil, –: Nachteil; → Gesamtbeurteilung)
Trans-thyretin (TTHY)	MG: 55 000 Pool: ↓ (0,01 g/kg) t 1/2: 2 d	Norm: 100–400 mg/l (10–40 mg/dl) mäßiges Defizit: 100–150 mg/l schweres Defizit: < 100 mg/l	↓: akute/chronische Entzündungen, Protein-Energie-Malnutrition, verminderte Syntheserate der Leber, Hyperthyreose, Amyloidose ↑: hohe Dosen von Kortikoiden	+: kurze t 1/2, Abfall kann relativ ausgeprägt sein –: mehrere Einflussfaktoren (z. B. chronische Infektionen), Abhängigkeit der Synthese von der Zinkversorgung → relativ sensitives negatives Akute-Phase-Protein, Korrelation mit Ernährungsstatus, sofern weitere Entzündungsparameter und Zinkversorgungslage bei Beurteilung berücksichtigt werden
Retinol-bindendes Protein (RBP)	MG: 21 000 Pool: ↓↓ (0,002 g/kg) t 1/2: 12 h	Norm: 30–60 mg/l (3,0–6,0 mg/dl) mäßiges Defizit: < 20 mg/l schweres Defizit: < 12	↓: akute/chronische Entzündungen, Protein-Energie-Malnutrition, verminderte Syntheserate der Leber, Vitamin-A- und Zinkmangel, Cystische Fibrose, Glomerulopathien mit Proteinurie, Hyperparathyroidismus, Hyperthyreose, postoperativ ↑: Niereninsuffizienz, Vitamin-A- oder Zink-Supplemente	+: kurze t 1/2 –: Anzahl an Einflussfaktoren → Beurteilungszuverlässigkeit steigt, wenn Einflussfaktoren mit interpretiert werden

MG = Molekulargewicht (D), t 1/2 = Halbwertzeit in Stunden [h] oder Tagen [d]. Transthyretin entspricht dem Thyroxin-bindenden-Präalbumin oder Präalbumin, 1: Beachte: Nur ca. 40 % des Gesamtalbumins befinden sich in der Zirkulation. Es findet ein Austausch zwischen extra- und intravaskulärem Raum statt, der das 10-fache der Synthese- oder Degradationsrate betragen kann

Erfassung von Ernährungsstatus und -versorgung

Tabelle 24 · **Mögliche Ursachen für niedrige Albuminspiegel (nach Tietz)**

akute und chronische Entzündungen	die meisten bakteriellen Infektionen, rheumatische und granulo-matöse Erkrankungen, Gewebedestruktion (Tumoren), Vaskulitiden, chronisch entzündliche Darmerkrankungen, bestimmte Parasiteninfestationen, virale Infektionen mit Gewebeschädigung
Lebersynthese ↓	akute und chronische Lebererkrankungen, Amyloidose, Malnutrition, Malignome, Herzinsuffizienz
Verlust ↑	nephrotisches Syndrom, Verbrennungen, Trauma, transsudative und exsudative Prozesse, Blutungen, Flüssigkeitsersatz, gastrointestinale Fisteln/Lymphfisteln, diverse Enteropathien, chronische Darmerkrankungen
Katabolismus ↑	Fieber, Antimetabolite (Zytostatika), hypermetabole Erkrankungen (Hyperthyreose, Karzinome, Morbus Cushing, Präeklampsie), familiäre idiopathische Hypoalbuminämie
Hypervolämie	Schwangerschaft, Pharmaka (Östrogene, Antirheumatika), monoklonale Immunopathien (Morbus Waldenström), Herzinsuffizienz

Messung der Stickstoff (N)-Ausscheidung im Urin

▶ **Allgemeines:** Die Stickstoff (N)-Ausscheidung im Urin ist ein Marker des Proteinkatabolismus und hängt hauptsächlich von der absoluten Menge an zugeführten essenziellen Aminosäuren ab.

▶ **Praktisches Vorgehen:**
- *Material:* 24-h-Sammelurin (korrektes Einhalten der Sammelperiode ist wichtig). Optimale Resultate werden durch repetitive Messungen erreicht (mindestens 3 vollständige 24-h-Sammelperioden).
- *Indirekte Messung, Schätzung:* Quantifizierung der Harnstoffausscheidung und Schätzung der renalen N-Ausscheidung (bis zu 90 % des Stickstoffs werden durch Harnstoff ausgeschieden, s. u.).
- *Direkte Messung:* Quantifizierung der N-Ausscheidung im 24 h-Urin nach Kjeldahl (aufwendig und nur noch in wenigen Laboratorien verfügbar).
- ▣ *Hinweis:* Diuretika haben keinen Einfluss auf die N-Ausscheidung.

▶ **Methode zur Auswertung:**
1. N-Bilanz [g/24 h] = N-Zufuhr [g/24 h] – N-Ausscheidung [g/24 h]
2. N-Zufuhr [g/24 h] = Proteinzufuhr [g/24 h]/6,25
3. N-Ausscheidung [g/24 h] = Urin-Harnstoff-N [g/24 h] + Nicht-Harnstoff-N-Ausscheidung [g/24 h]
   - Die Nicht-Harnstoff-N-Ausscheidung [g/24 h] (z. B. als Ammoniak) kann mit dem Faktor 0,031 g N/kg KG/24 h gleichgesetzt werden, da sie relativ stabil ist (sofern keine Hyperkatabolie vorliegt) (KG = Körpergewicht). Aus Gleichung 3 wird:
4. N-Ausscheidung [g/24 h] = Urin-Harnstoff-N [g/24 h] + 0,031 g N/kg KG
   - *Umrechnungsfaktoren, die eventuell benötigt werden:*
     - Harnstoff [mg/dl] → [mmol/L]: Multipliziert mit 0,357.
     - Urin-N = Urin-Harnstoff-N [mg/dl] × Urinvolumen [dl]/0,8.

- *Beispiel:*
  - Körpergewicht
    = 65 kg → Nicht-Harnstoff-N-Ausscheidung = 0,031 g/d × 65 = 2,01 g/d.
  - Gemessener Harnstoff-N = 4,5 g/d.
  - N-Ausscheidung = 4,5 g/d + 2,01 g/d = 6,51 g/d.
  - Angeordnete Proteinzufuhr
    = 0,6 g /kg KG/d → N-Zufuhr = 0,6 g/d × 65 / 6,25 = 6,24 g N/d.
  - N-Bilanz = 6,24 g/d – 6,51 g/d = –0,27 g/d = –1,68 g Eiweiß/Tag.

► **Beurteilung:**
- *Ausgeglichene* N-Bilanz: N-Bilanz ± 0, ausgeglichene Stoffwechsellage.
- *Normwert* der N-Ausscheidung bei bedarfsgerechter Eiweißzufuhr und normalem Stoffwechsel: 5–12 g/24 h.
- *Negative* N-Bilanz: N-Ausscheidung übersteigt N-Zufuhr um mehr als 25 %. Mögliche Ursachen sind eine nicht bedarfsgerechte Zufuhr oder eine hyperkatabole Stoffwechsellage. Eine negative N-Bilanz von 1 g/d entspricht einer Reduktion des Körpereiweiß-Pools um 6,25 g/d.
- *Positive* N-Bilanz: N-Zufuhr übersteigt N-Ausscheidung. Als Ursache kommt eine über dem Bedarf liegende Eiweißzufuhr oder anabole Stoffwechsellage in Frage.

► **Ausgewählte Einflussfaktoren der N-Urinausscheidung:** Proteinarme/kohlenhydratreiche Ernährung ↓, Lebererkrankungen ↓, Niereninsuffizienz ↓, Rekonvaleszenz ↓, Schwangerschaft ↓, Muskelaufbau, körperliche Aktivität (Sport und Schwerarbeit) ↓, Wachstum ↓, Proteinexzess (vor allem parenterale Zufuhr von Arginin und Glutamin) ↑, Proteinexzess mit Proteinen von geringer biologischer Wertigkeit ↑, Malnutrition ↑, Herzinsuffizienz ↓, postoperativ ↑, Hyperthyreose ↑.

Immunologische Tests

► **Allgemeines:** Immunologische Tests werden zur Bestimmung der Immunkompetenz durchgeführt, die u. a. vom Ernährungsstatus abhängt.

► **Lymphozytenzahl:**
- *Methode zur Auswertung:*
  Gesamtlymphozyten = (%-Lymphozyten × Leukozytenzahl)/100
- *Beurteilung:* Normal > 1500/µl (25–40 % der Leukozyten), moderate Malnutrition 800–1500/µl, schwere Malnutrition < 800/µl.

► **Hauttestung:**
- Die *Bedeutung* des Hauttests (= zellvermittelte Immunreaktion vom Spättyp) in der Erfassung des Ernährungsstatus wird kontrovers diskutiert.
- *Praktisches Vorgehen:* Intrakutane Applikation verschiedener Antigene von Erregern, mit denen sich nahezu jeder Mensch auseinandergesetzt hat (z. B. Candida, Tuberkulin, Mumps u. a.) und einer inerten Kontrolle (z. B. Glycerin).
- *Einflussfaktoren,* die ernährungsunabhängig sind: z. B. chronische Infektionen, Hepatitis, Urämie, Blutungen, Trauma, Leberzirrhose, Pharmaka (Steroide, Aspirin, Immunsuppressiva), chirurgische Eingriffe/Anästhesie.
- *Beurteilung* (innerhalb von 72 h):
  - Eine Rötung ist Ausdruck einer zellvermittelten Immunreaktion vom Spättyp, eine Hautreaktion > 5 mm gilt als normal.
  - Eine Anergie (fehlende oder ungenügende Reaktion der Haut) kann verschiedene – u. a. auch ernährungsunabhängige – Ursachen haben.
  - Die Beurteilung ist zum Teil schwierig (*Cave:* Keine voreilige Diagnose einer „ernährungsbedingten Anergie").

Haar- und Nägelanalytik

► **Ernährungsmedizin:** Haaranalyse – z. B. zur Erfassung des Zink-, Kupfer-, Chromstatus; Nägelanalyse – z. B. zur Erfassung des Selenstatus.
► **Toxikologie** (Schwermetalle wie z. B. Blei, Cadmium, Quecksilber).
► Obwohl von diversen Laboratorien angeboten, ist die Haar- und Nägelanalyse für die routinemäßige Erfassung des Ernährungsstatus nicht zu empfehlen. Die Verwendung für Forschungszwecke ist unter standardisierten Bedingungen möglich.

2.6 Indices zur Erfassung des Ernährungsstatus

Grundlagen

► **Prinzip:** Basierend auf anthropometrischen und laborchemischen Messbefunden dienen Indices der Quantifizierung des Ernährungsstatus.
► **Beurteilung:**
  • Alle Indices wurden in spezifischen Populationen entwickelt.
  • Es gibt keinen idealen Index, der für alle Patientenpopulationen gültig ist.
  • Nahezu alle Indices verwenden Albumin als Parameter, was aufgrund der vielen nicht nutritiven Einflussgrößen problematisch ist (vgl. S. 36).

Prognostic Nutritional Index (PNI)

► **Methode** (TSF = Trizeps-Hautfaltendicke, Hauttestfaktor: 0 = Anergie, 1 = Reaktion < 5 mm, 2 = Reaktion > 5 mm, vgl. S. 39):

$PNI (\%) = 158 - 16,6 \times$ Albumin [g/dl] $- 0,78 \times$ TSF [mm] $- 0,20 \times$ Transferrin [mg/dl] $- 5,8 \times$ Hauttestfaktor

► **Beurteilung:**
  • Je höher der Prozentwert des PNI (%) desto höher das Risiko für Malnutrition (< 40 % geringes, 40–50 % intermediäres, ≥ 50 % hohes Risiko).
  • Der PNI gibt keinen Hinweis auf die Ätiologie der Malnutrition (s. S. 19).
  • Beeinflussung der PNI-Parameter durch viele ernährungsunabhängige Faktoren.
  • Der PNI basiert auf Daten einer chirurgischen Patientenpopulation.

Nutrition Risk Index (NRI)

► **Methode:**
$NRI (\%) = 15,19 \times$ Albumin [g/dl] $+ 0,417 \times$ Körpergewicht [kg]
► **Beurteilung:**
  • ≥ 97,5: Normal (kein Malnutritionsrisiko).
  • 83,5–97,5: Übergangsbereich.
  • < 83,5: Hohes Risiko für Malnutrition.

2.7 Funktionelle Tests

Grundlagen

► **Definition/Indikation:** Erfassung physiologischer Funktionsabläufe (und evtl. Funktionsstörungen), die von Ernährungsfaktoren beeinflusst werden.

▶ **Allgemeine Bedeutung:** Funktionelle Tests sind oft aussagekräftiger als sog. statische Testverfahren. Sie dienen zur Erfassung von funktionellen Reserven.

▶ **Einteilung:**
- *Klinische* funktionelle Testverfahren (s. Tab. 25).
- *Biochemische* (metabolische) funktionelle Testverfahren: Eine abnorme biochemische Substanz, eine Enzymaktivität oder die Konzentration eines Nährstoffes als Antwort auf eine spezifische Intervention wird erfasst und gemessen, z.B. Glukosetoleranztest (s. S. 196), Methionin-Loading-Test (s. S. 260), Tryptophan-Loading-Test, Magnesium-Loading-Test (s. S. 151), Absorptionstests (s. S. 223).

▶ **Beurteilung:**
- Auch wenn verschiedene Tests (vor allem bei einmaliger Durchführung) ihre Limitationen haben, wird die Aussagekraft im Rahmen von Verlaufsbeobachtungen deutlich erhöht (Voraussetzung: Korrekte, reproduzierbare Untersuchungstechnik).
- Die Durchführung der meisten funktionellen biochemischen Tests ist dem Spezialisten/besonderen Fragestellungen vorbehalten. Sie sind z.T. in der Durchführung und Interpretation aufwendig und schwierig.

Testverfahren

Tabelle 25 · Funktionelle klinische Testverfahren

Test/Prinzip	Beurteilung (+: Vorteil, –: Nachteil)
Hand-Dynamometrie: Muskelkraftmessung mit Hand-Dynamometer (grobe Schätzung durch Faustschluss (Hand-Grip-Test)	**+:** bei adäquater Durchführung sehr sensitiver Parameter für Ernährungsdefizite, guter Verlaufsparameter, billig, geringer Aufwand, direkt am Krankenbett durchzuführen **–:** Patientenkooperation entscheidend
Messung der Kontraktionsfähigkeit einzelner Muskeln/Muskelgruppen, z.B. Messung der Kontraktion des Daumenadduktors nach elektrischer Stimulation	**+:** unabhängig von Patientenkooperation **–:** geräteabhängig, verhältnismäßig aufwendig, evtl. unangenehm für Patienten, Standardisierungsproblem bezüglich Ausmaß der Elektrostimulation
Geschmacksprüfung mit verschiedenen Standardlösungen	**+:** einfach **–:** viele Einflussfaktoren
Dunkeladaptation: Prüfung der Nachtblindheit bei Vitamin A- und Zinkmangel	

2.8 Apparative Diagnostik

Grundlagen

▶ **Indikation:** Bestimmung der Körperzusammensetzung und Knochenmasse/-dichte; besondere klinische Fragestellungen; Forschung.

▷ **Hinweis:** Eine adäquate ernährungsmedizinische Diagnostik der meisten ambulant betreuten Patienten ist *ohne* apparative Hilfsmittel möglich.

Erfassung von Ernährungsstatus und -versorgung

Untersuchungsverfahren

▶ **Herzfrequenzmessung** (HF): Zur Berechnung des Energieverbrauchs (Beziehung zwischen HF und O_2-Verbrauch) eingesetzt. Evtl. kombiniert einsetzbar mit der indirekten Kalorimetrie (s. S. 9).

▶ **Bioimpedanzanalyse** (BIA):
  • *Prinzip:* Berechnung der Körperzusammensetzung, basierend auf einer elektrischen Widerstandsmessung (indirekte Messung des Körperwassers und Berechnung der Fettmasse bzw. der fettfreien Masse). Dem Realanteil (sog. Resistance) entspricht mehrheitlich die LBM (Lean Body Mass, vgl. S. 3).
  • *Vorteile:* Das Verfahren ist kostengünstig.
  • *Nachteile:* Die Variabilität der Messergebnisse ist z. T. > 10 %. Es gibt noch keine Standardisierung für Geräte, Mess- und Untersuchungsmethodik.

▶ **Densitometrie:**
  • *Prinzip:* „Unter-Wasser-Wiegen". Messung des spezifischen Gewichts (d. h. Körperdichte) des Patienten in einem besonderen Wassertank. Korrektur für Gasvolumina des Körpers.
  • *Vorteile:* Etablierte, kostengünstige Methode.
  • *Nachteile:* Für Probanden anforderungsreich. Ungeeignet für Kranke.
  • *Gesamtbeurteilung:* Referenzmethode für die meisten Methoden zur Bestimmung der Fettmasse. Nur für Forschungszwecke geeignet.

▶ **Sonographie** (Ultraschall):
  • *Prinzip:* Bestimmung der Fettmasse an bestimmten Körperstellen und Berechnung der Körperzusammensetzung oder Messung der Knochendichte.
  • *Beurteilung:* Das Verfahren ist im Validierungsstadium und zurzeit zu wenig standardisiert.

▶ **Indirekte Kalorimetrie** (s. S. 9).

▶ **Verteilungsmuster von stabilen Isotopen** (Isotopendilution):
  • *Prinzip:* Mehrfach (2–4)-Kompartimentmessung unter Verwendung stabiler Isotopen (z. B. Deuterium, Tritium) und Messung der Anreicherung bzw. Dilution (Verdünnung) der markierten Moleküle in Geweben, Stoffwechselreaktionen und Körperflüssigkeiten. Berechnung von Körperzusammensetzung oder Energieverbrauch.
  • *Beurteilung:* Das Verfahren ist sehr genau, aber zeit- und kostenaufwendig.

▶ **Doppel-Energie-Röntgen-Absorptiometrie** (dual energy X-ray-absorptiometry = DEXA):
  • *Prinzip:* Messung der Absorption von Strahlung unterschiedlicher Energie. Die Absorptionseigenschaften unterscheiden sich je nach Gewebezusammensetzung, so dass eine Berechnung der Körperzusammensetzung möglich ist.
  • *Beurteilung:* Das Verfahren liefert genaue Messergebnisse. Die Strahlenbelastung ist mäßig. Das Verfahren ist technisch relativ aufwendig und kostenintensiv. Es eignet sich für die Knochenmassebestimmung, für die Fettmassebestimmung verwendbar.

▶ **Weitere:** Computertomographie (CT), Magnet-Resonanz-Tomographie (MRT), direkte Kalorimetrie, Dual-Photon-Absorptiometrie, Positronen-Emissions-Tomographie, Magnetresonanz-Spektroskopie, Ganzkörper-Kaliumbestimmung.

2.9 Ernährungsscreening in der klinischen Praxis

Grundlagen

▶ **Indikationen:**
- V.a. Malnutrition.
- Ältere/alte Menschen (> 60 Jahre), v.a. gebrechliche alte Menschen.
- Bewohner von Senioren-/Pflegeheimen.
- Menschen, die von Stadtküchen oder anderen Institutionen versorgt werden.
- Multimorbidität.
- Alkoholabusus.
- Sozioökonomische Benachteiligung.

▶ **Bedeutung:**
- In der Praxis und auf Gemeindeebene ist der Einsatz von Risikoerfassungsinstrumenten notwendig, um eine Verschlechterung der medizinischen/ernährungsmedizinischen Situation vermeiden bzw. ggf. eine frühzeitige Intervention einleiten zu können.
- Die Erfassung des Ernährungsstatus darf nicht erst im Rahmen eines Krankenhausaufenthaltes erfolgen. Gerade bei alten Menschen hat eine adäquate Ernährung große präventivmedizinische Bedeutung.

▶ **Praktisches Vorgehen:** Bei jedem Kontakt mit einem Patienten aktiv nach Risikoindikatoren bzw. Risikomarkern für eine Malnutrition (vgl. S. 26) suchen.

Determine-Checkliste

▶ **Prinzip:** Die 10-Punkte-Checkliste dient der Einschätzung des Malnutritionsrisikos beim alten Menschen und ist sowohl für die Anwendung in der Praxis als auch durch den Patienten selbst geeignet.

▶ **Fragebogen** (nach Nutrition Screening Initiative): s. S. 44.

▶ **Beurteilung:**
- 0–2 Punkte: Risiko für Malnutrition gering→ Wiederholung in 6 Monaten.
- 3–5 Punkte: Moderates Risiko → gezielte Intervention notwendig, Kontrolle in 3 Monaten.
- > 6 Punkte: Hohes Malnutritionsrisiko → professionelle Intervention notwendig.

Mini Nutritional Assessment (MNA)

▶ **Prinzip:** Das MNA ist eine 18-Punkte-Checkliste zur Einschätzung des Ernährungszustandes alter Menschen. Sie kann sowohl bei stationären als auch bei ambulanten Patienten eingesetzt werden.

▶ **Praktisches Vorgehen:** MNA-Fragebogen (Guigoz et al [Nestle SA]) s. S. 45; im Internet zu finden unter http://www.nestle.de → Ernährung für Fachkräfte → Ernährungsmedizin → Ernährung für Senioren → der MNA-Fragebogen. Zunächst Fragen A–F (MNA-Kurzfassung) beantworten und auswerten. Falls pathologisches Ergebnis ($\leq$ 11 Punkte), Durchgehen des gesamten Fragebogens (Fragen A–R) indiziert.

▶ **Beurteilung:**
- $\geq$ 24 Punkte: Guter Ernährungszustand.
- 17–23 Punkte: Risiko für Malnutrition.
- $\leq$ 16 Punkte: Malnutrition.

Subjektives Global Assessment (SGA)

► **Prinzip:**
- Das SGA erlaubt eine einfache und recht zuverlässige Identifikation sowohl der Patienten, die ein erhöhtes Risiko für eine Malnutrition haben, als auch derjenigen, die von einer Ernährungstherapie profitieren könnten.
- Sie wurde entwickelt, um den Ernährungsstatus und ggf. einen Therapiebedarf schnell und kostengünstig erfassen/erkennen zu können.

► **Fragebogen** (nach Detsky, Jeejeebhoy): s. S. 46.

► **Beurteilung:** Subjektive Beurteilung durch den Untersucher. Sehr gute Sensitivität und Spezifität für die Erfassung einer Malnutrition (*Voraussetzung:* Erfahrener Untersucher). Vorteil: Keine Laborwerte oder apparative Untersuchungen notwendig.

Name:	Untersuchungsdatum:
Frage	**Punktezahl**
Eine Erkrankung oder ein Symptom führt zu Veränderungen meiner Essgewohnheiten und/oder der Menge an zugeführter Nahrung.	2
Ich esse weniger als 2 Mahlzeiten pro Tag.	3
Ich esse wenig Obst, Gemüse oder Milchprodukte.	2
Ich konsumiere beinahe täglich 3 oder mehr Gläser Bier, Wein oder Schnaps.	2
Ich habe Zahn- oder Mundprobleme, die mir das Essen erschweren.	2
Ich habe nicht immer genügend Geld, um die benötigten Nahrungsmittel einzukaufen.	4
Ich esse meistens alleine.	1
Ich nehme täglich 3 oder mehr vom Arzt verschriebene oder rezeptfreie Medikamente ein.	1
Ich habe während der letzten Monate ungewollt 4–5 kg zu- oder abgenommen.	2
Ich kann aus körperlichen Gründen nicht immer Nahrungsmittel-Einkäufe tätigen, kochen oder die Nahrung selbstständig einnehmen.	2
	Gesamtpunktezahl:

Abb. 13 Determine-Checkliste (Determine your Nutritional Health, The Nutrition Screening Initiative, Washington, 1992), Beurteilung s. S. 43

NESTLÉ NUTRITION SERVICES

Nestlé

Anamnesebogen zur Bestimmung des Ernährungszustandes älterer Menschen
Mini Nutritional Assessment MNA™

Name:		Vorname:		Geschlecht:	Datum:

Alter, Jahre:	Gewicht, kg:		Größe, cm:		Kniehöhe, cm:
					(bestimmen, wenn Körpergröße nicht meßbar ist)

Füllen Sie den Bogen aus, indem Sie die zutreffenden Zahlen in die Kästchen eintragen. Addieren Sie die Zahlen in den ersten 6 Kästchen. Wenn der Wert 11 oder kleiner 11 ist, fahren Sie mit der Anamnese fort, um den Gesamt-Index zu erhalten.

Vor-Anamnese

A Hat der Patient einen verminderten Appetit? Hat er während der letzten 3 Monate wegen Appetitverlust, Verdauungsproblemen, Schwierigkeiten beim Kauen oder Schlucken weniger gegessen (Anorexie)?
0 = schwere Anorexie
1 = leichte Anorexie
2 = keine Anorexie

B Gewichtsverlust in den letzten 3 Monaten
0 = Gewichtsverlust > 3 kg
1 = weiß es nicht
2 = Gewichtsverlust zwischen 1 und 3 kg
3 = kein Gewichtsverlust

C Mobilität / Beweglichkeit
0 = vom Bett zum Stuhl
1 = in der Wohnung mobil
2 = verläßt die Wohnung

D Akute Krankheit oder psychischer Stress während der letzten 3 Monate?
0 = ja   2 = nein

E Psychische Situation
0 = schwere Demenz oder Depression
1 = leichte Demenz oder Depression
2 = keine Probleme

F Körpermassenindex (Body Mass Index, BMI) (Körpergewicht / (Körpergröße)², in kg/m²)
0 = BMI <19
1 = 19 ≤ BMI < 21
2 = 21 ≤ BMI < 23
3 = BMI ≥ 23

Ergebnis der Vor-Anamnese (max. 14 Punkte)

12 Punkte oder mehr: normaler Ernährungszustand
11 Punkte oder weniger: Gefahr der Mangelernährung

Anamnese

G Wohnsituation: Lebt der Patient unabhängig zu Hause?
0 = nein   1 = ja

H Medikamentenkonsum: Nimmt der Patient mehr als 3 Medikamente (pro Tag)?
0 = ja   1 = nein

I Hautprobleme: Schorf oder Druckgeschwüre?
0 = ja   1 = nein

Ref.:   Guigoz Y, Vellas B and Garry P.J. 1994. Mini Nutritional Assessment: A practical assessment tool for grading the nutritional state of elderly patients. *Facts and Research in Gerontology.* Supplement #2 15-59.
Rubenstein LZ, Harker J, Guigoz Y and Vellas B. Comprehensive Geriatric Assessment (CGA) and the MNA: An Overview of CGA, Nutritional Assessment, and Development of a Shortened Version of the MNA. In: "Mini Nutritional Assessment (MNA): Research and Practice in the Elderly". Vellas B, Garry P.J and Guigoz Y, editors. Nestlé Nutrition Workshop Series. Clinical & Performance Programme, vol. 1. Karger, Bâle, in press.
© 1998 Société des Produits Nestlé S.A., Vevey, Switzerland, Trademark Owners

J Mahlzeiten: Wieviele Hauptmahlzeiten ißt der Patient pro Tag? (Frühstück, Mittag- und Abendessen)?
0 = 1 Mahlzeit
1 = 2 Mahlzeiten
2 = 3 Mahlzeiten

K Lebensmittelauswahl: Ißt der Patient
• mindestens einmal pro Tag Milchprodukte?   ja ☐ nein ☐
• mindestens ein- bis zweimal pro Woche Hülsenfrüchte oder Eier?   ja ☐ nein ☐
• jeden Tag Fleisch, Fisch oder Geflügel   ja ☐ nein ☐
0.0 = wenn 0 oder 1 mal »ja«
0.5 = wenn 2 mal »ja«
1.0 = wenn 3 mal »ja«

L Ißt der Patient mindestens zweimal pro Tag Obst oder Gemüse?
0 = nein   1 = ja

M Wieviel trinkt der Patient pro Tag? (Wasser, Saft, Kaffee, Tee, Wein, Bier…)
0.0 = weniger als 3 Gläser / Tassen
0.5 = 3 bis 5 Gläser / Tassen
1.0 = mehr als 5 Gläser / Tassen

N Essensaufnahme mit / ohne Hilfe
0 = braucht Hilfe beim Essen
1 = ißt ohne Hilfe, aber mit Schwierigkeiten
2 = ißt ohne Hilfe, keine Schwierigkeiten

O Glaubt der Patient, daß er sich gut ernährt ist?
0 = schwerwiegende Unter-/Mangelernährung
1 = weiß es nicht oder leichte Unter-/Mangelernährung
2 = gut ernährt

P Im Vergleich mit gleichaltrigen Personen schätzt der Patient seinen Gesundheitszustand folgendermaßen ein:
0.0 = schlechter
0.5 = weiß es nicht
1.0 = gleich gut
2.0 = besser

Q Oberarmumfang (OAU in cm)
0.0 = OAU < 21
0.5 = 21 ≤ OAU ≤ 22
1.0 = OAU > 22

R Wadenumfang (WU in cm)
0 = WU < 31   1 = WU ≥ 31

Anamnese (max. 16 Punkte)

Ergebnis der Vor-Anamnese

Gesamt-Index (max. 30 Punkte)

Auswertung des Gesamt-Index

17-23.5 Punkte   Risikobereich für Unterernährung
Weniger als 17 Punkte   schlechter Ernährungszustand

Abb. 14   Mini Nutritional Assessment (MNA), Beurteilung s. S. 43

Abb. 15   (siehe Seite 46) Subjektives Global Assessment, Beurteilung s. S. 44 (KN Jeejeebhoy. Nutritional Assessment. Gastroenterology Clinics of North America 1998; 27: 347–369)

Anamnese	**Untersuchungsdatum:**

Gewichtsveränderungen

aktuelle Größe [cm] _____ aktuelles Gewicht [kg] _____ BMI [kg/m^2] _____

Gewichtsverlust in den letzten 6 Monaten: _____ kg; % Gewichtsverlust _____

Gewichtsänderung in den letzten 2 Wochen: _____ kg Zunahme

_____ keine Änderung

_____ kg Abnahme

Nahrungszufuhr

_____ keine Änderung

_____ Veränderung _____ Dauer = _____ Tage/Wochen

Beschreibung: _____ ungenügende Zufuhr fester Nahrung

_____ hypokalorische Flüssigkeiten

_____ keine Nahrungszufuhr

Supplementierung: _____ Energie _____ Vitamine _____ Spurenelemente

Gastrointestinale Symptome (länger als 2 Wochen vorhanden)

_____ keine

_____ Übelkeit _____ Erbrechen _____ Durchfall _____ Appetitlosigkeit

_____ Abdominalschmerzen _____ nüchtern _____ nach Nahrungsaufnahme

Belastbarkeit

_____ nicht eingeschränkt

_____ eingeschränkt _____ Dauer = _____ Tage/Wochen

Beschreibung: _____ suboptimale Arbeitsleistung

_____ ambulatorisch/ambulante Behandlung mit Krankschreibung

_____ bettlägerig

Krankheitseffekte auf den Nährstoffbedarf

Hauptdiagnose: _____

metabolischer Bedarf (Stress): _____ kein Stress _____ leichter Stress

_____ moderater Stress[1] _____ hoher Stress[2]

Körperliche Untersuchung (0 = normal, 1 = moderat, 2 = schwerwiegende Veränderung)

_____ Verlust des subkutanen Fettgewebes (Trizeps-Hautfalte/Brustkorb)[3]

_____ Muskelschwund (M. quadriceps/M. deltoideus)[3]

_____ Knöchelödeme/Ödem im Sakrumbereich[4]

_____ Aszites

_____ Schleimhautläsionen

_____ Haut- oder Haarveränderungen

Zusammenfassende SGA-Beurteilung

☐ normaler Ernährungszustand (A)

☐ mäßiger Ernährungszustand oder Verdacht auf Malnutrition (B)

☐ schwere Malnutrition (C)

1 Moderater Stress entspricht z. B. einer milden Infektion.
2 Krankheitssituationen mit hohem metabolischen Stress sind z. B. schwere Verletzungen, schwere Entzündungserkrankungen (z. B. akute Kolitis) und Verbrennungen.
3 Subkutanes Fettgewebe und Muskelmasse müssen nicht gemessen werden, sondern es handelt sich um eine „qualitative Einschätzung" durch den Arzt und funktionelle Prüfung (*cave:* Fehlinterpretation bei neurologischem Ausfall).
4 Die Einschätzung von Ödemen ist bei Herz- und Niereninsuffizienz erschwert.

3 Wasser-/Flüssigkeitshaushalt

3.1 Wasser-/Flüssigkeitshaushalt

Grundlagen

▶ **Bedeutung des Wassers:**
- Wasser (H_2O) ist ein Nährstoff mit absoluter Essenzialität für eine normale Körperfunktion.
- Der Mensch kann relativ lange ohne Nahrungszufuhr leben, jedoch nur 2–5 Tage ohne Flüssigkeit.

▶ **Biologische Funktionen des Wassers:**
- *Hauptbestandteil des Körpers* (vgl. S. 2):
  - Bis zu 70 % des Körpers bestehen aus Wasser. Der Anteil des Wassers am Gewicht ist bei Männern höher als bei Frauen (ca. 60 vs. 50 %) und nimmt im Alter ab (auf ca. 50 % bei Männern und 40 % bei Frauen).
  - 65–77 % des Muskelgewichts ist Wasser.
- *Weitere Funktionen:* Transportfunktion (Nährstoffe, Atemgase, Detoxikation), Reaktionsmilieu und -partner, Thermoregulation, Schutzfunktion, Lösungsmittel, Schmiermittel.

▶ **Bilanzierung:**
- Der Wasserbedarf (s. u.) richtet sich nach dem Wasserverlust (s. u.).
- Die tägliche *Variabilität* der Körperwassermenge beträgt bei normaler Hydratation ca. ± 0,17 l (ca. ± 0,2 % des Körpergewichts).
- *Regulation* des Wasserhaushaltes durch:
  - Veränderung von Urinvolumen und -konzentration.
  - Kontrolle des Durstempfindens und der ADH-Sekretion (ADH = Antidiuretisches Hormon = Vasopressin).

▶ **Bestimmung des Körperwassergehalts:** s. Apparative Diagnostik, S. 42.

Wasserverluste

▶ Der Verlust durch Haut/Atmung ist unter Normalbedingungen relativ konstant, die Urinausscheidung jedoch sehr variabel.

▶ **Faktoren** mit Einfluss auf den Wasserverlust:
- Bei Hitze, erhöhter Körpertemperatur und schwerer körperlicher Aktivität ist der Wasserverlust erhöht, s. Tab. 26.
  - ▱ *Faustregel:* Ein Anstieg der Körpertemperatur um 0,1 °C führt zu einem zusätzlichen Wasserverlust von 100 ml/d.
- Luftfeuchtigkeit: Trockene Luft → Verlust ↑.
- Höhe über dem Meeresspiegel: Zunehmende Höhe → Luft kälter/trockener und Hyperventilation → Verlust ↑.
- Ausscheidung wasserlöslicher Substanzen: z. B. Urinvolumen ↑ bei Glukosurie (s. Diabetes mellitus, S. 194).
- Urinosmolalität: Erniedrigt bei z. B. Diabetes insipidus, primärer Polydipsie → Verlust ↑.
- Weitere vermehrte Flüssigkeitsverluste: z. B. bei Diarrhö.
- Kalorienrestriktion: In der Initialphase Verlust ↑ (bei erneuter bedarfsgerechter Energiezufuhr wieder Wasserretention).

Tabelle 26 · **Wasserverluste in verschiedenen Situationen (in ml/d)**

	normale Umgebungs-temperatur	heißes Wetter	lange schwere körperliche Aktivität
Urin	1400	1200	500
Haut	350	350	350
Lunge	350	250	650
Schweiß	100	1400	5000
Stuhl	100	100	100
Gesamt	**2300**	**3300**	**6600**

Der Verlust über Haut und Lunge entspricht der Perspiratio insensibilis

Wasser-/Flüssigkeitsbedarf, Zufuhrempfehlungen

▶ **Bedarf/Zufuhrempfehlung – Menge:**
- Unter normalen Bedingungen:
  - Richtwerte s. Tab. 27.
  - ca. 1 ml/kcal verbrauchter Energie; alter Mensch > 1 ml/kcal.
  - ca. 30–40 ml/kg Körpergewicht (Normalgewicht) pro Tag, entsprechend 2200–3000 ml/d.
- Situationen mit erhöhten Verlusten s. o. und Tab. 26.
- Flüssigkeitsbedarf in Schwangerschaft und Stillzeit s. Tab. 27 und S. 338, 341.

Tabelle 27 · **Richtwerte für die Zufuhr von Wasser bei Jugendlichen und Erwachsenen[1] (nach DGE, 2000)**

Alter [Jahre], Lebens-abschnitt	Getränke [ml/d]	feste Nahrung [ml/d]	Oxidations-wasser[3] [ml/d]	Gesamtwas-seraufnahme [ml/d]	Getränke + feste Nahrung [ml/kg KG pro Tag]
15–19	1530	920	350	2800	40
19–25	1470	890	340	2700	35
25–51	1410	860	330	2600	35
51–65	1230	740	280	2250	30
≥ 65	1310	680	260	2250	30
Schwangerschaft	1470	890	340	2700	35
Stillzeit[2]	1710	1000	390	3100	45

1: Bei bedarfsgerechter Energiezufuhr und durchschnittlichen Lebensbedingungen
2: Flüssigkeitsbedarf abhängig von der Milchproduktion (in den ersten 6 Monaten post partum durchschnittlich 750 ml/d → zusätzlicher Bedarf über dem Basalbedarf ca. 750–1000 ml)
3: Die Produktion des Oxidationswassers hängt von der metabolischen Rate der einzelnen Energieträger ab (1 g Fett → 1,0 ml H_2O, 1 g Kohlenhydrate → 0,6 ml H_2O, 1 g Eiweiß → 0,4 ml H_2O; Faustregel für Mischkost: 20 ml/100 kcal).
KG = Körpergewicht

► **Zufuhrempfehlung – Art/Flüssigkeitspyramide** (s. Abb. 16):
- *Leitungs- und Mineralwasser* (ohne energiereiche Zusätze) sind gute Flüssigkeitsquellen. Letztere enthalten in unterschiedlichem Ausmaß Mengen- und Spurenelemente. Je nach geographischer Region kann das Leitungswasser allerdings einen hohen Nitratgehalt haben.

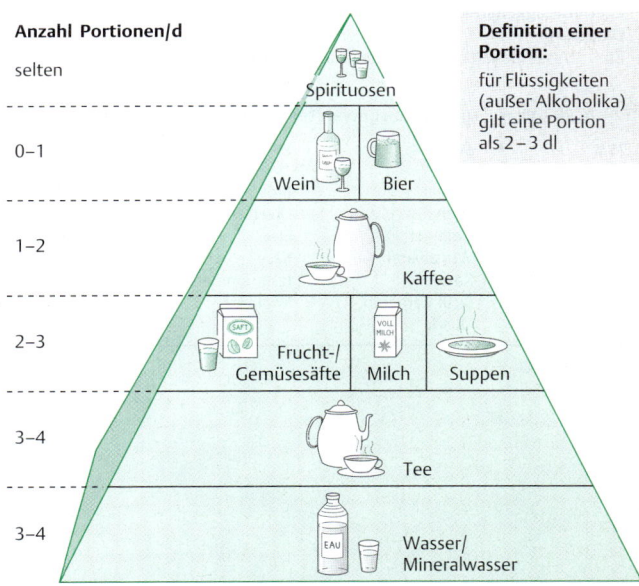

Abb. 16   Empfehlungen für die Flüssigkeitszufuhr – Die Flüssigkeitspyramide

- *Allgemeine Empfehlung:* Möglichst häufig und so oft wie möglich von der Pyramidenbasis.
- *Allgemeine Strategien* zur Optimierung der Flüssigkeitszufuhr:
  - Richtlinien der Flüssigkeitspyramide beachten und durch tägliche Variabilität der Getränkewahl und Geschmackskomponenten die Flüssigkeitszufuhr attraktiver machen.
  - Verteilung der Flüssigkeitszufuhr über den ganzen Tag.
  - Fixe „Trinkpausen" einlegen.
  - Direkt nach dem Aufstehen ein Glas Wasser/Mineralwasser trinken.
  - Zu jeder Tasse Kaffee ein Glas Wasser trinken.
  - Bei Wein dieselbe Menge Wasser, bei hochprozentigen Alkoholika pro Getränk mindestens 0,3 l Wasser trinken.
  - Bei der Auswahl der Getränke den Kaloriengehalt beachten.
► **Das Flüssigkeitstagebuch:** Die Aufzeichnung der Trinkfrequenz und -menge gehört in jedes Esstagebuch (inkl. Kaffee/Alkohol). Bei bestimmten Patienten ist das Führen eines alleinigen Flüssigkeitstagebuchs indiziert (z. B. alte/ältere Menschen, bei krankheitsbedingtem vermehrtem Verlust, Herzinsuffizienz, Multimorbidität [Inappetenz, Demenz, Inkontinenz, chronische Diuretikatherapie]).

Wassergehalt von Lebensmitteln

▶ Der Wassergehalt ist eine wichtige Determinante der Energiedichte. *Faustregel:* Je wasserreicher, desto energieärmer ist ein Nahrungsmittel.

▶ Die Flüssigkeitszufuhr mit Getränken muss je nach Nahrungszusammensetzung angepasst werden. *Faustregel:* Eine proteinarme oder kaliumreiche Ernährung ist eher flüssigkeitsreich → Anpassung der Flüssigkeitszufuhr bei entsprechenden Diäten.

▶ Zum Wassergehalt ausgewählter Nahrungsmittel s. Tab. 28.

Tabelle 28 · **Wassergehalt ausgewählter Nahrungsmittel (in %)**

> 75 %	50–75 %	25–50 %	< 25 %
Früchte	Fleisch	Brot	Getreide
Gemüse	Fisch	Diverse Backwaren	Hülsenfrüchte
Milch	Geflügel	Eier	Butter
Kartoffeln	Wurstwaren	Käse	Nüsse
Hüttenkäse	Käse	(z. B. Emmentaler)	Schokolade
Fisch	(z. B. Camembert)	Konfitüre	Fette und Öle
Krustentiere	Quark		

4   Fett

4.1 Fette: Grundlagen, Bedarf und Zufuhr

Grundlagen

▶ **Lipide:** Nur in organischen Lösungsmitteln und nicht in Wasser lösliche Substanzen.

▶ **„Fett":** Oberbegriff für eine heterogene Gruppe von Substanzen, die die o. g. Eigenschaften haben und in der Nahrung enthalten sind. Zu den so genannten Nahrungsfetten gehören z. B. Triglyzeride, Fettsäuren, Sterole und Cholesterin (s. S. 183). Überblick über verschiedene Fette in der Nahrung s. Tab. 29.

▶ **Gesättigte Fettsäuren:** Fettsäuren ohne Doppelbindungen zwischen den Kohlenstoffatomen.

▶ **Ungesättigte Fettsäuren:** Fettsäuren mit Doppelbindungen zwischen den Kohlenstoffatomen.

Tabelle 29 · Überblick über verschiedene Fette in der Nahrung

gesättigte Fettsäuren	MUFA	PUFA	hydrogenierte Fette
– fest bei Raumtemperatur – relativ stabil (verbinden sich langsam mit O_2)	– flüssig bei Raumtemperatur – relativ stabil	– flüssig bei Raumtemperatur – instabil (verbinden sich schnell mit O_2) – Erhitzen vermeiden bzw. minimieren – reich an essenziellen Fettsäuren	– künstlich hergestellte Fette/Öle – relativ hart (abhängig vom Ausmaß der Hydrogenation)
– Fleisch, Fleischprodukte – Milch-, Milchprodukte – tropische Öle (Palmöl, Palmkernöl, Kokosnussöl) – weit verbreitet in industriell verarbeiteten Produkten	– in pflanzlichen und tierischen Fetten (Nahrungskette) – Olivenöl – Rapsöl (Canola) – Erdnussöl – Erdnüsse – Sojabohnen – bestimmte Sonnenblumenöle	– Pflanzen-, Nuss- und Samenöle – Fische	– Margarine – verschiedene industriell verarbeitete Produkte

MUFA (mono-unsaturated fatty acids) = einfach ungesättigte Fettsäuren, vgl. S. 60,
PUFA (poly-unsaturated fatty acids) = mehrfach ungesättigte Fettsäuren, vgl. S. 62

▶ **Funktionen:**
- Energieträger und einziger Langzeitenergiespeicher des Menschen.
- Träger von essenziellen Fettsäuren (ω6 und ω3, s. S. 53) und fettlöslichen Vitaminen (Vitamine A, D, E, K).
- Weitere Funktionen: Isolations-(einschließlich Thermoregulation)/Schutzmaterial, essenzieller Bestandteil verschiedener Strukturen im Körper (z. B. Membranen), wichtiger Geschmacksträger, wichtige Komponente in der Textur eines Nahrungsmittels, Bedeutung in der Sättigung, Modulator diverser Erkrankungen (Arteriosklerose, Adipositas, bestimmte Krebsformen).

► **Absorption:**
- Hauptsächlich im oberen Abschnitt des Dünndarms (s. S. 8).
- Fettsäuren (FS) mit weniger als 10–12 C-Atomen (d. h. kurz- und mittelkettige FS) werden direkt ins Blut der Pfortader aufgenommen.
- Bei FS mit mehr als 10–12 C-Atomen (sog. langkettige FS) findet in der Mukosazelle eine Veresterung der Fettsäuren zu Triglyzeriden und eine Chylomikronenbildung statt.
- Normalerweise werden > 95 % des konsumierten Fettes absorbiert.

► **Klassifizierungskriterien** (vgl. Tab. 29, S. 51): Herkunft (tierisch/pflanzlich), Essenzialität für den Menschen (s. S. 53), Verwendungsart (Nahrungsfett, Brat-/Kochfett, Streichfett), physikalische Eigenschaften (flüssiges, halbfestes, hartes/festes Fett), Polarität (neutrale/polare Lipide), Fettsäurezusammensetzung, Struktur (Kettenlänge, Sättigungsgrad, Geometrie der Doppelbindungen; s. S. 51).

Durchschnittliche Zufuhr

► Die durchschnittliche Fettzufuhr in unserem Kulturkreis liegt weit über der empfohlenen Menge.
► > 95 % der Fettzufuhr erfolgt in Form von Triglyzeriden. Der Rest sind freie Fettsäuren (FS), Phospholipide, Cholesterin und in geringen Mengen pflanzliche Sterole.
► Die tägliche Fettzufuhr beträgt > 100 g/d (100–130 g/d), davon sind ca. 45 % gesättigte, 40 % einfach ungesättigte (MUFA, s. S. 60) und ca. 15 % mehrfach ungesättigte Fettsäuren (PUFA, s. S. 62).
► Fette liefern im Durchschnitt 30–45 % der zugeführten Energie (ca. 10–20 % gesättigte Fettsäuren, ca. 10–15 % einfach ungesättigte Fettsäuren, ca. 7 % mehrfach ungesättigte Fettsäuren. Bis zu 6–8 % der Energiezufuhr kann aus Transfettsäuren [s. S. 64] stammen.)

Bedarf

► Die Höhe des „idealen" Fettanteils und der Bedarf an essenziellen Fettsäuren ist nicht genau bekannt.
► Die Fettzufuhr dient der Deckung des Bedarfs an essenziellen Fettsäuren und fettlöslichen Vitaminen. Dafür sollte die Energiebedarfsdeckung durch Fett ca. 15–20 %, durch Linolsäure mindestens 1 % und durch Linolensäure mindestens 0,2 % betragen. Bedarf in Schwangerschaft und Stillzeit s. S. 337, 341.

Zufuhrempfehlungen

► **Anmerkung:** Es gibt keine allgemein gültigen, offiziell anerkannten Empfehlungen. Die Fettzufuhr sollte ≤ 30 % der Energiezufuhr betragen.
► **Allgemeine Ziele:**
- Minimierung der Lipogenese (*Beachte:* Wird durch eine Ernährung, die arm an gesättigten Fettsäuren und reich an Kohlenhydraten ist, gefördert).
- Minimierung der Speicherung von exogen zugeführten Fetten.
- ◘ *Vorsicht:* Eine exzessive Fettrestriktion ist u.U. kontraproduktiv (z. B. HDL-Cholesterin ↓).

► **Empfohlenes Zufuhrmuster:**
- Energiebedarfsdeckung durch Fett 25–35 %.
- Reduktion des Anteils an gesättigten Fettsäuren (< 7–10 % Gesamtkalorien).
- Erhöhte Zufuhr an einfach ungesättigten Fettsäuren (MUFA) (bis 20 % Gesamtkalorien).

- Erhöhte Zufuhr an mehrfach ungesättigten Fettsäuren (PUFA), jedoch kein Exzess (bis max. 8–10 % Gesamtkalorien).
- Minimierung der Zufuhr von Transfettsäuren (so wenig wie möglich).
- Die früher propagierte 1/3-Regel (1/3 gesättigte Fettsäuren, 1/3 MUFA, 1/3 PUFA) ist heute überholt.

► **Gesättigte Fettsäuren:**
- Empfohlene Energiebedarfsdeckung durch gesättigte Fettsäuren:
  - Gesamtbevölkerung < 15 %.
  - Bei Risiko für Herz-Kreislauferkrankungen max. 10 %.
- Laut bestimmten Empfehlungen sollen gesättigte Fettsäuren in der Nahrung durch Kohlenhydrate ersetzt werden. Das Risiko für eine koronare Herzkrankheit sinkt, wenn ein Teil der gesättigten Fettsäuren durch MUFA und PUFA ersetzt wird.

► **MUFA:**
- Einen Teil der gesättigten Fettsäuren durch MUFA ersetzen.
- MUFA sollten ca. 10 % des Energiebedarfs decken.

► **PUFA:**
- PUFA sollten ca. 7–10 % des Energiebedarfs decken.
- Erhöhte Zufuhr von ω3-Fettsäuren ist ernährungsmedizinisch sinnvoll, jedoch kein Exzess.

► **Essenzielle Fettsäuren:** Die Zufuhrempfehlungen für essenzielle Fettsäuren sollten auf konkrete Mengenangaben und nicht auf dem ω6/ω3-Verhältnis beruhen. Eine optimale Zufuhr an essenziellen FS sollte vor allem auch bei Frauen im reproduktiven Alter und während der Schwangerschaft sichergestellt werden. Zufuhrempfehlungen:
- Linolsäure (18:2ω6): 2,0–7,0 g/d.
- α-Linolensäure (18:3ω3): 0,8–1,1 g/d.

► **Transfettsäuren:** Zufuhr minimieren. Transfettsäuren durch MUFA und PUFA zur Prävention einer KHK ersetzen.

Tabelle 30 · Richtwerte für die Zufuhr von Gesamtfett und Empfehlungen für die Zufuhr von essenziellen Fettsäuren für Jugendliche und Erwachsene[1] in % der Gesamtenergiezufuhr (nach DGE 2000)

Alter [Jahre]	Fett	ω6-FS	ω3-FS[3]
15–19	30	2,5	0,5
19–25 Jahre	30	2,5	0,5
25–51 Jahre	30	2,5	0,5
51–65 Jahre	30[2]	2,5	0,5
≥ 65 Jahre	30	2,5	0,5
Schwangere ab 4. Monat	30–35	2,5	0,5
Stillende	30–35	2,5	0,5

1: Gilt für hauptsächlich sitzende Tätigkeit, Schwerarbeiter können eine höhere Zufuhr benötigen
2: Entsprechen bei Männern mit einem Energierichtwert von 10 MJ (2400 kcal) 80 g Gesamtfett
3: Schätzwerte
ω6-FS = ω6-Fettsäuren, s. S. 62, ω3-FS = ω3-Fettsäuren, s. S. 62

► **Berechnung der Fettmenge anhand von Gesamtenergiebedarf und empfohlenem Fettanteil:**
- *Grundlage:* 1 g Fett entspricht 9 kcal.
- *Berechnung:*

$$\text{Fettmenge [g]} = \frac{\%\,\text{Anteil}}{100} \times \frac{\text{Energiebedarf}}{9}$$

- *Beispiel:* Energiebedarf = 2200 kcal/d, empfohlener Fettanteil = 30 % → Fettmenge [g] = 30/100 × 2200/9 = 73 g Fett.
- ▣ *Vorsicht:* Die empfohlene Tageszufuhr an Fett ist je nach Wahl der Nahrungsmittel sehr schnell abgedeckt (s. Tab. 31).

Tabelle 31 · Fettgehalt verschiedener Lebensmittel/Mahlzeiten bei üblicher Portionsgröße, ausgedrückt in [g] Fett und %-Anteil an der empfohlenen Tagesfettzufuhr bei einem Tagesbedarf von 2000 kcal

Beispiel	Portionsgröße [g]	Fettgehalt [g]	%
Pizza	200	24	36
Salami	80	36	55
Würstchen	100	36	55
Torte	250	50	75
Steak	225	51	77

Strategien zur Reduktion/Modulation der Fettzufuhr

► **Reduktion** der Zufuhr von tierischem (mehrheitlich gesättigtem) Fett.
- ▣ *Merke:* In der Regel genügt eine Zufuhrreduktion. Eine Karenz ist nicht notwendig.
► **Vermeidung** „versteckter" Fette (v.a. aus Fleischwaren, z. B. als Membranbestandteil oder Zusatz in Wurstwaren): Diese können bis zu 50 % der Fettzufuhr ausmachen.
► **Vermehrte Zufuhr** von pflanzlichen Lebensmitteln (Gemüse, Früchte, stärkehaltige Produkte) und Fisch (MUFA- und PUFA-reiche Ernährung siehe S. 60, 62).
► **Minimale Verwendung** von Fett bei der Nahrungszubereitung.
► **Reduktion der ω6-FS-haltigen Lebensmittel** (s. S. 63 ; indirekter Effekt: ω3-FS ↑).

Fett in der Nahrung/Nahrungsquellen

► **Nahrungsquellen:** Pflanzliche und tierische Fette haben unterschiedliche Effekte auf die Gesundheit. Diese sind einerseits durch ihre Zusammensetzung, aber auch durch Unterschiede in der absoluten Konsummenge bedingt. Fettsäuremuster einiger Öle und Fette s. Tab. 32.
- Nahrungsquellen für gesättigte Fettsäuren s. S. 60.
- Nahrungsquellen für MUFA s. S. 61.
- Nahrungsquellen für PUFA s. S. 63.

Tabelle 32 · Fettsäuremuster einiger pflanzlicher und tierischer Fette (in Gewichtsprozent)

	C4	C6	C8	C10	C12	C14:0	C16:0	C16:1	C18:0	C18:1	C18:2	C18:3
Baumwollsamenöl							27		2	18	51	Spur
Butter	4	3	1	2	3	12	26	3	11	28	2	1
Distelöl[4], linolsäurereiche Variante							6,5		3	14	75	1
Distelöl[4], ölsäurereiche Variante							6		2	74	16	1
Erdnussöl						Spur	13		3	38	41	Spur
Haselnussöl							5	Spur	2	78	10	
Kakaobutter						–	26	–	34	35	–	–
Kokosnussöl			8	6	49	18	8		3	7	2	
Leinsamenöl (Leinöl)							6		3	17	14	60
Maisöl							13		3	31	52	1
Olivenöl					–		10		2	78	7	1
Palmöl							46		4	40	10	Spur
Palmkernöl			3	4	45	18	9		3	15	2	
Rapsöl[1]	–	–	–	–	–		4		2	16	26	10
Rapsöl (Canola-Öl)[2]							4		2	62	22	10
Schweineschmalz						2	27	4	44	11	–	–
Sojabohnenöl							11		4	22	53	8
Sonnenblumenöl							6		5	20	60	Spur
Sunola[3]							4		5	81	8	Spur
Talg (Hammel)						6	27	2	32	31	2	–
Talg (Rind)	–	–		Spur	Spur	3	27	11	7	48	2	–
Weizenkeimöl						Spur	15	0,5	0,5	15	55	7

1: Rapsöl mit hohem Anteil an Erucasäure
2: Canola = Rapsöl mit geringem Erucasäuregehalt (< 3 %)
3: ölsäurereiches Sonnenblumenöl (80 % Ölsäure)
4: Distelöl wird auch als Safloröl (oder Saffloröl) bezeichnet

- *Zur Zusammensetzung weiterer Öle:*
  - Reisöl: Ausgeprägte oxidative Stabilität → Verwendung zum Frittieren, meist in Kombination mit Sesamöl oder Sonnenblumenöl. Ein LDL-Cholesterinsenkender Effekt ohne HDL-Effekt wurde beschrieben und dem hohen Sterolgehalt zugeschrieben.
  - Sesamöl: Besteht aus 40% Ölsäure, 46% Linolsäure, 10% Palmitinsäure, 6% Stearinsäure. Hohe oxidative Stabilität → Verwendung zum Frittieren.
  - GLA-haltige Öle (GLA = γ-Linolensäure [18:3ω6]): vgl. Kapitel PUFA, S. 63, z.B. Nachtkerzenöl (10% GLA), Borretschöl (23% GLA) und Johannisbeeröl (17% GLA).
- **Anteil der Lebensmittelgruppen** an der Fettsäurezufuhr s. Tab. 33.

Tabelle 33 · **Durchschnittlicher Anteil bestimmter Lebensmittelgruppen an der Zufuhr der einzelnen Fettsäuren (in %) (nach USDA, 1989)**

	SFA	MUFA	PUFA
Fette und Öle	39	35	68
Fleisch, Geflügel, Fisch	34	48	18
Milch, Milchprodukte	20	8	2
Hülsenfrüchte, Nüsse	2	4	6
andere	5	5	8

SFA = gesättigte Fettsäuren, MUFA = einfach ungesättigte Fettsäuren, PUFA = mehrfach ungesättigte Fettsäuren

Fettersatzstoffe/Fettaustauschstoffe

- **Definitionen:**
  - *Fettersatzstoffe:* Substanzen, die Fette in Nahrungsmitteln/Produkten vollständig oder teilweise ersetzen und nur minimale Effekte auf die sensorischen Qualitäten des Nahrungsmittels haben.
  - *Fettaustauschstoffe* erfüllen die o. g. Eigenschaften nur teilweise oder nicht und sind aufgrund ihrer Hitzelabilität auch nicht zum Kochen/Erhitzen geeignet → Verwendung in kalten Speisen und Fertigprodukten.
  - ▷ *Vorsicht:* Nicht alle Produkte mit Fettersatzstoffen sind auch fettarm bzw. kalorienarm.
- **Funktion:** Wasserretention, Gelbildung, Verdickungsmittel, Stabilisator, Nahrungsmitteltextur, „Fettgefühlvermittler", Kalorienreduktion (Gehalt: 0–7 kcal/g).
- **Einteilung** nach den verwendeten Makronährstoffen (vgl. Tab. 34):
  - *Fettmimetika:* Entsprechen den Fettersatzprodukten auf Kohlenhydratbasis; in der Regel hoher Wasserghalt; < 9,0 kcal/g.
  - *Kalorienreduzierte Fette,* z.B. Salatrim: Strukturierte Triglyzeride; Energiegehalt < 9,0 kcal/g.
  - *Weitere Fettersatzstoffe,* z.B. Olestra: Fettähnliche Substanzen, die Fett im Verhältnis 1:1 ersetzen können.
- **Mögliche Indikationen:** Übergewicht/Adipositas, Diabetes mellitus Typ II, Dyslipidämie (Hypercholesterinämie, Hypertriglyzeridämie). *Merke:* Auch durch die vermehrte Anwendung von Fettersatzstoffen werden die Probleme Adipositas und Übergewicht nicht gelöst werden.

► **Vorbehalte:**
- Verschiedene synthetische Fettersatzstoffe sind im EU-Raum aufgrund der nach wie vor kontroversen Einschätzung bezüglich Toxizität und Nebenwirkungen für den Menschen nicht zugelassen (z. B. Olestra).
- ☐ *Merke:* Langfristige Gesundheitseffekte der synthetischen Fettersatzstoffe sind noch nicht bekannt → Zurückhaltung mit der Einnahme.

Tabelle 34 · **Einteilung der Fettersatz/-austauschstoffe nach ihrem chemischen Ursprung (nach Finley)**

Basis	Vertreter	Bemerkungen
Kohlen-hydrate	– Polydextrose – Zellulose – Hemizellulose – Inulin – (modifizierte) Stärke – Gels – Guar – Maltodextrin (aus Kartoffeln, Reis, Tapioca, Mais) – Pektin – Carrageenan – Sukroseester (SE)	– am häufigsten verwendete Fettersatz/-austauschstoffe – Anwendung meist zur Erhöhung des Wassergehaltes und Gelbildung – Kaloriengehalt variiert je nach Zusammensetzung zwischen 0,0–4,0 kcal/g
Proteine	– mikropartikulierte Protein-konzentrate aus Molke – Pasteurisierung und Homo-genisierung wird gleichzeitig durchgeführt – auch Verwendung von Hühner- und Sojaeiweiß	– ausgeprägtes Fettgefühl beim Essen (→ kleine Partikel) – können nicht zum Frittieren verwendet werden – *Vorsicht* bei Allergien, z. B. Milch oder Hühnereiweiß: Antigenität ist erhalten – vollständige Absorption – 1,3–4,0 kcal/g in Abhängigkeit vom Hydrierungsgrad – unterschiedlicher biologischer Wert je nach Aminosäurezusammensetzung – Beispiel: Simplesse (1,3 kcal/g)
Fett	– Mono- und Diglyzeride (9 kcal/g) – Caprenin (5 kcal/g) – Salatrim (5 kcal/g) – Sukrosepolyester (SPE) (z. B.Olestra) (0 kcal/g)	– werden allgemein auch als „synthetische Fettersatzstoffe" bezeichnet – ausgeprägtes Fettgefühl beim Essen – je nach Struktur/Zusammensetzung der Fettsäuren zwischen 0,0–5,0 (9,0) kcal/g
Kombination	– je nach %-Anteil der verschie-denen Basiskomponenten	– ausgeprägtes Fettgefühl beim Essen – z. B. Prolestra, Colestra

CHO = Kohlenhydrate

Erfassung der Fettversorgungslage

► **Anamnese:** Ernährungsanamnese s. S. 289; Block-Fragebogen s. S. 23.
► **Klinische Untersuchung:**
- *BMI:* s. S. 28.
- *Hautfaltendicke:* s. S. 30.
- *Bestimmung der Körperzusammensetzung:* s. S. 42.

▶ **Labor:** Zur Labordiagnostik der Fettstoffwechselstörungen s. S. 186.

Mangel

▶ **Ursachen:**
- *Mangel an Fettenergie:* s. Protein-Energie-Malnutrition S. 308.
- *Mangel an essenziellen Fettsäuren* (vgl. PUFA, S. 62): Selten bei Fettmalabsorption, extremer Malnutrition, Stoffwechselstörungen (z. B. Funktionsstörung der Desaturasen), Frühgeborenen, parenteraler Ernährung. Ein Mangel an gesättigten FS stellt sich in der Regel erst bei extremer Einschränkung der Fettzufuhr (d. h. < 1–20 % der Gesamtenergiezufuhr) ein und ist bei Gesunden in unserem Kulturkreis praktisch nicht möglich.

▶ **Klinische Befunde:** Es gibt keine typischen Symptome eines Mangels an essenziellen FS, daher ist die Diagnosestellung schwierig. Vorkommen können trockene, schuppende Haut, Dermatitis, Blutungsneigung, Leberfunktionsstörungen bis zur Leberverfettung und Visusstörungen. Bei Kindern kann es darüber hinaus zu psychologischen, Wachstums-und Verhaltensstörungen kommen.

▶ **Labor:** Die Erfassung des Ernährungsstatus in Bezug auf essenzielle Fettsäuren ist sehr schwierig und aufwendig (außer in extremen Mangelsituationen). Mögliche Parameter/Befunde sind:
- Erniedrigte Konzentration der essenziellen Fettsäuren im Blut.
- Hohe Konzentration der Eicosatriensäure (20:3ω9) im Plasma.
- Trien-/Tetraensäure-Quotient, d. h. 20:3ω-9/20:4ω-4 Verhältnis > 0,4.

Mögliche Indikation für eine fettorientierte Therapie

▶ Therapie der Malnutrition s. S. 310.
▶ Therapie der Fettmalabsorption s. S. 225.
▶ Fettreduzierte/-modifizierte Ernährung bei Übergewicht s. S. 291.
▶ Fettreduzierte/-modifizierte Ernährung bei Dyslipidämien s. S. 187.
▶ Modulation der Fettzufuhr zur Koronarprävention/Arterioskleroseprävention s. S. 260.
▶ MUFA-/PUFA-reiche Ernährung s. S. 60, 62.

4.2 Fettsäuren

Grundlagen

▶ **Einteilungskriterien** für Fettsäuren:
- *Kettenlänge* (Anzahl der Kohlenstoff [C]-Atome):
  - Kurzkettige Fettsäuren: ≤ 4 C-Atome.
  - Mittelkettige Fettsäuren (medium chain triacylglycerol = MCT): 6–12 C-Atome.
  - Langkettige Fettsäuren (long chain triacylglycerol = LCT): > 12 C-Atome.
- *Ausmaß der Sättigung* (Anzahl der Doppelbindungen zwischen den Kohlenstoffatomen):
  - Gesättigte Fettsäuren (saturated fatty acids = SFA) (s. S. 59) enthalten keine Doppelbindung.
  - Einfach ungesättigte Fettsäuren (mono-unsaturated fatty acids = MUFA) (s. S. 60) enthalten *eine* Doppelbindung.
  - Mehrfach ungesättigte Fettsäuren (poly-unsaturated fatty acids = PUFA) (s. S. 62) enthalten *mehrere* Doppelbindungen.

- *Geometrie der Doppelbindung:*
  - Cisfettsäuren (physiologische Geometrie).
  - Transfettsäuren (s. S. 64).
- *Essenzialität:* Essenzielle Fettsäuren s. S. 53.

▶ **Nomenklatur:**

- Die Nomenklatur der Fettsäuren kann durch den systematischen Namen, den Trivialnamen oder eine Kurzschreibweise erfolgen (s. Tab. 35, Tab. 37, Tab. 39). Trivialnamen sind hilfreich, können aber auch irreführend sein.
- *Kurznomenklatur* (gilt nur für Fettsäuren in cis-Konfiguration/gilt nicht für Transfettsäuren, verzweigte Fettsäuren oder solche ohne Methylenunterbrechung der Doppelbindungen): Die erste Zahl steht für die Anzahl der Kohlenstoffatome in der Fettsäure, die zweite für die Anzahl der Doppelbindungen. ω, n und δ bezeichnen jeweils das Ende, von dem aus die Position der ersten Doppelbindung (letzte Zahl) gezählt wird, bei ω und n das Methylende ($-CH_3$), bei δ das Carboxylende ($-COOH$) (z. B Ölsäure C18:1ω9).

Gesättigte Fettsäuren

▶ **Definition:** Fettsäuren (FS) mit nur gesättigten Bindungen (d. h. ohne Doppelbindungen) zwischen den Kohlenstoffatomen.

▶ **Funktionen:**

- *Energiequelle (9 kcal/g) und -speicher:* Gesättigte FS liefern ca. 10–> 20 % der täglich zugeführten Energie.
- *Strukturfette* (Membranbestandteil, Stützfunktion, Isolation).
- *Transport* von fettlöslichen Vitaminen.
- *MCT-Fette* (Medium Chain Triglycerides) werden therapeutisch bei Erkrankungen mit Verdauungs- und Resorptionsstörungen, v.a. Fettmalabsorption, eingesetzt:
  - Definition: Fettsäuren mittlerer Kettenlänge (C6–C12).
  - Metabolismus: MCT-Fette sind teilweise wasserlöslich und können ohne Gallensäuren und ohne die Mithilfe von Lipasen absorbiert werden. Direkte Aufnahme in die Pfortader (d. h. keine Chylomikronenbildung) und praktisch vollständige First-Pass-Metabolisierung in der Leber ($\rightarrow$ geringe Beeinflussung der Blutfettspiegel). Energiegehalt im Vergleich zu langkettigen Fettsäuren etwas geringer (ca. 8,3 kcal/g).
  - Quellen der MCT-Fette: In natürlicher unverarbeiteter Nahrung nur selten und in geringen Mengen vorkommend (in Kernölen, wie z. B. Kokosnuss- oder Palmkernöl). Industrielle Herstellung: In Ölform oder als Margarine verfügbar (verschiedene Anbieter).
  - ▶ *Hinweise:*
  - $\rightarrow$ MCT-Fette sind nicht hitzestabil.
  - $\rightarrow$ Dosis langsam erhöhen (Adaptation des Stoffwechsels).
  - $\rightarrow$ Die Sicherstellung der bedarfsgerechten Zufuhr an essenziellen Fettsäuren muss gewährleistet sein (in den meisten kommerziellen MCT-Produkten sind diese beigefügt).

▶ **Plasmalipidspiegel-Veränderungen** durch Zufuhr von gesättigten FS:

- *Triglyzeride:* Anstieg durch direkte und indirekte Mechanismen.
- *Cholesterin:* Der Einfluss der gesättigten Fettsäuren auf den Plasma-Cholesterinspiegel ist größer als der von Nahrungscholesterin. Bei konstanter Cholesterinzufuhr mit der Nahrung führen gesättigte Fette zu LDL- und HDL-Cholesterinanstieg (HDL-Clearance ↓). Bei Zufuhr gleicher Mengen PUFA oder gesättigter Fettsäuren steigt das Plasma-Cholesterin bei den gesättigten Fettsäuren doppelt so hoch an. Cholesterinsteigende Effekte der FS: C16 = C14 > C12 >> C18.

► **Bedarf:** Gesättigte Fettsäuren sind nicht essenziell.
► **Zufuhrempfehlungen:** s. S. 53.
► **Quellen:**
  • Exogene Zufuhr aus tierischen und pflanzlichen Lebensmitteln (s. Tab. 35) (Häufigkeit: C16:0 > C18:0 > C14:0 > C12:0). Häufig in industriell verarbeiteten Produkten.
  • Endogene Synthese in Leber und Fettgewebe.

Tabelle 35 · Wichtigste gesättigte Fettsäuren, Struktur, Trivialname und Nahrungsquellen

Kurzname	Trivialname	Nahrungsquellen
C4–C10:0	kurz- und mittelkettige (s. S. 58) gesättigte FS	Milchfett (Butterfett), Kokosnuss-, Palmkernöl
C12:0	Laurinsäure	Kokosnuss-, Palmkern-, Zimtöl, Lorbeer
C14:0	Myristinsäure	Milchfett, Kokosnuss-, Palmkern-, Muskatnussöl, Myrthe
C16:0	Palmitinsäure	Palmöl, tierisches Fett
C18:0	Stearinsäure	tierisches Fett, Kakaofett
C20:0	Arachinsäure	Erdnussöl (Arachisöl)
C22:0	Behensäure	verschiedene Samenöle
C24:0	Lignocerinsäure	Erdnussöl

FS = Fettsäuren

► **Krankheiten,** bei denen eine erhöhte Zufuhr von gesättigten FS eine pathophysiologische Bedeutung haben kann: Arteriosklerose/koronare Herzkrankheit/Apoplexie, Dyslipidämie, Adipositas, Diabetes mellitus Typ II, bestimmte Krebsformen (s. S. 326), Cholezystolithiasis.

Einfach ungesättigte Fettsäuren (MUFA)

► **Definition:** Fettsäuren (FS) mit *einer* Doppelbindung.
► **Funktionen:**
  • *Strukturbaustein.*
  • *Energie:* MUFA liefern ca. 10–15 % der täglich zugeführten Energie.
  • Das Risiko, an einer KHK zu erkranken, scheint geringer zu sein, wenn gesättigte Fette nicht nur durch Kohlenhydrate, sondern auch durch MUFA ersetzt werden (vgl. mediterrane Ernährung, S. 359). Dafür wird der Einfluss der MUFA auf verschiedene Faktoren verantwortlich gemacht: z. B. Thrombozytenaggregation ↓, Fibrinolyse ↑, Blutungszeit ↑, Einfluss auf die Plasmalipide s. Tab. 36.

Tabelle 36 · Ersatz von gesättigten Fettsäuren durch Kohlenhydrate oder einfach ungesättigte Fettsäuren (MUFA): Vergleich der Plasma-lipidveränderungen

Kohlenhydrate	LDL-Cholesterin ↓
	Triglyzeride ↑
	HDL-Cholesterin ↓
MUFA	LDL-Cholesterin ↓
	Triglyzeride ↓
	HDL-Cholesterin ↑

- Der LDL-Cholesterin-senkende Effekt der MUFA ist unter standardisierten Bedingungen mit jenen einer PUFA-reichen Ernährung vergleichbar.
- Der triglyzeridsenkende Effekt der PUFA ist ausgeprägter.
▶ **Bedarf:** MUFA sind nicht essenziell.
▶ **Zufuhrempfehlungen:** s. S. 53.
▶ **Nahrungsquellen** (s. Tab. 37, Tab. 32): Vorkommen in pflanzlichen und tierischen Fetten (Nahrungskette). MUFA-Gehalt einiger Lebensmittel s. Tab. 38. Von den zugeführten MUFA sind > 90 % Ölsäure (18:1ω9). Manche Fertigprodukte (z. B. Pommes frites) können je nach Herstellungsart relativ MUFA-reich sein. *Merke:* Der Energiegehalt der MUFA ist identisch mit dem der gesättigten FS.

Tabelle 37 · Wichtigste einfach ungesättigte Fettsäuren, Struktur, Trivialname und Nahrungsquellen

Kurzname	Trivialname	Nahrungsquellen
16:1ω7	Palmitoleinsäure	– in geringen Mengen in allen Fetten – Fisch-, Samenöle
18:1ω9	Ölsäure	– pflanzliche Öle: Oliven-, Raps-, bestimmte Sonnenblumenöle, Nüsse/Nussöle – in unterschiedlichen Mengen in den meisten pflanzlichen und tierischen Fetten
22:1ω9	Erucasäure	– Raps-/Senföl (geringer Gehalt in heutigen Züchtungen)

FS = Fettsäuren

Tabelle 38 · MUFA-Gehalt in verschiedenen Lebensmitteln

hoch (> 50 g/100 g oder 100 ml)	mittel (20–50 g/100 g)	mäßig (5–20 g/100 g)
Olivenöl, Distel-/Sonnenblumenöl (ölsäurereiche Varianten), Rapsöl (Canola-Öl)	Erdnüsse, Erdnussbutter, Mandeln, Cashewnüsse, Macadamianüsse, Pistazien, Haselnüsse, Sojaöl, Maiskeimöl	Oliven, Avocado, Walnüsse, Sesamsamen, Kokosnussöl, normales Sonnenblumen-/Distelöl

► **Indikation einer MUFA-reichen Diät** (vgl. auch Mediterrane Diät, S. 359):
- Primärprävention (alle Individuen).
- Als Alternative zur fettreduzierten Ernährung (entspricht AHA-Step I-Diät, vgl. S. 364).
- Sekundärprävention (KHK-Patienten).
- Diabetes mellitus Typ I und II.
- ◪ *Merke:* MUFA-Zufuhr *anstelle* der gesättigten FS (*nicht* zusätzlich).

Mehrfach ungesättigte Fettsäuren (PUFA)

► **Definition:** Fettsäuren (FS) mit *mehreren* Doppelbindungen. PUFA lassen sich nach ihrer Struktur (vgl. S. 58) in mehrere „Fettsäurefamilien" (ω3-, ω6-, ω9-Familie) unterteilen.

► **Funktionen/Bedeutung:**
- α-Linolensäure (18:3ω3) und Linolsäure (18:2ω6) sind essenziell.
- Ungesättigte Fettsäuren sind vor allem für nicht energieproduzierende Prozesse von Bedeutung: Genexpression, Signaltransduktion an Zellmembranen (z.B. Hydrophobie, Rezeptoren).
- PUFA sind Vorläufer bzw. Zwischenprodukte von Eicosanoiden (Prostaglandine, Thromboxane, Leukotriene). Diese spielen in der Regulation von Herz-Kreislaufsystem, Lungenfunktion, Immunsystem, Hormonstoffwechsel und Reproduktion eine zentrale Rolle. Arachidonsäurederivate wirken eher proatherogen und -inflammatorisch, ω3-Fettsäuren und -derivate wirken diesem entgegen.
- *Energiequelle:*
  - PUFA liefern ca. 7 % der täglich zugeführten Energie.
  - Durch Linolsäure (18:2ω6) wird 5–8 % der Energiezufuhr gedeckt.

► **Metabolismus:**
- Bei Mensch und Tier findet eine ausgeprägte Umwandlung von C18-Fettsäuren zu HUFA (highly unsaturated fatty acids = Fettsäuren mit sehr vielen Doppelbindungen) statt.
- Einfluss der PUFA-Zufuhr auf den Fettstoffwechsel, vgl. gesättigte FS, S. 59. (je nach Menge und Konstellation LDL-Cholesterin ↓ oder ↑).

► **Bedarf:** Die Eicosanoidsynthese beim Menschen ist von der adäquaten Zufuhr der Vorstufen mit der Ernährung abhängig. Ab einer Linolsäurezufuhr > 2–3 % der Kalorienzufuhr findet keine weitere Zunahme der Gewebekonzentration an Arachidonsäure statt.

► **Zufuhrempfehlungen:** s. S. 53.

► **Zur zusätzlichen Zufuhr von ω3-Fettsäuresupplementen:**
- *Pro:* Durch die Zufuhr von ω3-Fettsäuren können diverse Erkrankungen/Funktionen u.U. günstig beeinflusst werden.
- *Kontra:* Es gibt keine anerkannten Indikationen für die therapeutische und/oder präventive Einnahme von pharmakologischen Dosen von PUFA. Eine Kausalität zwischen PUFA und Krankheitspathogenese bzw. -progression ist noch nicht nachgewiesen.
- *Beurteilung:* Im Moment kann keine konkrete Empfehlung für die Zufuhr von PUFA in Form von Supplementen gegeben werden. Bevorzugung natürlicher Quellen.

► **Nahrungsquellen** (s. Tab. 39):
- *Allgemeine PUFA-Quellen:* v.a. Pflanzen-, d.h. Nuss- und Samenöle, Fische/ Fischöle und Algen. Aufgrund der besseren Lagerungseigenschaften sind viele moderne Nahrungsmittel ω6-fettsäurenreich (→ Dysbalance ω3/ω6).

- *Tierische Produkte* enthalten Linol- und α-Linolensäure (18:2ω6 bzw. 18:3ω3), Arachidonsäure (20:4ω6), Eicosapentaensäure (20:5ω3) und Docosahexaensäure (22:6ω3). Die Zusammensetzung variiert je nach Fütterung/Nahrung.
- *Pflanzliche Produkte* enthalten Linol- und α-Linolensäure (s. Tab. 32, Tab. 39).
- *Nahrungsquellen für ω3-Fettsäuren:*
  - Gute pflanzliche Quellen: Leinsamen (Leinöl) 57 %, Rapsöl 8 %, Sojabohnen 7 %, Haferöl und -keimlinge, verschiedene Nüsse, z. B. Walnüsse, grünes Blattgemüse, Portulak, verschiedene Pflanzenkeimlinge (s. Tab. 32, Tab. 33, Tab. 39).
  - Tierische Quellen für Eicosapentaensäure und Docosahexaensäure sind vor allem Kaltwasserfische und Fischöle. Der PUFA-Gehalt in Fischen ist sehr variabel und hängt von Fischsorte, geographischer Region und Jahreszeit ab.

Tabelle 39 · Wichtigste mehrfach ungesättigte Fettsäuren (PUFA), Kurzname, Trivialname und Nahrungsquellen

Kurzname	Trivialname	Nahrungsquellen	Anmerkung
18:3ω3	α-Linolensäure (ALA)	v.a. in Pflanzenblättern und Samen(öl): Soja-, Raps-, Leinöl, Hafer, Nüsse	– metabolischer Präkursor für die ω3-Familie – oft mit Linolsäure vergesellschaftet – Vorstufe von EPA, DHA – Vorläufer verschiedener Eicosanoide
20:5ω3	Eicosapentaensäure (EPA)	Fisch (Hering, Ölsardinen), Fischölkapseln, Lebertran	– entsteht aus Linolensäure – wichtigste Fettsäure im Fisch – EPA und daraus synthetisierte Eicosanoide hemmen die Arachidonsäure und Derivate
22:5ω3	Docosapentaensäure	Fischöl	– entsteht aus EPA – schnelle Umwandlung zu DHA
22:6ω3	Docosahexaensäure (DHA)	Fisch, Fischölkapseln	– Hauptbestandteil von Fischöl (8–20 % des Gewichts)
18:2ω6	Linolsäure	– v.a. in Samenölen, Sonnenblumen-, Mais-, Sojabohnen-, Erdnussöl – aufgrund des verwendeten Futters z. T. auch in tierischen Produkten zu finden	– Vorstufe der Arachidonsäure
20:3ω6	Dihomo-γ-Linolensäure (DGLA)	– nur in geringen Mengen in tierischen Phospholipiden vorhanden – Zufuhr einer Vorstufe (γ-Linolensäure, z. B. in Nachtkerzen-, Borretschöl)	– möglicher therapeutischer Einsatz (z. B. als Entzündungshemmer)
20:4ω6	Arachidonsäure	– tierische Produkte – selten in pflanzlichen Quellen (außer Meeresalgen) – Erdnussöl	– mehrheitlich Produkt der Linolsäure (ω6-Familie) – Vorläufer verschiedener Eicosanoide

▶ Mögliche **Indikationen** für eine *Ernährungsumstellung* zur Modulation des ω6/ω3-Fettsäuren-Verhältnisses:

  ▣ *Hinweis:* Die Untersuchungen zu den u.g. Indikationen sind zurzeit im experimentellen Stadium. Ernährungsmaßnahmen können supportive Effekte zur medizinischen Standardtherapie haben. Eine Besprechung der Maßnahmen mit dem Spezialisten ist unabdingbar. Die vernünftige ernährungsmedizinische Umsetzung der hier skizzierten Mechanismen ist wahrscheinlich ohne negative Effekte.

  • Primärprävention (Atherogenese/Karzinogenese/Immunmodulation).
  • Sekundärprävention (Atherogenese).
  • Thromboembolische Erkrankungen.
  • Schlaganfall.
  • Diabetes mellitus.
  • Allergische Erkrankungen.
  • Asthma bronchiale.
  • Juvenile Polyarthritis.
  • Systemische Erkrankungen aus dem rheumatischen Formenkreis, z.B. systemischer Lupus erythematodes.
  • Entzündliche Darmerkrankungen (Morbus Crohn, Colitis ulcerosa).
  • Lungenerkrankungen (Asthma, chronische Bronchitis).
  • Chronische Schmerzsyndrome.
  • Antikarzinogenese (z.B. Mamma, Kolon, Prostata).
  • Wachstum und Entwicklung (Hirnentwicklung/Retina und andere Gewebe).
  • Zellfunktion generell (z.B. Aufrechterhaltung der Membranfluidität).

Transfettsäuren

▶ **Definition:** Ungesättigte Fettsäuren, bei denen die Atome oder Molekülgruppen an der Doppelbindung auf gegenüberliegenden Seiten liegen. Transisomeren können aus jeder ungesättigten Fettsäure entstehen.

▶ **Funktionen/Stoffwechseleffekte:**

  • Transfettsäuren liefern ca. 1–7% der täglich zugeführten Energie.
  • Arterioskleroserisiko ↑ durch Effekte auf die Plasma-Lipoprotein-Konzentration: Gesamtcholesterin ↑, HDL-Cholesterin ↓, Lp (a) ↑, Triglyzeride ↑.

    ▣ *Merke:* Der Einfluss der Transfettsäuren auf die Plasma-Lipoproteine ähnelt dem der gesättigten Fettsäuren. Allerdings ist der Effekt pro Gramm Fettsäure stärker.

  • Veränderte Thrombozytenfunktion: Thromboxansynthese ↓, Thrombozytenaggregation ↑.
  • Modulation der Lipoproteinsekretion.
  • Veränderte Membranfluidität und -funktion bei Einlagerung von Transfettsäuren.
  • Bei suboptimaler Zufuhr von essenziellen Fettsäuren kann ein Mangelzustand durch Transfettsäuren verschärft werden → Störung der Eicosanoidsynthese.
  • Karzinogenese?

▶ **Zufuhr:** Transfettsäuren vermeiden; gesättigte und Transfettsäuren durch MUFA und PUFA (s.S. 60) ersetzen. Eine Zufuhr von < 8 g Transfettsäuren/d ist wahrscheinlich unbedenklich.

▶ **Nahrungsquellen:** Je nach Land und Lebensmittelauswahl bestehen große Unterschiede in der zugeführten Menge an Transfettsäuren. Sie ist in den mediterranen Ländern sehr gering. Die einzelnen Lebensmittelgruppen haben im Durchschnitt folgenden Anteil an der Gesamttransfettsäurezufuhr in Deutschland (Europa):

- Butter: 49,6 % (0,4–49,6 %).
- Käse: 14,0 % (5,4–16,8 %).
- Öle und Fette: 12,1 % (3,7–46,4 %).
- Milch und Milchprodukte: 8,2 % (5,4–23,8 %).
- Kekse/Backwaren: 7,5 % (6,6–20,6 %).
- Fleisch/Fleischprodukte: 5,3 % (5,3–29,8 %).

▶ *Merke:* Transfettsäuren sind oftmals „versteckt", zumal sie auch nicht immer auf der Produktezusammensetzung vermerkt werden (müssen).

5   Eiweiß/Aminosäuren

5.1 Eiweiß/Aminosäuren

Definitionen

► **Eiweiße** (Proteine) sind Polymere von Aminosäuren (AA).
► **Aminosäuren** bestehen aus einem zentralen Kohlenstoffatom, das mittels kovalenter Bindung an eine Aminogruppe (NH_2), eine Carboxylgruppe (COOH), ein Wasserstoffatom und eine jeweils unterschiedliche Seitenkette gebunden ist (Übersicht s. Tab. 104).

Tabelle 40 · **Aminosäuren – Übersicht**

Aminosäure	Abkürzungen	Hühnerei [µmol/g Eiweiß]	Muskelfleisch von Säugetieren [µmol/g Eiweiß]	Produkte, physiologische Funktionen, Zufuhrempfehlungen[1] (ZE) für Männer/Frauen [mg/kg KG]
essenzielle Aminosäuren				
Histidin	His/H	150	180	– Dekarboxylierung liefert Histamin – essenziell für Wachstum/Entwicklung und bei chronischer Niereninsuffizienz – *ZE:* **8–12**
Isoleucin	Ile/I	490	360	– *ZE:* 11/**10**
Leucin	Leu/L	650	610	– *ZE:* **14**/13
Lysin	Lys/K	425	580	– Carnitinbiosynthese, Protein-Quervernetzung – *ZE:* **12**/10
Methionin	Met/M	200	170	– z. T. ersetzbar durch Cystein – Schwefelquelle, z. B. für Disulfitbindungen, Glutathion- und Enzymbestandteil – wichtigstes transmethylierendes Agens der Zellen – kann u.U. klinisch relevante Hyperkalziurie bewirken – Methionin → Homocystein (vgl. S. 258) → Cystathionin → Cystein → Taurin – eine hohe Betain-(Cholin) Zufuhr erhöht den Bedarf – Gehalt: Tierisches > pflanzliches > Hülsenfrüchteeiweiß – Carnitinbiosynthese – *ZE* (Methionin):[2] 11/**13**
Phenylalanin	Phe/F	340	270	– z. T. ersetzbar durch Tyrosin – Vorstufe von DOPA, Katecholaminen, Thyroxin, Melanin – *ZE:* **14**/13

Tabelle 40 · Fortsetzung

Amino-säure	Abkür-zungen	Hühnerei [µmol/g Eiweiß]	Muskelfleisch von Säuge-tieren [µmol/g Eiweiß]	Produkte, physiologische Funktionen, Zufuhrempfehlungen[1] (ZE) für Männer/Frauen [mg/kg KG]
Threonin	Thr/T	410	390	– ZE: 6/**7**
Trypto-phan	Trp/W	80	55	– die am häufigsten limitierende AA (vgl. S. 72) in der Ernährung – Serotoninsynthese, Vorstufe von Nikotinsäure (vgl. S. 111) – ZE: 3/3 **(3,5)**
essenzielle Aminosäuren				
Valin	Val/V	600	470	– ZE: 14/11 **(10)**
nicht essenzielle Aminosäuren				
Alanin	Ala/A	810	730	– Glukosesynthese (Fasten) – N-Carrier
Asparagin	Asn/N	530*	600*	– Synthese aus Asparaginsäure, Deaminierung zu Oxalacetat – Bedeutung in Transaminierungsreaktionen
Asparagin-säure	Asp/D			– Synthese von Pyrimidinbasen/Purinen – Glukosesynthese
Glutamin-säure	Glu/E	s. u. Glutamin	s. u. Glutamin	– Neurotransmittersynthese: GABA – α-Ketoglutarsäuresynthese → Krebszyklus
Glycin	Gly/G	450	670	– Synthese aus Serin (Vitamin B_6-abhängig) – Bedeutung in der Synthese von Glutathion, Porphyrinen, Kreatin, Gallensäuren, Purinen, Neurotransmittoren – Glycinurie, primäre Hyperoxalurie (s. Nierensteine, S. 249)
Prolin	Pro/P	350	430	– Synthese aus Glutamat – Kollagenbestandteil
bedingt essenzielle Aminosäuren				
Arginin	Arg/R	360	380	– essenziell während des Wachstums und in metabolischen Stresssituationen – Vorstufe verschiedener Polyamine (z. B. Spermidin) – Arginin →→→ Ornithin – Kreatinsynthese (Energiestoffwechsel) – Ausgangspunkt der NO-Synthese
Cystein	Cys/C	190	120	– s. Methionin[2] (Synthese aus Methionin möglich) – ungenügende Synthese bei z. B. Frühgeborenen, Leberinsuffizienz, Homocystinurie
Glutamin	Gln/Q	810**	990**	– quantitativ wichtigste AA (wichtiger N-Donator) – Prolin- und Glutathionsynthese – Folsäure (→ Polyglutamate, s. S. 123) – Purin- und Pyrinidinsynthese

Tabelle 40 · Fortsetzung

Amino-säure	Abkür-zungen	Hühnerei [µmol/g Eiweiß]	Muskelfleisch von Säuge-tieren [µmol/g Eiweiß]	Produkte, physiologische Funktionen, Zufuhrempfehlungen[1] (ZE) für Männer/Frauen [mg/kg KG]
Serin	Ser/S	770	480	– Synthese aus Glukose und Glykol – Cysteinsynthese – Neurotransmittorsynthese (Acetylcholin) – pathologischer Stoffwechsel bei Niereninsuffizienz
Tyrosin	Tyr/Y	220	170	– Synthese aus Phenylalanin → hohe Zufuhr hat phenylalaninsparende Wirkung; therapeutische Bedeutung bei Phenylketonurie – essenziell für Frühgeborene – Katecholamin- und DOPA-Vorstufe, Schilddrüsenhormonsynthese, Melaninsynthese

1: Der fett gedruckte Wert entspricht den WHO-Empfehlungen für Erwachsene, in Klammer gesetzt, falls sie von anderen Empfehlungen abweichen
2: Empfohlene Zufuhr an schwefelhaltigen Aminosäuren: ≥ 17–22 mg/g Eiweiß/d (RDA, 1989)
*: Gehalt von Asparaginsäure und Asparagin gemeinsam
**: Gehalt von Glutaminsäure und Glutamin gemeinsam
KG = Körpergewicht, AA = Aminosäure

Funktionen

► **Synthese von Körpereiweiß:**
  • *Strukturelle und funktionelle Eiweiße:* z. B. Enzyme, Membranbestandteile, Transportmoleküle, Strukturelemente, Hormone.
  • W*eitere Funktionen:* Neurotransmittersynthese, andere Botenstoffe und Media-toren, Vitaminvorstufe, Methylgruppentransfer, Immunsystem-Komponenten, Gerinnungssystem, osmotisches Gleichgewicht u.a.
► **Stickstoff (N)-Quelle** der Nahrung: 1 g N = 6,25 g Eiweiß.
► **Energiequelle:** ca. 15 % der täglichen Energiezufuhr, 1 g Eiweiß = 4,1 kcal.
► **Kohlenstoff- und Kohlenstoffgerüstquelle.**

Metabolismus

► **Verdauung:** Spaltung der Nahrungsproteine durch Pepsin (Sekretion im Magen, Aktivierung bei pH < 4,0) in Peptone und weitere Spaltung durch Pankreasenzyme (Trypsin/Chymotripsin/Elastase) zu Poly-/Oligopeptiden. Weitere Spaltung durch Carboxypeptidasen, Oxopeptidasen und Aminopeptidasen zu Oligopeptiden und Aminosäuren.
► **Absorption** im Dünndarm durch energieabhängigen Prozess mittels spezifischer und unspezifischer Transporter (Carriermoleküle), meistens als freie Aminosäu-ren. Di- und Tripeptide können in die Mukosazelle aufgenommen werden, dort Spaltung zu freien Aminosäuren.
► **Stoffwechsel** (s. Abb. 17):

- Eiweiß wird kontinuierlich ab- und aufgebaut. Normalerweise befindet sich der Metabolismus im Gleichgewicht (Protein-Turnoverrate ca. 3,0–3,5 g/kg/d). Eine konstante Nahrungszufuhr ist notwendig, um einen Verlust an Proteinmasse zu vermeiden.
- Eine erhöhte Zufuhr führt zu vermehrter Stickstoffausscheidung im Urin und der Verwertung von Eiweiß als Energiequelle.
  - ◨ *Merke:* Eine positive Eiweißbilanz ist außer im Wachstum und beim Muskelaufbau nicht möglich.
- Individuell bestehen große Unterschiede im Eiweißmetabolismus, abhängig von z. B. Muskelmasse, Zufuhr, Krankheiten, vgl. Bedarf s. unten.
- Die Proteinsynthese nimmt im Alter ab.

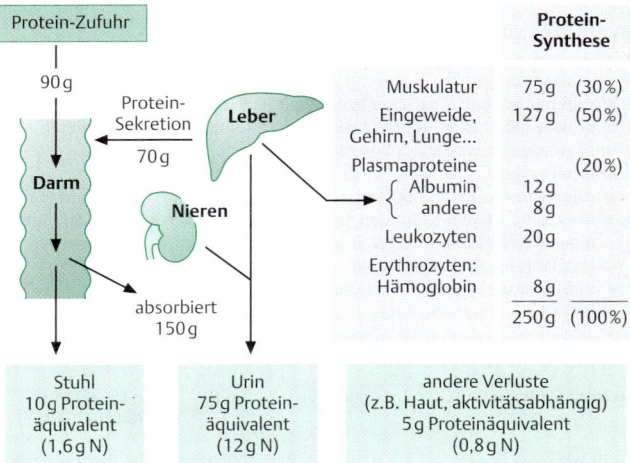

Abb. 17   Proteinumsatz bei einer Proteinzufuhr von 90 g/d („Standard"-Person, 70 kg Körpergewicht) (nach Hellerstein und Munro)

▶ **Verluste** (Urin, Stuhl, Haut, aktivitätsabhängig, s. Abb. 17): *Stickstoffverlust* durchschnittlich 4,4 g/d (2,9–5,9 g/d), das entspricht einem obligatorischen *Eiweißverlust* von ca. 18–40 g/d. (*Annäherung:* ca. 1,3 mg Urinstickstoff/kcal des Grundumsatzes.)

Bedarf

▶ **Grundlagen:** Da jedes Eiweiß seine spezifische Funktion hat und es keinen Stickstoffspeicher gibt, ist der Körper auf eine konstante Eiweißzufuhr angewiesen.
▶ *Minimaler* **Eiweißbedarf („Standardperson"):** ca. 0,39 g Eiweiß/kg KG/d.
▶ **Modulatoren des Eiweißbedarfs:**
  - *Biologische Wertigkeit* des Nahrungseiweißes (vgl. S. 72).
  - *Energiezufuhr,* im Besonderen über Kohlenhydrate.
    - ◨ *Faustregel:* Für eine positive Stickstoffbilanz wird eine positive Energiebilanz von ca. 2 kcal/kg Körpergewicht benötigt.
  - *Ernährungsstatus.*

- *Wachstum, Muskelaufbau* (↑).
- *Alter* (↑) (s. Sarkopenie, S. 280).
- *Geschlecht:* Frauen ↓ (geringere Muskelmasse).
- *Genetische Faktoren.*
- *Schwangerschaft* (↑) (vgl. S. 337).
- *Stillzeit* (↑).
- *Krankheiten:* Erhöhter Bedarf bei vermehrtem Verlust über den Urin, z.B. bei Hypermetabolismus, nephrotischem Syndrom, chronischer Nierenerkrankung und bei vermehrtem Flüssigkeitsverlust, z.B. im Gastrointestinaltrakt, Fisteln. Der Bedarf kann sich je nach Schwere der Erkrankung bis auf 200% steigern (erhöhter Umsatz).
- *Alkoholismus* (↑).
- *Umgebungsfaktoren:* z.B. hohe Temperatur (↑) (bei Personen ohne Akklimatisation N-Verlust im Schweiß ↑↑).

Zufuhrempfehlungen

► Eiweiß mit hoher biologischer Wertigkeit (s. S. 72) sollte konsumiert werden. Falls dies nicht möglich ist, sollten Lebensmittel kombiniert werden, deren Aminosäuremuster sich ergänzen (s. Komplementarität, S. 72).
► **Empfehlungen:**
  - Allgemeine Empfehlung: ca. 0,5–0,8 g Eiweiß/kg KG/d. Die Zufuhr von bis zu 2 g Eiweiß/kg KG bei gesunden Erwachsenen ist über kürzere Zeit (im Rahmen einer eiweißreichen Diät, z.B. zur Gewichtsreduktion) unbedenklich.
  - Empfehlungen der DGE s. Tab. 41.
  - Zufuhrempfehlungen für essenzielle Aminosäuren s. Tab. 40.

Tabelle 41 · Empfohlene Eiweißzufuhr für Jugendliche und Erwachsene[1] (nach DGE, 2000)

Altersgruppe [Jahre]	[g/kg KG]	[g/d]	[g Eiweiß/MJ] (Nährstoffdichte)
15–19 (Männer/Frauen)	0,9/0,8	60/46	5,7/5,4
19–25 (Männer/Frauen)	0,8	59/48	5,6/5,9
25–51 (Männer/Frauen)	0,8	59/47	5,8/6,0
51–65 (Männer/Frauen)	0,8	58/46	6,3/6,2
≥ 65 Jahre (Männer/Frauen)	0,8	54/44	6,5/6,4
Schwangere ab 4. Monat		58	6,3
Stillende[2]		63	5,8

1: mit mehrheitlich sitzender Tätigkeit
2: ca. 2 g Proteinzulage pro 100 g sezernierter Milch
KG = Körpergewicht, d = Tag

Eiweiß in der Nahrung/Nahrungsquellen

► **Ideale Eiweißquelle:** Deckt den Bedarf in Bezug auf Menge und Zusammensetzung.
► **Wichtigste Eiweißquellen** (Vorkommen in praktisch allen pflanzlichen und tierischen Lebensmitteln, Gehalt einiger Lebensmittel s. Tab. 42):
  - *Tierische Produkte:* Eier, Fleisch, Fisch, Milch- und Milchprodukte.

- *Pflanzliche Produkte:* Hülsenfrüchte (z. B. Bohnen, Erbsen), Sojabohnen und -produkte, Erdnüsse.

Tabelle 42 · **Eiweißgehalt einiger Lebensmittel (in [g/100 g essbarer Anteil] oder % des Gesamtgewichts)**

Lebensmittel	Gehalt
Fleisch	14–22 g/100 g
Kartoffeln, Brot, Gemüse	4–8 g/100 g
Eier	12–14 %
Milch	3–3,7 %
Käse	10–33 %
Fisch	15–20 %
Sojamehl	35–45 %
Sojabohnen getrocknet	35 %

▶ **Digestibilität:** Die Zufuhrempfehlungen basieren auf der Einnahme von Eiweiß mit hoher Verdaubarkeit („Digestibilität"). Diese wird problemlos mit Hühnereiern, Milch, Fleisch und Fisch erreicht. Werden diese Lebensmittel nur in kleinen Mengen oder nicht konsumiert, z. B. bei vegetarischer Ernährung, muss die Eiweißzufuhrempfehlung entsprechend u.U. nach oben korrigiert werden (s. Tab. 43).

Tabelle 43 · **Digestibilität (Verdaubarkeit) verschiedener Nahrungseiweiße im Vergleich zu Referenzproteinen (nach WHO 1985)**

Proteinquelle	Digestibilität (in %)
Referenzproteine: Eier, Milch, Käse, Fisch und Fleisch	100
Mais	89
polierter Reis	93
Vollkorn-Weizen	90
raffinierter Weizen	89
Hafermehl	90
Hirse	93
Sojamehl	90
Bohnen	82
Mais + Bohnen	82
Mais + Bohnen + Milch	88
indische Reiskost	81
indische Reiskost + Milch	92
chinesische Mischkost	98
amerikanische Mischkost	101

► **Komplementarität:** Kombination komplementärer Eiweißquellen zur Sicherstellung der Versorgung mit so genannten limitierenden Aminosäuren (essenzielle AA, deren Gehalt in den entsprechenden Lebensmitteln zu niedrig zur endogenen Eiweißsynthese ist; s. Tab. 44). Darauf ist bei vegetarischer Ernährung besonders zu achten. Idealerweise Kombination zur selben Mahlzeit oder innerhalb von möglichst kurzer Zeit (max. 4 Stunden). Ideale Kombination sind z. B.:

- Zerealien und Milch.
- Kartoffeln und Ei.
- Hülsenfrüchte und Zerealien.
- Hülsenfrüchte und Samen.

Tabelle 44 · **Limitierende Aminosäuren in ausgewählten Eiweißquellen im Vergleich zu einem Referenzeiweiß[1]**

Proteinquelle	limitierende AA[2]	AS[3]
Zerealien	Lysin	44
Hülsenfrüchte	Methionin[4]	68
Mais	Tryptophan[6]	70
Milchpulver (Milch)	Methionin[4]	83
Mischung aus Zerealien, Hülsenfrüchten und Milch[5]	Threonin	88

1: Referenzeiweiß mit einem Aminosäurescore von 100
2: AA = Aminosäure
3: AS = durchschnittlicher Aminosäurescore der entsprechenden Nahrungsmittelgruppe
4: schwefelhaltige Aminosäuren
5: Mischung im Verhältnis 6 : 2 : 1
6: Tryptophan ist die häufigste limitierende Aminosäure

► **Die Beurteilung und Klassifizierung** von Eiweißquellen basiert auf der Bedarfsdeckung im Vergleich zum Referenzprotein, z. B. der Zusammensetzung des (Hühner-) Eis (s. Tab. 40), und auf chemischen Analysen und/oder Tierversuchen. Ausgewählte Indizes zur Beurteilung der Proteinqualität:

- *Aminosäure-Score (AS):* Aminosäuremuster des Lebensmittels im Vergleich zum Referenzprotein. Der AS gibt über den ernährungsphysiologischen Wert einer Proteinquelle Auskunft. Die Menge der limitierenden Aminosäure im getesteten Lebensmittel ist die Determinante des AS. Qualitativ hochwertiges Eiweiß hat einen hohen AS.
- *Protein-Effizienz-Ratio (PER):* Gewichtszunahme pro g Eiweiß über eine definierte Periode. Die PER gibt über die Proteinqualität Auskunft, ist aber anfällig für Fehler durch nicht proteinbedingte Gewichtsveränderungen.
- *Biologische Wertigkeit (BV)* (vgl. Tab. 45): Umschreibt den Anteil der Aminosäuren, die in Körpereiweiß umgewandelt werden können. Die biologische Wertigkeit einer zentraleuropäischen Mischkost beträgt ca. 80 %. Große Variabilität, abhängig von der Nahrungszusammensetzung (s. Protein-Komplementarität, S. 72).

Tabelle 45 · Biologische Wertigkeit einiger Eiweißquellen

Nahrungsmittel	biologische Wertigkeit
Ei	100
Fisch	70–90
Fleisch	70–90
Milch	75
Soya	73
Kartoffeln	50–70
Brot (Zerealien)	50–70
Linsen, Bohnen	40–50

Diagnostik

- ► Ernährungsanamnese, s. S. 19.
- ► Eiweiß-(Albumin)-Messung im Blut (s. S. 35).
- ► Messung der Stickstoffausscheidung im Urin s. S. 38.
- ► Methionin-Loadingtest s. S. 260.
- ► Proteinumsatz- oder Tracerstudien mit Isotopen-markierten Molekülen.

Ausgewählte Indikationen für eine eiweißorientierte Beratung

- ► Vegetarische Ernährung.
- ► Protein-Energie-Malnutrition s. S. 308.
- ► Nierenerkrankungen (s. S. 245).
- ► Protein-sparendes modifiziertes Fasten (s. S. 375).
- ► Lebererkrankungen (-insuffizienz).
- ► Osteoporose (s. S. 270).
- ► Schwangerschaft (s. S. 336).

6 Kohlenhydrate

6.1 Mono-, Di- und Oligosaccharide

Definitionen

▶ **Kohlenhydrate (CHO)** sind die häufigsten organischen Moleküle, bestehend aus Kohlenstoff, Wasserstoff und Wasser. Ihre Zusammensetzung kann mit der Summenformel $C_n H_{2n} O_n$ umschrieben werden. Einteilung in:

- *Monosaccharide* (Tab. 46): Die einfachsten CHO, die nicht in einfachere Zucker gespalten werden können. Einteilung nach Anzahl der C-Atome, in Triosen (3), Tetrosen (4), Pentosen (5), Hexosen (6) und Heptosen (7).
- *Disaccharide* (s. Tab. 46): CHO, durch deren Spaltung 2 gleiche oder unterschiedliche Monosaccharide gebildet werden.
- *Oligosaccharide* (s. Tab. 46): CHO, durch deren Spaltung 3–10 Monosaccharide gebildet werden.
- *Polysaccharide* (s. S. 82): Hochmolekulare Polymere aus einfachen oder substituierten Zuckern; durch ihre Spaltung werden > 10 Monosaccharide gebildet.

▶ Der Begriff **„Zucker"** bezieht sich in der Regel auf Mono- und Disaccharide.

▶ **„Komplexe CHO":** Verbindungen mit anderen Substanzen, z. B. Aminosäuren, Uronsäure, Proteoglykane, Glykosaminoglykane. Der Begriff wird auch zur Bezeichnung von Kohlenhydraten verwendet, die langsamer und/oder unvollständiger als einfache Zucker verdaut werden (s. „Ballaststoffe", S. 84).

Tabelle 46 · Übersicht und Vorkommen physiologisch wichtiger Kohlenhydrate

Zucker	Vorkommen	wesentliche Aspekte
Monosaccharide mit 5 Kohlenstoffatomen (Pentosen)		
D-Arabinose	– Gummi arabicum (erhärteter Saft aus Akazien, Pflanzengummi), Pflaumen- und Kirschsaft, weite Verbreitung in Knollen und Wurzeln verschiedener Pflanzen	– Komponente von komplexen Polysacchariden – Ballaststoffwirkungen – (Verwendung als Emulgator)
D-Xylose	– Bestandteil von Hemizellulose (z. B. in Kleie, Holz)	– Verwendung in der Diagnostik der Malabsorption (s. S. 224)
Monosaccharide mit 6 Kohlenstoffatomen (Hexosen)		
D-Glukose (Traubenzucker, Dextrose)	– Obst, Honig, Fruchtsäfte, Zuckerrohr – Stärke-, Maltose- und Laktose-hydrolisierung – als Invertzucker (= Gemisch aus freier Glukose, Fruktose)	– wichtigster Zucker im Stoffwechsel – schnelle Absorption (C_{max} 15–45 min) – Synthese in der Glukoneogenese (Leber) – Ausscheidung bei Glukosurie (Diabetes mellitus)

Tabelle 46 · Fortsetzung

Zucker	Vorkommen	wesentliche Aspekte
D-Fruktose (Fruchtzucker, Lävulose)	– Obst, Fruchtsäfte, Honig, s. auch Tab. 49 – Zuckerrohr- und Inulin-Hydrolisierung – als Invertzucker (vgl. Glukose)	– Metabolisierung zu Glukose (Leber) – größte Süßkraft einfacher Zucker – ca. 40 % der Absorptionsgeschwindigkeit von Glukose – Bedeutung bei hereditärer Fruktoseintoleranz, Diabetes mellitus (Zuckeraustauschstoff, s. S. 80)
D-Galaktose (Schleimzucker)	– Laktosehydrolisierung – Pektinbaustein	– Metabolisierung zu Glukose (Leber) – Bedeutung bei Galaktosämie
D-Mannose	– Hydrolysierung von pflanzlichen Mannanen (in Pflanzenzellwand) und Pflanzengummi, z. B. in Seetang, Johannisbrot	– osmotische Diurese
Disaccharide		
Saccharose (Tafel-, Rohr-, Haushalts-, Rübenzucker, Sukrose)	– Zuckerrohr, Zuckerrüben, Ananas, Sorghum, Karotten	– Glukose + Fruktose – Bedeutung bei Saccharasemangel – bei parenteraler Zufuhr nicht abbaubar
Maltose (Malzzucker)	– Malzextrakt, Getreide-, Kartoffelkeimlinge, Bier – Stärkehydrolisierung	– Glukose + Glukose
Laktose (Milchzucker)	– Milch und Milchprodukte	– Glukose + Galaktose – Bedeutung bei Laktoseintoleranz
Trehalose	– Pilze, Krusten-, Krebstiere, Hefen, Algen	– Glukose + Glukose, α-glykosidisch verbunden – Bedeutung bei Trehalasemangel
Oligosaccharide		
Raffinose	– Zuckerrübe (Melasse), Honig, Hülsenfrüchte, Zerealien	– unverdaulich (Glukose + Galaktose + Fruktose) – Hülsenfrüchte enthalten größere Mengen → Blähungen, Flatulenz
Dextrin	– Lebensmittelzusatz	– Abbauprodukte der Stärke mit variabler Anzahl an Glukosemolekülen
Polysaccharide		s. S. 82

Funktionen

▶ **Energiequelle:**
- 1 g verdaubare CHO = 4 kcal.
- Glukose ist die wichtigste Energiequelle für den Körper. Gehirn, Erythrozyten und Nierenmark haben einen absoluten Glukosebedarf.

▶ **Energiespeicher:** Glykogen.

▶ **Sonstige Funktionen:** Bestandteil verschiedener Biomoleküle (z. B. Struktur, Nukleinsäuren), proteinsparende Wirkung, antiketogene Wirkung (Modulation der Fettoxidation, vgl. S. 76), osmotische Aktivität (Bedeutung im Wasser-/Elektrolythaushalt), Lipogenese, Ballaststoffe (s. S. 84).

Metabolismus

► **Verdauung:** Spaltung der Stärke durch Speichel- (1-4 glykosidische Spaltung) und Pankreasamylase (1-6 glykosidische Spaltung) zu Maltose/α-Grenzdextrinen; durch Bürstensaumenzyme (Maltase, α-Dextrinase) weitere Spaltung zu Glukose. Disaccharide werden durch Bürstensaumenzyme (z. B. Laktase, Saccharase) in ihre Komponenten gespalten.

► **Absorption:** Bei gesunden Individuen werden *zugeführte* Mono- und Disaccharide vollständig in Form von Monosacchariden absorbiert (Ausnahme: Exzessive Zufuhr an Fruktose [> 35 g/d]). Absorption durch passive, erleichterte Diffusion im Dünndarm. Zucker*alkohole* werden langsamer absorbiert als die entsprechenden Monosaccharide, vgl. Zuckeraustauschstoffe, S. 80. Absorptionsgeschwindigkeit: Glukose $\geq$ Galaktose $>$ Fruktose $>$ Mannose $>$ Xylose $>$ Arabinose. Maximale Glukoseabsorptionsrate ca. 120 g/h. Zur Bioverfügbarkeit verschiedener Kohlenhydrate:
  • *Bioverfügbare CHO:* Mono-, Disaccharide und Stärke.
  • *Nicht bzw. teilweise bioverfügbare CHO:* Nahrungsfasern (resistente Stärke, Lignin, Nicht-Stärke-Polysaccharide), Fructane (z. B. Inulin) und Oligosaccharide.

► **Bei *ausbleibender* Absorption im Dünndarm:** Oligosaccharide werden in der Regel im Dünndarm kaum hydrolisiert und gelangen ins Kolon. Dort Fermentation durch Mikroflora in CO_2, H_2, CH_4 und kurzkettige Fettsäuren (letztere werden z. T. durch passive Diffusion absorbiert $\rightarrow$ metabolisierbare Energie). Bindung von Wasser.

► **Stoffwechsel** (vgl. auch Fastenstoffwechsel, S. 15):
  • *Glukoneogenese* aus glukoneogenetischen Aminosäuren, Glycerol, Pyruvat, Laktat.
  • *Glykolyse:* Abbau der Glukose zu Pyruvat, Laktat (aerob/anaerob) vgl. S. 343.
  • *Glykogensynthese/Glykogenolyse:* Postabsorptive CHO-Speicherung bei Standardperson (70 kg): Leberglykogen 70–90 g, Muskelglykogen 250 g, extrazelluläre Glukose ca. 10 g. Erhöhung der Glykogenspeicherung durch CHO-Loading (s. Sport, S. 342), Glykogenspeichererkrankungen. Komplexe Regulation der Glykogensynthese/Glykogenolyse:
    – Glykogensynthese ↑: Insulin; nach körperlicher Aktivität.
    – Glykogenolyse ↑: Glucagon, Adrenalin, Noradrenalin, Muskelkontraktion. Durch 12–18 h Fasten vollständige Depletion der Leberglykogenspeicher. Muskelglykogen wird erst durch längere Ausdaueraktivität depletiert.
  • *Einfluss auf den Fettstoffwechsel durch CHO-Zufuhr* (vgl. Fettstoffwechsel, S. 57): Mögliche Erhöhung des Triglyzeridspiegels durch sehr CHO-reiche Ernährung. CHO-Effekte u. a. auch vom Fettanteil in der Nahrung abhängig. Kein oder nur geringer langfristiger Effekt auf das Gesamtcholesterin.
  • Kohlenhydrathaltige Lebensmittel haben z. T. einen sehr unterschiedlichen Effekt auf die postprandiale Glukosekonzentration und die hormonelle Antwort (vgl. glykämischer Index, S. 78, Plasmalipide, S. 59).

Durchschnittliche Zufuhr, Bedarf

► **Durchschnittliche Zufuhr:** In Industrieländern 40–45 % der Energiezufuhr (in Entwicklungsländern $\geq$ 85 %). Verteilung in der Nahrung (sehr variabel): ca. 60 % Stärke, ca. 30 % Polysaccharide der Saccharose (z. B. Rübenzucker, Rohrzucker, Tafelzucker), ca. 10 % Laktose. In der normalen Ernährung finden sich nur geringe Mengen an freier Glukose und Fruktose.

▶ **Bedarf:** Der minimale CHO-Bedarf beträgt ca. 150 g/d. Bei ungenügender Zufuhr Glukoneogenese ↑ (u. a. aus Proteinen). Bedarf ↑ bei körperlicher Aktivität (vgl. S. 342).

Zufuhrempfehlungen

▶ ≥ 50 % des Energiebedarfs sollten durch CHO gedeckt werden (vorzugsweise Stärke), davon < 10 % durch Saccharose.
▶ **Faustregel:** 5 g Kohlenhydrate/kg KG/d.
▶ Erhöhung des CHO-Anteils an der Energiebedarfsdeckung als Ersatz für Fett.
▶ Zufuhr von Lebensmitteln mit niedrigem glykämischem Index (vgl. S. 78).

Kohlenhydrate in der Nahrung/Nahrungsquellen

▶ **Nahrungsquellen:** Weite Verbreitung in pflanzlichen (Getreideprodukte > Obst > Gemüse) und geringe Mengen in tierischen Lebensmitteln.
  • Übersicht über den Gehalt verschiedener Lebensmittelgruppen an CHO s. Tab. 47.
  • Vorkommen verschiedener CHO s. Tab. 46.
  • Saccharosegehalt einiger Lebensmittel s. Tab. 48.
  • Fruktosegehalt einiger Lebensmittel s. Tab. 49.

Tabelle 47 · Übersicht über den CHO-Gehalt verschiedener Lebensmittel (in % des essbaren Gewichts)

Gehalt (%)	Lebensmittel
0–3	Käse und -produkte, Fett, Eier, Fisch und -waren, Fleisch, verschiedene Gemüse
5	Milch, verschiedene Gemüse, trockene Sojabohnen
10–15	frisches Obst, Karotten, Sellerie, frische Erbsen, weiße Rüben, Nüsse, Fruchtsäfte, Mais
20	Bananen, Kartoffeln, Trauben, Cassava, Yams, Taro
40–50	Brot (Ausnahme Roggenmehlprodukte > 60), getrocknete Früchte, Pilze, Schokolade, Milchpulver, Bohnen
60–75	Getreidekörner (Hafer, Gerste, Buchweizen, Dinkel, Hirse, Roggen, Weizen), Zwieback, Kekse, Brezeln, Teigwaren, Kartoffelflocken, Reis, Honig, getrocknete Datteln/Weinbeeren/Feigen, Ahornsirup
80–85	Kartoffel-, Weizen- Maisstärke, Invertzucker (-crème), Bonbons
99	Rohr- und Rübenzucker

Tabelle 48 · Saccharosegehalt ausgewählter Lebensmittel [g/100 g]

Gehalt [g/100 g]	Lebensmittel
> 90	Zucker, Bonbons
20–60	Konfitüre, Schokolade, Datteln und andere getrocknete Früchte
10–20	Limonade
> 0–10	Bananen, Ananas, Melonen, Orangen, Aprikosen, Honig, Zwiebeln, Linsen, Birnen, Getreideprodukte, Kohl, Äpfel, Kartoffeln
0	Milch/-produkte, Kirschen, Trauben, Alkoholika, Fleisch/-waren, Nüsse

Tabelle 49 · Fruktosegehalt einiger Lebensmittel [g/100 g]	
Gehalt [g/100 g]	**Lebensmittel**
> 40	Honig
30–40	getrocknete Aprikosen, getrocknete Feigen
10–30	getrocknete Datteln
0–10	Fruchtmarmelade, Kirschen, Äpfel, Bananen, Orangen, Ananas, Aprikosen, Birnen, Trauben

▶ **Glykämischer Index (GI):** Der GI beschreibt die Blutzuckerwirksamkeit verschiedener Lebensmittel: Postprandiale Glukoseantwort nach Einnahme eines Lebensmittels prozentual zur Antwort auf die Einnahme von Glukose oder Weißbrot (s. Tab. 50). Lebensmittel mit niedrigem GI führen bei Gesunden und Diabetikern zu einer günstigen Beeinflussung verschiedener metabolischer Parameter (z. B. postprandialer Glukosespiegel und -verlauf, Hyperlipidämie, Sättigungsverhalten) → In der Regel gilt: „je niedriger desto besser" (s. Abb. 18). Wegen der vielen Einflussfaktoren ist das Konzept des GI z. T. kontrovers. Einflussfaktoren:

- Geringe Verarbeitung des Lebensmittels → GI ↓.
- Frisch gekocht/zubereitet (im Gegensatz zu wiederaufbereitet/-erwärmt) → GI ↓.
- Komplexe CHO → GI ↓, einfache CHO → GI ↑.
- Weitere Einflussfaktoren: Partikelgröße, Temperatur während der Verarbeitung/der Einnahme, gleichzeitig konsumierte Nahrungsbestandteile (Proteine/Fett/Amylaseinhibitoren), individuelles Reaktionsmuster, Geschwindigkeit der Magenentleerung, Krankheiten (Diabetes mellitus, Malabsorption), körperliche Aktivität, Medikamente.
- *Beispiele für den GI wichtiger CHO-Quellen:*
  - Makkaroni > Spaghetti.
  - Pasta > Brotprodukte aus dem gleichen Mehl.
  - Polierter Reis > Vollreis (Rohreis).
  - Brot: Relativ hoher GI (Ausnahme: Pumpernickel).
  - Auszugsmehl > Vollkornmehl.
  - Gekochtes > rohes Obst/Gemüse.
  - ◪ *Vorsicht:* Produkte mit niedrigem GI können u. U. fettreich sein.

Tabelle 50 · Glykämischer Index (GI, %)[1] ausgewählter Lebensmittel

GI	Lebensmittel
> 80	Glukose (100; Referenz), Maltose, Weißmehl, gebackene Kartoffeln, Kartoffelsuppe, Müsli, Puffreis
60–80	Weißbrot, Pommes frites, Kartoffelpüree, Rosinen, Ananas, Wassermelonen, Cornflakes, Softdrinks, Marsriegel, Cassava
40–60	Pumpernickel, Vollkornbrot (fein gemahlen), Reis (Basmati, Langkorn), Instantnudeln, Spaghetti, Karotten, Zuckermais, grüne Bohnen, Süßkartoffeln, gebackene Bohnen, Bananen, Trauben, Kiwi, Orangen, Orangensaft, Apfelsaft, Papaya, Mango, Haferbrei, Honig, Laktose, Saccharose, Popkorn, Kartoffelchips, Schokolade, Eis
20–40	Vollmilch, Joghurt, Linsen, weiße Bohnen, Kichererbsen, Äpfel, Kirschen, Grapefruits, Pfirsiche, Pflaumen, Birnen, All-Bran-Zerealien, Vollkornbrot (grob)
< 20	Fruktose, Sojabohnen

1: Richt- bzw. Durchschnittswerte; große Variabilität

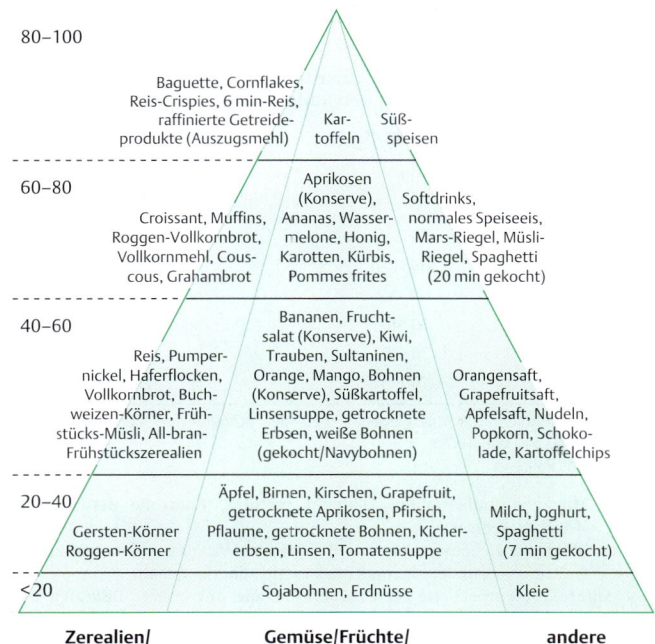

Abb. 18   Die „GI-Pyramide" (GI = glykämischer Index)

▶ **Süßkraft:**
- *Süßkraft der Mono- und Disaccharide:* s. Tab. 51.

Tabelle 51 · Relative Süßkraft von Mono- und Disacchariden (nach Chinachoti)

Saccharose	100
Fruktose	140
Invertzucker	> 100–130
Dextrose	70–80
Glukose	75
Sorbit	60
Mannit	50
Maltose	30–50
Galaktose	32
Laktose	20

- *Zuckeraustauschstoffe* (Kohlenhydrate bzw. deren Derivate, die wie Saccharose zur Süßung eingesetzt werden können; keine künstlichen Süßstoffe): Übersicht s. Tab. 52.

Tabelle 52 · Die wichtigsten Zuckeraustauschstoffe, Süßkraft im Vergleich zu Saccharose (= 100) und Kariespotenzial

	Süßkraft	Kariespotenzial
Xylit[1]	100	nein
Maltit[1]	90	nein
Maltitsirup	80	nein
Sorbit[1]	60	ja
Isomalt[1] (Isomaltit)[2]	40	nein
Lactit[1]	30–40	nein
Mannit[1]	30–40	ja
Fruktose	140	ja

1: „Zuckeralkohole": Der Energiegehalt der hier aufgeführten Zuckeralkohole beträgt 1000 kJ/100 g (240 kcal/100 g)
2: Entspricht Palatinit

- – Mögliche Indikationen: Diabetes mellitus, Kontrolle der Energiezufuhr (Saccharoseersatz).
- – Mögliche Nebenwirkungen: Abführende Wirkung bei hoher Zufuhr, d. h. ≥ 20 g/d (besonders Isomalt und Lactit), Energiegehalt.
- *Süßstoffe* (synthetische Nichtzuckermoleküle mit hoher Süßkraft): Übersicht s. Tab. 53; die meisten der aufgeführten Süßstoffe wirken in Kombination mit anderen Süßstoffen synergistisch.

Tabelle 53 · **Ausgewählte Süßstoffe**

Name[3]	Süßkraft[2] (Saccharose = 1,0)	ADI-Wert[1]	Verwertung, Eigenschaften
Thaumatin (Talin) (E 957)	2000–3000	unbegrenzt	– pflanzliche Basis (Katemfe Frucht) – hitzestabil, verliert jedoch Süßkraft – synergistische Wirkung mit anderen Süßstoffen – Nachteil: verzögert auftretendes, prolongiertes Süßempfinden
Alitam (Aclam) (E 956)	2000–3000	1 mg/kg KG	– Dipeptid (Aspartamsäure & Alanin) – hitzestabil – 580 kJ/100 g (140 kcal/100 g) – Metabolisierung im Körper – Lagerungsfähigkeit von mit Alitam gesüßten Produkten zurzeit limitiert
Neohesperidin (E 959)	1000	5 mg/kg KG	– Derivat von Flavonoiden aus Bitterorangen – hitzestabil – reduzierte Bitterkeit – Nachteil: Methanol- und lakritzeähnlicher Bei-/Nachgeschmack
Sucralose (E 955)	600	15 mg/kg KG	– kalorienfreies Derivat der Sucrose – keine Metabolisierung
Saccharin (E 954)	300–500	5 mg/kg KG	– ältester Süßstoff (1879 entdeckt) – hitzestabil – bei exzessiv hohen Dosen im Tierversuch Blasenkarzinom↑. Für den Menschen in den üblichen Dosen kein erhöhtes Karzinomrisiko
Acesulfam K (E 950)	200	15 mg/kg KG	– wird nicht metabolisiert, keine Akkumulation im Körper – hitzestabil
Aspartam (E 951)	180–200	40 mg/kg KG3	– chemisch Aspartyl-Phenylalanin-Methylester – Vorsicht bei Phenylketonurie – Metabolisierung im Körper – Energiewert 1700 kJ/100 g (400 kcal/100 g) – hitzelabil
Steviosid	100–150	kontrovers	– Glykosidderivat aus Stevia-Blättern – lakritzeähnlicher Nachgeschmack
Cyclamat (E 952)	30–50	11 mg/kg KG	– individuell unterschiedliche Metabolisierung zu Cyclohexylamine durch Mikroorganismen im Darm → mögliche Toxizität – hitzestabil

1: Acceptable Daily Intake: Unbedenkliche tägliche Zufuhrmenge in mg/kg Körpergewicht. Je nach Gremium unterschiedlich tief angesetzt (in der Regel enthält der ADI Wert einen 100-fachen Sicherheitsfaktor)
2: Je nach Anwendung kann der Süßstoff verändert werden
3: Nicht fett gedruckte Süßstoffe sind zurzeit noch nicht auf dem Markt

– Eigenschaften: Hohe Süßkraft, mehrheitlich kalorienfrei, nicht kariogen, kein Einfluss auf die Insulinsekretion, kein Einfluss auf Verdauungssäfte.
– Mögliche Indikationen: Kontrolle der Energiezufuhr (Gewichtsreduktion/ Adipositas), Diabetes mellitus, Karieskontrolle, Dyslipidämie, Hypertriglyzeridämie).

Diagnostik

► Ernährungsanamnese (s. S. 19)
► Messung des Blutzuckerspiegels (s. S. 196).
► HbA1 c-Konzentration im Plasma.
► Glukosebelastungstest (s. S. 196).
► Xyloseabsorptionstest (s. S. 224).
► Provokationstest (z. B. Laktosetoleranztest, s. S. 224).

Mögliche Indikationen für eine kohlenhydratdefinierte Beratung

► Diabetes mellitus (s. S. 194).
► Karies/Zahngesundheit (s. S. 210).
► Gewichtsreduktion (s. S. 364).
► Fettstoffwechselstörungen (Hypertriglyzeridämie; s. S. 184), Hypoalphalipoproteinämie (s. S. 184).
► Laktoseintoleranz (s. S. 230).
► Fruktosearme Kost.
► Galaktosämie (s. S. 75).
► Diverse Speicherkrankheiten.

6.2 Polysaccharide

Grundlagen

► **Definition:** CHO, durch deren Spaltung > 10 Monosaccharide entstehen.
► **Einteilung:**
• Stärke und Nicht-Stärke-Polysaccharide (NSP).
• *Einteilung nach der Verwertbarkeit:*
1. Verwertbar (z. B. Stärke, Dextrine, Glykogen).
2. Teilweise (z. B. Agar, Carrag[e]en) und nicht verwertbar (z. B. Zellulose, Hemizellulose, Pektine).

Stärke

► **Definitionen:**
• *Stärke:* Polysaccharid, das aus Amylose und Amylopektin besteht. Je nach Lebensmittel unterschiedliches Verhältnis der beiden Bestandteile. Die meisten Lebensmittel enthalten ca. 15–35 % Amylose (Variation 3–80 %).
• *Resistente Stärke:* Wird im Dünndarm nicht abgebaut und resorbiert und gelangt ins Kolon. Dort teilweiser Abbau durch mikrobielle Prozesse → Ballaststoffe (vgl. S. 84).
• *Retrograde oder retrogradierte Stärke:* Eine nach dem Kochen/Erwärmen erfolgende Abkühlung führt zur Rekristallisation der Stärke → Umwandlung von verdaubarer in resistente (d. h. unverdaubare) Stärke (erfolgt schnell für Amylose und relativ langsam für Amylopektin). Rekristallisationskapazität: (Weicher Mais) >> Kartoffeln/Sago/Tapioca > Weizen/Reis/Mais.

▶ **Funktionen:**
- *Energiequelle:* Abbau von verdaubarer Stärke zu Glukose (wichtige CHO-Form in der Nahrung).
- *Ballaststoff – Resistente Stärke* s. Tab. 57, S. 86.
- *Weitere Funktionen stärkehaltiger Lebensmittel:*
  - Gute Vitaminlieferanten.
  - In der Regel geringe Energiedichte: Einsatz zur Regulation des Körpergewichts.
  - Modulation der Blutzuckerspiegel (s. S. 78).

▶ **Verdauung:** Stärke → Dextrine → Oligosaccharide → Maltose → Glukose.

▶ **Stärke in der Nahrung/Nahrungsquellen** (Übersicht über einige Lebensmittel s. Tab. 54):
- Schnell verdaubare Stärke (schnelle und vollständige Absorption): *Frisch* gekochte/erhitzte stärkehaltige Lebensmittel, z. B. Brot, Kartoffeln.
- Langsam verdaubare Stärke (langsame, aber vollständige Absorption): Rohe Zerealien, „dichte" Lebensmittel, z. B. Teigwaren.
- Resistente Stärke:
  - Wegen physikalischer Eigenschaften, z. B. grob gemahlene Körner/Samen.
  - Wegen resistenter Stärkegranula, z. B. rohe Kartoffeln, Bananen.
  - Retrograde Stärke, z. B. *erkaltete* gekochte/erhitzte Kartoffeln.

Tabelle 54 · In-vitro-Verdaubarkeit von Stärke in ausgewählten Lebensmiteln [g/100 Trockenmasse] (nach Cummings, Englyst)

Nahrungsmittel	Trocken-anteil (%)	RDS	SDS	RS	TS	SDRI	RAG[1]
Weißmehl	89,7	40	39	2	81	49	45
Weißbrot	54,5	69	7	1	77	90	42
Vollkornbrot	52	55	4	1	60	92	32
Spaghetti (frisch gekocht, heiß)	28,3	41	33	5	79	52	13
Spaghetti (abgekühlt)	34,7	33	41	4	78	42	
Cornflakes	95,8	73	2	3	78	94	81
Weizenschrot		66	4	–	70	93	68
Hafer-Porridge	90,7	57	6	2	65	88	58
Kartoffeln (roh)	81,8	6	19	74	99	6	< 1
Kartoffeln (gekocht, heiß)	22,8	64	5	5	74	87	21
Kartoffeln (gekocht, erkaltet)	23,8	54	11	10	75	71	17
Erbsen (gekocht, heiß)	18,3	13	2	5	20	60	5
Linsen (20 min gekocht, erkaltet)	28,3	23	22	9	54	44	8
weiße Bohnen (40 min gekocht)	41,4	8	19	18	45	18	4

RDS (rapidly digestive starch) = schnell verdaubare Stärke
SDS (slowly digestive starch) = langsam verdaubare Stärke
RS (resistant starch) = resistente Stärke
TS (total starch) = Gesamtstärke
SDRI (Starch digestion rate index) = Stärkeverdauungsindex (RDS ausgedrückt als % des Gesamtstärkegehalts)
RAG (rapidly available glucose) = schnell verfügbare Glukose (Summe aus freier Glukose, Saccharose-Glukose, Glukose aus RDS)
1: Prozentualer Anteil des Gewichts

► **Allgemeine Zufuhrempfehlungen für Stärke:**
  • Vermehrter Einsatz als Energiequelle.
  • Ersatz für gesättigte Fettsäuren wegen u. U. günstiger Lipideffekte (s. S. 59).

Ballaststoffe

► **Definition** (nicht einheitlich): Ballaststoffe (Nahrungsfasern, „dietary fibers") entsprechen den pflanzlichen Nahrungskomponenten, die nicht verdaut werden können. Sie entsprechen den so genannten Nicht-Stärke-Polysacchariden (NSP) + Lignin (+ resistente Stärke). Sie werden im Dünndarm nicht aufgespalten und absorbiert, gelangen ins Kolon und werden dort partiell degradiert.
  ▢ *Vorsicht:* Nicht alle ins Kolon gelangenden Kohlenhydrate können als Nahrungsfasern bezeichnet werden.
► **Einteilung** nach Löslichkeit oder chemischer Zusammensetzung s. Tab. 55.

Tabelle 55 · Einteilung verschiedener Nahrungsfasern nach der Löslichkeit

	nicht löslich	löslich
Charakteristika	– resistent gegenüber Degradation durch bakterielle Enzyme im Kolon – keine Gelbildung	– Abbau durch bakterielle Enzyme im Kolon – Gelbildung mit Flüssigkeit
wichtige Funktionen	– Regulation der Dickdarmtransitzeit – Erhöhung der Stuhlmasse/-frequenz („Ballastfunktion")	– s. nichtlösliche Fasern – verzögerte Magenentleerung – verzögerte Glukoseabsorption (postprandialer Blutzuckerspiegel ↓) – Senkung LDL- und Gesamtcholesterin
Vertreter	– Lignin – Zellulose – bestimmte Pektine[1] und Hemizellulose[1]	– Gummi – Mucilagene – bestimmte Pektine[1] und Hemizellulose[1]
Vorkommen	– Weizen und -Vollkornprodukte – Weizenkleie – Roggen – Vollkornreis – Apfel*schale* – Kohl – Karotten – Rosenkohl – Rübe – Blumenkohl	– Haferkleie – Hafermehl (Vollkorn) – Bohnen – Erbsen – Reiskleie (Rice Bran) – Gerste – Zitrusfrüchte – Apfel*mark* – Erdbeeren – Kartoffeln

1: Pektine sind wasserlöslicher als Hemizellulose

► **Funktionen/Effekte:**
  • Übersicht: s. Tab. 55.
  • Funktionen bestimmter Nahrungsfasern: Präbiotika, vgl. S. 175, direkte/indirekte Quellen für Phytochemikalien, vgl. S. 176.
► **Unerwünschte Wirkungen:** Malabsorption von Vitaminen und Spurenelementen (bei normaler Ernährung jedoch ohne Bedeutung), Flatulenz.

► **Durchschnittliche Zufuhr:** 8–15 g/d, davon 15–50 % lösliche Fasern.
► **Zufuhrempfehlungen:** ca. 20–35 g/d bzw. 10–13 g/1000 kcal/d (vgl. ballaststoff-reiche Ernährung, s. unten; s.a. ballaststoffarme Ernährung, s. unten).
  ◧ *Merke:* Die absolute Menge an zugeführten Nahrungsfasern ist weniger wich-tig als die Nahrungsquelle, d.h. eine früchte-. gemüse- und zeralienreiche Ernährung ist günstiger als eine hohe Zufuhr an Balaststoffen in Form von „Fasersupplementen".
► **Ballaststoffe in der Nahrung/Nahrungsquellen:**
  • Der Ballaststoffgehalt hängt vom Lebensmittel (s. Tab. 56), dem Alter der Pflanze und z.T. von der Bestimmungsmethode ab, daher sind Mengenangaben nur Richtwerte.
  • *Getreide/-produkte:* Enthalten mehrheitlich Hemizellulose, ca. 1 g Nahrungs-fasern/Portion.
  • *Obst/Gemüse:* Enthalten mehrheitlich Zellulose und Pektin, ca. 2 g Nahrungs-fasern/Portion.
  • *Faserkonzentrate, Fasergehalt:*
    – Pektin, Zellulose, Gummi, Psyllumsamen: > 90 %.
    – Maiskleie, Sojapolysaccharide: 60–85 %.
    – Weizenkleie: 40–50 %.
    – Reiskleie: 20–30 %.
    – Haferkleie: 15–20 %.
    – Gerstenkleie: 15 %.

Tabelle 56 · Gehalt verschiedener Lebensmittel an löslichen und unlöslichen Nahrungsfasern (in % des Trockengewichts) (nach Theander et al.)

Lebensmittel	wasserlöslich	nicht wasserlöslich	gesamt
Weizenkleie	2,3	34,2	36,5
Roggenkleie	2,5	25,6	28,1
Kartoffel	4,3	7,5	11,8
Karotte	2,9	22,1	25
Erbsen	1,1	20,2	21,3
Weißkohl	2,8	17,9	20,7
Kopfsalat	0,8	15,4	16,2
Apfel	2,8	14,7	17,5

► **Indikation einer ballaststoffreichen Ernährung** (s. S. 84):
  • *Primärprophylaxe:* Die vermehrte Zufuhr von Ballaststoffen ist prinzipiell für alle empfehlenswert.
  • *Besondere Indikationen* s. Tab. 57.
  • *Weitere Indikationen* (z.T. kontrovers): Divertikulose/Divertikulitis, Dys-lipidämie, Colon irritabile, Hämorrhoiden, Appendizitis, Hiatushernie, Kolon-karzinom, Adipositas, Diabetes mellitus, Modifizierung des enterohepatischen Kreislaufs für verschiedene Substanzen (z.B. Gallensäuren).

Tabelle 57 · **Eigenschaften und Effekte von CHO im Darm und mögliche ernährungsmedizinische Bedeutung (nach Cummings et al.)**

Poly-saccharid	Komponenten/Eigenschaften	physiologische Effekte	mögliche Ernährungs-medizinische Indikationen
Magen/Dünndarm			
NSP	allgemeine Eigenschaften	– Sättigung ↑	– Adipositas
NSP	Zellwand	– Stärkeabbau ↓ – Glukoseabsorption ↓	– Diabetes
NSP	als Gel	– Cholesterin- und Gallen-säuren-Absorption ↓	– KHK – Gallensteine
resistente Stärke		– Glukoseabsorption ↓ (Ausmaß, Geschwindigkeit)	– Diabetes mellitus
Dickdarm			
alle CHO	erhaltene Struktur (vor allem Zellwand)	– Stuhlgewicht ↑	– Obstipation
alle CHO	Fermentierung (Bildung von kurz-kettigen Fettsäuren)	– Energiequelle – Absorption von Na/H_2O ↑	– Diarrhö
alle CHO	H_2CO_2-Bildung	– epitheliale Effekte (Wachs-tum, Differenzierung)	– Karzinomprävention – Polypen
alle CHO	bakterielle Flora	– bakterielle Proteinsynthese /Stoffwechselprodukte und Biomasse ↑	– Karzinomprävention (?)

NSP = Nicht-Stärke-Polysaccharide

7 *Vitamine*

7.1 *Vitamine – Allgemeines/Übersicht*

Grundlagen

▶ **Definition:** Vitamine sind essenzielle Nährstoffe → sie müssen mit der Nahrung zugeführt werden. Vitamine, die endogen gebildet werden können, gelten als bedingt essenziell, z. B. Vitamin D (Haut), K (Darmbakterien), Niacin (aus Tryptophan).

▶ **Einteilungen:**
- *Wasser- und fettlösliche Vitamine* (s. Tab. 58):
  - *Wasser*lösliche Vitamine (B-Komplex und Vitamin C) werden im Körper kaum gespeichert → die kontinuierliche Zufuhr ist notwendig.
  - *Fett*lösliche Vitamine können im Körper gespeichert werden → Toxizitätspotenzial/keine kontinuierliche Zufuhr notwendig.
- *Natürliche und synthetische Vitamine* haben identische Vitaminwirkung mit Ausnahme von Vitamin E (s. S. 100).

Tabelle 58 · **Übersicht über die 13 Vitamine**

wasserlösliche Vitamine	fettlösliche Vitamine
Vitamin B_1 (Thiamin)	Vitamin A
Vitamin B_2 (Riboflavin)	(Carotinoide)
Niacin	Vitamin D
Vitamin B_6	Vitamin E
Vitamin B_{12}	Vitamin K
Vitamin C (Ascorbinsäure)	
Folsäure (Folat)	
Pantothensäure	
Biotin	

▶ **Vitamine in der Nahrung:** Der Vitamingehalt von Lebensmitteln wird durch viele Faktoren beeinflusst, z. B. geographische Herkunft, Reifezustand, Lagerung, Jahreszeit, Verarbeitung, Kochvorgang → die Angaben in Nährstofftabellen sind sehr variabel und stimmen nur bedingt mit dem tatsächlichen Vitamingehalt der *konsumierten* Nahrung überein, daher werden in diesem Buch keine ausführlichen Nährstofftabellen aufgeführt.

▶ **Risikogruppen/-faktoren für einen Vitaminmangel:** Sehr junge und alte Menschen, polymorbide Patienten, gastrointestinale Erkrankungen, exzessiver Alkoholkonsum, einseitige Diät, Nikotinabusus, Medikamente (z. B. INH ↔ Vitamin B_6, Barbiturate ↔ Vitamin D).

Diagnostik und Therapie eines Vitaminmangels – allgemeine Hinweise

▶ **Diagnostik:**
- ▶ *Hinweis:* Ein *Vitaminmangel* darf erst als Ursache für eine Krankheit/ein Symptom angesehen werden, wenn andere mögliche medizinische Diagnosen ausgeschlossen wurden und die Nährstoffversorgung korrekt erfasst wurde.

- Die *Ernährungsanamnese* ist nur für die Erfassung der Versorgungslage von Vitamin A, Carotinoiden, Vitamin B_{12}, C, und E einigermaßen zuverlässig, bei den anderen Vitaminen schwankt der Gehalt in der Nahrung zu sehr.
- Die biochemische Erfassung der Versorgungslage in Bezug auf Vitamine ist im Routinealltag (außer für Vitamin B_{12} und Folsäure) selten notwendig und indiziert.

▶ **Therapie:**
- Ein Nährstoffmangel soll nach Möglichkeit immer durch eine Optimierung der diätetischen Zufuhr verbessert werden und nicht durch Supplemente.
- ⚠ *Vorsicht* mit Supplementen jeglicher Art im reproduktiven Alter, vor allem während der Schwangerschaft (vgl. Vitamin-A-Teratogenität, S. 92).
- Eine Auswahl möglicher und in der Literatur beschriebener Ursachen für einen Vitaminmangel ist bei den einzelnen Vitaminen aufgeführt. Dies bedeutet aber *keineswegs*, dass in diesen Situationen aus präventivmedizinischen Gründen Supplemente indiziert sind.

▶ **Zu den Zufuhrempfehlungen:** Falls keine Quellen genannt sind, beziehen sich die Zufuhrempfehlungen auf die „Referenzwerte für die Nährstoffzufuhr" (Deutsche Gesellschaft für Ernährung. 1. Auflage. Frankfurt/Main: Umschau Verlag, 2000), Übersicht s. S. 396. Ansonsten basieren sie auf den US-amerikanischen „Recommended Dietary Allowances" (RDA; National Research Council. Washington, DC: National Academy Press; 1989) und den „Dietary Referance Intakes" (DRI; Institute of Medicine. Washington, DC: National Academy Press; 1997/1998/2000). Bei „AI" (adequate intake; Food and Nutrition Board, Institute of Medicine) handelt es sich um eine vorläufige allgemeine Zufuhrempfehlung.

7.2 Vitamin A

Grundlagen

▶ **Nomenklatur** (nicht einheitlich):
- *Vitamin A* ist eine Gruppe von fettlöslichen Substanzen mit struktureller und funktioneller Verwandtschaft zu Retinol (Vitamin-A-Alkohol).
- *Als Vitamin A im engeren Sinne* werden nur die in die o. g. Gruppe fallenden Stoffe bezeichnet, die alle Wirkungen des Retinols aufweisen (Retinol, Retinylester) bzw. in Retinol umgewandelt werden können (s. Carotinoide mit Provitamin-A-Aktivität, S. 92).
- *Retinoide* (Retinsäure [Vit. A-Säure] und deren synthetische Derivate) können nicht in Retinol umgewandelt werden und haben nur eine unvollständige Vitamin-A-Wirkung (z. B. keinen Effekt auf Sehvorgang, Reproduktion).

▶ **Funktionen:**
- *Physiologisch:* Sehvorgang, Wachstum, Reproduktion, Embryogenese, Zellproliferation und -differenzierung, Immunfunktion, Knochenwachstum, Karzinogenese, Genexpression.
- *Therapeutisch* werden *Retinoide* bei Akne, zur Krebs-Chemoprävention und/oder -Therapie, z. B. bei Promyelozyten-Leukämie, eingesetzt (*Vorsicht:* Teratogenität, s. S. 92).

▶ **Metabolismus – ernährungsmedizinisch wichtige Aspekte:** Vitamin A wird zusammen mit Fett im oberen Dünndarm absorbiert (beeinflusst durch Fett- und Proteingehalt der Nahrung, Gallensäuren, Pankreaslipase). Im Blut Bindung an Retinol-bindendes Protein (RBP) sowie dessen Kotransportprotein Transthyretin (TTR). Speicherung v.a. in der Leber; die Leberspeicher reichen normalerweise für ca. 2 Jahre. Beeinträchtigung der Speicherkapazität bei Lebererkrankungen, Zinkmangel (für Mobilisierung wichtig), Alkoholismus. (*Cave:* Gefahr der Hypervitaminose).

► **Interaktionen:** Retinoide (Spiegel ↑), Cholestyramine/Colestipol/Neomycin (Absorption ↓), Vitamin E (Absorption/hepatische Speicherung/Utilisation ↑).

Zufuhrempfehlungen/Nahrungsquellen

► **Einheiten und Äquivalenz-Funktionen:** 1 µg RÄ (Retinol-Äquivalent) = 1 µg all-trans-Retinol (aus Nahrung oder Supplement) = 3,33 IE Vitamin-A-Aktivität = 2 µg β-Carotin aus Supplement = 12 µg β-Carotin (aus Nahrung) = 24 µg andere Provitamin-A-Carotinoide (z. B. α-Carotin, β-Cryptoxanthin).
(1 I.E. = 0,3 µg Retinol).

► **Zufuhrempfehlungen:** s. Tab. 59.

Tabelle 59 · Vitamin-A-Zufuhrempfehlungen [mg RÄ]

| Lebensabschnitt ([Jahre]) | Zufuhrempfehlung [mg RÄ] | |
	DGE	IOM[1]
Männer/Frauen (> 18)	1,0/0,8	(0,9/0,7)[1]
Schwangerschaft ab 4. Monat	1,1	(0,77)[1]
Stillzeit	1,5	(1,3)[1]

RÄ = Retinol-Äquivalent, Umrechnung s. o.
1: US-RDA, IOM 2001

► **Nahrungsquellen** (s. Tab. 60): ca. 75 % des Vitamin A werden als vorgebildetes Vitamin A in Form von Retinylester (nur in tierischen Produkten) bzw. all-trans-Retinol, ca. 25 % als Provitamin A (vgl. Carotinoide, S. 92) zugeführt. Es liegt wenig Retinal oder Retinsäure in der Nahrung vor. Nahrungsquellen für Carotinoide s. S. 93. Äquivalenz-Faktoren, siehe S. 94.

◨ *Praktische Hinweise:*
• Die Sicherung einer ausreichenden Vitamin-A-Zufuhr gelingt sowohl bei vegetarischer als auch bei nicht-vegetarischer Ernährung. Neue Äquivalenz-Faktoren (s. o.) → bei vegetarischer Ernährung höhere Zufuhr an Früchte/Gemüse zur Sicherstellung der Vitamin-A-Versorgungslage als bisher angenommen.
• Licht- und Hitzeexposition können evtl. zu großen Lagerungsverlusten führen (auch Supplemente vor Licht schützen).
• Zubereitung/Einnahme mit Fett (deutlich bessere Absorption).

Tabelle 60 · Gehalt an Vitamin A (inkl. Provitamin A)[1] in verschiedenen Lebensmitteln

hoch (> 500 µg RÄ/100 g)	mittel (100–500 µg RÄ/100 g)	gering (< 100 µg RÄ/100 g)
Lebertran, Leber (Rind, Schwein), Karotten, Süßkartoffeln, getrocknete Aprikosen, Feldsalat, Hühnereigelb	Nieren (Kalb/Rind/Schwein), Trockenmilchpulver aus Vollmilch, Weichkäse (z. B. Camembert, Mozzarella), Schnittkäse/Hartkäse (z. B. Emmentaler, Parmesan, Edamer), Butter, Margarine, Schlagsahne/Crème fraiche (> 30 % Fett), frische Aprikosen/Pfirsiche, Mango, Tomate, Spinat, Fenchel, Endivie, Chicorée, Broccoli, Gartenkresse, rote Paprika, Hühnerei, Aal (frisch/geräuchert), Thunfisch	Voll-/Magermilch, Hüttenkäse, Joghurt, Fische (z. B. Forelle, Lachs, Karpfen), Rosenkohl, Mais (Korn/Mehl), Artischocken, Spargel (frisch), Schnittlauch, Gartenbohnen, grüne Paprika, Mandarine, Kiwi

1: *Beachte:* Gehalt an *Vitamin A* in den entsprechenden Lebensmitteln; Deckung des Vitamin-A-Bedarfs zusätzlich durch Carotinoide mit Provitamin-A-Aktivität s. S. 92

Diagnostik (Versorgungslage)

▶ **Ernährungsanamnese:** Aussagekraft limitiert.
▶ **Körperliche Untersuchung:** Klinik von Vitamin-A-Mangel und -Hypervitaminose s. u.
▶ **Labor:**
- *Retinol* im Plasma/Serum: Norm > 20 µg/dl; *Cave:* Nachweis einer unter dem Bedarf liegenden Zufuhr bei vorhandenen Leberspeichern nicht möglich.
- *Retinylester* im Plasma/Serum: Norm 2–20 % der Retinolkonzentration.
- *Retinol-bindendes Protein* (RBP): Bei Vitamin-A-Mangel ↓ (DD s. S. 90).
▶ **Weitere:** RBP-Response-Assay, Vitamin-A-Toleranztest, Dunkel-Adaptationstest, Elektroretinogramm, konjunktivale Impressionszytologie.

Vitamin-A-Mangel

▶ **Epidemiologie:** Vitamin-A-Mangel ist in Industrieländern sehr selten; in Entwicklungsländern ist er dagegen eine wichtige vermeidbare Ursache für Blindheit und Tod v.a. bei Kindern.
▶ **Ursachen:**
- *Zufuhr* ↓: Ausgeprägte Protein-Energie-Malnutrition, chronischer Alkoholismus.
- *Malabsorption:* Gastrektomie, Pankreasinsuffizienz (z. B. Zystische Fibrose), intestinale Erkrankungen (z. B. Zöliakie, Morbus Crohn, chronische Diarrhö), Malnutrition (Protein-, Zink-, Vitamin-E-Mangel), Fettmalabsorptionssyndrome (z. B. Steatorrhoe), Medikamente (Cholestyramin, Colestipol, Neomycin).
- *Verbrauch* ↑: Hyperthyreose, chronische Infektionen.
▶ **Klinik:**
- *Augen:* Xerophthalmie: Konjunktivale Xerose (trockene Konjunktiven), Nachtblindheit, korneale Ulzerationen/Narben/Sklerose, Bitôt-Flecke (s. Abb. 19).
- *Haut:* Trockene Haut, follikuläre Hyperkeratose, Schleimhautveränderungen (gastrointestinal, genital).
▶ **Diagnostik:** Typische Klinik, Retinol im Plasma/Serum: < 20 µg/dl.

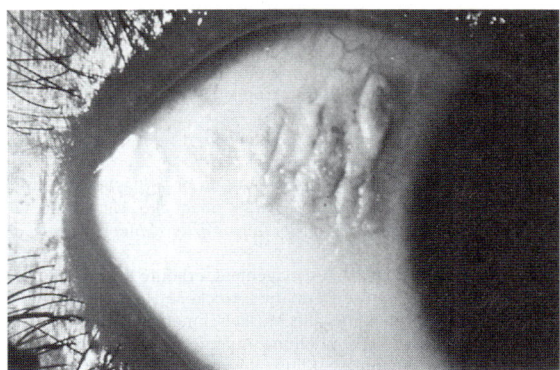

Abb. 19
Bitôt-Fleck bei
Vitamin-A-
Mangel

▶ **Untersuchungen vor Therapiebeginn:** Schwangerschaft, Lebererkrankung ausschließen.
▶ **Therapie:**
- *Vitamin-A-reiche Ernährung.*
- *p.o-Supplementierung:* Die Vitamin-A-Dosis zur Therapie des Vitamin-A-Man-
gels richtet sich nach individuellen Faktoren (z.B. Alter) und dem Ausmaß
des Mangels und gehört wegen des Toxizitätspotenzials in die Hände des Spe-
zialisten. Xerophthalmie: Je nach Schweregrad 5000–50 000 IU Retinol/d (bei
Malabsorption evtl. Dosis ↑) (z.B. CH: Arovit 50 000 IU Vitamin A/Kaudragée;
D: A-Vicotrat 50 000 IE/Kps.; A-Mulsin forte Emulsion à 1360 IE/Tropfen).
▷ *Vorsicht:*
  - Schwangerschaft/Kinderwunsch → Teratogenität (s. u.).
  - Vitamin-A-Gehalt von Polyvitaminpräparaten beachten.
  - UL (tolerable upper intake lever [IOM 2001] = Zufuhrmenge eines Nährstof-
  fes, welche mit einer Erhöhung des Risikos für Nebenwirkungen einhergeht)
  beachten: Bei Frauen/Männer ≥ 19 Jahre ist UL = 3000 µg/d vorgebildetes
  Vitamin-A.
  - Alte Menschen: Erhöhung der Gefahr einer Vitamin-A-Hypervitaminose.
  - In den Wechseljahren: Höhere Zufuhr von Vitamin-A: Osteoporose-Risiko ↑
  (→ vermeiden von Vitamin-A-haltigen Supplementen, kein Konsum von
  Leber).
  - Alkoholismus inkl. alkoholische Lebererkrankungen: Erhöhung der Gefahr
  einer Vitamin-A-Hypervitaminose → keine unkontrollierte Supplementie-
  rung. (*Cave:* Vitamin-A-Plasmaspiegel sind erniedrigt trotz u.U. normaler
  Leberspeicher.)
- *Zur Stillzeit:* Übergang von Vitamin A in die Muttermilch möglich → Vermeiden
hoher Dosen.

Vitamin-A-Hypervitaminose

▶ **Sichere Einnahmemenge:** s. Zufuhrempfehlungen, S. 89 (< 3000 mgRÄ zusätzlich).
▶ **Akute Intoxikation:**
- *Ursachen:* Zufuhr > 200 mg Retinol (660000 IE); klassisches Beispiel: Intoxika-
tionen bei Polarforschern nach dem Verzehr von Eisbären- und Seehundleber.

- *Klinische Befunde:* Kopfschmerz, Übelkeit, Erbrechen, Doppelbilder (s. a. Symptome der chronischen Intoxikation).
- *Diagnostik:* Anamnese, Symptome, Retinylester > Retinol im Plasma/Serum.
- *Therapie:* Vitamin-A-Zufuhr stoppen, symptomatische Therapie, evtl. stationäre Therapie.
- *Verlaufskontrollen:* Klinische Kontrolle.

► **Chronische Hypervitaminose:**
- *Ursachen:* Langfristige Vitamin-A-Zufuhr > 3faches der Empfehlungen.
- *Risikopopulationen/-situationen:* Kinder, alte Menschen, Vitaminsupplement-Missbrauch, chronische Niereninsuffizienz, Alkoholismus, alkoholische Lebererkrankung.
- *Klinik:* Müdigkeit, Abgeschlagenheit, erhöhte Reizbarkeit, Kopfschmerzen, Alopezie, erythematöse Dermatitis, trockene Haut, aufgesprungene Lippen, Juckreiz, Hepatosplenomegalie, Muskelschmerzen, Gelenk- und Knochenschmerzen (Hyperostosen), Ödembildung, Anämie, Dyslipidämie.
- *Diagnostik:* Anamnese, Klinik, Retinylester > Retinol im Plasma/Serum.
- *Therapie:* Vitamin-A-Dosierung überprüfen: wenn > UL (s. S. 90) Zufuhr stoppen, symptomatische Therapie, evtl. stationäre Therapie.
- *Verlaufskontrollen:* Regelmäßige klinische Kontrolle.
- *Prophylaxe: Vorsichtiger* Einsatz von Vitamin-A-Supplementen bei Risikopatienten (s. o.); stattdessen β-Carotin (s. S. 92) einsetzen. Im Alter Vitamin A Supplemente vermeiden.

► **Teratogenität**: Bei *Kinderwunsch* und während der *Frühschwangerschaft* Einnahme von Vitamin-A-Supplementen, Therapie mit Retinoiden und Konsum von Leber vermeiden.

   ▷ *Hinweis:* Vitamin-A- bzw. Retinoidtherapie im reproduktiven Alter nur unter strenger Kontrazeption (Aufklärung!).

7.3 Carotinoide

Grundlagen

► **Nomenklatur/Einteilung:** Bezeichnung für eine Gruppe fettlöslicher Substanzen (z.Z. ca. 600 Carotinoide bekannt), von denen ca. 50 Provitamin-A-Aktivität besitzen (mit * gekennzeichnet). Sie werden in Hydrokarbon- (z.B. Lycopin, α*-, β*-, γ*-Carotin) und Oxocarotinoide (Xantophylle, z.B. Astaxanthin, Canthaxanthin, Zeaxanthin, Lutein, Cryptoxanthin*) eingeteilt.

► **Funktionen:** Provitamin-A-Aktivität, antioxidativ, Radikalfänger, antimutagen, antikarzinogen, Farbstoff, wichtig für normale Membran-/Immunfunktion, Reproduktion und Zelldifferenzierung, Transskription, Pigmentausgleich, intrazelluläre Kommunikation.

► **Metabolismus – ernährungsmedizinisch wichtige Aspekte:** Passive Absorption im oberen Magen-Darmtrakt nach Mizellenbildung (→ gleichzeitige Fettzufuhr wichtig). In der Darmepithelzelle zentrale Spaltung von 20–60 % des zugeführten β-Carotin in 2 Vitamin-A-Moleküle (Zufuhr ↑, gute Vitamin-A-Versorgungslage → Umwandlungsrate ↓). Exzentrische Spaltung unter Bildung von Apocarotenalen. Die Bioverfügbarkeit liegt bei 10–50 %. Hoher Gehalt an Carotin in Leber, Nebennieren, Testes, Fettgewebe (Farbe).

► **Interaktionen:**
- *Vitamin E:* Absorption der Carotinoide ↑.
- *Cholestyramin, Colestipol und Neomycin:* Absorption der Carotinoide ↓.

- *Ungenügende Fettzufuhr:* Carotinoid-Bioverfügbarkeit ↓.
- *Fettmalabsorption:* Carotinoid-Bioverfügbarkeit ↓.
- *Nahrungsfasern* (v.a. Pektine): Carotinoid-Bioverfügbarkeit ↓.
- *Rauchen:* Absorption ↓, vermehrter Verbrauch (oxidativer Stress).
- *Alkohol:* Absorption.

Zufuhrempfehlungen/Nahrungsquellen

▶ **Zufuhrempfehlungen:** Es gibt keine expliziten Zufuhrempfehlungen für Carotinoide. Der vermehrte Konsum von Obst und Gemüse jeglicher Art ist empfohlen. Eine Einnahme von bis zu 30 mg β-Carotin/d ist auch während der Schwangerschaft ohne Nachteile.

▶ **Nahrungsquellen** (s. Tab. 61): Vorkommen in tierischen (Milch, Eigelb) und pflanzlichen Lebensmitteln. Die Carotinoid-Vitamin-A-Bioäquivalenz variiert je nach Carotinoid-Zusammensetzung zwischen 6–24 : 1.

- *Obst/Gemüse:* Der Carotinoid-Gehalt variiert stark in Abhängigkeit von Reifezustand, Lagerung, Herkunft, Verarbeitung. (Die Farbe von Obst/Gemüse korreliert nicht immer mit dem Carotinoidgehalt.)

▶ **Äquivalenz Faktoren** s. S. 89

▶ **Bioverfügbarkeit:** Synthetische Carotinoide > Papaya, Melone, Pfirsich > Kürbis, Yams, Süßkartoffel > Tomatensaft > Karotten (nicht gekocht) > Tomaten > Karotten (roh) > Spinat.

▶ **Praktischer Hinweis:** Biologische Inaktivierung der Carotinoide durch Lagerung (gefördert durch Licht-/Sauerstoffexposition).

Tabelle 61 · Gehalt an β-α und α-Carotin (quantitativ wichtigste Carotinoide mit Provitamin-A-Aktivität) verschiedener Lebensmittel

hoch (> 10 mg/100 g)	mittel (1–10 mg/100 g)	mäßig (0,5–1 mg/100 g)
gekochte Karotten, Süßkartoffeln, Palmöl, getrocknete Aprikosen	Aprikosen, gekochter Spinat, Kürbis, Mango, Zuckermelone, Löwenzahnblätter, Brunnen-/Gartenkresse, Tomatenpaste, Wintersquash, rote Paprika, Mangold, Grünkohl, Fenchel, Feldsalat	Tomaten (roh/Saft), Broccoli, grüne Bohnen, Kopfsalat

Diagnostik (Versorgungslage)

▶ **Indikation:** V. a. Carotinoidüberdosierung; als Marker für den Obst/Gemüsegehalt der Nahrung.

▶ **Ernährungsanamnese:** Sinnvoll und einfach.

▶ **Labor:** Serumkonzentration einzelner Carotinoide, z. B. β-Carotin (ca. 30 % der Gesamtcarotinoide; limitierte Aussagekraft), Lutein, Lycopin, Zeaxanthin.

Carotinoidmangel

▶ Eine spezifische Carotinoidmangel-Symptomatik ist nicht bekannt.

▶ Klinische Symptome kommen dann vor, wenn der Carotinoidmangel im Rahmen eines Vitamin-A-Mangels (s. S. 90) vorkommt.

Carotinoidüberdosierung

▶ Nahrungscarotinoide sind nicht toxisch. Vitamin-A-Toxizität durch Carotinoide ist nicht möglich.

▶ **Bei exzessiver Zufuhr von Carotinoiden** mit der Nahrung oder als Supplement kann es zur Hypercarotinose/Carotinodermie (Aurantiasis), d.h. einer benignen reversiblen Gelbfärbung der Haut kommen (DD: Ikterus; im Ggs. dazu sind die Skleren nicht verfärbt).

▶ **Bei exzessiver Zufuhr von Canthaxanthin** (z.B. Einsatz als Lichtschutz): Reversible (meist über Jahre) Einlagerung von Canthaxanthin in die Retina (Canthaxanthin-Retinopathie, s. Abb. 20) → wird nicht mehr verwendet.

▶ **Bei exzessiver Zufuhr von Lycopin:** Lycopinodermie (reversible orange Verfärbung der Haut)

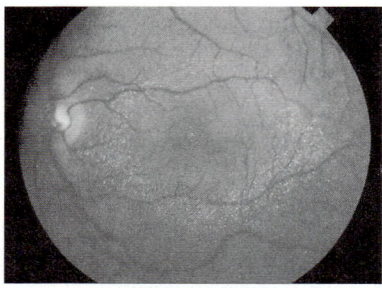

Abb. 20   Netzhautablagerungen nach der Einnahme von Canthaxanthin

Mögliche Indikationen für eine Therapie mit Carotinoiden

▷ *Vorsicht:*
- Supplementierung ohne Indikaton vermeiden.
- Supplementierung vermeiden bei Rauchern und/oder regelmäßigem Alkoholkonsum, anamnestischer Asbestexposition (Karzinogeneserisiko u.U. erhöht), Anorexie, Leberfunktionsstörung, Niereninsuffizienz.

▶ **Prophylaxe/Therapie einer Photosensitivitätsreaktion** (erythropoetische Photoporphyrie, schwere Lichtdermatosen [z.B. phototoxische Reaktionen, Photoallergien, polymorphe Lichtexantheme sowie Urticaria solaris]): Dosierung individuell anpassen (10–100 mg β-Carotin/d p.o.) (z.B. CH: Beta-Carotene Gisand 6|15 mg/ Kps.; D: Carotaben 25 mg/Kps.).

▶ Zur **Prävention eines Vitamin-A-Mangels** (nicht ideal zur *Behandlung* eines Vitamin-A-Mangels) bei latentem Vitamin-A-Mangel (s. S. 90), z.B. bei Malassimilation (s. S. 221); Dosierung und Dauer richten sich nach der Grunderkrankung (10–>100 mg β-Carotin/d).

▶ Eine hohe Carotinoidzufuhr (insbesondere Lutein und Zeaxanthin) korreliert epidemiologisch mit einer geringen Prävalenz folgender Erkrankungen:
- Karzinome des oberen Gastrointestinaltrakts, der oberen Luftwege (Pharynx und Larynx), der Prostata (Lycopin), des Kolon und Rektums, der Haut, der Brust und der Cervix uteri.
- Herz-Kreislauferkrankungen (LDL-Oxidation ↓).
- Kataraktentstehung und Makuladegeneration im Alter.

Ferner ist eine Modulation der Immunfunktion und allgemein eine Reduktion der Mortalität an chronischen Erkrankungen zu beobachten.

7.4 Vitamin D (Calciferole)

Grundlagen

▶ **Definition:** Vitamin D ist der Sammelbegriff für sog. Secosteroide mit antirachitischer Aktivität. Vitamin D ist fettlöslich und fungiert im Körper als Hormon. 2 wichtige Vitamin-D-Formen mit identischer Vitaminaktivität werden unterschieden:
- *Vitamin D_2* (Ergocalciferol = Ercalciol): Wird durch kutane UV-Exposition aus dem nur in Pflanzen vorkommenden und mit der Nahrung aufgenommenen Ergosterol (Ergosterin, Provitamin D_2) gebildet.
- *Vitamin D_3* (Cholecalciferol = Calciol): Entsteht durch endogene Synthese bei Tier und Mensch in der Haut infolge UV-Exposition aus 7-Dehydrocholesterol (Provitamin D_3).

▶ **Funktionen:**
- *Regulation der Kalzium- und Phosphathomöostase* im Zusammenspiel mit Parathormon und Calcitonin (Kalziumabsorption, Knochenbildung und -absorption).
- Beeinflussung der *Parathormon- ($\downarrow$), Insulin-, Thyroxinsekretion.*
- *Immunfunktion:* Vitamin D beeinflusst die Proliferation verschiedener Zellen, induziert die Zelldifferenzierung und hat auch antitumorale Effekte.

▶ **Metabolismus – ernährungsmedizinisch wichtige Aspekte:**
- Absorption in Duodenum/Jejunum (abhängig von Galle- und Pankreasfunktion); die Absorptionseffizienz beträgt ca. 80 %. Cholecalciferol wird schneller als Ergocalciferol absorbiert (Nahrungsquellen s. S. 96).
- Im Blut Bindung an Vitamin-D-bindendes Transportprotein (DBP).
- Vitamin-D_3-Bildung in der Haut durch UV-B-Exposition (290–315 nm), temperaturabhängig. In der Haut verbleibendes Vitamin D_3 wird photodegradiert (Vermeidung einer Vitamin-D_3-Intoxikation). Bildung von 25(OH)-D (Calcidiol; wichtigste zirkulierende Form) in der Leber und von 1,25(OH)$_2$-D (Calcitriol; aktivste Form) in den Nieren. In praktisch allen Organen Vitamin-D-Rezeptoren. Extrarenale 1-α-Hydroxylase.
- Speicherung in Fett- und Muskelgewebe.
- Ausscheidung via Galle.

▶ **Interaktionen:**
- *Cholestyramin, Colestipol, Orlistat:* Vitamin-D-Absorption $\downarrow$.
- *Thiaziddiuretika:* Bei gleichzeitiger Vitamin-D-Supplementierung Gefahr der Hyperkalzämie $\uparrow$.
- *Herzglykoside:* Bei gleichzeitiger Vitamin-D-Supplementierung Arrhythmierisiko $\uparrow$.
- *Antiepilektika, Antikonvulsiva:* Vitamin-D-Aktivierung $\downarrow$.

Bedarf

▶ **Endogene Synthese:** Der Bedarf an Vitamin D kann bei ausreichender Sonnenexposition durch die endogene Synthese gedeckt werden → maximale *suberythemale* Sonnenexposition einer möglichst großen unbedeckten Hautfläche mittags ohne Sonnenschutzcreme. *Faustregel:* Sonnenexposition von 5 % der Hautfläche, d. h. von Gesicht oder Händen, über 10–20 min um 12 Uhr mittags im Hochsommer führt zur Bildung von ca. 11 µg (440 IE) Vitamin D (in der Regel ausreichend zur Bedarfsdeckung). (*Vorsicht:* Starke saisonale Schwankungen; Synthese im Winter $\downarrow\downarrow$–0.)
- *Alter:* Syntheseleistung sinkt.

- Eine *künstliche UV-Exposition* kann auch zur Verbesserung der Vitamin-D-Versorgungslage eingesetzt werden.
► **Externe Zufuhr:** Bei adäquater Sonnenexposition (im Sommer, bei jungen Menschen) zu vernachlässigen. *Vorsicht:* Risikopopulation (s. S. 97).

Zufuhrempfehlungen/Nahrungsquellen

► **Einheit:** 1 µg Cholecalciferol/Ergocalciferol = 40 IE Vitamin D.
► **Zufuhrempfehlungen:** s. Tab. 62.

Tabelle 62 · Vitamin D-Zufuhrempfehlungen [µg/d] ([IE])

Lebensabschnitt [Jahre]	Zufuhrempfehlung [µg/d] ([IE])
15–65	5 (200)
≥ 65	10 (400)
Schwangerschaft	5 (200)
Stillzeit (Monat 1–12)	5 (200)

► **Nahrungsquellen** (s. Tab. 63): Außer Tiefseefischen und vitaminisierten Lebensmitteln ist die Nahrung eine schlechte Quelle für Vitamin D.
▷ **Praktischer Hinweis:** Vitamin D ist beim Kochen relativ hitzestabil, jedoch empfindlich gegenüber Licht und Sauerstoff.

Tabelle 63 · Vitamin-D-Gehalt ausgewählter Lebensmittel [IE/100 g]

Nahrungsmittel	Vitamin-D-Gehalt [IE/100 g]
Thunfisch-Leberöl	400 000
Herings-Leberöl	140 000
Heilbutt-Leberöl	120 000
Kabeljau-Leberöl	10 000
Sardinen (Konserve)	1500
Lachs (Konserve)	220–440
Hering (Konserve)	330
Fisch	100–500
Krabben	150
Makrele	120
Butter	40–100
Rindersteak	13
Sahne	50
Käse	5–30
Maisöl	9
(Kuh-)Milch	0,3–4
Olivenöl	0

Diagnostik (Versorgungslage)

▶ **Indikation:** V.a. Vitamin-D-Mangel/-Intoxikation, Osteoporose-/Osteomalazie-abklärung.

▶ **Allgemeine Anamnese:** Sonnenexposition?

▶ **Ernährungsanamnese:** In der Regel nicht sehr ergiebig; Konsum von vitaminisierten Lebensmitteln, Tiefseefischen?

▶ **Körperliche Untersuchung:** Symptomatik von Vitamin-D-Mangel und -Hypervitaminose s. u.

▶ **Labor:**
- *25(OH)-D$_3$ im Serum:* Norm ≥ 12 ng/ml (30 nmol/l); bester Parameter zur Statuserfassung; gibt Auskunft über die Speicher; unterliegt saisonalen Schwankungen und wird beeinflusst durch Zufuhr, Alter, Leberfunktion, Schwangerschaft.
- *1,25(OH)$_2$-D$_3$ im Serum:* Norm: 48–100 pmol/l. Unterliegt keinen nahrungsabhängigen Schwankungen; *Cave:* Gibt keine Information über die Vitamin-D-Speicher.
- *Indirekte Parameter* (unspezifisch): Serum-Kalzium und -Phosphat, alkalische Phosphatase, Hydroxyprolin im Urin, Parathormon.

▶ **Radiologische Diagnostik:** Konventionelles Röntgen (Zeichen der Osteoporose?); CT, DEXA (vgl. S. 42): Knochendichtemessung.

Vitamin-D-Mangel

▶ **Ursachen:** Ungenügende UV-Exposition, Maldigestion und Malabsorption (s. S. 221), Hydroxylierungsdefekte bei Leber- und Niereninsuffizienz, Leberzirrhose, Medikamente (s. Interaktionen), gesteigerter Abbau, Rezeptordefekte, Vitamin-D-Pseudomangelrachitis.

▶ **Risikopopulationen/-situationen:** Dunkelhäutige Flüchtlinge („Flüchtlingsosteomalazie"), Alter (Abnahme der Vitamin-D-Synthesekapazität in der Haut, verminderte Mobilität, veränderte Thermoregulation), Vegetarier, Populationen im hohen Norden.

▶ **Klinik:** Rachitis (Skelettdeformierungen, Frakturen, Muskelschwäche, Wachstumsretardierung, Tetanie), Osteomalazie (Looser-Umbauzonen s. Abb. 21; s. a. Osteomalazie, S. 275), Osteoporose (s. S. 270).

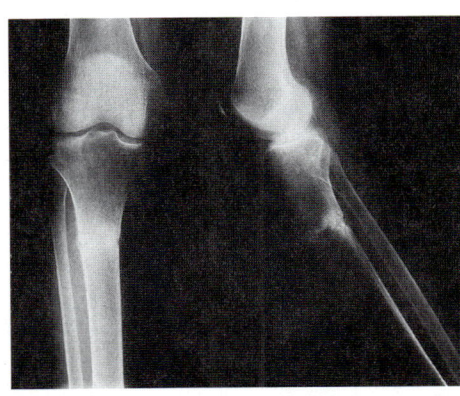

Abb. 21 Osteomalazie mit Looser-Umbauzonen infolge schweren Vitamin-D-Mangels

► **Diagnostik:**
- *Klinik* (s. o.).
- *Labor:* 25(OH)-D$_3$ im Serum ↓, 1,25(OH)$_2$-D$_3$ im Serum ↓, unspezifische Parameter (Serum-Kalzium ↓ und -Phosphat ↓, alkalische Phosphatase ↑, Hydroxyprolin im Urin ↑, Parathormon ↑).
- *Radiologische Diagnostik:* s. Osteomalazie, S. 276, Osteoporose, S. 272.

► **Therapie:**
- *Sonnenexposition und Vitamin-D-reiche Ernährung.*
- *Supplementierung – Allgemeines:* Die Dosierung richtet sich nach dem Schweregrad des Mangels und individuellen Faktoren (z. B. Sensitivität für Vitamin D). Beginn mit der kleinsten Dosierung; biochemische Kontrolle der Therapieantwort (Serum-Kalzium, -Phosphat, 25(OH)-D$_3$) und evtl. Anpassung der Dosis.
  - ▣ *Beachte:* Von einer unkontrollierten Vitamin-D-Supplementierung ist wegen der Gefahr einer Hypervitaminose abzuraten. Besondere Vorsicht in der Schwangerschaft und im Alter. Indikationsstellung und Kontrollen durch den Arzt.
  - – Die klinische Antwort auf eine Vitamin-D-Supplementierung hängt von der Kalziumzufuhr ab → evtl. kombinierte Supplementierung (z. B. Calcimagnon-D$_3$-Kautabl. à 500 mg Kalzium/400IE Vitamin D$_3$)
  - – Gute Wirksamkeit von Vitamin D v.a. bei Patienten mit Kalziummalabsorption (*Hinweis:* Tiefes Urin-Kalzium [< 100 mg/24 h = < 2,5 nmol/l/24 h] und tiefe Plasma-Vitamin-D-Konzentration) und tiefer Vitamin-D-Konzentration im Plasma.
- *p.o.-Supplementierung:* s. Tab. 64.
- *Parenterale Applikation:* Einzige Indikation ist das ungenügende Ansprechen auf perorale Supplementierung bei Malabsorption (1000–2500 µg im Intervall von 3–5 Monaten intramuskulär [i.m.]).
- *Spezielle Indikation:* Niereninsuffizienz: Verabreichung von 25(OH)-D$_3$ oder 1,25(OH)$_2$-D$_3$ (s. Tab. 64).

► **Verlaufskontrollen:** Serum-Kalzium; zunächst engmaschige Kontrollen bis zur Dosisfindung.

► **Prophylaxe:** Regelmäßige suberythemale, großflächige Sonnenexposition; Konsum Vitamin-D-reicher bzw. -vitaminisierter Lebensmittel; gezielte Supplementierung bei Risikogruppen (s. S. 97).

Tabelle 64 · Übersicht über verschiedene Vitamin-D-Präparate zur peroralen Applikation

Generika/Abkürzung	Produkt	Dosierungs-bereich/d (Erwachsene)[1]	Reversibilität der Toxizität [d]
Calcitriol (1α,25-(OH)-Vitamin-D_3)	Rocaltrol 0,25/0,5 µg/Kps oder 1 mg/ml Lösung bzw. 0,02 µg/Tropfen	0,1–1 µg	2–10
Calcidiol (Alfacalcidiol; 1α-(OH)-Vitamin-D_3)	Bondiol 0,25/1µg/Kps. EinsAlpha 0,5/1 ml Injektionslösung	0,5–1 µg	5–10
Cholecalciferol (Vitamin D_3)	Ospur D_3 0,025 mg/Tabl.	0,01–0,025 mg	10–50
Ergocalciferol (Vitamin D_2)	in verschiedenen Kombinationspräparaten	1–10 mg	17–60
Calcifediol (25-(OH)-Vita min-D_3)	Dedrogyl-Tropfen 0,15 mg/ml Lösung (1 ml/Amp. [= ca. 30Tr.])	0,05–0,15 mg	7–30
Dihydrotachysterol	A.T. 10: 1 mg/ml Lösung, (1 ml-Amp. [= ca. 26 Tr.]); 0,5 mg/Perle (Kps.)	0,1–1 mg	3–14

1: Sorgfältige Ermittlung/Kontrolle der täglichen Dosis anhand der Serum-Kalzium-Konzentration, **Kontraindikationen beachten.**

Hypervitaminose

► **Sichere Einnahmemenge:** siehe Zufuhrempfehlungen, S. 396.
► **Akute Toxizität** bei akuter massiver Überdosierung; die Folge ist Hyperkalzämie mit Schwäche, Müdigkeit, Abgeschlagenheit, Kopfschmerz, Übelkeit, Erbrechen, Dehydratation, Abdominalkrämpfen, Somnolenz, Koma. Vorgehen s. folgender Abschnitt.
► **Bei chronischer Einnahme** von 5–10 × der Zufuhrempfehlungen (große interindividuelle Unterschiede) kann es zur Hypervitaminose mit Hyperkalzämie kommen.
   • *Ursachen einer Hypervitaminose:* Einseitige Ernährung mit Tiefseefischen, Abusus von Fischölpräparaten, Konsum von irrtümlich falsch vitaminisierten Lebensmitteln, Vitamin-D-Hypersensitivität (bei Hyperparathyreoidismus, Sarkoidose, Tuberkulose, Lymphomen), Erhöhung der Vitamin-D-Toxizität (z. B. bei leichter Niereninsuffizienz, der Einnahme von Thiaziddiuretika und dem regelmäßigem Konsum vitaminisierter Produkte; alte Menschen können u.U. bei physiologischen Vitamin-D-Dosen eine Hyperkalzämie entwickeln), parenterale Verabreichung.
   • *Klinik:* Symptome der akuten Hypervitaminose (s.o.) und Nephrokalzinose, Nierensteine, Nierenversagen.
   • *Therapie:* Stoppen der Vitamin-D-Zufuhr. Symptomatische Therapie. Bei Hyperkalzämie: Stoppen der Kalziumzufuhr; Flüssigkeitszufuhr (oral/parenteral), Furosemid, Calcitonin (s. auch Hyperkalzämie, S. 142).
   • *Verlaufskontrollen:* Engmaschige Kontrolle des Serum-Kalzium.

- *Prophylaxe:* Keine unkontrollierte Vitamin-D-Supplementierung; Kontrolle der o. g. Ursachen.

Mögliche Indikationen für eine Vitamin-D-Therapie

- ☑ **Vorsicht:** Neuere Arbeiten zeigen, dass die Vitamin-D-Toxizität (s. o.) deutlich geringer ist als generell angenommen → trotzdem sollte keine unkontrollierte Supplementierung durchgeführt werden (vgl. Therapie des Vitamin-D-Mangels).
- ► Therapie/Prävention der Osteoporose (s. S. 272).
- ► Therapie/Prävention der Osteomalazie (s. S. 276).
- ► Mangelprophylaxe bei dunkelhäutigen Personen mit geringer Sonnenexposition.
- ► Vitamin-D-Mangel.
- ► Osteoporoseprophylaxe bei Langzeit-Steroidtherapie.
- ► Rachitisprophylaxe und -therapie beim Säugling und Kleinkind.
- ► Hypokalzämie.
- ► Hypoparathyreoidismus.
- ► Psoriasis (?).
- ► Mangelprophylaxe im Alter (besonders bei hausgebundenen Personen).
- ☑ **Hinweis:** Aufgrund epidemiologischer und experimenteller Studien sowie der verschiedenen nichtkalzämischen Wirkungen (Immunsystem, Karzinogenese, Muskelkraft u. a.) von Vitamin D (Vitamin-D-Rezeptoren finden sich praktisch in allen Organen) sind der Bedarf und somit auch die Zufuhrempfehlungen höher als heute generell angenommen (die neuen Zufuhrempfehlungen für Erwachsene und ältere Personen werden bei ca. 1000–2000 IU/d liegen).

7.5 Vitamin E

Grundlagen

- ► **Definition:** Tocopherole und Tocotrienole mit der biologischen Aktivität von RRR-α-Tocopherol (wichtigste natürliche Form).
- ► **Einteilung/Nomenklatur/biologische Aktivität:**
  - *Natürliches Vitamin E:* Es gibt 4 Tocopherole und 4 Tocotrienole (jeweils α, β, γ, δ). Der chemische Name beginnt mit „d-" bzw. „RRR-".
  - *Synthetische Derivate:* Tocol- und Tocotrienolderivate. Die Wirksamkeit ist (im Gegensatz zu anderen Vitaminen) *nicht* identisch mit der natürlicher E-Vitamine. Ihr chemischer Name beginnt mit „dl" bzw. „all-rac". Synthetisches Vitamin E (dl-α-Tocopherol) ist eine Mischung aus 8 Stereoisomeren (sog. all-rac-α-Tocopherol), von denen nur einer dem natürlichen Vitamin E entspricht.
  - *Die quantitative biologische Aktivität* der einzelnen Wirkstoffe ist sehr unterschiedlich (RRR-α-Tocopherol 100 %, RRR-β-Tocopherol 25–50 %, RRR-α-Tocotrienol ca. 30 %, RRR-γ-Tocopherol 10–35 %, s. a. Tab. 65).
- ► **Funktionen:** Antioxidans und Radikalfänger (wichtigstes Antioxidans zur Vermeidung von peroxidativen Kettenreaktionen in Biomembranen), antiateriosklerotisch (LDL-Oxidation ↓), wichtig für Detoxifikation und normale Immunfunktion, Modulation der Karzinogenese, Hemmung der Protein-Kinase C.
- ► **Metabolismus – ernährungsmedizinisch wichtige Aspekte:** Absorption im proximalen Dünndarm, Voraussetzung ist eine funktionierende Fettverdauung. Die durchschnittliche Bioverfügbarkeit für Vitamin E ist ca. 30 % (20–50 %). Inkorporierung in Chylomikronen; nach Aufnahme in die Leber selektiver Einbau in LDL- und VLDL-Partikel. Bei der Reaktion mit freien Radikalen entsteht ein Vitamin-E-Radikal, das mit Hilfe von Vitamin C (Vitamin-E-sparende Wirkung von Vitamin C),

Thiolen (vor allem Glutathion) und Ubiquinon zu Vitamin E rezykliert werden kann. Die Halbwertzeit von d-α-Tocopherol ist ca. 48 h. Täglich werden bis zu 50 % des Vitamin-E-Pools im Plasma umgesetzt. Speicherung in Fettgewebe und Muskulatur.

▶ **Interaktionen:** Vitamin-E-Malabsorption durch Cholestyramin, Sucralfat, Orlistat, Vitamin A (hohe Dosen), Eisensulfat, Antikonvulsiva, Isoniazid. Weitere Interaktion mit Vitamin A s. Hypervitaminose, S. 99.

Zufuhrempfehlungen/Nahrungsquellen

▶ **Einheiten/Umrechnung:** Übersicht s. Tab. 65.

Tabelle 65 · Vitaminaktivität für die einzelnen Vitamin-E-Formen in mg Tocopherol-Äquivalent (mg TÄ) und IE

Form	mg TÄ	IE
1 mg RRR-α-Tocopherol	1,0	1,49
1 mg RRR-β-Tocopherol	0,5	0,745
1 mg RRR-γ-Tocopherol	0,1	0,15
1 mg RRR-δ-Tocopherol	0,03	0,045
1 mg RRR-α-Tocotrienol	0,3	0,45
1 mg synthetisches α-Tocopherol	0,74	1,1
1 mg α-Tocopherolacetat	0,67	1,0

▶ **Zufuhrempfehlungen:**
- Übersicht s. Tab. 66.
- 0,4–0,5 mg TÄ/g mehrfach ungesättigte Fettsäuren (PUFA, s. S. 62).
- PUFA-Zufuhr ↑→ Vitamin-E-Bedarf ↑ (Sicherstellen Vitamin-C-Zufuhr)

Tabelle 66 · Vitamin-E-Zufuhrempfehlungen [mg TÄ]

Lebensabschnitt [Jahre]	Zufuhrempfehlung [mg TÄ]
19–25 (Männer/Frauen)	15/12
25–51 (Männer/Frauen)	14/12
51–65 (Männer/Frauen)	13/12
≥ 65 (Männer/Frauen)	12/11
Schwangerschaft	13
Stillzeit[1] (Monate 1–6/7–12)	17

1: ca. 260 µg TÄ zusätzlich/100 g sezernierte Milch

▶ **Nahrungsquellen:** Der Vitamin-E-Gehalt verschiedener Lebensmittel variiert bis zu einem Faktor 5 (abhängig von Analysetechnik, Jahreszeit, Lagerung, Verarbeitung). Die Bioverfügbarkeit ist ebenfalls sehr variabel. Verschiedene Nahrungsquellen s. Tab. 67.

▷ *Praktischer Hinweis:* Verarbeitung/Zubereitung (besonders Hitze, Oxidation) und Lagerung zerstören Vitamin E schnell. Auch Lichtexposition und Tiefgefrieren führen zu einer starken Reduktion des Vitamin-E-Gehalts.

Tabelle 67 · Vitamin-E-Gehalt verschiedener Lebensmittel [mg TÄ[1]/100 g]		
hoch (> 100 mg TÄ[1]/100 g)	**mittel** (ca. 10–100 mg TÄ[1]/100 g)	**mäßig** (ca. 1–10 mg TÄ[1]/100 g)
Weizenkeimöl	Sonnenblumen-, Maiskeim-, Distelöl, Margarine, Palmkern-, Soja-, Erdnuss-, Baumwollsamenöl, Erd-, Haselnüsse, Olivenöl, Rapsöl, Mandeln	Butter, Gänsefett, Rindertalg, Leinöl, Kokosnuss/-fett, Pistazien, Gemüse, unverarbeitete Zerealien

1: TÄ = Tocopherol-Äquivalente (s. S. 100)

Diagnostik (Versorgungslage)

► **Ernährungsanamnese:** Food-Frequency-Fragebogen (s. S. 21) → Konsum Vitamin-E-haltiger Lebensmittel (s. o.)? (Wegen der Variabilität des Vitamin-E-Gehalts von Lebensmitteln nur bedingt verwertbar).
► **Körperliche Untersuchung:** Klinik von Vitamin-E-Mangel und -Hypervitaminose s. u.
► **Labor:** Das Plasma-/Serum-α-Tocopherol fällt bei nicht bedarfsgerechter Vitamin-E-Zufuhr sehr langsam ab (bleibt bis zu 2 Jahre im Normbereich).
  • *Norm bei normalen Plasmalipiden:* 0,5–1,8 mg/dl (12–50 μm/l).
  • *Lipidkorrigiert:*
    – Plasma-α-Tocopherol [μg]/Gesamtlipide [mg] > 0,8 mg/dl.
    – Plasma-α-Tocopherol [μg]/Plasmacholesterin [mg] > 2,8 mg/dl.
► **Weitere:** Funktionelle Tests (Erythrozytenhämolyse, Lipidperoxidation, Pentan-Exhalationstest), Vitamin-E-Toleranztest, Vitamin-E-Gehalt des Fettgewebes (≥ 90 % des Vitamin-E-Depots; Langzeitmarker), spezielle Gentests (z. B. TTP-Defekte).

Vitamin-E-Mangel

► **Ursachen:**
  • *Malabsorption:* Alle Syndrome mit Fettmalabsorption (vgl. S. 221).
  • *Genetische Störungen,* z. B. α-Tocopherol-Transfer-Protein-Mangel oder -Hypofunktion, Hypobetalipoproteinämie, Abetalipoproteinämie.
  • *Zufuhr ↓* (selten).
► **Klinik:** Ein symptomatischer Vitamin-E-Mangel ist selten. Die Zeit bis zum Auftreten einer klinischen Symptomatik ist bei Kindern kürzer als bei Erwachsenen und nimmt mit zunehmendem Alter zu (Latenzzeit bis zu mehreren Jahren). Mögliche Symptome sind Hypo- und Areflexie (Frühzeichen), spinozerebelläre Ataxie, Myopathie, Retinopathie, Ophthalmoplegie.
► **Diagnostik:** Ernährungsanamnese, Klinik (s. o.), Labor (α-Tocopherol im Serum/Plasma einschließlich der lipidkorrigierten Werte ↓; DD erniedrigte Plasmaspiegel: Therapie mit Lipidsenkern), Vitamin-E-Toleranztest zur Diagnosestellung einer evtl. Vitamin-E-Malabsorption.
► **Therapie:**
  • *Vitamin-E-reiche Ernährung.*
  • *p.o.-Supplementierung:*
    – Typischer Dosierungsbereich bei ca. 5–25 IE/kg KG/d.
    – Malabsorption: Gabe von RRR-α-Tocopherol in steigender Dosierung (25–> 100 mg/kg KG/d) notwendig.

- *Parenterale Applikation:* Bei nicht therapierbarer Malabsorption: d-α-Tocopherol 1–2 mg/kg KG/d i.m (z. B. Tocorell Vitamin E; CH: Ephynal).
► **Verlaufskontrollen:** Klinik, evtl. Laborkontrollen.

Hypervitaminose

► **Sichere Einnahmemenge:** s. Zufuhrempfehlungen.
► **Akute Toxizität:** Nicht bekannt.
► **Bei chronischer Zufuhr** sind Dosen von bis zu 800 mg/d (oral) nicht toxisch (US-UL [s. S. 91] 1000 μg α-Tocopherol). Bei höherer Dosierung gelegentliches Auftreten von Muskelschwäche, Übelkeit, Kopfschmerz und erhöhtem Blutungsrisiko (durch Thrombozyten-Antiaggregation, verminderte Resorption von Vitamin K und Interaktion mit dem Vitamin-K-Stoffwechsel → erhöhtes Blutungsrisiko vor allem unter oraler Antikoagulation [→ bei oraler Antikoagulation Supplementdosis ≤ 400 IE/d] und Überwachung des Gerinnungsstatus).

Mögliche Indikationen für eine Vitamin-E-Therapie

► **Vitamin-E-Mangelzustände** (s. o.).
► **Fettreduzierte Diäten** (s. S. 392): Nur bei extremer *chronischer* Fettreduktion und gleichzeitiger PUFA-Supplementierung.
► **Indikation kontrovers** (bei nicht nachgewiesenem Mangel): Prävention und Therapie der koronaren Herzkrankheit, Immunmodulation, Vermeidung von Reperfusionsschäden, Katarakt, Nikotinabhängigkeit, Alkoholabhängigkeit, Diabetes mellitus, andere Zustände mit erhöhtem oxidativem Stress, Krebsprävention. M. Parkinson, M. Alzheimer.
▣ *Hinweis:* Eine hoch dosierte (≥ 400 IU/d) Vitamin-E-Supplementierung kann die Gesamtmortalität erhöhen und sollte vermieden werden (Miller et al., 2005).

7.6 Vitamin K

Grundlagen

► **Definition/Einteilung:** Vitamin K ist ein fettlösliches Naphtochinonderivat. Man unterscheidet 3 Formen:
- *Vitamin K1* (Phyllochinon, Phytomenadion): Synthese in grünen Pflanzen.
- *Vitamin K2* (Menachinon): Synthese durch Mikroorganismen.
- *Synthetisches Vitamin K3* (Menadion).
► **Funktionen:** Vitamin K ist Kofaktor für die Umwandlung von Glutaminsäure (Glu) zu γ-Carboxyglutaminsäure (Gla) bei der Synthese von Gla-Proteinen: z. B. Gerinnungsfaktoren (II, VII, IX, X), Gerinnungsinhibitoren (Proteine C und S), Knochenmatrix-Proteine (Osteocalcin-Synthese-Regulation zusammen mit Vitamin D, Matrix-Gla-Protein [MGP] → Bedeutung für Knochenbildung und Osteoporose), andere Gla-Proteine in verschiedenen Organen (z. B. Niere, Knochenmark).
► **Metabolismus – ernährungsmedizinisch wichtige Aspekte:** Saturierbare, energieabhängige Absorption im Dünndarm unter Mitwirkung von Gallensäuren und Pankreasenzymen (gewisse Formen von K können passiv carrierunabhängig im Dünndarm und Kolon resorbiert werden). Absorptionseffizienz 10–80 %. Bioverfügbarkeit ↑→ gleichzeitige Fettzufuhr. Inkorporierung in Chylomikronen und Transfer von Chylomikronen-Remnants ins Gewebe. Vitamin K hat einen schnellen Turnover. Geringe Speicherung in der Leber; dort Konservierung des Vitamins im Vitamin-K-Zyklus; Inkorporierung in Lipoproteine (LDL).

► **Interaktionen:**

- *Antikoagulanzien* (Vitamin-K-Antagonisten): Ernährungsumstellungen/extreme Diäten sollten bei Patienten, die Antikoagulanzien einnehmen, nur bei entsprechender Indikation und unter ärztlicher Kontrolle von INR/Quick durchgeführt werden.
- *Salizylate:* Hohe Dosen können zu Vitamin-K-Mangel führen.
- *Antibiotika* (Sulfonamide und Breitspektrumantibiotika): Bakterielle Vitamin-K-Synthese im Darm ↓.
- *Antikonvulsiva* (Phenobarbital, Diphenylhydantoin): Beeinträchtigung des Vitamin-K-Zyklus (hämorrhagische Diathese bei Neugeborenen, deren Mütter mit Antikonvulsiva behandelt werden).
- *Vitamin-K-Malabsorption:* Cholestyramin, Colestipol, Orlistat, Sucralfat.
- *Vitamine A, E:* Bei Megadosierung Antagonisierung von Vitamin K möglich.

Bedarf/durchschnittliche Zufuhr

► **Bedarf:** Infolge der mikrobiologischen Synthese von Vitamin K im Darm (Menachinonsynthese, z. B. durch E. coli oder Bacillus fragilis) ist das Ausmaß des Vitamin-K-Bedarfs mit der Ernährung ungewiss (ca. 1[–2] µg/kg KG/d).
► **Durchschnittliche Zufuhr:** ca. 100–500 µg/d.

Zufuhrempfehlungen/Nahrungsquellen

► **Zufuhrempfehlungen:** s. Tab. 68.

Tabelle 68 · Vitamin-K-Zufuhrempfehlungen [µg/d]

Lebensabschnitt [Jahre]	Zufuhrempfehlungen [µg/d]
19–51 (Männer/Frauen)	70/60
≥ 51 (Männer/Frauen)	80/65
Schwangerschaft	60
Stillzeit	60

► **Nahrungsquellen** (s. Tab. 69):

- ▣ *Hinweis zu Nährwerttabellen:* Der Vitamin-K-Gehalt in Lebensmitteln ist sehr variabel (abhängig von z. B. Analysetechnik, Jahreszeit, Wachstumsstand).
- *Gute Vitamin-K-Quellen* sind grüne Blattgemüse (20–750 µg/100 g).
- *Kleinere Mengen Vitamin K* sind in Milch/-produkten (große Variabilität), Fleisch, Eiern, Zerealien, Früchten vorhanden.
- ▣ *Praktischer Hinweis:* Vitamin K ist lichtempfindlich (Lebensmittel dunkel lagern), dagegen beim Kochen und bei Sauerstoffexposition relativ stabil.

Tabelle 69 · Vitamin-K-Gehalt verschiedener Lebensmittel

hoch (> 50 µg/100 g)	mittel (10–50 µg/100 g)	mäßig (< 10 µg/100 g)
Grünkohl, Rübenblätter, Sauerkraut, Spinat, Rosenkohl, Sojabohnen/Sojaöl, roher Broccoli, Sonnenblumenkerne/Sonnenblumenöl, Seetang, Rapsöl	Butter, Quark, Margarine, Olivenöl, Kopfsalat, grüne Bohnen, Spargel, Rindfleisch, Hafer, Weizenkleie, Leber	Milch, Käse, Tomaten, Sellerie, Pfirsich, Kaffee, Tee, Orangen, Eier, Brot, Teigwaren

Diagnostik (Versorgungslage)

- ☐ **Hinweis:** Schwierig; es gibt keine ideale Routinemethode zur Erfassung der Vitamin-K-Versorgungslage.
- ► **Ernährungsanamnese:** Geringe Bedeutung.
- ► **Körperliche Untersuchung:** Klinik des Vitamin-K-Mangels s. u.
- ► **Labor:**
  - *Plasma-/Serum-Phyllochinone* (HPLC Analyse): Norm 0,3–2,6 nmol/l (0,14–1,17 ng/ml).
  - *Plasma-Prothrombin* (Faktor II): Norm 0,05–0,1 g/l; keine Information über den Vitamin-K-Speicher.
  - *Quick/INR:* 90–100 %; 0,9–1,13.
  - *Weitere:* Plasma-γ-Carboxyprothrombin (abnormes Prothrombin oder sog. PIVKA II), andere Vitamin-K-abhängige Proteine (Faktoren VII, IX, X, Protein C), uncarboxylierte/untercarboxylierte Osteocalcinkonzentration, Gla-Konzentration im Urin, „Koller-Test" (Einmalige Vitamin-K-Gabe → Response-Beobachtung).

Vitamin-K-Mangel

- ► **Ursachen:**
  - *Ernährungsbedingt:* Selten.
  - *Malabsorption:* Fettmalabsorption und andere Malabsorptionssyndrome (s. S. 221), Arzneimittel (s. Interaktionen); Antagonisierung (hohe Dosen Vitamin A oder E).
  - *Lebererkrankungen:* Inkl. chronischer Alkoholabusus.
  - *Weitere Ursachen:* Zufuhr von Vitamin-K-Antagonisten (orale Antikoagulanzien, hohe Dosen von Salicylaten, Sulfonamide, hohe Eisendosen [?], Antikonvulsiva) oder Antibiotika (Sulfonamide und Breitspektrumantibiotika); totale parenterale Ernährung (TPN), Abetalipoproteinämie, hämorrhagische Erkrankung des Neugeborenen.
- ► **Klinik:** Zeichen von Blutgerinnungsstörungen: Schleimhautblutungen, Hämorrhagien, Hämatemesis, Meläna, Hämaturie, Ecchymosen und Hämatome, Nasenbluten (i.d.R. keine perifollikulären Blutungen in der Haut).
- ► **Diagnostik:** Anamnestisch/klinische Zeichen von Blutgerinnungsstörungen (s. o.), Labor (Quick ↓, INR ↑).
- ► **Therapie:**
  - *Vitamin-K-reiche Ernährung.*
  - *Supplementierung – Allgemeines:* Applikationsart (p.o./i.m./i.v.), Dosierung, Dosierungsintervalle und Dauer der Therapie hängen vom Schweregrad der Hypoprothrombinämie, der Ursache der Störung und dem Ansprechen des Patienten auf die Therapie ab. Eingesetzt wird Vitamin K_1 (Phytomenadion; z. B. Konakion 10 mg/Kaudragée, Konakion MM-Ampullen à 2|10 mg [Ampullen können auch oral eingenommen werden; dazu kaltes Getränk konsumieren, viel Nachtrinken]).
    - ☐ **Beachte:** Synthetisches Vitamin K_3 (Menadion) nicht mehr verwenden (siehe Toxizität).
  - *p.o.-Supplementierung:*
    - – Hypoprothrombinämie: Phytomenadion 5 mg/d p.o.
    - – Hypoprothrombinämie bei chronischer Antibiose: Phytomenadion 5–10 mg/d p.o.

- *Parenterale Verabreichung:* i.m./s.c. 5–10 mg Phytomenadion (Konakion Ampullen MM) (*Vorsicht:* langsame i.v.-Injektion/nur bei lebensbedrohlichen Blutungen; anaphylaktoide Reaktionen beschrieben [Vorkommen: selten]).
► **Verlaufskontrollen:** INR/Quick.
  ☑ *Beachte:* Vitamin K ist fast nie in Multivitaminpräparaten enthalten.

Hypervitaminose

► **Sichere Einnahmemenge:** s. Zufuhrempfehlungen.
► **Akute Toxizität/bei chronischer Zufuhr:** Eine Vitamin-K_1-/-K_2-Hypervitaminose ist nicht bekannt. Die bis zu 500fache Dosis der Empfehlung ist ohne nennenswerte Toxizität. Menadion (Vitamin-K_3) kann eine hämolytische Anämie verursachen → heutzutage nicht mehr eingesetzt.

Mögliche Indikationen für eine Vitamin-K-Therapie

► **Vitamin-K-Mangel** (s. o.).
► **Antagonisierung einer Therapie mit Vitamin-K-Antagonisten:**
  - Antikoagulanzien-induzierte Hypoprothrombinämie (Mangel an den Gerinnungsfaktoren II, VII, IX, X).
  - Aufhebung der Antikoagulation vor chirurgischem Eingriff.
  - Phenprocoumon-/Warfarinintoxikation.
► **Mögliche Bedeutung in der Pathogenese der Osteoporose und der Arteriosklerose** (wird in mehreren Studien untersucht).
► **Weitere Indikationen:** Bei Einnahme von Antikonvulsiva (Phenobarbital, Diphenylhydantoin) während einer Schwangerschaft ist die Einnahme von Vitamin-K-Supplementen wahrscheinlich sinnvoll. Prophylaxe bei Neugeborenen.

7.7 Thiamin (Vitamin B_1)

Grundlagen

► **Definition:** Thiamin ist ein wasserlösliches Vitamin des B-Komplexes.
► **Funktionen:** 1. Koenzymfunktion im Kohlenhydrat- und Aminosäurestoffwechsel; 2. Neurophysiologische Funktion (Reizleitung, Neurotransmission).
► **Metabolismus – ernährungsmedizinisch wichtige Aspekte:** Absorption mehrheitlich in Duodenum und Jejunum, bei niedriger Konzentration aktiv, bei höherer Konzentration passiv. Die Absorptionseffizienz beträgt > 80 % und sinkt bei hohen Dosen. Transport im Blut v.a. in Erythrozyten (freies und phosphoryliertes Thiamin); im Plasma findet sich nur freies Thiamin und Thiaminmonophosphat (TMP). Thiamin besitzt eine minimale Eiweißbindung. In der Darmmukosa und vor allem in der Leber Aktivierung zu Thiamindiphosphat (= Thiaminpyrophosphat [TPP] = Kocarboxylase). Ausscheidung v.a. im Urin. Im Körper sind ca. 30 mg Thiamin gespeichert; 80 % liegen als TPP vor, mehrheitlich im Muskel. Die Halbwertzeit von Thiamin beträgt 10–18 Tage; Thiamin unterliegt einer hohen Umsatzrate → bei ungenügender Zufuhr schnell auftretende Mangelsymptome → kontinuierliche Zufuhr unerlässlich.
► **Interaktionen:** Alkohol (komplexe Interaktion; Thiaminmangel als Folge von chronischem Alkoholkonsum ist die häufigste Avitaminose), chronische Diuretikaeinnahme (Thiaminausscheidung ↑), Thiaminantagonisten (Thiosemicarbazon, 5-Fluorouracil), Antithiaminfaktoren (ATF; 1. Natürliche ATF: Thermolabile ATF z. B. in Schalentieren und Eingeweiden von Frischwasserfischen, thermostabile

ATF in Gemüsen, Pflanzen, Tee [Kaffeesäure, Tannine, Chlorogensäure]; 2. Synthetische ATF, z. B. Oxythiamin).

Bedarf/Zufuhrempfehlungen/Nahrungsquellen

▶ **Bedarf:** Der Bedarf an Thiamin ist proportional zur Zufuhr an Kohlenhydraten, Proteinen und Alkohol. Bedarf ↑ bei schwerer körperlicher Aktivität.
▶ **Zufuhrempfehlungen** (s. Tab. 70): 0,5 mg/1000 kcal (1,9 µmol/4184 kJ); minimal (unabhängig von der Energiezufuhr): 1,0 mg (3,8 µmol)/d.

Tabelle 70 · Vitamin B₁ (Thiamin): Zufuhrempfehlungen [mg/d]

Lebensabschnitt [Jahre]	Zufuhrempfehlungen [mg/d]
19–25	1,3/1,0
25–51	1,2/1,0
51–65	1,1/1,0
≥ 65	1,0/1,0
Schwangerschaft (ab 4. Monat)	1,2
Stillzeit	1,4

▶ **Nahrungsquellen** (s. Tab. 71): Getreideprodukte decken ca. 40 % des Thiaminbedarfs. Der Thiamingehalt in Fleisch ist sehr variabel (Faktor 12).
  • *Gute Thiaminquellen:* Weizenkeime > Vollkorngetreide/-produkte > Hefe/-extrakte > Hülsenfrüchte und Nüsse > Schweinefleisch > Haferflocken > andere Fleischsorten.
  ▣ *Praktische Hinweise:*
    – Thiamin ist sehr hitzelabil.
    – Bei Getreide führt die Lebensmittelverarbeitung (z. B. zu Weißmehl, poliertem Reis) zu großen Thiaminverlusten.
    – Sulfit (Lebensmittelzusatz) inaktiviert Thiamin.

Tabelle 71 · Thiamin-(Vitamin-B₁-)-Gehalt in einigen Lebensmitteln

hoch (> 0,1 mg/100 g)	mittel (0,05– 0,1 mg/100 g)	gering bis mäßig (< 0,05 mg/100 g)
Bierhefe, Schweinefleisch, Soja, Haferflocken, Weizen-Vollkornmehl, Reis (Vollkorn), Roggen-Vollkornmehl , Blumenkohl, grüne Erbsen, grüner Kohl, Hecht/Lachs, Spargel, Kartoffeln, Sorghum	Orangen, Broccoli, Endivien, Forelle	Milch, Käse, Getreide-Auszugsmehl, polierter Reis, weißer Kohl, Sauerkraut, Äpfel, Bananen, Erd-/Himbeeren, Trauben, Keks, Zwieback

Diagnostik (Versorgungslage)

▶ **Ernährungsanamnese:** Menge und Art der zugeführten Kohlenhydrate, Alkoholkonsum, Ausmaß der körperlichen Aktivität?
▶ **Körperliche Untersuchung:** Klinik des Thiaminmangels (s. u.).

▶ **Labor:**

- *Erythrozyten-Transketolase-Aktivitätskoeffizient* (ETK-AC oder TPP-Effekt): Norm: 0–15%; Differenz zwischen der durch TPP stimulierten und der basalen Erythrozyten-Transketolase-Aktivität (ETKA: Thiamin-abhängiges Enzym im Pentosephosphatweg).
- *Weitere:* Thiamin-Pyrophosphat im Vollblut/Erythrozyten, Thiamin im Serum/Plasma/Vollblut, Urin-Thiaminausscheidung, Thiamin-Loading-Test.

Thiaminmangel

◻ **Hinweis:** Ein isolierter Thiaminmangel ist selten. Meist liegt ein Mangel des gesamten B-Komplexes vor.

▶ **Ursachen:** Die häufigste Ursache ist bei uns chronischer Alkoholismus.

- *Zufuhr ↓:* Alkoholismus, spezielle Diäten.
- *Malabsorption* (s. S. 221).
- *Aktivierung ↓:* Lebererkrankungen.
- *Ausscheidung ↑:* Alkoholismus, chronische Diuretikatherapie.
- *Weitere:* Antithiamine in der Nahrung, kongenitale Defekte im Thiaminstoffwechsel (z. B. Ahorn-Sirup-Krankheit, kongentiale Laktatazidose), Thiaminantagonisten (s. Interaktionen).

▶ **Klinik:**

- *Subklinischer Thiaminmangel:* Leistungsabfall, Müdigkeit und Kopfschmerzen.
- 3 Hauptformen des klinischen Vitamin-B₁-Mangels:
  - – Akutes (infantiles) Beri-Beri.
  - – Chronisches Beri-Beri:
  - → „Trockenes" Beri-Beri: Polyneuropathie mit Anorexie, Ataxie, Apathie, Schwäche, Parästhesien, Fallfuß, Ophthalmoplegie, Nystagmus.
  - → „Nasses" Beri-Beri: Ödeme, High-Output-Herzversagen (Exazerbation bei Anstrengung oder Infektion).

◻ **Notfall:** *Wernicke-Korsakow-Syndrom* (= Wernicke-Enzephalopathie und Korsakow-Psychose): Ataxie, Ophthalmoplegie, Nystagmus, Desorientierung, Konfabulationen, Verlust des Kurzzeitgedächtnisses.

▶ **Diagnostik:** Anamnese, Klinik, Labor (ETK-AC: 15–20% = marginale Versorgung; > 20% = Mangel).

▶ **Therapie:** Thiaminreiche Ernährung. Supplementierung: Nach parenteraler Verabreichung sind selten anaphylaktische Reaktionen beschrieben worden → möglichst orale Supplementierung. Repetitive intravenöse und intramuskuläre Injektionen vermeiden.

- *Beri-Beri (schwere Form), Notfalltherapie:* 50–100 mg Thiamin-Hydrochlorid/d langsam i.v. (oder i.m.) für 10–14 Tage (z. B. CH: Benerva Ampullen à 100 mg/ml; D: Betabion à 100 mg/Amp.); dann Umstellung auf orale Therapie: 100–300 mg/d Thiamin-Hydrochlorid/d (z. B. CH: Benerva Tabl. á 100|300 mg, D: Betabion Tabl. à 10|100 mg).
- *Beri-Beri (milde Form):* 5–10 mg Thiamin-Hydrochlorid 3 × täglich p.o; evtl. höhere Loading-Dosis, evtl. parenterale Applikation.
- *Wernicke-Korsakow-Syndrom:* Siehe Beri-Beri, schwere Form. Therapie sofort beginnen (parenterale Loading-Dosis).
- *Situationen mit erhöhtem Bedarf* (s. u.): Thiamin-Hydrochlorid p.o. 2–10 mg/d oder 2–3 ×/Woche 50–100 mg.

◻ **Vorsicht:** Thiamin vor einer Glukoseinfusion bei V. a./manifesten Thiaminmangel applizieren (z. B. Alkoholabusus) wegen der Gefahr der Laktazidose. Anaphylaktische Reaktionen beschrieben (parenterale Gabe nach Möglichkeit vermeiden).

► **Verlaufskontrollen:** Klinische Kontrollen.
► **Prophylaxe:** 2–3×/Woche 20–100 mg p.o.

Hypervitaminose

► **Sichere Einnahmemenge:** s. Zufuhrempfehlungen.
► **Akute Toxizität:** Bei oraler Einnahme ist keine Toxizität bekannt.
► **Bei chronischer Einnahme:** Exzessiv hohe parenterale Dosen (> 400 mg/d) können Symptome wie z. B. Ataxie, Lethargie und Anorexie verursachen.

Mögliche Indikationen für eine Thiamintherapie

► **Thiaminmangel** (Beri-Beri, Wernicke-Korsakoff-Syndrom [s. o.]).
► **Chronischer Alkoholismus.**
► **Alkoholische Kardiomyopathie.**
► **Präventiv in Situationen mit erhöhtem Bedarf:** Lang andauernder Hypermetabolismus (Fieber, chronische Infekte, Hyperthyreose, lange extreme körperliche Anstrengungen), lang andauerndes Fasten, vermehrte Diurese (inkl. chronische Diuretikatherapie), Herzinsuffizienz (?).

7.8 Riboflavin (Vitamin B₂)

Grundlagen

► **Definition:** Wasserlösliches Vitamin aus dem B-Komplex. Die Koenzym-Formen des Vitamins sind Flavin-Mononukleotid (FMN) und Flavin-Dinukleotid (FAD).
► **Funktionen:** Koenzym in Oxidations-Reduktions-Reaktionen des Aminosäure-/Fett-/Kohlenhydrat-/Purin- und Pyrimidinstoffwechsels; Elektronentransport und Krebszyklus. Kofaktor der Glutathionreduktase (antioxidative Abwehr); Erythrozytenintegrität; Medikamentendetoxifikation.
► **Metabolismus – ernährungsmedizinisch relevante Aspekte:** Absorption im Jejunum durch ein saturierbares Transportsystem. Förderung der Absorption durch Gallensäuren, verzögerte Magenentleerung/Passagezeit (vgl. Interaktionen), flavinhaltige Enzyme. Absorptionshemmung durch Chelatoren (vgl. Interaktionen). Transport im Blut an Albumin und andere Proteine gebunden. Speicherung gering. Enterohepatische Zirkulation. Ausscheidung v.a. im Urin.
► **Interaktionen:**
 • *Riboflavinabsorption* ↑: Nahrungsfasern.
 • *Riboflavinabsorption* ↓: Metalle (Kupfer, Zink, Eisen), Vitamin C, Tryptophan, Nikotinamid, Medikamente (Theophyllin, Koffein, Antacida, Probenecid, Sulfonamide und andere Antibiotika), Saccharin.
► **Mögliche Indikation:** Homocysteinämie (Kofaktor des MTHFR).

Bedarf/Zufuhrempfehlungen/Nahrungsquellen

► **Einheit:** 1 µmol Riboflavin = 0,376 mg Riboflavin.
► **Bedarf:** Zur Vermeidung eines Mangels und zur Aufrechterhaltung der Gewebereserven ist eine Zufuhr von $> 0,6$ mg/1000 kcal nötig, minimal (unabhängig von der Energiezufuhr) 1,0 mg/d.
► **Zufuhrempfehlungen:** s. Tab. 72.

Tabelle 72 · Vitamin-B$_2$- (Riboflavin-) Zufuhrempfehlungen [mg/d]

Lebensabschnitt [Jahre]	Zufuhrempfehlungen [mg/d]
19–25 (Männer/Frauen)	1,5/1,2
25–51 (Männer/Frauen)	1,4/1,2
51–65 (Männer/Frauen)	1,3/1,2
≥ 65 (Männer/Frauen)	1,2/1,2
Schwangerschaft (ab 4. Monat)	1,5
Stillzeit	1,6

► **Nahrungsquellen** (s. Tab. 73).

◨ *Praktischer Hinweis:* Riboflavin ist sehr lichtempfindlich und relativ hitzestabil.

Tabelle 73 · Vitamin-B$_2$-(Riboflavin)-Gehalt ausgewählter Lebensmittel

hoch (> 0,2 mg/100 g)	mittel (0,1–0,2 mg/100 g)	mäßig (0,02–< 0,1 mg/100 g)
Käse, Eier, Weizenkeimlinge, Leber (Schwein, Rind), Muskelfleisch (Huhn, Rind, Schwein), Broccoli, Pilze, Petersilie, vitaminisiertes Mehl, Hefe	Milch, Molke, grüne Erbsen, Thunfisch, Lachs, Weizen-vollkorn, Vollkornbrot, Fisch (Thunfisch, Lachs, Aal), Austern	Weißbrot, diverse Früchte und Gemüse, Kohl

Diagnostik (Versorgungslage)

► **Körperliche Untersuchung:** Klinik des Riboflavinmangels s. u.
► **Labor:** Erythrozyten-Glutathion-Reduktase-Aktivitätskoeffizient (EGR-AC): Norm < 1,20 (20 %); Riboflavinausscheidung im Urin, Erythrozyten-Riboflavin, Serum-Riboflavin.

Riboflavinmangel

► **Ursachen:**
• *Zufuhr ↓:* Isoliert selten vorkommend.
• *Malabsorption/-digestion* (s. S. 221).
• *Bedarf ↑:* Negative Stickstoffbilanz, systemische Infektionen.
• *Ausscheidung ↑:* Negative Stickstoffbilanz, Einnahme von Phenothiazinen, Diabetes mellitus.
• *Angeborene Riboflavin-Stoffwechselstörung.*
• *Weitere:* Laktoseintoleranz, Medikamente (Chlorpromazin, Imipramin, Amitriptylin).
► **Klinik:** Symptome ähnlich der Pellagra (vgl. S. 113) (Cheilose, anguläre Stomatitis, Glossitis, seborrhoische Dermatitis), Photophobie, trockene juckende Augen, normozytäre normochrome Anämie.
► **Diagnostik:** Klinik, Labor (Mangel: EGR-AC > 1,4 [40 %]; EGR-AC 1,2–1,4: marginaler Status; Riboflavinausscheidung im Urin < 40 μg/24 h).

► **Therapie:**
  • *Verbesserung der Riboflavinversorgung mit der Nahrung.*
  • *p.o.-Supplementierung:* 5–10 mg Riboflavin/d (übliche Dosis) (z. B. CH: Allsan Vitamin B$_2$ Tabl. à 50 mg 2–3×/Woche; D: B$_2$-ASmedic Tabl. à 10 mg).
  • *Nebenwirkung:* evtl. Gelbverfärbung des Urins (keine Bedeutung).
► **Verlaufskontrollen:** Klinischer Verlauf.

Hypervitaminose

► **Sichere Einnahmemenge:** s. Zufuhrempfehlungen.
► **Akute Toxizität/bei chronischer Einnahme:** Toxizität nicht bekannt.

7.9 Niacin

Grundlagen

► **Definition:** Niacin ist der Sammelbegriff für Nikotinsäure (Pyridin-3-Carbonsäure) und Nikotinsäureamid (Nikotinamid) sowie deren aktive Koenzymfaktoren. Niacin ist ein wasserlösliches Vitamin aus dem B-Komplex und kann im Körper aus der Aminosäure Tryptophan synthetisiert werden. Nikotinsäure und Nikotinsäureamid besitzen die identische biologische Vitaminwirksamkeit.
► **Funktionen:** Niacin findet sich in allen Zellen als Strukturkomponente der Pyridinnucleotid-Koenzyme Nikotinamid-Adenin-Dinucleotid (NAD) und NAD-Phosphat (NADP), die an Glykolyse, Redoxreaktionen, Krebszyklus, Fettsäuresynthese und -oxidation beteiligt sind. Zusätzliche Bedeutung für DNA-Reparatur-Funktionen, Zelltod.
► **Metabolismus – ernährungsmedizinisch relevante Aspekte:** Absorption in Magen und Dünndarm, bei geringer Konzentration durch carriervermittelte, Na$^+$-abhängige Diffusion, bei hohen Konzentrationen durch passive Diffusion. Im Blut ist ca. ein Drittel an Proteine gebunden. In der Leber: Nikotinamid → N^1-Methylnicotinamid → N^1-Methyl-2-Pyridon-5-Carboxamid. Nikotinamid kann zu Nikotinsäure rezykliert werden. Nikotinsäure, NAD und NADP unterliegen einem kontinuierlichen Turnover → geringe Speichermenge (Leber/Muskulatur). Ausscheidung v.a. im Urin.
► **Interaktionen:**
  • Umwandlungsrate Tryptophan → Niacin ↑: Orale Kontrazeptiva, Schwangerschaft.
  • Umwandlungsrate Tryptophan → Niacin ↓: Mangel an Vitamin B$_6$, B$_1$, B$_2$, Kupfer, Eisen, Magnesium; Einnahme von Isoniazid, Penicillamin, Hydralazin, Cycloserin.
  • Niacinausscheidung ↑: Salicylate.
  • Bei Kombination von Nikotinsäure (höhere Dosen, s.u.) mit HMG-CoA-Reduktase-Hemmern: Rhabdomyolyserisiko ↑.
  • Nikotinsäure (höhere Dosen, s.u.) verstärkt den Orthostaseeffekt bei antihypertensiver Therapie (besonders bei alten Menschen).

Bedarf/Zufuhrempfehlungen/Nahrungsquellen

► **Einheit:** 1 mg Niacin-Äquivalent (mg NÄ) = 1 mg Niacin = 60 mg Tryptophan (Variabilität ± 30 %).
► **Bedarf:** Der Bedarf an Niacin ist abhängig von Energieverbrauch (6,6 mg NÄ/ 1000 kcal, bzw. mindestens 13 mg NÄ bei Energiezufuhr < 2000 kcal), Protein-

zufuhr und Aminosäurezusammensetzung der Nahrung (Umwandlung Tryptophan → Niacin). Proteine in der Mischkost enthalten ca. 1 % Tryptophan.

▶ **Zufuhrempfehlungen:** s. Tab. 74.

Tabelle 74 · Niacin-Zufuhrempfehlungen [mg NÄ/d]

Lebensabschnitt [Jahre]	Zufuhrempfehlungen [mg/d]
19–25 (Männer/Frauen)	17/13
25–51 (Männer/Frauen)	16/13
51–65 (Männer/Frauen)	15/13
≥ 65 (Männer/Frauen)	13/13
Schwangerschaft (ab 4. Monat)	15
Stillzeit	17

▶ **Nahrungsquellen** (s. Tab. 75): Fleisch und Fleischprodukte sind die besten Quellen für Niacin-Äquivalente (enthält viel Niacin *und* Tryptophan). Tierische Produkte sind eine bessere Tryptophanquelle als pflanzliche Lebensmittel. Niacin ist in Getreide/Mais/Sorghum in Form von Niacytin gebunden, das nicht bioverfügbar ist.
  • *Gute Quellen:* Fleisch, Leber, Eier, Gemüse, Getreidekörner (Kleie), Hefe, Fisch.
  ▣ *Praktischer Hinweis:* Niacin ist verhältnismäßig stabil bezüglich Hitze- und Lagerungseinflüssen.

Tabelle 75 · Niacingehalt ausgewählter Lebensmittel

hoch (> 2 mg/100 g)	mittel (1–2 mg/100 g)	mäßig (0,2–1 ,0 mg/100 g)
brauner Vollreis, Mandeln, getrocknete Aprikosen, Gerste, rotes Fleisch (Rind, Lamm, Kalb, Kaninchen), Leber, Geflügelfleisch, Buchweizen, Krabbenfleisch, Fisch (Kabeljau/Hering/Lachs/Thunfisch), Pilze	Spargel, Bohnen, Käse, Macadamianüsse, Mango, Petersilie, grüner Pfeffer, Pflaumen, weißer Reis, Wildfleisch (Reh), Roggen, Linsen, Weizengrieß	Milch, Joghurt, rohe Früchte, Gemüse

Diagnostik (Versorgungslage)

▶ **Ernährungsanamnese:** Einschätzung der Versorgungslage kaum möglich.
▶ **Körperliche Untersuchung:** Niacinmangelsymptomatik s. u.
▶ **Labor:** Möglichkeiten limitiert; es gibt keine ideale Labormethode und keine Methode zur Einschätzung der Speicher. Eingesetzt werden können folgende Tests (keine Bedeutung im Routinealltag): Messung der verschiedenen Niacinmetabolite im Urin, NAD : NADP-Verhältnis in Erythrozyten, Serum-nüchtern-Tryptophankonzentration.

Niacinmangel

▶ **Ursachen:**
  • *Zufuhr von Niacin und/oder Tryptophan* ↓: Einseitige Ernährung, z. B. Mais, Alkoholismus, extreme Diäten, langes Fasten.
  • *Malabsorption* (s. S. 221).

- *Umwandlung Tryptophan → Niacin* ↓: Vitamin-B_6-, -B_1-, -B_2-, Kupfer-, Eisen-, Magnesiummangel (vgl. Interaktionen); einseitige Ernährung mit Mais, Tryptophan-Malabsorption, Aminosäure-Dysbalance, Eisenüberladung, Lebererkrankungen, Karzinoid-Syndrom und Arzneimittel (s. Interaktionen), Hartnup-Erkrankung.
- *Bedarf* ↑: Wachstum, Hyperthyreose, Schwangerschaft und Stillzeit, metabolischer Stress, schwere körperliche Arbeit.
- *Ausscheidung* ↑: Schwangerschaft, Stillzeit, Salicylate, Polyurie, Leukämien.
► **Klinik:** Pellagra (Dermatitis, Diarrhoe, Demenz): Initial Schleimhautaffektionen (Mund, Zunge, Vagina), Casal-Halsband an sonnenexponierten Stellen (s. Abb. 22); weitere Symptome sind: Anorexie, Schwäche, Reizbarkeit, Angst, Schlaflosigkeit, Glossitis, Stomatitis, brennende Polyneuropathie, Desorientierung, Halluzinationen, normozytäre oder makrozytäre Anämie.

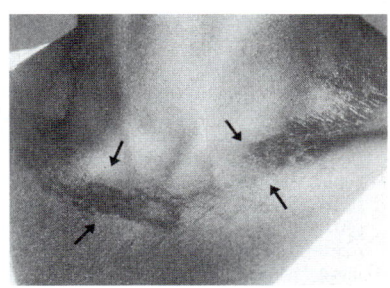

Abb. 22 Pellagra mit bandförmiger Hyperpigmentierung („Casal Kragen")

► **Diagnostik:** Bei atypischer Klinik schwierig, evtl. Messung der Urin-Ausscheidung verschiedener Niacinmetabolite.
► **Therapie:**
- *Verbesserung der Niacinversorgung mit der Nahrung.*
- *Supplementierung – Allgemeines:* Dosis und Dauer der Therapie je nach Schweregrad/Ursache des Mangels und klinischem Verlauf. Nikotinsäure/-amid sind als Supplemente in Mangelsituation gleichwertig. Da ein Niacinmangel selten isoliert vorkommt, ist meist die gleichzeitige Supplementierung anderer B-Komplex-Vitamine (v.a. B_1, B_2, B_6) indiziert.
- *p.o.-Supplementierung:* 50–500 mg Niacin/d je nach Schweregrad des Mangels (z.B. CH: Acidum nicotinicum Streuli 50|100 mg/Tabl.; D: Nicobion 200 mg/Tabl.).
- *Parenterale Applikation:* Pellagra: 50–100 mg Niacin i.m. 3–4-mal/d für 4 Tage; dann 100 mg/d. Auf bedarfsgerechte Proteinzufuhr achten.
  ◨ *Anmerkung:* i.v.-Injektionen nur bei extremem Mangelzustand.
► **Verlaufskontrollen:** Klinische Kontrollen. Bei Diabetikern und Einsatz von höheren Dosierungen (s. u.) Nikotinsäure Blutzucker engmaschig kontrollieren wegen einer möglichen Verschlechterung der Kohlenhydrattoleranz.

Hypervitaminose

► **Sichere Einnahmemenge:** s. Zufuhrempfehlungen.
► **Akute Toxizität:** Höhere Dosen v.a. von Nikotinsäure (> 1 g/d) können zu Flushing des Gesichtes und der Hände führen (Histaminfreisetzung). UL für Niacin 30 mg/d (Schwangerschaft und Stillzeit 35 mg/d).

▶ **Bei chronischer Einnahme:** Hohe Dosen Nikotinsäure können zu Hyperurikämie, Glukoseintoleranz (Vorsicht bei Diabetikern!), Hepatopathie (Hepatotoxizität besonders bei Retard-bzw. Slow-Release-Präparaten beschrieben → nicht empfehlenswert), Hypotonie und Magenulkus führen.

Mögliche Indikationen für eine Niacintherapie

▶ **Niacinmangel.**
▶ **Nikotinsäure** (nicht Nikotinamid) wird zur Therapie von Dyslipidämien eingesetzt (u. a. Hemmung der VLDL-Synthese; Dosierungsbereich bis 3 g/d). *Vorsicht:* Erhöhtes Rhabdomyolyse-Risiko bei Kombination mit HMG-CoA-Reduktase-Hemmern.

7.10 Pyridoxin (Vitamin B$_6$)

Grundlagen

▶ **Definition:** Vitamin B$_6$ ist der Sammelbegriff für eine Gruppe von 3-Hydroxy-2-Methylpyridinen mit Vitamin-B$_6$-Aktivität und gehört zu den wasserlöslichen Vitaminen des B-Komplexes. Es gibt 3 verschiedene Formen (sog. Vitamere: Pyridoxin [PN], Pyridoxal [PL], Pyridoxamin [PM]) sowie deren phosphorylierte Form. Die wichtigste Form ist Pyridoxalphosphat (PLP).
▶ **Funktionen:** Vitamin B$_6$ ist Kofaktor von über 100 Enzymen und hat viele systemische und zelluläre Funktionen, z. B. in folgenden Systemen: Aminosäurestoffwechsel, Glukoneogenese, Niacin-Biosynthese aus Tryptophan, Fettstoffwechsel, Neurotransmittersynthese (Serotonin, Dopamin, Noradrenalin, GABA), Taurinsynthese, Myelinsynthese, Sphingolipidstoffwechsel, Immunsystem, Modulation von Hormoneffekten, Häm-Synthese. Zusätzlich bindet Vitamin B$_6$ an den Steroidrezeptor und kann die Genexpression steroidabhängiger Enzyme beeinflussen.
▶ **Metabolismus – ernährungsmedizinisch relevante Aspekte:** Absorption durch passive Diffusion im Jejunum. Die Bioverfügbarkeit von Vitamin B$_6$ beträgt 70–80%; Senkung der Bioverfügbarkeit durch hohen Pyridoxin-Glykolisat-(PNG-)Gehalt und starke Lebensmittelverarbeitung. Im Serum sind PL und PLP an Albumin oder in Erythrozyten an Hb gebunden. In der Leber Phosphorylierung der Vitamere (Schlüsselenzym Pyridoxalkinase). Halbwertzeit von Vitamin B$_6$ 25–33 Tage. Der Gesamtkörpergehalt von Vitamin B$_6$ beträgt ca. 1000 µmol, davon 80–90% in der Muskulatur.
▶ **Interaktionen:**
  • Bioverfügbarkeit ↓: Nahrungsfasern.
  • PLP ↓: z. B. Hydralazin und -Derivate, Isoniazid, Cycloserin, Penicillamin, orale Kontrazeptiva (höhere Dosierung), Theophyllin/Koffein.
  • Levodopa: Sollte nicht gleichzeitig mit Vitamin B$_6$ verabreicht werden; keine Interaktion, wenn ein Dekarboxylasehemmer mit- bzw. ein diesbezügliches Kombinationspräparat verabreicht wird (z. B. Carbidopa-Levodopa, Madopar).
  • Oxalsäure im Urin ↑ bei Vitamin-B$_6$-*Mangel*.

Bedarf/Zufuhrempfehlungen/Nahrungsquellen

▶ **Bedarf:** Die Höhe des Vitamin-B$_6$-Bedarfs hängt von Alter und Geschlecht, Proteinzufuhr (ca. 0,016–0,020 mg/g Eiweiß), Glukosezufuhr, Ausmaß der körperlichen Aktivität und der Aktivität der alkalischen Phosphatase ab.
▶ **Zufuhrempfehlungen:** s. Tab. 76.

Tabelle 76 · Vitamin B$_6$ (Pyridoxin): Zufuhrempfehlungen [mg/d]

Lebensabschnitt [Jahre]	Zufuhrempfehlungen [mg/d]
19–65 (Männer/Frauen)	1,5/1,2
≥ 65 (Männer/Frauen)	1,4/1,2
Schwangerschaft (ab 4. Monat)	1,9
Stillzeit	1,9

▶ **Nahrungsquellen** (s. Tab. 77): Vitamin B$_6$ kommt in vielen nicht verarbeiteten Lebensmitteln vor. PN und PM kommen mehrheitlich in pflanzlichen, PL in tierischen Lebensmitteln vor.
- *Gute Quellen* sind Fleisch, Vollkornprodukte, Gemüse, Nüsse.
- ◪ *Praktische Hinweise:*
  - Vitamin B$_6$ ist relativ hitzestabil (pflanzlich > tierisch).
  - Starke Verarbeitung von Lebensmitteln senkt den Gehalt an und die Bioverfügbarkeit von Vitamin B$_6$.

Tabelle 77 · Pyridoxin-(Vitamin-B$_6$-) Gehalt ausgewählter Lebensmittel

hoch (> 0,4 mg/100 g)	mittel (0,1–0,4 mg/100 g)	mäßig (< 0,1 mg/100 g)
Weizenkleie, Avocado, gekochte Sojabohnen, gekochte Tomaten, Leber, Fleisch (Brathuhn, Gans, Pferd), Gartenbohnen, Garbanzo-Bohnen, Walnüsse, Bananen, Sonnenblumenkerne	Spinat, Karotten, Broccoli, Fisch (Thunfisch), Trauben, Vollreis, Linsen, Kartoffeln, Vollkornprodukte, Eier, Erdnüsse	Milch/-produkte, Orangensaft, Tomatensaft

Diagnostik (Versorgungslage)

▶ **Ernährungsanamnese:** Schwierig, Einsatz begrenzt.
▶ **Körperliche Untersuchung:** Klinik des Vitamin-B$_6$-Mangels s. u.
▶ **Labor:**
- Plasma-PLP: Norm > 30 nmol/l.
- Erythrozyten-PLP: Norm 76–85 nmol/l.
- Erythrozyten-Alanin-Transaminase-Aktivitäts-Koeffizient (α-EALT-AC oder GPT-AC): Norm < 1,25 (25 %).
- Erythrozyten-Aspartat-Transaminase-Aktivitäts-Koeffizient (α-EAST-AC oder EGOT-AC): Norm < 1,80 (80 %).
- *Weitere:* Plasma-Gesamt-Vitamin-B$_6$, Vitamin-B$_6$-Urinausscheidung, Urinausscheidung von 4-Pyridoxinsäure, Tryptophan- und Methionin-Loading-Test.

Vitamin-B$_6$-Mangel

▶ **Ursachen:**
- *Zufuhr* ↓: Alkohol, Fasten, extreme Diäten.
- *Malabsorption* (s. S. 221).
- *Aktivierung* ↓: Chronischer Alkoholabusus, Niereninsuffizienz.
- *Ausscheidung* ↑: Hämodialyse.
- *Bedarf* ↑: Hyperthyreose, chronische Infektionen.

- *Kongenitale metabolische Störungen:* Homocystinurie, Hyperoxalurie, Xanthurenacidurie, Cystathioninurie.
- *Arzneimittel* (s. Interaktionen).

▶ **Klinik:** Es gibt keine charakteristischen Vitamin-B$_6$-Mangelsymptome; meist liegt ein kombinierter B-Komplexmangel vor (Symptome: Schwäche, Leistungseinbruch, Schlaflosigkeit, Stomatitis, Cheilose, Glossitis, seborrhoische Dermatitis nasolabial, Reizbarkeit, Depression, Verwirrung, epileptiforme Krämpfe, beeinträchtigte Immunfunktion, Anämie).

▶ **Diagnostik:** Klinik (s. o.), Labor (Plasma-PLP ↓, Erythrozyten-PLP ↓, α-EAST-AC ↓).

▶ **Therapie:**
- *Verbesserung der Vitamin-B$_6$-Versorgung mit der Nahrung.*
- *Supplementierung – Allgemeines:* Dosierung/Dauer der Therapie hängen vom Schweregrad des Mangels und dem klinischen Ansprechen auf die Therapie ab.
  - ◾ *Vorsicht:* ≥ 300 mg Pyridoxin-Hydrochlorid/d nicht länger als 6 Monate ununterbrochen einnehmen (s. Toxizität).
- *p.o.-Supplementierung:* 150–300 mg Pyridoxin-Hydrochlorid/d bei Mangel (z. B. CH: Benadon 300 mg/Tbl. mit Bruchrille).
- *Parenterale Applikation:* Bei schweren Mangelerscheinungen 50–200 mg Pyridoxin-Hydrochlorid i.v. oder i.m. (z. B. CH: Benadon 100 mg/Amp.).

▶ **Verlaufskontrollen:** Klinische Kontrollen.

Hypervitaminose

▶ **Sichere Einnahmemenge:** s. Zufuhrempfehlungen. UL 80 mg/d als PN (Schwangerschaft und Stillzeit 100 mg/d).

▶ **Akute Toxizität:** Nicht genau bekannt und selten.

▶ **Bei chronischer Einnahme:**
- *Schwere sensorische Polyneuropathie* (meist vollständig reversibel): Keine unkontrollierte langdauernde Therapie (über viele Monate).
- *Pyridoxin-Abhängigkeitssyndrom* bei Dosen > 200 mg möglich. *Vorsicht* während der Schwangerschaft: Abhängigkeitssyndrom beim Neugeborenen möglich.

Mögliche Indikationen für eine Vitamin-B$_6$-Therapie

▶ **Etablierter Vitamin-B$_6$-Mangel.**

▶ **Prophylaxe bei Isoniazid-Therapie** (10–20 mg Pyridoxin/100 mg Isoniazid).

▶ **Homocystinurie/Homocysteinämie** (s. S. 258).

▶ **Cystathioninurie, Xanthurenazidurie.**

▶ **Vitamin-B$_6$-abhängige sideroblastische Anämie.**

▶ **Schwangerschaftserbrechen:** Verwendung als Adjuvans (50–80 mg/d) (*Cave:* Keine hohen Dosen während der Schwangerschaft).

▶ **Weitere mögliche Indikationen:** Karpaltunnelsyndrom, Hyperoxalurie, (primäre Oxalose), Isoniazid-Vergiftung.

7.11 Vitamin B$_{12}$ (Cobalamin)

Grundlagen

▶ **Definition:** Vitamin B$_{12}$ ist der Sammelbegriff für verschiedene Corrinoide mit Vitaminfunktion und gehört zum B-Komplex. Es ist wasserlöslich und das einzige Biomolekül mit einer stabilen Karbon-Metall-Bindung.

► **Funktionen:** Koenzym der Methionin-Synthase ($\rightarrow$ Bedeutung für DNA-/RNA-Synthese, Methylierungsreaktionen und Folsäureaufnahme in Zellen) und der Methylmalonyl-CoA-Mutase (Umlagerungsreaktion von Methylmalonyl-CoA zu Succinyl-CoA $\rightarrow$ Einschluss von Propionsäure in den Zitronensäurezyklus) und hat dadurch Bedeutung für Zellwachstum, Zellreplikation, Hämatopoese, Nukleoproteinbildung und Myelinsynthese.

► **Metabolismus – ernährungsmedizinisch relevante Aspekte:** In der Nahrung immer proteingebunden; im Magen Proteindigestion; im Duodenum Bindung an Intrinsic-Faktor (IF: Bildung in den Parietalzellen [Magen]). Bindung des IF-B$_{12}$-Komplexes im terminalen Ileum an einen spezifischen Rezeptor und Absorption durch aktiven Transport (Absorptionseffizient abhängig von Ca^{++}, pH, Galle, IF). Bei Zufuhr in hohen pharmakologischen Dosen ist auch passive Diffusion möglich. Im Serum gebunden an Transcobalamin (TC) I, II und III. Das Hauptspeicherorgan ist die Leber (ca. 50 % des Gesamtkörpergehalts von 3–5 mg), dort Umwandlung zu Methyl-Cobalamin oder Adenosyl-Cobalamin. Aufgrund großer Speicherkapazität entwickelt sich eine Mangelsymptomatik trotz ungenügender Zufuhr erst nach langer Latenzzeit. Ausscheidung über Gastrointestinaltrakt und Niere (ca. 1–2,6 µg/d, d. h. ca. 0,2 % des Speichers). Enterohepatische Rezirkulation (70–75 % werden reabsorbiert).

► **Interaktionen:** Vitamin-B$_{12}$-Malabsorption (KCL-Retardpräparate, Aminosalicylate, Colchizin, Amninoglykoside, Antazida).

Zufuhrempfehlungen/Nahrungsquellen

► **Zufuhrempfehlungen:** s. Tab. 78.

Tabelle 78 · Vitamin B$_{12}$: Zufuhrempfehlungen [µg/d]

Lebensabschnitt [Jahre]	Zufuhrempfehlungen [µg/d]
$\geq$ 19	3,0
Schwangerschaft	3,5
Stillzeit	4,0

► **Nahrungsquellen** (s. Tab. 79): Synthese nur durch Bakterien.
- *Einzige Vitamin-B$_{12}$-Quellen:* Lebensmittel tierischen Ursprungs. Vergorene Lebensmittel traditioneller Produktionsart (z. B. Sauerkraut, Miso, Tempeh) können Vitamin B$_{12}$ enthalten, der Gehalt ist allerdings sehr variabel.
- ▶ *Praktische Hinweise:*
  - Vitamin B$_{12}$ wird durch Kochen kaum zerstört.
  - Beim Kochen von Fleisch in Wasser sind Verluste bis zu 30 % möglich.
  - Mit modernen Methoden produzierte vergorene Lebensmittel enthalten oft praktisch kein Cobalamin, u. U. Vitamin-B$_{12}$-Analoga ohne Vitamin-B$_{12}$-Wirkung.

Tabelle 79 · Vitamin B$_{12}$-(Cobalamin-) Gehalt einiger Lebensmittel

hoch (> 5 µg/100 g)	mittel (1–5 µg/100 g)	gering (< 1 µg/100 g)
Rinder-/Kalbsleber, Austern	Hühnerleber, Fleisch (Rind, Kalb, Wild), Fisch, Gorgonzola, Krabbenfleisch, bestimmte Hefen	Milch[1], Käse, Hühner-fleisch, Eier

1: Muttermilchgehalt einer Nicht-Vegetarierin: ca. 0,04 µg/dl; bei einer strikten Vegetarierin ca. 3–4 mal niedriger

Diagnostik (Versorgungslage)

- ▶ **Indikation:** V.a. Vitamin-B$_{12}$-Mangel; Anämieabklärung.
- ▶ **Ernährungsanamnese:** Konsum von tierischen Lebensmitteln?
- ▶ **Körperliche Untersuchung:** Klinik des Vitamin-B$_{12}$-Mangels s. u.
- ▶ **Labor:**
  - *Vitamin-B$_{12}$ im Serum:* Norm > 150 pmol/l.
  - *Serum-Holo-TC II:* Norm > 45 pmol/l; Frühdiagnose eines Mangels möglich (*Cave:* Funktioneller Mangel trotz normaler Plasmaspiegel möglich).
  - *Methylmalonsäure* im Plasma: Norm 0,1–0,4 µmol/l; im 24 h-Urin: Norm < 76 µmol/d.
  - *Homocystein* (s. Homocysteinämie): Norm 8–12 µmol/l.
  - *Schillingtest mit kristallinem und/oder proteingebundenem Vitamin B$_{12}$* (*Cave:* Vitamin-B$_{12}$-Co57 passiert Plazenta): Absorptionstest mit markiertem Vitamin B$_{12}$. Normalerweise werden ≥ 20 % der oralen Vitamin-B$_{12}$-Dosis im 24 h-Urin ausgeschieden.
  - – *Weitere:* Bestimmung von Anti-IF und Anti-Parietalzellen-Antikörpern, Blutbild, Knochenmarkuntersuchungen, Deoxyuridin-Suppressionstest.

Vitamin-B$_{12}$-Mangel

- ▶ **Ursachen:**
  - *Zufuhr ↓:* Vegetarier, Veganer, alte Menschen.
  - *Malabsorption:* Malabsorption von proteingebundenem Vitamin B$_{12}$ (z. B. durch atrophe Gastritis mit bakteriellem Überwuchs, Hypoacidität), Gastrektomie, exokrine Pankreasinsuffizienz, perniziöse Anämie, bakterieller Überwuchs des oberen GIT bei Divertikel/Blind-Loop-Syndrom, Parasiten (Fischbandwurm), Rezeptorfunktionsstörungen (HIV, Grasbeck-Immerslund-Syndrom), Morbus Crohn, Sprue, Medikamente (s. Interaktionen), Alkoholabusus.
  - *Weitere:* Angeborene Stoffwechseldefekte, TC-II-Mangel, Medikamente (Antazida), Folsäuremangel.
- ▶ **Risikopopulationen/-situationen:**
  - 10–30 % der älteren Menschen haben eine Malabsorption für Vitamin B$_{12}$ → Einnahme von fortifizierten Lebensmitteln bzw. Vitamin B$_{12}$-Supplementen im Alter günstig.
  - Weitere Risikogruppen: Strikte Vegetarier (s. Vegetarismus, S. 391), makrobiotische Diät, Patienten mit atrophischer Gastritis.
- ▶ **Klinik:** Aufgrund der großen Speicherkapazität wird eine Mangelsymptomatik erst nach einigen Jahren manifest; Symptome sind: Anämie (megaloblastär), Neuropathie, funikuläre Myelose, Anorexie, Schleimhautläsionen, Hunter-Glossitis, Gedächtnisstörungen, Depressionen, Psychose; mögliche weitere Symptome sind

prämature Arteriosklerose (durch erhöhte Homocysteinspiegel), Neuralrohrdefekte (?) und Leberverfettung.

▶ **Diagnostik:**

- ▷ *Hinweis:* Vor der Therapie mit Vitamin B₁₂ immer die Folsäureversorgungslage
  (s. S. 123) untersuchen (und umgekehrt).
- *Ernährungsanamnese und körperliche Untersuchung* (s. o.).
- *Labor:* Blutbild (megaloblastäre Anämie [s. Abb. 23]; *Vorsicht:* Bei gleichzeitigem Eisenmangel normozytär); Plasma-Holo-TC II ↓ (*Cave:* Funktioneller Mangel trotz normaler Plasmaspiegel möglich; DD: Vitamin-B₁₂-, Folsäure-, Pro-
  teinmangel [tiefe TC I-Spiegel], Schwangerschaft); Methylmalonsäure im
  Plasma/Urin ↓; Schillingtest mit kristallinem/proteingebundenem Vitamin B₁₂
  (s. o.), Antikörperbestimmung (s. o.).
- *Evtl. Knochenmarkpunktion* (s. o.).

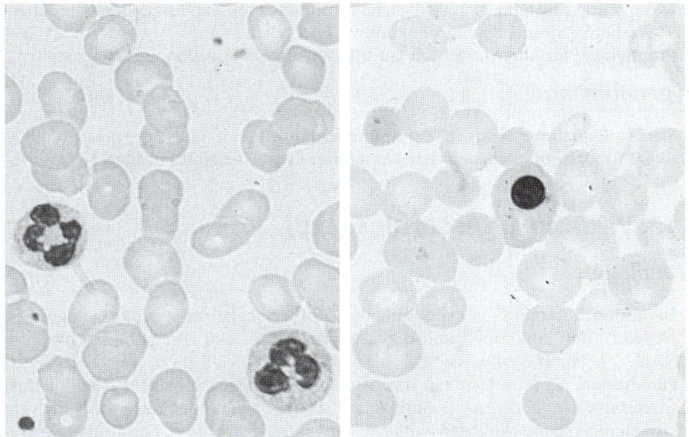

b

Abb. 23   Blutbild bei makrozytärer Anämie: **a** Große Erythrozyten, die fast den
Durchmesser von Granulozyten erreichen. **b** Oft trifft man – besonders in der
Regenerationsphase – auf große Normoblasten (vgl. auch mit dem Blutbild bei
Eisenmangelanämie)

▶ **Therapie:**

- *Verbesserung der Vitamin-B₁₂-Versorgung mit der Nahrung.*
- *Supplementierung – Allgemeines:* Großzügige Indikationsstellung bei Risikokon-
  stellation; evtl. lebenslange Therapie notwendig.
- *p.o.-Supplementierung:*
  - Bei mangelnder Zufuhr evtl. zusätzlich Supplemente (1–3 µg/d).
  - Bei Vitamin-B₁₂-Mangel ist auch die hochdosierte, perorale Verabreichung
    möglich, wegen relativ langsamer Korrektur und Compliance-Problemen
    allerdings nicht zu empfehlen.
- *Parenterale Applikation:*
  - Initial 1000 µg Hydroxocobalamin (z. B. CH: Vitarubin Depot 1000 µg/Amp.,
    D: Vitamin B₁₂-Depot-Injektopas 1500 µg/Amp.) oder Cyanocobalamin
    (CH: Vitarubin superconc. 1000 µg/Amp., D: Vitamin B₁₂ 1000 µg inject Jena-

pharm) i.m. im Intervall von ca. einer Woche über 4–5 Wochen (→ Auffüllen der Speicher). Bei Antikoagulation/Thrombozytopenie ist die tiefe subkutane Injektion möglich. (Mit Cyanocobalamin im Allgemeinen geringere Plasmaspiegel.)

– Erhaltungsdosis: Alle 3–6 Monate 1000 μg Hydroxocobalamin oder Cyanocobalamin i.m.

▶ **Vorsicht:** Intravenöse Applikation vermeiden (selten anaphylaktische Reaktionen möglich).

► **Verlaufskontrollen:**
• Serum-Kalium, -Eisen, -Folsäure überwachen, da sich bei der Therapie einer schweren megaloblastären Anämie ein Mangel entwickeln kann (evtl. gleichzeitige Substitution).
• Hb, MCV, Retikulozyten.
• Patienten mit Herzinsuffizienz überwachen (Blutvolumen ↑).
• Sorgfältig im Hinblick auf mögliche thromboembolische Komplikationen überwachen (Thrombozytenproduktion vorübergehend ↑).

► **Prophylaxe:** Im Alter Indikation zur Vitamin-B$_{12}$-Substitution großzügig stellen.

Hypervitaminose

► **Sichere Einnahmemenge:** s. Zufuhrempfehlungen.
► **Akute Toxizität/bei chronischer Einnahme:** Keine Toxizität bekannt.

7.12 Vitamin C (Ascorbinsäure)

Grundlagen

► **Definition:** Vitamin C ist der Sammelbegriff für Substanzen mit der biologischen Aktivität der Ascorbinsäure, d.h. Ascorbinsäure und Dehydroascorbinsäure (DHAA). Vitamin C ist wasserlöslich.

► **Funktionen:** Vitamin C ist ein reversibles Reduktionsmittel (Elektronendonator) (Ascorbinsäure ↔ DHAA) → Antioxidans, Kofaktor und/oder Kosubstrat für verschiedene Enzyme (Kollagensynthese, Katecholaminsynthese, Carnitinbiosynthese), bei Entgiftungsreaktionen, Vasodilatator und Protektor anderer Antioxidantien (Vitamin E/Glutathion/Flavonoide), Nitrosaminbildung ↓, Eisenstoffwechsel.

► **Metabolismus – ernährungsmedizinisch relevante Aspekte:** Absorption in Jejunum und Ileum durch aktiven, dosisabhängigen (Dosis ↑ → Absorptionseffizienz ↓) Prozess. Intrazellulär liegt Vitamin C frei (ohne Proteinbindung) in reduzierter Form vor. Abbau: Ascorbinsäure ↔ DHAA → Diketogulonsäure → → → Oxalsäure. Im Körper gespeichert ist ca. 20–22 mg Vitamin C/kg Körpergewicht oder 32–34 mg Vitamin C/kg fettfreie Masse. Das sind insgesamt ca. 1500 mg und entspricht einer Reserve für 30–45 Tage. Die Nierenschwelle für die Plasma-Vitamin-C-Konzentration liegt bei 69 μmol/l = 1,2 mg/dl → renale Ausscheidung.

► **Interaktionen:** Eisenabsorption ↑ (Vorsicht bei z.B. Hämochromatose); Modulation der renalen Ausscheidung/Rückresorption durch pH-Verschiebung; falsch positiver Hämoccult-Test.

Bedarf/Zufuhrempfehlungen/Nahrungsquellen

► **Bedarf:** Kontrovers (die optimale Zufuhrmenge entspricht nicht der Menge zur Vermeidung eines Mangels). Vermeidung von Skorbut mit 10 mg/d. Bedarfsmodulierende Faktoren sind Alter, Geschlecht, Nikotinkonsum, Lebensabschnitt.

► **Zufuhrempfehlungen:** s. Tab. 80.

Tabelle 80 · **Vitamin C: Zufuhrempfehlungen [mg/d]**

Lebensabschnitt [Jahre]	Zufuhrempfehlungen [mg/d]
≥ 18	100
Schwangerschaft (ab 4. Monat)	110
Stillzeit	150

► **Nahrungsquellen** (s. Tab. 81): Der Vitamin-C-Gehalt der Lebensmittel hängt von vielen Faktoren, wie geographische Herkunft, Anbaumethode, Lagerung, Ausreifung, Erwärmung, Verfallsdatum (bei vitaminisierten Produkten), ab. Gute Quellen sind Früchte und Gemüse, im Besonderen Zitrusfrüchte/-säfte, Tomaten/-saft, Kartoffeln.
   ► *Praktischer Hinweis:* Vitamin C ist ausgesprochen hitze- und lichtempfindlich.

Tabelle 81 · **Vitamin-C-Gehalt ausgewählter Lebensmittel**

hoch (> 50 mg/100 g)	mittel (10–50 mg/100 g)	mäßig (< 5 mg/100 g)
Blumenkohl, Hagebutten, Zitrusfrüchte (Zitronen) und deren Säfte, Broccoli, Rosenkohl, schwarze Johannisbeeren, Erdbeeren, Gartenkresse	Spinat, Tomaten/-saft, Kohl, Bananen, Bohnen, Pflaumen, Pfirsiche, Kartoffeln	Fleisch, Milch, Äpfel/Birnen und deren Saft, Kopfsalat

Diagnostik (Versorgungslage)

► **Ernährungsanamnese:** Gemüse-/Obstkonsum?
► **Körperliche Untersuchung:** Klinik des Vitamin-C-Mangels s. u.
► **Labor:**
   • *Plasma-/Serum-Vitamin-C-Spiegel:* Norm 0,5–1,5 mg/dl (28–85 µmol/l); Beeinflussung durch Geschlecht, Stress (psychisch, körperlich [z. B. Trauma, Temperaturschwankungen, chirurgische Eingriffe]), orale Kontrazeptiva, chronische Entzündungserkrankungen, akute Infektionen, Rauchen (↓).
   • *Leukozyten-Vitamin-C-Spiegel:* Norm 20–53 µg/10^8 Leukozyten (1,14–3,00 fmol/Leukozyt); Zuverlässiger als Plasma-/Serumwerte, geringere Schwankungen.

Vitamin-C-Mangel

► **Ursachen:**
   • *Zufuhr ↓:* Einseitige Diäten ohne Obst/Gemüse, Alkoholismus.
   • *Malabsorption* (s. S. 221).
   • *Bedarf ↑:* Raucher, chronischer Alkoholismus, prolongierter Stress (psychisch, Fieber, chronische Infekte, Operationsstress, Trauma, längere Kälteexposition), Hyperthyreose, bestimmte Karzinome, Methämoglobinämie.
   • *Verlust ↑:* Hämodialyse.
► **Klinik:** Klassischerweise Skorbut – von Schweregrad und Stadium abhängig: Schwäche, Müdigkeit, Leistungsabfall, verschiedene Formen von Blutungen

(Petechien, Ekkchymosen, perifollikuläre Blutungen), entzündlich geschwollenes und blutendes Zahnfleisch, Ödeme, Wundheilungstörungen, psychiatrische Symptome (Depression).

► **Diagnostik:** Ernährungsanamnese, klinische Befunde, Labor s. o.
► **Therapie:**
  • *Optimierung der Vitamin-C-Versorgung mit der Nahrung.*
  • *Supplementierung – Allgemeines:* Die maximale Poolgröße erreicht man mit 100 mg Vitamin C/d. Dosierung bei erhöhtem Bedarf ca. 200–500 mg/d, bei Vitamin-C-Mangel 200–1000 mg/d. Substitution bevorzugt peroral (Vorsicht: Dosierung ≥ 500 mg u. U. proxidativ), außer bei Vitamin-C-Absorptionsstörungen, künstlicher Ernährung.
  • *p.o.-Supplementierung:* z. B. CH: Redoxon Lutschtabl. à 500 mg oder Brausetabl. à 1000 mg; D: Cebion C 50|200|500 mg/Tabl. oder Brausetabl. à 1 g.
  • *Parenterale Applikation* (i.v.): Dosierungsbereich je nach Indikation 500 mg – > 1 g (z. B. CH: Vitamin C Streuli 10|20%; D: Vitamin C-Injektopas 300/750 mg/ Amp.). (Mögliche Indikationen: Absorptionsstörungen [selten], Methämoglobinämie, parenterale Ernährung).

  ▻ *Beachte:*
    – *Vorsicht:* Interaktion mit Eisen (s. o.).
    – Vitamin C wird u. a. zu Oxalsäure abgebaut. *Vorsicht:* Bei Patienten mit positiver Anamnese für Oxalatsteine (Bedeutung kontrovers diskutiert) und bei Hämodialysepatienten.
    – Rebound-Skorbut (Entzugs-Skorbut) nach hohen Vitamin-C-Dosen möglich, v.a. bei Neugeborenen, deren Mutter hohe Vitamin-C-Dosen während der Schwangerschaft eingenommen hat.
    – Lutschtabletten oder Kaugummis mit Vitamin C können den Zahnschmelz zerstören.

► **Verlaufskontrollen:** Klinische Kontrollen.

Hypervitaminose

► **Sichere Einnahmemenge:** s. Zufuhrempehlungen. UL = 2000 mg/d Vitamin C.
► **Akute Toxizität:** Toxizität gering; bei pharmakologischen Dosen kommen Übelkeit, Durchfall, Blähungen, Magenkrämpfe, Flush-Symptome vor.
► **Bei chronischer Einnahme:** Bei Langzeittherapie mit hohen Dosen (2–3 g/d) kann bei Absetzen der Therapie ein Rebound-Skorbut auftreten; osmotische Diurese.

Mögliche Indikationen für eine Vitamin-C-Therapie

► **Eisenüberladung:** Adjuvans bei Desferoxamintherapie und Methämoglobinämie.
► **Kontroverse Indikationen:** Koronare Herzkrankheit, Krebsrisiko-Modulation (Prophylaxe), Immunmodulation (Erkältungskrankheiten), Asthma und obstruktive Lungenerkrankung, kognitive Funktion, Katarakt.

7.13 Biotin

Grundlagen

► Biotin ist ein wasserlösliches Vitamin des B-Komplexes.
► **Funktionen:** Biotin ist Kofaktor im Fettsäure-, Kohlenhydrat-, Proteinstoffwechsel sowie im Cholesterinmetabolismus. Bedeutung für Zellwachstum, DNA-Synthese, Glukoneogenese und PUFA-Stoffwechsel.

▶ **Metabolismus – ernährungsmedizinisch relevante Aspekte:** Freisetzung des v.a. proteingebundenen Biotins durch Biotinidase (Pankreassekret und mukosaständig). Absorption im proximalen Dünndarm, bei geringen Konzentrationen aktiv, bei pharmakologischen Konzentrationen passiv. Die Bioverfügbarkeit ist sehr variabel (ca. 50%). Im Blut gebunden an Biotinidase. Biotinsynthese durch intestinale Bakterien möglich (Bioverfügbarkeit?). Geringe Speichermöglichkeit in der Leber. Ausscheidung im Urin.

▶ **Interaktionen:** Antikonvulsiva: Steigerung des Biotinstoffwechsels.

Bedarf/Zufuhrempfehlungen/Nahrungsquellen

▶ **Bedarf:** Der genaue Biotinbedarf ist nicht bekannt. Durchschnittliche Zufuhr ca. 100–300 μg/d → Mangel selten.

▶ **Zufuhrempfehlungen:** 30–60 μg/d (alle Erwachsenen, Schwangerschaft, Stillzeit). US-AI 30 μg/d (für alle Altersgruppen)

▶ **Nahrungsquellen:** Gute Biotinquellen (600–2000 μg/100 g): Leber, Organfleisch, Vollreis, Eier (gekocht), Nüsse, Blumenkohl, Makrelen, Sardinen.

▷ *Praktischer Hinweis:* Biotin ist hitzelabil.

Biotinmangel

▶ **Ursachen:**
- *Zufuhr* ↓: Extreme Malnutrition, Alkoholismus, einseitige Ernährung.
- *Malabsorption* (s. S. 221).
- *Weitere:* Angeborener Biotinidase-Mangel (selten), Medikamente (s. Interaktionen), Schwangerschaft, Hämodialyse, langdauernde Breitbandantibiotikatherapie nur marginaler Diät.

▶ **Klinik:** Meist mit einem Mangel an anderen B-Komplex-Vitaminen kombiniert → typische Symptome fehlen oft.

▶ **Diagnostik:** Besserung durch Supplementierung. Ernährungsanamnese hat keine Bedeutung; es gibt keine ideale Methode zur Erfassung der Biotinversorgungslage (eingesetzt werden Biotin im Vollblut, Serum, Plasma).

▶ **Therapie:**
- *Optimierung der Biotinversorgung mit der Nahrung.*
- *Supplementierung:* 2,5–5 mg/d; bei schwerem Mangel Dosis ↑; Dosierung individuell anpassen (z.B. Multivitaminpräparate; CH: Rombellin 2,5 mg/Tabl.).

Hypervitaminose

▶ **Sichere Einnahmemenge:** s. Zufuhrempfehlungen (*Regel:* 50 μg/1000 kcal).

▶ **Akute Toxizität/bei chronischer Einnahme:** Toxizität nicht bekannt.

7.14 Folsäure (Folat)

Grundlagen

▶ **Definition:** Folsäure (Folat) ist der Sammelbegriff für alle folatwirksamen Substanzen in der Nahrung, d.h. Folsäure und Polyglutamate. Folsäure (Pteroylglutaminsäure [PGA]) entspricht der stabilsten Form des Vitamins mit hoher Bioverfügbarkeit (> 90%) und entspricht der synthetischen Form des Vitamins.

▶ **Funktionen:** Folsäure hat Bedeutung für Zellteilung und -differenzierung, Purin-, Pyrimidinsynthese, Aminosäurestoffwechsel (Methioninsynthese), DNA-Synthese,

Fettstoffwechsel und Hämatopoese. Sie ist mit Vitamin B_{12} an Methyltransfer-Reaktionen beteiligt. Antikarzinogenese.

▶ **Metabolismus – ernährungsmedizinisch relevante Aspekte:** In der Nahrung mehrheitlich als Polyglutamat → Dekonjugierung zu Monoglutamaten durch Bürstensaum-Konjugase (pH-abhängig). Absorption im proximalen Dünndarm durch aktiven Transport (Förderung durch Glukose/Galaktose), (geringe Mengen können auch durch passive Diffusion aufgenommen werden). Die Bioverfügbarkeit ist sehr variabel und liegt bei ca. 50 %. Transport im Plasma als freie oder Protein-gebundene Folsäure. Hauptspeicherorgan ist die Leber (50 %). Körperspeicher ca. 5–10 mg (11,3–22,6 μmol), ausreichend für ca. 2–4 Monate. Ausscheidung über Urin und Galle → enterohepatische Rezirkulation.

▶ **Interaktionen:**

- Vitamin B_{12}: Bei Vitamin-B_{12}-Mangel: Intrazellulärer Folsäuremangel.
  - ▣ *Vorsicht:* Durch hohe Folsäuredosen kann ein Vitamin-B_{12}-Mangel maskiert werden; nach Folsäuregabe Verbesserung der Vitamin-B_{12}-abhängigen Blutbefunde, jedoch nicht der neurologischen Symptome.
- Malabsorption: Cholestyramin, Antiepileptika, Alkohol.
- Folsäureantagonisten: Triamteren, Methotrexat, Pyrimethamin, Trimethoprim, Sulfasalazin, nicht steroidale Antirheumatika (z. B. Ibuprofen).
- Plasma-Clearance ↑: Aspirin, Alkohol.
- Orale Kontrazeptiva (Folsäurespiegel in manchen Geweben u.U. ↓).

Bedarf/Zufuhrempfehlungen/Nahrungsquellen

▶ **Einheit** (Definition: Folat-Äquivalent = Monoglutamat + 0,2 × Polyglutamat): 1 μg Folat-Äquivalent = 1 μg Nahrungs-Folat = 0,5 μg synthetisches Folat (PGA) = 0,6 mg Folat mit einer Mahlzeit.

▶ **Bedarf:** Die genaue Bedarfseinschätzung ist sehr schwierig. 100 μg Folsäure-Monoglutamat/d reichen zur Beibehaltung einer normalen Versorgung aus.

▶ **Zufuhrempfehlungen:** s. Tab. 82.

Tabelle 82 · Folat-Zufuhrempfehlungen [μg Folat-Äquivalent/d]

Lebensabschnitt [Jahre]	Zufuhrempfehlungen [μg Folat-Äquivalent/d]
≥ 15[1]	400
Schwangerschaft[1]	600
Stillzeit	600

1: Zur Prävention eines Neuralrohrdefekts sollten Frauen im gebärfähigen Alter zusätzlich 400 μg synthetische Folat (PGA) als Supplement einnehmen. Beginn: Ab spätestens 4 Wochen vor Konzeption; Dauer: Bis Ende des ersten Trimenons

▶ **Nahrungsquellen** (s. Tab. 83):

- *Gute Folsäurequellen:* Alle Blattgemüse (Spinat, Salat), Tomaten, Gurken, Getreide und Organfleisch (Leber, Niere).
- *Schlechte Folsäurequellen:* Obst, Fisch/-produkte, Muskelfleisch.
- ▣ *Praktische Hinweise:* Folsäure ist sehr hitze- und oxidationslabil.

Tabelle 83 · Folat-Gehalt einiger Lebensmittel [µg Folat/100 g]

hoch (> 100)	mittel (30–100)	mäßig (10–30)	wenig (< 10)
Rinder-, Hühnerleber, Eidotter, Weizenkeime, vitaminisierte Getreideprodukte, Gartenbohnen	Spinat, Vollkornmehl, Weißkohl, Weizenkleie, Salat, Walnüsse, Erdnüsse, Mandeln, Orangensaft, Mais, Schnittbohnen	Käseprodukte, Bananen, Erdbeeren, Reis (ungeschält), Eier, Tomaten, Kartoffeln	Milch, Äpfel, Blumenkohl, Muskelfleisch, Fisch, Reis (geschält)

Diagnostik (Versorgungslage)

▶ **Indikationen:** V.a. Folsäuremangel; Anämieabklärung, Vitamin-B$_{12}$-Mangel.

▶ **Ernährungsanamnese:** Einsatz möglich; Vorsicht wegen unterschiedlicher Bioverfügbarkeit, Hitze- und Oxidationslabilität.

▶ **Körperliche Untersuchung:** Klinik des Folsäuremangels s. u.

▶ **Labor:**
  • *Serum-/Plasma-Folat:* Norm s. Tab. 84; Abnahme bereits nach 2–3 Wochen Mangelsituation; *Vorsicht:* Parameter reagiert auf kurzfristige Zufuhr.
  • *Erythrozyten-Folat:* Norm s. Tab. 84; Abnahme nach ca 3–4 Monaten; guter Langzeitmarker.

▶ **Weitere Parameter:** Plasma-Homocysteinspiegel (s. S. 118), Blutausstrich (Hypersegmentierung der Granulozyten?), Desoxyuridin-Suppressionstest, Forminino-Glutaminausscheidung (FIGLU) und Folat-Ausscheidung im Urin.

Folsäuremangel

▶ **Epidemiologie:** Ein Folsäuremangel ist weit verbreitet.

▶ **Ursachen:**
  • *Zufuhr ↓:* Häufigste Ursache; z. B. durch Alkoholismus, chronische Erkrankungen, einseitige Ernährung, langes Kochen von Gemüse.
  • *Malabsorption:* Alkohol, Malabsorptionssyndrome (z. B. tropische Sprue, Zöliakie [s. S. 233]), Medikamente (s. Interaktionen), Blind Loop Syndrom, Folyl-Conjugase-Hemmung.
  • *Aktivierung ↓:* Folsäureantagonisten (s. Interaktionen), Enzymdefekte im Folsäurestoffwechsel, Vitamin-B$_{12}$-Mangel, Alkohol, Vitamin-C-Mangel.
  • *Bedarf ↑:* Schwangerschaft, gesteigerte Hämatopoese, myeloproliferative Erkrankungen (Lymphome, malignes Myelom), prolongierter Stress (z. B. Krankheit), MTHFR C667T Polymorphismus (Prävalenz 2–16 %).
  • *Ausscheidung ↑:* Lebererkrankungen, Dialyse, Vitamin-B$_{12}$-Mangel, Skorbut.

▶ **Klinik:** Megaloblastäre Anämie, Thrombozytopenie, Anämiesymptome, Anorexie, Übelkeit, Durchfall, Schleimhautulzera, Glossitis und weitere unspezifische Symptome.

▶ **Diagnostik:** Ernährungsanamnese, körperliche Untersuchung, Labor (Blutbild; Plasma-Folsäure und Erythrozyten-Folsäure; s. Tab. 84). Differenzialdiagnose: Vitamin-B$_{12}$-Mangel (s. S. 118; bei Vitamin-B$_{12}$-Mangel im Allgemeinen neurologische Symptome; bei Folsäuremangel selten).

  ▣ *Beachte:*
    – Gleichzeitige Unterversorgung mit Vitamin C möglich.
    – Bei gleichzeitigem Eisenmangel sind die Zellen nicht makrozytär.

Tabelle 84 · Folsäure-(Folat-) Laborwerte [nmol/l][1] (für alle Altersgruppen)

Parameter	Mangel	erniedigt	normal
Plasma-/Serum-Folat	< 6,7	6,7–13,4	≥ 13,5
Erythrozyten-Folat	< 315	315–359	≥ 360

1: Umrechnung: nmol/l : 2,265 = ng/ml

► **Untersuchungen vor Therapiebeginn:** Vitamin-B_{12}-Status.
► **Therapie:**
  • *Optimierung der Folsäureversorgung mit der Nahrung.*
  • *p.o.-Supplementierung:* Dosis und Dauer sind von der Grundkrankheit abhängig. Eine optimale hämatologische Antwort wird mit 50–100 µg Folsäure/d p.o. erreicht. Zur Auffüllung der Depots sind höhere Dosen notwendig (1 mg/d für 2–3 Wochen) (z. B. CH: Folvite Tabl. à 1 mg, D: Folsäure-biosyn Tabl. à 5 mg).
  ◪ *Beachte:* Durch Folsäure Exazerbation von Epilepsie möglich (anfallauslösend).
► **Verlaufskontrollen:** Blutbild, Plasma-/Serum-Folat, Serum-Vitamin-B_{12}.

Hypervitaminose

► **Sichere Einnahmemenge:** s. Zufuhrempfehlungen. UL = 1000 µg Folat (aus Nahrung und/oder Supplement).
► **Akute Toxizität/bei chronischer Einnahme:** Folsäure hat praktisch keine Toxizität. (*Selten* Hypersensitivität nach oraler/parenteraler Zufuhr.)

Mögliche Indikationen für eine Folsäuretherapie

► **Folsäuremangel:** s. o.
► **Neuralrohrdefekt-Prävention:** s. Zufuhrempfehlungen, S. 396. Nach Geburt eines Kindes mit Neuralrohrdefekt und bei erneutem Kinderwunsch: 4–5 mg Folsäure/d (idealerweise als Monopräparat); Beginn *mindestens* 1 Monat vor Konzeption; Dauer: Bis Ende des 1. Trimenons.
► **Therapie/Prävention der Homocysteinämie** (s. S. 258).
► **Kolonpolypen/-polypose:** Über den Zufuhrempfehlungen liegende Zufuhr sinnvoll, da Folsäure möglicherweise die Kolonkarzinogenese hemmt.
► **MTHFR C667T Polymorphismus** (s. S. 125).
► **Zurzeit kontroverse mögliche Indikationen:** Arteriosklerose, kognitive Funktion.

7.15 Pantothensäure

Grundlagen

► **Definition:** Pantothensäure ist ein wasserlösliches Vitamin des B-Komplexes.
► **Funktionen:** Bestandteil von Koenzym A (CoA) und des Acyl-Carrier-Proteins (ACP; Bestandteil der Fettsäuresynthase); zentrale Rolle im Stoffwechsel (z. B. Glukose, Fett, Aminosäuren, Steroidhormone, Neurotransmitter).
► **Metabolismus – ernährungsmedizinisch wichtige Aspekte:** Absorption durch Na^+-abhängigen Transportmechanismus (Diffusion). Ausscheidung mehrheitlich im Urin.

Bedarf/Zufuhrempfehlungen/Nahrungsquellen

► **Bedarf:** Der genaue Pantothensäurebedarf ist nicht bekannt. Die durchschnittliche Zufuhr beträgt ca. 5–6 mg Pantothensäure/d.
► **Zufuhrempfehlungen:** 6 mg/d (alle Erwachsenen, Schwangerschaft, Stillzeit).
► **Nahrungsquellen:** Weite Verbreitung → Mangel selten. Sehr gute Nahrungsquellen (> 50 μg/g Trockengewicht): Leber, Niere, Hefe, Eigelb, Herz, Broccoli, Milchpulver.
  ▶ *Praktischer Hinweis:* Pantothensäureverluste ≥ 80 % möglich durch Hitze und Verarbeitung.

Diagnostik (Versorgungslage)

► **Ernährungsanamnese:** Keine Bedeutung.
► **Körperliche Untersuchung:** Keine typischen Mangelsymptome.
► **Labor:** Keine guten Methoden zur Statuserfassung vorhanden.

Pantothensäuremangel

► **Ursachen:** Malabsorptionssyndrome (s. S. 221); Malnutritionszustände.
► **Klinik:** Klassisch wäre ein „Burning Feet Syndrom" (Melalgie). Ein Pantothensäuremangel kommt praktisch immer in Kombination mit anderen Nährstoffmangelzuständen vor → keine typischen Symptome.
► **Diagnostik:** Bei Verdacht probatorische Therapie.
► **Therapie:**
  • *Optimierung der Pantothensäureversorgung mit der Nahrung.*
  • *p.o.-Supplementierung:* ca. 6–12 mg Pantothensäure/d (in verschiedenen Multivitaminpräparaten enthalten).

Hypervitaminose

► **Sichere Einnahmemenge:** s. Zufuhrempfehlungen.
► Akute Toxizität/bei chronischer Einnahme: Toxizität nicht bekannt.

8 Mineralstoffe und Spurenelemente

8.1 Natrium (Na⁺) (inkl. Kochsalz [NaCl])

Grundlagen

▶ **Definitionen:**
- *Natrium* (Na⁺) ist ein Mineralstoff, der in allen Zellen/Sekreten des Körpers vorhanden ist. Die wichtigste Natriumquelle in der Nahrung ist NaCl.
- *Natriumchlorid* (NaCl, Koch-/Speisesalz; im täglichen Sprachgebrauch und im folgenden Abschnitt „Salz" genannt) ist das Natriumsalz der Salzsäure.

▶ **Einteilungen von Salz:**
- *Art der Salzgewinnung:* Steinsalz, Siedesalz, Meersalz (*Vorsicht:* Meersalz enthält deutlich weniger Jod als jodiertes Speisesalz).
- *Art der zugesetzten Spurenelemente/der Verarbeitung:*
  – Jodiertes Speisesalz (Zugabe von 15–25 mg Jod/kg Salz).
  – Fluoridiertes Speisesalz (Zugabe von ≤ 250 mg/kg Salz Kaliumfluorid und 10–15 mg Jod/kg Salz).
  – Gewürzsalz (Salzmischungen mit mindestens 15 % Gewürzanteil).
  – Vitaminsalz (mit Vitaminen angereichertes Salz).
  – Nitritpökelsalz (Kochsalz mit Natriumnitritzusatz).

▶ **Funktionen:**
- *Natrium:* Osmotische Aktivität (Aufrechterhaltung des extrazellulären Volumens, Wasserbilanz, zelluläre Volumenregulation); Säure-Basen-Haushalt, Muskelkontraktion, neurale Funktionen, Blutdruckregulation; Bestandteil der Verdauungssäfte.
- *Salz:* Wichtigster Träger für Jod.

▶ **Natriummetabolismus – ernährungsmedizinisch relevante Aspekte:** Fast vollständige Absorption; Regulation des Serum-Natriumspiegels in einem sehr schmalen Bereich (Norm: 138–142 mmol/l) durch komplexe Mechanismen (z. B. Angiotensin-Aldosteron-System, ADH-Ausschüttung), die v.a. an den Nieren durch Regulation von Natriumfiltration und -Reabsorption wirken. Der Natriumgehalt des Körpers liegt bei 70–100 g. Renale Ausscheidung, im Allgemeinen gilt: Ausscheidung = Zufuhr.

▶ **Interaktionen:** Natrium ↓ durch Diuretikatherapie (Verluste ↑), Vasopressinanaloga, NSAR, Zytostatika.

Bedarf/durchschnittliche Zufuhr

▶ **Bedarf:** Der genaue Natriumbedarf ist nicht bekannt. Er steigt bei erhöhten Verlusten (z. B. renale Verluste, starkes Schwitzen, Durchfall, Erbrechen, Ileus, Mukoviszidose) deutlich an.

▶ **Durchschnittliche Salzzufuhr** in Europa ca. 6–11,7 g/d.

Zufuhrempfehlungen/Nahrungsquellen

▶ **Umrechnungshilfen:**
- 1 mol Na⁺ entspricht 23 g, 1 mol Cl⁻ 35,5 g und 1 mol NaCl 58,5 g.
- 1 g Kochsalz = ca. 0,4 g Na⁺ und 0,6 g Cl⁻.
- Umrechnung Natrium → Kochsalz: Na⁺ [mg] × 2,5 = NaCl [mg].
- Umrechnung Chlorid → Kochsalz: Cl⁻ [mg] × 1,66 = NaCl [mg].

► **Zufuhrempfehlungen:** Eine Tageszufuhr von 5 g Salz ist ausreichend für die Versorgung eines Erwachsenen in Zentraleuropa.

- *Minimale Zufuhr:* 550 mg Na⁺/d (24 mmol/d), entsprechend ca. 23 mg Na⁺/100 kcal (1 mmol/100 kcal).
- *Schwangerschaft:* Zusätzlicher Bedarf ca. 69 mg (3 mmol) Na⁺/d.
- *Stillzeit:* Zusätzlich ca. 138 mg (6 mmol) Na⁺/d.

► **Nahrungsquellen:** s. Tab. 85 und salzdefinierte Diät (S. 132). Der größte Teil des Natriumzufuhr erfolgt in Form von Kochsalz.

- *Wichtigste Natriumquellen:* ca. 28 % Brot und Backwaren, 26 % Fleisch/ -waren, 11 % Milch/-produkte, 7 % Fisch/-waren, 4 % Gemüseprodukte.
- *Mineralwasser:* Sehr unterschiedlicher Natriumgehalt (1–13 000 mg/l; natriumarm = < 200 mg/l, z. B. ALOISIUS Quelle, Finkenbach Quelle, CH: Epfinger, A: Alpquell; andere: Vittel, Volvic; natriumhaltig = > 200 mg/l; natriumreich = > 1000 mg/l: z. B. Bad Mergentheimer, Aachener Kaiserbrunnen, Kaiser-Friedrich-Quelle, Vichy Célestines).

🗗 *Allgemeine Regeln:*

- ca. 50 % des Salzes sind im Lebensmittel enthalten, ca. 50 % werden in der Küche/am Tisch zugegeben → durch die einfache Empfehlung „nicht nachsalzen" kann eine beträchtliche Reduktion der Salzzufuhr erreicht werden.
- Je höher der Verarbeitungsgrad eines Lebensmittels, desto höher ist sein Gehalt an Natrium/Salz.
- Verhältnis Na:K in Lebensmitteln: Kaliumreiche Nahrungsmittel sind in der Regel salzarm und umgekehrt (s. Kalium, S. 134).

Tabelle 85 · Natriumgehalt einiger Lebensmittel

hoch (> 1300 mg/100 g)	mittel (100–1000 mg/100 g)	gering (< 100 mg/100 g)
Salzstangen, Ketchup, Oliven (mariniert), Roquefort, Brie, Schmelzkäse, Sauermilchkäse, gesalzener Schweineschinken, Salami, Salzheringe	Brot, Brötchen, Gemüse-Konserven, Sauerkraut, Käse (Gorgonzola, Tilsiter, Gouda, Edamer), Milchpulver, Hühnerei, Hühnereiweiß, Organfleisch (inkl. Geflügel), Schinken, Dosenwurst, Wiener Würstchen, Fische (Sardinen, geräucherter Aal), Krustentiere	Getreidekörner, Kleie, Mehl, Haferflocken, Hülsenfrüchte, Frischgemüse, Cornflakes, Joghurt, Milch, Sahne (Rahm), Buttermilch, Molke, Butter, Hühnereigelb, Muskelfleisch (inkl. Wild), Geflügelfleisch (Huhn, Gans), Thunfisch, Aal, Barsch, Forelle, Lachs

---

Diagnostik (Versorgungslage)

► **Ernährungsanamnese:** Schwierig und nicht sehr aufschlussreich.

► **Körperliche Untersuchung:**

- *Körpergewicht:* Bei Natriumretention (Ödeme verschiedener Ursachen, z. B. Herzinsuffizienz) ist die Überwachung des Körpergewichts der sinnvollste Parameter.
- Klinik bei Hypo- und Hypernatriämie s. u.

► **Labor:**

- *Natrium im Serum:* Norm 138–142 mmol/l.
- *Natriumausscheidung im 24-h-Urin:* Üblicher Referenzbereich 20–220 mmol/d; dieser Wert unterliegt ausgeprägten Tagesschwankungen in Abhängigkeit von der Na⁺-Zufuhr → Aussagekraft steigt mit der Anzahl der

Tage, an denen die Natriumausscheidung gemessen wurde. Bester Parameter zur Erfassung der Salzzufuhr.

Hyponatriämie

▷ **Merke:** Jede schwerwiegende Abweichung der Konzentration von Serum-/ Plasma-Elektrolyten ist ein medizinischer Notfall und bedarf kompetenter Betreuung.

▶ **Definitionen:** s. Tab. 86.

Tabelle 86 · Definitionen der Normo-, Hypo-, und Hypernatriämie

Definition	Serum-Natrium [mmol/l]
Normo-Natriämie	138–142
leichte Hyponatriämie	125–138
schwere Hyponatriämie	< 125
leichte Hypernatriämie	142–155
schwere Hypernatriämie	> 155

▶ **Ursachen:**
- *Erbrechen, Durchfall.* (In der Regel stimmen Ausmaß der Natriumverluste und des Erbrechens/Durchfalls überein.)
- *Medikamente* (s. Interaktionen).
- *Verdünnungshyponatriämie während der Schwangerschaft.*
- *Weitere:* Bier-Trinksucht, Kaffee-Brot-Diät (z. B. bei alten Menschen mit einseitiger Ernährung), physiologische Extremsituationen (z. B. extremes Schwitzen).

▶ **Klinik:** Die Symptomatik wird durch das Ausmaß der Natriumabweichung, die Schnelligkeit der Konzentrationsverschiebung und die Symptome der Grunderkrankung bestimmt. Eine Malnutrition prädisponiert zu einer ausgeprägteren Symptomatik bei Hyponatriämie.
- Ist das Serum-Natrium > 130 mmol/l, sind klinische Symptome selten, evtl. Hypotonie und Orthostase.
- Serum-Natrium 125–130 mmol/l: v.a. gastrointestinale Symptome (z. B. Übelkeit, Erbrechen), Kopfschmerzen, Anorexie, Lethargie.
- Serum-Natrium < 125 mmol/l: Muskelschwäche, -krämpfe, Verwirrtheit, Persönlichkeitsveränderungen, Ataxie, Hyporeflexie, Krampfanfälle, Koma.

▶ **Diagnostik:** Klinische Befunde (s. o.), Messung des Serum-Natriums und Serum-Kaliums, Urin-Natrium, Urin-, Serum-Osmolalität.

▷ **Vorsicht:** Serum-Natrium reflektiert nicht Gesamtkörper-Natrium!

▶ **Therapie:**
- *Des leichten Salz- bzw. Volumenmangels:* Kausale Therapie (z. B. Sistieren der Diuretikatherapie), Rehydrierungslösung (s. S. 349), Brühe, Sportgetränke.
- *Bei schwerer Hyponatriämie:* In Abhängigkeit von der Grunderkrankung. Korrektur einer evtl. Volumenstörung und NaCl-Substitution nach individueller Konstellation; intensivmedizinische Therapie und Betreuung.

  ▷ **Vorsicht:** Bei Alkoholismus, Malnutrition und Hypokaliämie besteht ein erhöhtes Risiko für das sog. osmotische Demyelinisierungssyndrom („zentrale pontine Myelinolyse", s. Abb. 24) → langsamer Ausgleich einer Hyponatriämie.

8.1 Natrium (Na⁺) (inkl. Kochsalz [NaCl])   **8**

Mineralstoffe und Spurenelemente

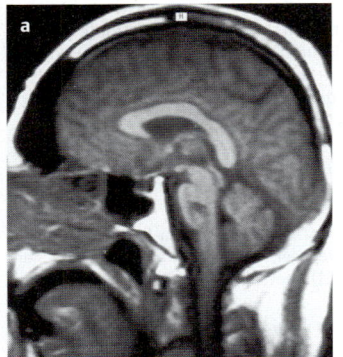 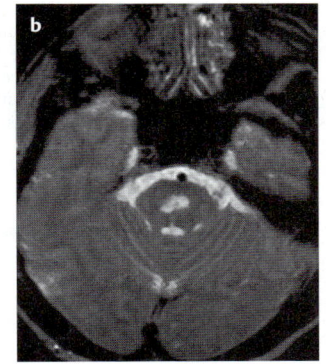

Abb. 24   Zentrale pontine Myelinolyse. In der Mitte der Brücke ist eine scharf begrenzte Signalabnormität zu erkennen (64-jähriger Alkoholkranker nach 12-wöchiger Intensivbehandlung von Hyponatriämie und Dehydration; die Erkrankung wurde überlebt). **a** T2-gewichtete axiale MRT. **b** T1-gewichtete mediosagittale MRT.

Hypernatriämie

▶ **Definitionen:** s. Tab. 86, S. 130.
▶ **Ursachen:**
  - *Erbrechen, Durchfall* (Verlust von hyponatriämischer Flüssigkeit).
  - *Exzessive Natriumzufuhr und/oder ungenügende Wasserzufuhr.*
  - *Abnorme Natriumretention bei Ödemen* (Herzinsuffizienz, Leberinsuffizienz).
  - Das Risiko einer Hypernatriämie ist bei alten Menschen, schlecht kontrolliertem Diabetes mellitus und Sondenernährung erhöht.
▶ **Klinik:** Die Symptomatik wird durch das Ausmaß der Natriumabweichung, die Schnelligkeit der Konzentrationsverschiebung und die Symptome der Grunderkrankung bestimmt. Mögliche Symptome sind ZNS-Symptome (Lethargie, allgemeine Reizbarkeit und Unruhe, Krampfanfälle, Hyperreflexie, Spastizität), Muskelzuckungen, Fieber, Erbrechen, Übelkeit, Atemnot, Durst. Hohe Mortalität ($> 50\%$) bei Serum-Natrium $> 160\,mmol/l$.
▶ **Diagnostik:** Klinische Befunde (s. o.), Messung des Serum-Natriums und Serum-Kaliums, Urin-Natrium, Urin-, Serum-Osmolalität.
▶ **Therapie:** Kausale und symptomatische Therapie (s. a. Na⁺-arme/-reduzierte Ernährung, S. 132).
  ▱ *Vorsicht:* Langsame Korrektur eine Hypernatriämie anstreben.

Toxizität

▶ **Sichere Einnahmemenge:** s. Zufuhrempfehlungen.
▶ **Akute/chronische Toxizität:** s. Hypernatriämie.

Salzsensitivität

▶ **Definition:** Variabilität der Blutdruckerhöhung als Anwort auf eine erhöhte Salzzufuhr (Verschiebung der renalen Druck-Natriurese-Kurve nach rechts unter erhöhter Salzzufuhr).

► **Einflussfaktoren/Ursachen:** Alter (Ältere > Jüngere), Körpergewicht (Adipöse > Normalgewichtige [u.U. Normalisierung durch Gewichtsreduktion]), Rassenzugehörigkeit (dunkle Hautfarbe > helle Hautfarbe), weitere genetische Faktoren, Blutdruckerhöhung ($\uparrow$: ca. 40 % der Hypertoniker sind salzempfindlich), niedrige Kalzium- und Kaliumzufuhr, Expansion des Extrazellulärvolumens, Stimulation des sympathischen Nervensystems ($\uparrow$), Schwangerschaft.

► **Diagnostik:**
- *Reduktion der Salzzufuhr* (1–2 Wochen): Als Salzsensitivität ist ein Blutdruckabfall um mindestens 10 mmHg definiert (ein „Salzloading" als Test ist nicht empfehlenswert).
- *Weitere mögliche Marker der Salzsensitivität:* Niedrige Plasma-Renin-Konzentration, gestörter zellulärer Kalziumstoffwechsel, Überschuss an natriuretischem Hormon, erhöhte Sympathikusaktivität, Diabetes mellitus Typ 2.

► **Therapie:**
- *Salzrestriktion* (s. salzdefinierte Diäten, S. 132).
- *KCl als Kochsalzersatz* (*Vorsicht:* Hyperkaliämie möglich; v.a. bei Niereninsuffizienz, Therapie mit ACE-Hemmern).

Salz-definierte Diät (natriumarme/natriumreduzierte Diät)

► **Definitionen:**
- *Streng natriumarm:* 0,4 g Na⁺/d (= 1 g NaCl/d).
- *Natriumarm:* 1,2 g Na⁺/d (3 g NaCl/d).
- *Natriumreduziert:* 2,4 g Na⁺/d (6 g NaCl/d).

► **Mögliche Indikationen für eine natriumarme oder -reduzierte Diät:**
- ▣ *Anmerkung:* Eine salzarme Ernährung der Gesamtbevölkerung hat keinen Sinn und ist auch nicht realistisch. (Es gibt keinen direkten Zusammenhang zwischen der Salzzufuhr und Mortalität und Morbidität einer Population.)
- Hypertonie (bei vorliegender Salzsensitivität, s.o.).
- Akute und chronische Herzinsuffizienz.
- Chronische Niereninsuffizienz mit Wasserretention und terminales Nierenversagen.
- Dekompensierte Leberzirrhose, chronische Leberinsuffizienz mit Aszites.
- Nephrotisches Syndrom.
- Sekundärer Hyperaldosteronismus.
- Ödeme jeglicher Pathogenese (kardial, renal, hepatisch).
- Hypernatriämie.
- Weitere mögliche Indikationen: Chronische Steroidtherapie, prämenstruelles Syndrom, Diuretikatherapie, Z.n. Nierentransplantation.

► **Grundprinzipien der Salz-definierten Diät und Ernährung:**
- Bedarfsgerechte Ernährung mit Kontrolle der Natrium- (bzw. Salz-) Zufuhr (Berücksichtigung der Richtlinien der Vollwertkost, s. S. 352).
- Hohe Flüssigkeitszufuhr (sofern keine Kontraindikationen vorliegen). (Fördert die Natriumausscheidung.)
- Verwendung von Speisesalz bei der Nahrungszubereitung (Kochen) und am Tisch reduzieren bzw. vermeiden (kein Nachsalzen).
- Kaliumzufuhr optimieren (sofern keine Kontraindikationen vorliegen; s. S. 135).
- Einsatz von Salzersatzstoffen. *Vorsicht:* Kaliumgehalt.
- Vermeiden von Na⁺-reichen Fertigprodukten jeglicher Art inkl. Suppen und Saucen (Packungsangaben beachten).
- Zufuhr von Milch/-produkten und Lebensmitteln, die Milch enthalten, mäßigen (unabhängig von Fettstufe und Herkunft; 1 l Milch enthält 500 mg Na⁺; s. Tab. 85).

- Kochtechnik anpassen: Meiden von Kochsalz, Geschmacksverbesserung durch z. B. frische Gewürze, Knoblauch, Zwiebeln, Pfeffer, NaCl-freie Gewürzmischungen, mehrmaliges Waschen von Gemüsekonserven und Verwerfen des Wassers, evtl. Bevorzugung nicht gesalzener Tiefkühlprodukte.

▶ **Mögliche Risiken einer _extremen_ Salzrestriktion:** Appetitverlust mit evtl. Malnutrition, Störungen der kognitiven Funktion, Verstärkung von Orthostasesymptomen, Förderung des chronischen Fatigue-Syndroms. Problemnährstoffe: Eine Unterversorgung mit Nährstoffen (z. B. Jod) ist nur bei extremer Salzrestriktion zu erwarten.

▶ **Lebensmittelauswahl:** s. Tab. 87.

Tabelle 87 · Lebensmittelauswahl bei natriumdefinierter Kost

Nahrungsmittelgruppe	natriumärmer	natriumreich
Getränke	normales Wasser, Kaffee, Tee, Fruchtsäfte, Alkoholika	natriumreiche Mineralwasser
Milchprodukte	eingeschränkter Konsum von Milch (300 ml), Quark, Joghurt, kochsalzvermindertem Käse	Käse (z. B. Appenzeller, Greyère, Feta, Parmesan)
Fleisch/Fisch	alle Sorten (sofern nicht mit NaCl verarbeitet)	Fleisch-/Fischkonserven (z. B. Dosenwurst, Wurstwaren, Salami, gepökeltes Fleisch, marinierte Fische, Ölsardinen, Räucherfische, Heringe, Rollmops)
Getreide	Körnerprodukte, Reis, Nudeln, Mais, Grieß, natriumreduziertes Müsli/Brot	Brot, Salzgebäck (z. B. Salzstängel), Käsegebäck, Kümmelgebäck, bestimmte Frühstücksmüsli (Packungsangaben beachten)
Suppen	natriumarme Gewürze und Suppenpulver; Gemüsesuppe, Haferflockensuppe, Grießsuppe	natriumhaltige Fertigsuppen/ -saucen
Gemüse	alle, sofern sie nicht mit Na⁺ verarbeitet wurden (_Vorsicht:_ Tiefkühlprodukte, Fertigmischungen)	Gemüsekonserven, gewürzte Fertigmischungen, Kartoffelpüreemischungen, Kartoffel chips, Pommes frites, Sauerkraut
Früchte	alle (freier Konsum)	
Nüsse	alle ohne Salzzusatz (freier Konsum)	Salznüsse
Zucker/Süßstoffe	alle (freier Konsum)	

8.2 Kalium (K⁺)

Grundlagen

▶ **Definition:** Kalium (K⁺) ist das wichtigste intrazelluläre Kation (intrazelluläre Konzentration 150–160 mmol/l).

▶ **Funktionen:** Energiestoffwechsel, Membrantransport, Membranpotenzial, Aufrechterhaltung des intrazellulären Milieus, Herz- und Muskelfunktion, Nervenleitfähigkeit und -Erregbarkeit, Blutdruckregulation.

▶ **Metabolismus – ernährungsphysiologisch relevante Aspekte:** Gesamtkörper-Kalium ca. 37–52 mmol/kg KG (Hauptdeterminante Muskelmasse), davon 98 % intrazellulär. Aufrechterhaltung des Konzentrationsgradienten zwischen Intra- und Extrazellulärraum durch die Na⁺-K⁺-ATPase. Regulation der Kaliumbilanz v.a. durch die Niere; Verluste im Darm in der Regel gering. Erhöhung der Kaliumausscheidung durch natriumreiche Ernährung, vermehrte Na⁺-Konzentration im distalen Tubulus (nach salzreicher Ernährung), Aldosteron, Alkalose, vermehrte Flussrate im distalen Tubulus und ADH.

▶ **Interaktionen:** Kaliumausscheidung ↓ (Spironolacton, Triamteren, ACE-Hemmer, Trimethoprim, NSAR, Heparin), Kaliumausscheidung ↑ (Furosemid, Thiaziddiuretika).

Bedarf/Zufuhrempfehlungen/Nahrungsquellen

▶ **Bedarf:** Der genaue Kaliumbedarf ist nicht bekannt. Er ist abhängig vom Na⁺/K⁺-Verhältnis in der Nahrung. Die durchschnittliche Kaliumzufuhr ist sehr variabel (2000–6000 mg [50–150 mmol]/d). Auf Populationsebene ist die Kaliumzufuhr tendenziell ungenügend. Eine Obst- und Gemüse-reiche Ernährung ist K⁺-reich (z. B. Vegetarier, DASH-Diät [s. S. 373]). 1 mmol/K⁺ entspricht 39,1 mg.

▶ **Zufuhrempfehlungen:**
  • *Minimale Zufuhr:* ca. 2000 mg Kalium/d.
  • Unter einer salzreichen Ernährung sollte die K⁺-Zufuhr (disproportional) höher liegen (durch K⁺-reiche Nahrungsmittel, nicht durch Supplemente).

▶ **Nahrungsquellen:** Kaliumarme und -reiche Ernährung s. S. 136, 137; kaliumarme und -reiche Lebensmittel s. Tab. 88, S. 137.
  ☐ *Allgemeine Regeln:*
    – Natrium-(bzw. salzreiche) Ernährung ist in der Regel kaliumarm.
    – Eine Ernährung mit vielen pflanzlichen Produkten ist kaliumreich.
    – Technologisch wenig verarbeitete Lebensmittel sind in der Regel kaliumreich.
    – Eine kaliumreiche Ernährung ist eher flüssigkeitsreich.
    – Durch bestimmte Verarbeitungstechniken (s. S. 136) lässt sich der Kaliumgehalt von Obst und Gemüse stark senken.

Diagnostik (Versorgungslage)

▶ **Ernährungsanamnese:** Früchte- und Gemüse-reiche Ernährung? Fleisch? Milch? (s. Block-Fragebogen, S. 23).

▶ **Körperliche Untersuchung:** Symptome bei Hypo- und Hyperkaliämie s. u.

▶ **Labor:**
  • *Kalium im Plasma:* Norm 3,5–4,5 mmol/l; Parameter eignet sich nicht zur Evaluierung der Kaliumzufuhr mit der Nahrung; nur ca. 0,4 % des Gesamtkörper-Kaliums befinden sich im Serum/Plasma.

- *Kaliumausscheidung im 24 h-Urin:* Üblicher Referenzbereich 25–125 mmol/d, große Streubreite in Abhängigkeit von der K^+-Zufuhr; Wert der Untersuchung limitiert (praktisch nie indiziert).

Hypokaliämie

▣ *Merke:* Keine Therapie ohne Identifizierung der Ursache. Eine schwere Hypokaliämie ist ein medizinischer Notfall.

► **Ursachen:**
- *Zufuhr ↓* (selten): z. B. Malabsorptionssyndrome oder geringe Zufuhr mit der Nahrung (z. T. bei älteren Menschen).
- *Urin-Ausscheidung ↑:* z. B. Diuretika (Furosemid, Thiaziddiuretika), Hyperaldosteronismus, diabetische Ketoazidose, Ödeme, renovaskuläre Hypertonie, Cushing-Syndrom, Renin-produzierender Tumor, Bartter-Syndrom, Salzverlustniere, Medikamente (z. B. Penicillin), interstitielle Nephritis, Fanconi-Syndrom, Koffein/Theophyllin, Lakritzeabusus.
- *Enterale Ausscheidung ↑:* z. B. chronisches Erbrechen, chronischer Durchfall, Laxanzienabusus, jejunoilealer Bypass, Fisteln.
- *Weitere:* z. B. Alkalose, Magnesiummangel.

► **Klinik:** Die Ausprägung der klinischen Symptomatik nimmt zu mit dem Ausmaß und der Geschwindigkeit des Auftretens der Elektrolytstörung. Mögliche Symptome sind: Muskelschwäche, Obstipation, Paresen, Herzrhythmusstörungen, Kammerflimmern.

► **Diagnostik:** Körperliche Untersuchung; Grunderkrankung? Diuretika-/Laxanzieneinnahme? Erbrechen?; Labor (Hypokaliämie: Kalium im Serum/Plasma < 3,5 mmol/l; schwere Hypokaliämie: Kalium im Serum/Plasma < 2,5 mmol/l); EKG (T-Abflachung, ST-Senkung, U-Welle); Blutgasanalyse; Urin-Kalium; Plasma-Renin und -Aldosteron (Hyperaldosteronismus?).

► **Therapie** (abhängig von Schweregrad, Ursache und Begleiterkrankungen):
- *Kausale Therapie.*
- *Symptomatische Therapie:*
  - Kaliumreiche Ernährung (s. S. 137). *Beachte:* Kalium vorrangig mit der Nahrung und nicht mit Supplementen zuführen (*Gefahr der Hyperkaliämie;* besonders bei älteren Menschen).
  - Supplementierung – Allgemeines: Kaliumsupplemente nur auf ärztliches Rezept und bei regelmäßiger Kontrolle des Kaliumspiegels. Dosis und Dauer der Therapie je nach Ausgeprägtheit des Mangels. Abschätzung des Kaliumbedarfs: Die Abnahme des Plasma-K^+ um 1 mmol/l entspricht einem K^+-Defizit von 200–400 mmol. ***Vorsicht:*** pH-Verschiebungen bewirken eine Umverteilung → Abweichungen von der o. g. Defizitabschätzung → regelmäßige Kontrolle des Plasma-K^+.
  - p.o.-Supplementierung: (*Vorsicht:* Magendarmulzera als mögliche Nebenwirkung.) Tägliche maximale Dosis 150 mmol. Mit viel Flüssigkeit einnehmen (z. B. CH: Kalium Hausmann 10 mmol K^+/Drg; Brausetabl. à 30 mmol K^+; D: Kalinor 40 mmol K^+/Brausetabl.).

Hyperkaliämie

▣ *Merke:* Eine schwere Hyperkaliämie ist ein Notfall.

► **Ursachen:**
- *Zufuhr ↑* (enteral [z. B. Supplemente]/parenteral).
- *Akute/chronische Niereninsuffizienz.*

- *Weitere Ursachen:* Freisetzung von Kalium aus dem Intrazellulärraum (metabolische Azidose, Hämolyse, Rhabdomyolyse, schwere Infektionen, Blutungen, Verbrennungen, intensive körperliche Aktivität), Insulinmangel, Morbus Addison, Zytostatikatherapie, Medikamente (s. Interaktionen, S. 134); Pseudohyperkaliämie (Plasma-K⁺ normal, Serum-K⁺ ↑; Hämolyse der Blutprobe).

▶ **Klinik:** Ausgeprägtere Symptomatik bei stärkerer Elektrolytverschiebung und bei schnellem Auftreten der Störung. Mögliche Symptome sind: Muskelschwäche, Paresen, Parästhesien, Reflexsteigerung, später Hypo- und Areflexie, Herzrhythmusstörungen bis zu Kammerflimmern und Asystolie.

▶ **Diagnostik:** Körperliche Untersuchung, Anamnese (Grunderkrankung?), Labor (Hyperkaliämie = Kalium im Serum/Plasma > 4,5 mmol/l; schwere Hyperkaliämie = Kalium im Serum/Plasma > 5,5 mmol/l). Kreatinin (Niereninsuffizienz?), Blutgasanalyse (Azidose?), EKG (kirchturmspitze T-Wellen, AV-Block, Schenkelblock).

▶ **Therapie** (abhängig von Schweregrad, Ursache, Begleiterkrankungen):
- *Kausale Therapie.*
- *Symptomatische Therapie:*
  - Kaliumarme Ernährung (s. u.).
  - Mögliche notfallmedizinische Maßnahmen: Kalzium-Glukonat-, Glukose-Insulin-, Natriumbikarbonat-Infusion, β2-Agonisten, Ionenaustauscher, Notfalldialyse.

Toxizität

▶ **Sichere Einnahmemenge:** s. Zufuhrempfehlungen.
▶ **Akute/chronische Toxizität:** s. Hyperkaliämie.

Kaliumarme Ernährung

▶ **Definition:** Kaliumgehalt < 1600 mg/d (49 mmol). Eine extrem kaliumarme Ernährung enthält < 800 mg/d.
▶ **Mögliche Indikationen:** Hyperkaliämie (häufigste Ursache: Niereninsuffizienz); *Notfall:* Medizinische Abklärung und Therapie initial erforderlich; die Ernährungstherapie ist für akute Notfalltherapie nicht geeignet/wirksam.
▶ **Grundprinzipien der kaliumarmen Ernährung:**
- Bedarfsgerechte Ernährung mit geringem Kaliumgehalt (Berücksichtigung der Richtlinien der Vollwertkost, s. S. 352).
- Ausreichende Flüssigkeitszufuhr; Anpassung der Menge an die Grundkrankheit.
- Kalium-entziehende Zubereitungstechniken:
  - Gemüse (frisch/Konserven): In möglichst kleine Stücke schneiden und vor dem Kochen wässern (je länger desto besser); Koch-/Waschwasser mehrmals wechseln und verschütten.
  - Obst: Kompottherstellung ohne Verwendung des Obstsaftes; bei Obstkonserven Flüssigkeit verwerfen, Früchte evtl. nochmals wässern/kochen und Wasser ebenfalls verwerfen.
  - Tiefkühlprodukte: Kaliumgehalt evtl. etwas geringer als in entsprechenden Frischprodukten; Auftauwasser verwerfen; weitere Verarbeitung s. o.
▶ **Problemnährstoffe:** Phosphat, Natrium, Eiweiß, Ballaststoffe, Vitamine (v.a. wegen besonderer Zubereitungstechniken, s. o.) → gezielte Vitaminsupplementierung.
▶ **Lebensmittelauswahl:** Kaliumarme und kaliumreiche Lebensmittel s. Tab. 88.

Tabelle 88 · Lebensmittel-Auswahlhilfe bei kaliumdefinierter Ernährung

Lebensmittel	kaliumarm	kaliumreich
Getränke	alle, wenig Kaffee, keinen starken Schwarztee	Obst- und Fruchtsäfte, Kakao und -getränke
Milchprodukte	Milch: 100–200 ml/d, wenig fettreiche Käseprodukte	Magerprodukte (enthalten in der Regel mehr Kalium)
Fette und Öle	freier Konsum	
Fleisch/Fisch	alle (Portionengröße 100–150 g/d, fettigere Fleischsorten bevorzugen)	Innereien, alle Fleisch-/Fischkonserven, Fleischextrakt, Fleischbrühe
Getreide	Auszugsmehl-Produkte, Weißmehl	alle Vollkornprodukte, Vollkorn-Müslimischungen
Suppen	Alle Sorten; evtl. Zubereitung nach besonderen Techniken s. o.	alle, die kaliumreiche Zusätze enthalten (*Vorsicht:* Bouillonwürfel)
Gemüse	kleine Portion Blattsalat; bis zu 200 g (je nach Zubereitung [s. o.]) kaliumarme Gemüse/-konserven (< 200 mg K⁺/100 g); *Vorsicht:* wenig Kartoffeln, Zubereitung s. o.	kaliumreiche Gemüse/-konserven (> 300 mg K⁺/100 g); Kartoffeln in größeren Mengen
Früchte	kleine Tagesportionen (bis zu 100–150 g) *frisches* Obst; bei Obstkonserven Flüssigkeit verwerfen; frisches Obst-Kompott *ohne* Flüssigkeit	sehr kaliumreiche Früchte (Avocados, Aprikosen, Bananen, Feigen, Honigmelonen, Kiwis, verschiedene Beeren, Pfirsiche, Trauben), Dörrobst
Nüsse		alle
Zucker/Süßstoffe	alle	alle kakaohaltigen Produkte
Verschiedenes		kaliumhaltiger Salzersatz, Kakaopulver, Tomatenmark, Sojaprodukte, Gewürze

Kaliumreiche Ernährung

► **Definition:** Ernährung mit einem Kaliumgehalt von > 5,0–8,0 g/d.
► **Mögliche Indikationen:** Hypokaliämie (s. S. 135). (*Beachte:* Zunächst Ursachen abklären.) Begleittherapie bei Diuretika-induzierter Hypokaliämie.
► **Grundprinzipien der kaliumreichen Ernährung:**
   • Bedarfsgerechte Ernährung mit hohem Kaliumgehalt (Berücksichtigung der Richtlinien der Vollwertkost, s. S. 352.
   • Genügend Flüssigkeit.
   • Anpassung der Kochtechnik: Auf schonende Zubereitung achten (dämpfen, dünsten, Zubereitung im Dampfdrucktopf). Langes Waschen, Wässern, Kochen vermeiden (Verwendung der entsprechenden Flüssigkeit).
► **Problemnährstoffe:** Keine.
► **Lebensmittelauswahl:** s. Tab. 88.
▣ *Beachte:*
   • Die Korrektur einer Hypokaliämie durch alleinige Ernährungsmaßnahmen ist schwierig und z. T. nicht möglich. Anstelle von unrealistischen Ernährungsempfehlungen ist die Gabe einer Kaliumsubstitution u.U. sinnvoller.
   • Kontraindikationen von Kalium (v.a. Niereninsuffizienz, s. Hyperkaliämie, S. 144) beachten.

8.3 *Kalzium (Ca^{2+})*

Grundlagen

▶ Ca^{2+} ist das häufigste divalente Kation im Körper.

▶ **Funktionen:** Kofaktor für intra- und extrazelluläre Enzyme, beteiligt an der intrazellulären Signaltransduktion; Aufrechterhaltung der Skelettintegrität (Knochenstoffwechsel), der Herz-, Nieren- und Lungenfunktion und der Tertiärstruktur der Zellen, Nerven- und Muskelfunktion, Blutgerinnung, Regulation der Zell- und Kapillarpermeabilität und der Neurotransmitterfreisetzung, Hormonsekretion, Zellmigration und -teilung.

▶ **Metabolismus – ernährungsmedizinisch relevante Aspekte:** Absorption von gelöstem Kalzium durch aktiven Transport mittels Calbindin (Kalzium bindendes Protein; Synthese Vitamin-D-abhängig), v.a. in Duodenum und proximalem Jejunum (pH-abhängig), bei höherer Zufuhr durch Diffusion ohne Sättigungskinetik (Förderung durch Citrat). Niedermolekulare Kalziumkomplexe können auch absorbiert werden (z.B. Kalziumkarbonat oder Kalziumoxalat). Bioverfügbarkeit von Kalzium sehr variabel (durchschnittlich 30%). Im Blut proteingebunden (40–45%), frei (ionisiert) (ca. 45%) 8–10% komplexiert. Regulierung des Kalziumhaushalts durch komplexes Zusammenspiel von Parathormon, Calcitonin, Vitamin D sowie anderen Ionen und endokrinen Mediatoren. Körperkalzium ca. 2–3% des KG; 99% davon befinden sich im Knochen als Hydroxyapatit. Kalziumkonzentration im Extrazellulärraum hoch, im Intrazellulärraum gering. Ausscheidung in Urin (100–200 mg/d), Stuhl (100–120 mg/d), Schweiß (15–25 mg/d). Die Urinausscheidung steigt bei hoher Kalzium-, Natrium-(Salz-), Proteinzufuhr und gesteigerter Knochenresorption sowie Koffeinexzess an.

▶ **Interaktionen:**

• *Kalziumabsorption* ↑: Kalziummangel, Vitamin D, hohe Kalziumzufuhr (bis Plateau erreicht), Phosphormangel, Laktose, Mannose, Xylose, Kalzium-Citrat, Gallensäuren, Aminosäuren (besonders Lysin, Arginin), Wachstumshormon, Parathormon, Schwangerschaft, Stillzeit, orale Kontrazeptiva.

• *Kalziumabsorption* ↓: Vitamin-D-Mangel, Oxalsäure, Phytat, Phosphat, Magnesium, Steatorrhoe (Fettmalabsorption), Menopause, Alter.

• *Weitere Interaktionen:* Verbesserung der Kalziumbilanz durch Fluorid; Digoxintoxizität ↑ bei Hyperkalzämie; renale Kalziumrückresorption ↑ durch Thiaziddiuretika; durch Kalziumsupplemente Absorption von Fluoroquinolonen, Eisen, Zink evtl. ↓.

Zufuhrempfehlungen/Nahrungsquellen

▶ **Zufuhrempfehlungen:** s. Tab. 89.

Tabelle 89 · Kalziumzufuhrempfehlungen [mg/d]

Lebensabschnitt [Jahre]	Zufuhrempfehlungen [mg/d]
15–19	1200
≥ 19[1]	1000
Schwangerschaft/Stillzeit[2] < 19	1200
Schwangerschaft/Stillzeit ≥ 19	1000

1: DRI (Institute of Medicine): 1200 mg/d ab dem 51. Lebensjahr
2: DRI: 1300 mg/d für 14–18-jährige

► **Nahrungsquellen:** Milch/-produkte decken durchschnittlich ca. 50 % des täglichen Kalziumbedarfs. Allgemeine Regel für den Kalziumgehalt pflanzlicher Lebensmittel: Blätter > Stiele/Stängel > Wurzeln > Samen (vgl. auch kalziumreiche und -arme Ernährung, S. 143, 145).

▣ *Hinweise:*
 – Deckung des Kalziumbedarfs mit zerealienbasierter Diät schwierig.
 – Fettreduzierte und nicht-fettreduzierte LM haben den gleichen Kalziumgehalt.
 – Kalziumgehalt von Mineralwasser beachten (kalziumhaltig = > 150 mg Ca^{2+}/l); kalziumreich = > 500 mg/l, z. B. Ensing, Mainhardten, Römersprudel, CH: Adelbodner; kalziumarm = < 150 mg/l, z. B. Bad Nauheimer, Rheinfels Quelle, Römerwall Quelle; CH: Aqui.

Tabelle 90 · **Kalziumgehalt verschiedener Lebensmittel [mg/100 g]**

äußerst hoch (> 500)	sehr hoch (200–500)	hoch (150–200 mg)	mäßig (50–150)	tief (< 50)
Vollmilchpulver, Buttermilchpulver, Trockenmolke, Hartkäse (Emmentaler, Butterkäse, Parmesan, Edamer, Gouda, Cheddar, Emmentaler, Gruyère, Provolone, Tilsiter, Gorgonzola)	Kondensmilch, Ölsardinen, Weichkäse (Brie, Camembert, Schmelzkäse, Mozzarella, Feta), Milchschokolade	Feigen, Haselnüsse, Grünkohl, Schafmilch, Münsterkäse, Petersilienblatt	Milch, Joghurt, Buttermilch, Milcheis, Kaffee-Sahne, Schlagsahne, Hüttenkäse, Schichtkäse, Speisequark, Sauermilchkäse, weiße Bohnen, Spinat, Brokkoli, Linsen, Kohlrabi, Sellerie, Eigelb, Rosinen, Datteln, Tofu, Mangold, Lauch	Alkoholika, Fleisch/-produkte, Wurstwaren, Fisch/-produkte, Wild, Geflügel, Ei, Eiweiß, Butter, Margarine, Kartoffeln, Teigwaren, Getreideprodukte, Soja, Obst, Beeren, Rosenkohl, Kopfsalat, Sauerkraut, Zwiebel, Gurke, Paprikaschote, Tomate

Diagnostik (Versorgungslage)

► **Ernährungsanamnese:** Zur Schätzung der Zufuhr kalziumreicher Lebensmittel s. Fragebogen zur Kalziumzufuhr, S. 140: Dieser liefert keine Information zur Bioverfügbarkeit (s. Interaktionen); die Ergebnisse sind Schätzwerte, deren Genauigkeit sich durch mehrmalige Befragung erhöhen lässt (→ Mittelwert).

Fragebogen zur Schätzung der Kalziumzufuhr

Name: _____ Vorname: _____ Geburtsdatum: _____

Datum der Befragung: _____

Tabelle 91 · An wievielen Tagen pro Woche konsumieren Sie welche Menge der aufgeführten Nahrungsmittel? (die weißen Felder sind vom Patienten auszufüllen) (Ca^{2+} = Kalzium)

Lebensmittel (Mengeneinheit)	Menge/d	Häufig-keit/ Woche	Gesamt-menge/ Woche	Ca^{2+}-Ge-halt/Men-geneinheit [mg]	Ca^{2+}-Zufuhr/ Woche [mg]
Joghurt (180 g)	Becher			200	
Milch (1 dl)	dl			120	
Buttermilch (1 dl)	dl			110	
Quark (100 g)				90	
Hartkäse[3] (1 g)	g			10	
Weichkäse (Camembert, Brie) (1 g)	g			5	
Brot (dünne Scheiben)	Scheiben			25	
Gemüse (g)	g			pro 10 g Faktor 1	
Mineralwasser[1] (1 dl)	dl			s. Etikett	
Leitungswasser (1 dl)	dl			10	
Kalzium-Supplementie-rung, Name:	mg				
total pro Woche [mg]	–	–		–	
total pro Tag [mg]; ÷ 7	–	–	–	–	

Schnelle Grobabschätzung der Kalziumzufuhr:

	Anzahl	Ca^{2+}-Gehalt/Portion	Ca^{2+}
1. Schätzung der Kalziumzufuhr aus Milchprodukten			
Gläser Milch (200 ml)		× 240	
Becher Joghurt (180 g)[2]		× 200	
Portionen Hartkäse[3] (30 g)[2]		× 300	
2. Mittlere Kalziumzufuhr aus Nicht-Milchprodukten			250
Summe (1) + (2) Gesamtkalzium Zufuhr/d			

1: Der Ca^{2+}-Gehalt ist meist auf dem Etikett angegeben
2: Durchschnittswert verschiedener Joghurt-Produkte/Käsesorten
3: Gruyère, Emmentaler, Parmesan (s. auch Tab. **90**)

▶ **Körperliche Untersuchung:** Klinik bei Hyper- und Hypokalzämie s. u.
▶ **Labor:** Es gibt keine ideale Methode zur Erfassung der Kalziumernährung (bei Mangel Freisetzung aus dem Knochendepot).
  ● *Kalzium im Serum:* Norm 2,25–2,5 mmol/l.
  ● *Ionisiertes Kalzium im Serum* (physiologisch aktives Kalzium): Norm 1,16–1,32 mmol/l.
  ● *Kalziumausscheidung im 24 h-Urin:* Referenzwert (bei Zufuhr von ca. 800 mg Kalzium/d) 2,50–7,50 mmol/d; große Variabilität in Abhängigkeit von Kalzium-, Protein- und Phosphatzufuhr.
▶ **Weitere Diagnostik:** s. Osteoporosediagnostik, S. 271.

Kalziummangel

🔲 *Beachte:* Hyper- und Hypokalzämie sind medizinische Notfälle.
▶ **Ursachen:**
  ● *Zufuhr* ↓: Chronischer Alkoholismus, unausgewogenes Essverhalten, besondere Diäten.
  ● *Malabsorption* ↓: Hypo- oder Achlorhydrie (→ Malabsorption von Kalzium-Karbonat), Vitamin-D-Mangel (Rachitis, Osteomalazie, Osteoporose, chronische Niereninsuffizienz; s. S. 245), Östrogenmangel, aluminiumhaltige Antacida, intestinale Fisteln, Malabsorptionssyndrome (s. S. 221), Alter, Alkoholabusus, Laktoseintoleranz.
  ● *Ausscheidung* ↑: Schleifendiuretika, Koffeinexzess, eiweiß-, salz-, sulfatreiche Ernährung.
  ● *Bedarf* ↑: Schwangerschaft, Stillzeit, Steroidtherapie, Hyperthyreose, Vitamin-D-Therapie.
  ● *Hypoparathyroidismus.*
  ● *Weitere:* Calcitonin-Überproduktion (z. B. medulläres Schilddrüsenkarzinom), osteoplastische Metastasen (Bronchus-, Prostata- und Mammakarzinom); familiäre Hypokalzämie.
▶ **Risikopopulationen/-situationen für diätetischen Kalziummangel:** Kinder, Wachstum, Schwangerschaft (vor allem 3. Trimenon), prä- und postmenopausale Frauen, Ältere, „sonnenscheue" Menschen (→ Vitamin-D-Mangel), positive Familienanamnese für Osteoporose (Wirbelkörper-, Hüft-, Radiusfrakturen), körperliche Inaktivität, Anorexie, ständige Schlankheitskuren, Rauchen (?).
▶ **Klinik:**
  ● Durch Kalziummangel entstehen erst im fortgeschrittenen Stadium Symptome in Form von osteoporotischen Frakturen.
  ● Die Hypokalzämie ist gekennzeichnet durch neuromuskuläre Übererregbarkeit; Symptome sind Tetanie mit u. a. Muskelkrämpfen („Pfötchenstellung", Chvostek-Zeichen), Parästhesien, klonischen Krämpfen, allgemeiner Irritabilität. Chronische Hypokalzämie kann zu Hautveränderungen und Katarakt führen.
▶ **Diagnostik:**
  ● *Hypokalzämie:* Serum-Kalzium ↓, Messung von ionisiertem Ca²⁺, Phosphat, PTH, Magnesium, 25-(OH)-Vitamin-D, EKG (Verlängerung der QT-Zeit).
  ● *Kalziummangel:* Ernährungsanamnese, körperliche Untersuchung, Labor (s. o.); radiologische Diagnostik (Frakturen, Osteoporosezeichen, Weichteilverkalkungen?; Knochendichtemessung).

► **Therapie:**
- *Kalziumreiche Ernährung* (s. S. 143).
- *p.o.-Supplementierung:* z. B. Calcium Sandoz forte/fortissimum 500|1000 mg Ca^{2+} 2- bzw. 1-mal täglich (evtl. in Kombination mit Vitamin D, s. S. 95).
  - Optimale Bioverfügbarkeit von Kalziumsupplementen bei Einnahme zwischen den Mahlzeiten (d. h. nüchtern; in der Regel 1 h nach dem Essen – Ausnahme Kalzium-Karbonat) und Dosierung ≤ 500 mg.
  - Wichtig ist die Sicherstellung einer normalen Vitamin-D-Versorgung (s. S. 95).
  - Im Alter Kalzium-Karbonat und -Phosphat vermeiden, bessere Absorption von Kalzium-Laktat, -Citrat oder –Glukonat (wegen Achlorhydrie).
  - Nicht gleichzeitig mit Eisenpräparaten einnehmen.
  - ▣ *Beachte:*
  - → Sicherstellung einer normalen Vitamin-D-Versorgung (s. S. 95).
  - → Keine Kalziumsupplemente bei primärer/sekundärer Hyperkalzämie, Hyperkalziurie, Nephrolithiasis, Herzglykosidtherapie, Dehydrierung, Niereninsuffizienz, Hypo-, Hyperparathyroidismus.
- ▣ *Beachte:* Keine unkontrollierte hochdosierte Kalzium- und Vitamin D-Supplementierung (Gefahr der Hyperkalzämie).

Hyperkalzämie

► **Ursachen:**
- *Primärer Hyperparathyroidismus.*
- *Vitamin-D-assoziert:* Vitamin-D-Intoxikation, erhöhte Bildung von 1,25(OH)$_2$-Vitamin-D (granulomatöse Erkrankungen, z. B. Sarkoidose).
- *Malignom-bedingt:* Osteolytische Metastasen oder paraneoplastische Hyperkalzämie, ektope PTH-Bildung, hämatologische Malignome (Multiples Myelom, Lymphom, Leukämie).
- *Erhöhter Knochenumbau:* Immobilisation, Hyperthyreose, Vitamin-A-Intoxikation.
- *Nierenerkrankungen:* Sekundärer Hyperparathyroidismus, Aluminiumintoxikation, Milch-Alkali-Syndrom (exzessive Zufuhr von Milch und Kalzium-Karbonat).
- *Thiazid Diuretika.*
- *Weitere:* Familiäre Hyperkalzämie, Lithiumtherapie, schwere Dehydrierung.

► **Klinik:** Allgemeine Müdigkeit und Schläfrigkeit, Leistungsschwäche, neurologische Symptome (Lethargie, Konfusion, Koma, Nervenlähmungen, muskuläre Hypotonie), gastrointestinale Symptome (Anorexie, Erbrechen, Obstipation, Magenulzerationen, akute Pankreatitis), kardiovaskuläre Symptome (Bluthochdruck, Arrhythmien), renale Symptome (Polyurie und Polydipsie, Nephrolithiasis, Nephrocalcinose).

► **Diagnostik:** Anamnese, Ernährungsanamnese (Fragebogen zur Kalziumzufuhr s. S. 140), klinische Befunde s. o., Serum-Kalzium ↑ Phosphat, PTH, Blutgase, EKG (verkürztes QT-Intervall, Arrhythmien).

► **Therapie:** Kausale Therapie je nach Ursache/Grunderkrankung. Die schwere, klinisch symptomatische Hyperkalzämie ist ein *Notfall und bedarf intensivmedizinischer Betreuung.* Therapieprinzipien: Förderung der Ca^{2+}-Ausscheidung, Verminderung der Ca^{2+}-Resorption aus dem Knochen (Flüssigkeit 3–10 l, Diuretika [keine Thiaziddiuretika], Calcitonin, Biphosphonate, Glukokortikoide, orale Phosphate, Hämodialyse). (Vgl. kalziumarme Ernährung, S. 145.)

Toxizität

▶ **Sichere Einnahmemenge:** s. Zufuhrempfehlungen.
▶ **Bei chronischer Zufuhr:** Durch „normale" Ernährung (ohne mineralisierte Lebensmittel und ohne Vitamin D-Supplemente) ist bei normaler Stoffwechsellage ohne Grundkrankheit das Auslösen einer Hyperkalzämie nicht möglich.

Kalziumreiche Ernährung

▶ **Definition:** Ernährung mit einem Kalziumgehalt von $\geq$ 1 g Ca²⁺/d.
▶ **Mögliche Indikationen für eine kalziumreiche Therapie:**
  • Risikogruppen für ungenügende Kalziumzufuhr (s. o.).
  • Krankheiten, die mit Hypokalzämie einhergehen, z. B. Malabsorptionssyndrome, Steathorrhoe, Vitamin-D-Mangel (sofern keine Kontraindikationen vorliegen und eine korrekte Diagnostik durchgeführt wurde).
  • Etablierter Kalziummangel.
  • Osteoporosetherapie, -prophylaxe.
  • Adjuvante Therapie bei Hyperkaliämie und Hypermagnesiämie.
  • Chronische Niereninsuffizienz.
  • Schwangerschaft (vor allem 3. Trimenon).
  • Stillzeit.
  • Weitere mögliche Indikationen: Hypertonie, Eklampsie, Kolonkrebsprävention (kontrovers), körperliche Inaktivität (inklusive prolongierte krankheitsbedingte Bettruhe), Osteoporoseprophylaxe bei chronischer oder langfristiger Steroidtherapie, prämenstruelles Syndrom (kontrovers).
▶ **Kontraindikation:** Jegliche Form von Hyperkalzämie (s. S. 142).
▶ **Grundprinzipien der kalziumreichen Ernährung:**
  • Bedarfsgerechte Ernährung mit erhöhtem Kalziumgehalt unter Berücksichtigung der Grundkrankheit (Berücksichtigung der Richtlinien der Vollwertkost, s. S. 352).
  • Bevorzugung von nicht zu fettreichen phosphatarmen (s. S. 148) Proteinquellen: (Kalzium : Phosphor)-Verhältnis = 1 : 1 bis 1 : 1,2.
  • Kontrolle der Zufuhr an phosphatreichen Lebensmitteln (s. S. 147).
  • Hohe Zufuhr an (kalorienfreier) kalziumreicher Flüssigkeit (bestimmte Mineralwasser, Milch, Milchdrinks).
  • Kontrolle der Oxalsäurezufuhr (s. S. 120).
  • Optimierung der Bioverfügbarkeit des Kalziums (s. Interaktionen, S. 138).
  • Nicht nur Milch/-produkte sind gute Kalziumquellen, sondern auch grüne Gemüse (z. B. Brokkoli, Kohl) und Fische mit weichen Gräten (z. B. Sardinen, Lachs).
  • Optimierung der endogenen Kalzium-Verwertbarkeit am Zielorgan (z. B. Knochen $\rightarrow$ körperliche Aktivität $\uparrow$, Vitamin-D-Zufuhr).
▶ **Lebensmittelauswahl:** Kalziumreiche und kalziumarme Lebensmittel s. Tab. 92. Kalziumgehalt einiger Lebensmittel s. Tab. 90.

Tabelle 92 · Lebensmittel-Auswahlhilfe für kalziumdefinierte Ernährung

Gruppe	kalziumreich	kalziumarm
Getränke	Milch, kalziumreiche Mineralwasser, Tee, Milchkaffee	Cola-Getränke, Kakao, Kaffee, Alkohol, kalziumarme Mineralwasser
Milchprodukte	alle Milchprodukte, v.a. Buttermilch, Joghurt, Quark, Kefir, Hüttenkäse, Hartkäse, Weichkäse	Zufuhr limitieren
Fleisch/Fisch	freier Konsum von Fleisch und Fisch; Fischprodukte mit Gräte günstig (z. B. Sardinen)	Bouillon und Fleischextrakte
Getreide	alle, außer Weizenkleie	Weizenkleie
Suppen	alle; im Besonderen Milchsuppe	
Gemüse	alle, außer oxalsäurereiche Gemüse (s. S. 252)	Spinat, rote Bete, Rhabarber
Früchte	alle, keine Einschränkung	
Nüsse	Haselnüsse (sehr kalziumreich) und andere Nüsse	Zufuhr limitieren
Zucker/ Süßstoffe	alle	
Verschiedenes	salzreiche (s. S. 129), phosphatreiche (s. S. 147), oxalsäurereiche Lebensmittel (s. S. 252)	

▶ **Allgemeine Strategien zur Erhöhung der Kalziumzufuhr:**
- Einnahme eines Joghurts zum Frühstück/Mittagessen.
- Konsum von Milchshakes mit Früchten.
- Zugabe von Käse, Nüssen, Tofuwürfeln zum Salat oder zu Teigwaren.
- Herstellung von Suppen, Backwaren mit Milch (evtl. kalziumangereicherte Milch verwenden) oder Milchpulver.
- Fischkonserven mit Gräten (z. B. Sardinen).
- Zugabe von Milchpulver in Saucen, Fruchtsäfte, Suppen, Kuchenteig.
- Quark-/Joghurtcremes als Dessert (Zugabe von Kaffee, Früchten und anderen Aromen).
- Konsum von kalziumreichem Mineralwasser (1–1,5 l/d), mit Milchpulver angereicherten Obst-/Gemüsesäften.

▶ **Konkrete Empfehlungen:** s. Tab. 93.

Tabelle 93 · Lebensmittel-Auswahl und -Menge zur *approximativen* Deckung bestimmter Kalziumzufuhrmengen

angestrebte Kalzium-Zufuhr [mg]	Lebensmittel und Menge
500	1/2 l Milch, *oder* 50 g Gruyère, *oder* 100 g Camembert (50 % Fett), *oder* 500 g Quark, *oder* Hüttenkäse, *oder* 400 g Joghurt, *oder* 40 g Magermilchpulver, *oder* 500 ml Buttermilch *oder* Kombination kleinerer Mengen
750	1/4 l Milch *oder* 1 Becher Joghurt (180 g) und 50 g Gruyère-Käse *oder* 100 g Camembert *oder* 40 g Magermilchpulver
1000	2 Lebensmittel(-Portionen) aus der 500-mg-Gruppe *oder* 1/4 l Milch und 1 Becher Joghurt (180 g) und 50 g Gruyère *oder* 100 g Camembert *oder* 40 g Magermilchpulver
1250	1/2 l Milch und 1 Becher Joghurt und 50 g Gruyère *oder* 100 g Camembert *oder* 20 g Magermilchpulver
1500	1/2 l Milch und 1 Becher Joghurt und 50 g Gruyère und 50 g Camembert *oder* 20 g Magermilchpulver

Kalziumarme Ernährung

► **Definition:** Ernährung mit einem Kalziumgehalt von < 400 mg/d (10 mmol/d).

☐ *Vorsicht:* Keine unkontrollierte langfristige kalziumarme Diät → Osteoporose-risiko bei Zufuhr < 500 mg/d deutlich erhöht.

► **Mögliche Indikationen für eine kalziumarme Therapie:** Hyperkalzämie (Ursachen s. S. 142) → *Notfall:* Erfordert initial medizinische Abklärung und Therapie.

► **Grundprinzipien der kalziumarmen Ernährung:**
- Bedarfsgerechte Ernährung mit geringem Kalziumgehalt (Berücksichtigung der Richtlinien der Vollwertkost, s. S. 352).
- Lebensmittel mit mehr als 100 mg Kalzium pro 100 g vermeiden (s. Tab. 90).
- Genügend Flüssigkeit (*Cave:* Milch, Milchdrinks, kalziumreiche Mineralwasser meiden).
- Vermehrte orale Phosphatzufuhr (s. S. 147) (wünschenswerter Ca²⁺/P-Quotient um 0,5).

► **Problemnährstoffe:** Vitamine A und D, Riboflavin (fehlende Milchprodukte), Ballaststoffe (diese können aber supplementiert werden).

► **Lebensmittelauswahl:** Kalziumarme und kalziumreiche Lebensmittel s. Tab. 92, S. 144.

8.4 Phosphor (P)

Grundlagen

► Phosphat ist das häufigste Anion im Körper (kein elementares Phosphor im Körper), intrazellulär meist als organische Verbindungen (Kreatinphosphat, Adenosinmono-, -triphosphat), extrazellulär als anorganische Phosphationen, Phospholipide und Phosphoproteine.

► **Funktionen:** Knochenstrukturbestandteil; Membranfunktion (Phospholipide), Prozesse der Energieproduktion und -speicherung, Signalübermittlung, Aktivierung von Hormonen, Säuren-Basen-Gleichgewicht, Sauerstofftransport; Interaktionen mit Kalziumstoffwechsel.

► **Metabolismus – ernährungsmedizinisch relevante Aspekte:** Nach Freisetzung durch Phosphatasen am Bürstensaum aktive Absorption und passive Diffusion im Dünndarm. Durchschnittliche Absorptionseffizienz ca. 50–60 %. Gesamt-Phosphat ca. 700 g; 80 % befinden sich im Knochen als Kalziumphosphat und Hydroxyapatit, 9 % im Skelettmuskel. Wichtigste Determinante der Phosphorbilanz ist die renale Ausscheidung. Die renale Rückresorptionsrate steigt bei phospatarmer Diät. Förderung der renalen Ausscheidung durch hohe Phosphatzufuhr, Parathormon, Vitamin-D-Mangel, chronischen Alkoholismus, Diabetes mellitus, metabolische Azidose, multiples Myelom, Amyloidose, Sjögren Syndrom, nephrotisches Syndrom, Nierentransplantation, Lakritze, Hyperaldosteronismus, Fanconi-Syndrom, Arzneimittel und Nahrungsbestandteile (s. Interaktionen).

► **Interaktionen:**
  • *Phosphatabsorption* ↑: Vitamin D.
  • *Phosphatabsorption* ↓: Kalzium, Phytat, Aluminium, Strontium, Magnesium-Hydroxid.
  • *Renale Phosphatausscheidung* ↑: Vitamin-D-Mangel, Dopamin, Insulintherapie, kalziumreiche Diät, Schwermetalle (Blei, Quecksilber, Cadmium), Diuretika (Acetazolamid, Thiazide > Furosemid, Ethacrynsäure), Antibiotika (Aminoglykoside, Tetrazykline), Aminophyllintherapie.
  • *Eisen-/Zinkabsorption* ↓ (nicht gleichzeitig mit Phosphatsupplementen oder phosphatreichen Nahrungsmitteln einnehmen).

Bedarf/Zufuhrempfehlungen/Nahrungsquellen

► **Bedarf:** *Schätzung:* 1 g Phosphor für 17 g retinierten Stickstoff (N).
► **Zufuhrempfehlungen** (kontrovers diskutiert): s. Tab. 94. Empfohlenes Ca: P-Verhältnis in der Ernährung: ca. (2 : 1).

Tabelle 94 · Phosphor-Zufuhrempfehlungen [mg/d]

Lebensabschnitt [Jahre]	Zufuhrempfehlungen [mg/d]
15–19	1250
≥ 19	700
Schwangerschaft/Stillzeit < 19	1250
Schwangerschaft ≥ 19	800
Stillzeit ≥ 19	900

► **Nahrungsquellen:** Weit verbreitet (s. a. phosphatarme Ernährung, S. 148). Bioverfügbarkeit: Fleisch > andere Lebensmittel. *Allgemeine Regel:* Bei Proteinbedarfsdeckung liegt die Phosphatzufuhr meist über dem Bedarf.
- *Wichtigste Phosphatquellen* (100–1200 mg/100 g): Milch (Casein)/Milchprodukte (Kuhmilch: 1000 mg/l; Muttermilch: 150 mg/l), Fisch, Zerealien.
- *Mäßige Phosphatquellen* (50–100 mg/100 g): Gemüse, Früchte, Kartoffeln.
- ◪ *Praktischer Hinweis:* Lebensmittelverarbeitung erhöht meist den Gehalt und die Bioverfügbarkeit von Phosphor in Lebensmitteln.

Diagnostik (Versorgungslage)

► **Ernährungsanamnese:** Wegen der weiten Verbreitung schwierig.
► **Körperliche Untersuchung:** Symptome bei Phosphatmangel und Hyperphosphatämie s. u.
► **Labor:** Plasma-Phosphat: Norm 0,77–1,45 mmol/l; zirkadiane Variabilität relativ groß; Abfall nach Kohlenhydratzufuhr (→ Blutentnahme nüchtern am Morgen).

Phosphatmangel

► **Ursachen:**
- *Zufuhr* ↓: (Bei normaler Kost ohne Grunderkrankung ist ein diätetischer Phosphatmangel nicht möglich.) Allgemeine Malnutrition, chronischer Alkoholismus.
- *Absorption* ↓: Einnahme von Phosphatbindern (s. Interaktionen), Vitamin-D-Mangel, Malabsorptionssyndrome, Kurzdarmsyndrom, Morbus Crohn, Colitis ulcerosa, Steatorrhoe, chronischer Durchfall, Sprue, Glukocortikoideffekt, chronisches Erbrechen, Hyperparathyroidismus.
- *Ausscheidung* ↑: s. Interaktionen (S. 146), Hyperparathyroidismus.
► **Klinik:** Initial unspezifische Symptome wie Schwäche, Anorexie, Knochenschmerzen und Erbrechen. Später Hämolyse, metabolische Enzephalopathie mit Koma/Krampfanfällen, Osteomalazie, Osteitis fibrosa, Ileus, gestörte Glukosehomöostase, Kardiomyopathie und Arrhythmien möglich.
► **Diagnostik:** Klinik, Anamnese (s. Ursachen), Plasma-Phosphat ↓, Serum-Kalzium, Blutgasanalyse, PTH, Urinphosphat, Vitamin D.
► **Therapie:**
- ◪ *Beachte:*
  – Eine schwere, klinisch symptomatische Hypophosphatämie ist ein *Notfall und bedarf intensivmedizinischer Therapie/Betreuung. Siehe Fachliteratur.*
  – Bei Phosphattherapie medizinische Überwachung unabdingbar.
  – *Besondere Vorsicht* bei Hyperphosphatämie, Niereninsuffizienz, ätiologisch ungeklärten Harnweginfekten, Nephrolithiasis, Hypoparathyroidismus, Herzkranken (v.a. bei Therapie mit Herzglykosiden).
  – Phosphatexzess bei kalziumarmer Ernährung (< 400 mg/d) kann einen Kalziummangel verstärken.
  – Hohe Phosphatzufuhr steigert bei entsprechender Disposition das Risiko für Gewebeverkalkungen.
- *Kausale Therapie.*
- *Phosphorreiche Ernährung* (s. S. 147).
- Eine leicht asymptomatische Hypophosphatämie bedarf keiner Therapie außer der Therapie der Grunderkrankung.

Hyperphosphatämie

▶ **Ursachen:**
- *Zufuhr* ↑: Laxanzienabusus, orale/intravenöse Phosphatverabreichung.
- *Ausscheidung* ↓: Chronische Niereninsuffizienz, Hypoparathyroidismus, Akromegalie, Tumorkalzinose, Vitamin-D-Toxizität, hohe Mg-Zufuhr, Biphosphonate.
- *Phosphataustausch intra-* → *extrazellulär:* Metabolische/respiratorische Azidose, Hämolyse, Rhabdomyolyse, Chemotherapie, Hyperthyreose, Diphosphonattherapie.

▶ **Klinik:** Symptome der Hyperkalzämie (s. S. 142) sowie Gewebeverkalkunge, -ischämie, renale Osteodystrophie.

▶ **Diagnostik:** Plasma-Phosphat ↑; verschiedene Laborkonstellationen je nach Ursache (s. o.).

▶ **Therapie:**
- *Kausale Therapie.*
- *Phosphorarme Ernährung* (s. S. 148): Die Bioverfügbarkeit von Nahrungsphosphor beträgt ca. 50 % → die konsequente Einschränkung der Nahrungszufuhr ist recht wirksam.
- *Sonstige Therapiemaßnahmen:* Orale Phosphatbinder (z. B. Kalziumkarbonat); evtl. in Kombination mit Aluminium-Hydroxid. Förderung der Diurese; u. U. Hämodialyse.

Toxizität

▶ **Sichere Einnahmemenge:** s. Zufuhrempfehlungen.

▶ **Bei chronischer Zufuhr:** Überdosierung bei metabolisch Gesunden durch übliche Ernährung kaum möglich. Hyperphosphatämie s. o.

Phosphorarme Ernährung

▶ **Definition:** Ernährung mit einem Phosphorgehalt < 800 mg/d

▣ *Beachte:* Wegen der weiten Verbreitung von Phosphat in der Nahrung ist eine phosphorfreie Ernährung (ohne pharmakologische Hilfsmittel) schwierig durchzuführen.

▶ **Mögliche Indikationen für eine phosphatarme Therapie:** Chronische Niereninsuffizienz/Dialysepatienten, renaler sekundärer Hyperparathyroidismus, Hyperphosphatämie (weitere Ursachen s. o.), Osteoporoseprävention/-therapie.

▶ **Grundprinzipien:**
- Bedarfsgerechte Ernährung mit geringem Phosphorgehalt (Berücksichtigung der Richtlinien der Vollwertkost, s. S. 352)
- Genügend Flüssigkeit (Meiden von phosphorreichen Getränken).
- Auf eine genügende Kalziumzufuhr achten (Ca^{2+}/P-Quotient $\geq 0,6$).

▶ **Problemnährstoffe:** Eiweiß (*Vorsicht:* Anpassung des Eiweißbedarfs je nach Grunderkrankung).

▶ **Lebensmittelauswahl:** Geeignete und nicht geeignete Lebensmittel s. Tab. 95.

Tabelle 95 · **Phosphorarme Ernährung: Lebensmittelauswahl**

Lebensmittelgruppe	phosphorarm	phosphorreich
Getränke	kalorienfreie Getränke mit geringem Phosphatgehalt, Tee, Kaffee, Molke, Bier, Orangensaft, Apfelsaft	Kakaogetränke, Cola-Getränke
Milchprodukte	Milch, Joghurt, Quark, Käse bis max. 100–150 g oder ml/d	Milchpulver, Milchkonzentrate, Hartkäse, Kondensmilch, Schmelzkäse, Weichkäse in größeren Mengen
Fleisch/Fisch	alle frei bis 100 g/d	Organfleisch (Leber), Fleischextrakt, Wurstwaren, Schwertfisch, Salzhering, Kaviar, Steinköhler
Getreide	Auszugsmehlprodukte	Vollkornprodukte, Grünkern, verschiedene Vollkorn-Früchtemüsli
Gemüse	frei, inkl. frische Gemüsesäfte	Bohnen, Erbsen, Hülsenfrüchte (Sojabohnen, Linsen)
Früchte	frische Früchte/ Fruchtsäfte frei	alle Trockenfrüchte (Dörrobst)
Nüsse	wenig Edelkastanie, Kokosnuss	alle
Zucker/Süßigkeiten	Rohzucker/Zuckerersatz-/ -austausch-Stoffe frei; Kartoffelstärke, Apfelstrudel, Hefeteiggebäck	kakaohaltige Produkte (Schokolade, -kuchen); andere Backwaren/Kuchen; Laugengebäck
Verschiedenes	Öle, Essig, Margarine, Butter, Mayonnaise	Früchtemüsli, Müsliriegel

Mögliche Indikationen für eine Phosphortherapie

► **Etablierter Phosphormangel.**
► **Adjuvante Therapie:** Harnweginfekt (Urinansäuerung), Nierensteinprophylaxe (s. S. 249).

8.5 Magnesium (Mg^{2+})

Grundlagen

► Zweithäufigstes intra- und 4.-häufigstes extrazelluläres Kation.
► **Funktionen:** Magnesium ist Kofaktor von > 300 Enzymen, wichtig für die Membranfunktion, hat strukturelle Funktion und wirkt Kalzium-antagonistisch. Beteiligung an Glykogensynthese, Energiestoffwechsel (ATP-Bildung), neuromuskulärer Transmission, Muskelkontraktion, transmembranärem Transport (Na-K-ATPase), Fett-, Protein- und Nukleinsäuresynthese, Vitaminstoffwechsel, Regulation des Ca^{2+}- und K$^+$-Stoffwechsels und Zellmigration.
► **Metabolismus – ernährungsmedizinisch relevante Aspekte:** Absorption v.a. im Dünndarm (bei hoher intraluminaler Konzentration passiv, bei geringer Konzentration aktiv). Absorption Ileum > Kolon > Jejunum. Absorptionseffizienz bei

Durchschnittskost ca. 35–40 %. Ca. 0,3 % des Gesamtmagnesiums befindet sich im Serum, davon 33 % proteingebunden, 12 % komplexiert mit Anionen, 55 % ionisiert. Der Körpermagnesium-Gehalt beträgt ca. 2000 mmol/l (22,66 g, ca. 0,3 g/kg KG); 60 % befinden sich im Knochen (mehrheitlich in konjugierter Form als Apatit), ca. 40 % intrazellulär (Erythrozyten 0,5 %, Skelettmuskulatur 20 %). Regulation über Zufuhr und Urinausscheidung. Die Urinausscheidung wird durch Hormone (PTH, ADH, Calcitonin) und nicht-hormonelle Faktoren (pH, K$^+$, Ca^{2+}, NaCl) moduliert.

▶ **Interaktionen:**
- *Absorption* ↑: Vitamin D.
- *Absorption* ↓: Fett, Phosphat, Zink, Phytat, Oxalat, Kohlenhydrate (inkl. Laktose), Kalzium (gegenseitige Hemmung der Absorption).
- *Hohe Magnesiumdosen* hemmen Absorption von Digoxin, Tetracyklin.
- *Urinausscheidung* ↑: Diuretika, Diabetes mellitus, chronischer Alkoholabusus, Vitamin-B$_6$-Mangel, Hyperaldosteronismus, Hyperparathyroidismus, Hyperthyreose, Amphotericin, Cisplatin, Cyclosporine.
- *Urinausscheidung* ↓: Niereninsuffizienz, K$^+$-sparende Diuretika, Hypothyreose, Alkalose.
- *Vitamin B$_1$* (Thiamin): Mg^{2+} ist für die Aktivierung und zelluläre Aufnahme von Vitamin B$_1$ von zentraler Bedeutung.
- ▷ *Cave:* Interaktion mit Digitalisglykosiden, v.a. bei gleichzeitiger Ca^{2+}-Substitution (AV-Block Grad III).

Bedarf/Zufuhrempfehlungen/Nahrungsquellen

▶ **Bedarf:** *Faustregel:* 5 mg Magnesium/kg Körpergewicht pro Tag. Die durchschnittliche Zufuhr liegt bei ca. 120 mg/1000 kcal pro Tag.

▶ **Zufuhrempfehlungen:** s. Tab. 96.

Tabelle 96 · **Magnesium-Zufuhrempfehlungen [mg/d]**

Lebensabschnitt [Jahre]	Zufuhrempfehlungen [mg/d]
15–19 (Männer/Frauen)	400/350
19–25 (Männer/Frauen)	400/310
≥ 25 (Männer/Frauen)	350/300
Schwangerschaft[1]	310
Stillzeit	390

1: Schwangere < 19 Jahre 350 mg

▶ **Nahrungsquellen** (s. Tab. 97): Magnesium ist in der Nahrung weit verbreitet; ca. 60 % der täglichen Zufuhr wird durch Gemüse, Früchte, Zerealien und Fleisch abgedeckt, ca. 10–20 % durch Milch/-produkte. Die Bioverfügbarkeit in Fleisch wird durch Phosphat, Kalzium und Proteingehalt u.U. vermindert.
▷ **Praktischer Hinweis:** Lebensmittelverarbeitung reduziert den Magnesiumgehalt von Lebensmitteln.

Tabelle 97 · Magnesiumgehalt verschiedener Lebensmittel

hoch (> 100 mg/100 g)	mäßig (20–100 mg/100 g)	gering (0–20 mg/ 100 g)
Vollkorn (Roggen, unpolierter Reis, Mais, Hirse, Dinkel, Gerste) /-Getreideprodukte, Kleie, Haferflocken, -mehl, Buchweizen-Vollkornmehl, Vollreis, grünes Gemüse, Pflanzensamen (Sesamsamen, Sonnenblumenkerne), Nüsse, Bohnen (inkl. Sojabohnen), Erbsen, hartes Wasser	Fleisch, Fisch, Milch/-produkte (inkl. Käse), Obst (außer Bananen), Fenchel, Brokkoli, Meerrettich, Kohlrabi, Kartoffeln, Teigwaren, polierter Reis, Maismehl, Trockenfrüchte (z. B. getrocknete Aprikosen)	stark verarbeitete Lebensmittel, Softdrinks, Alkoholika, Eier, Sauerkraut, Kohl (Rotkohl, Chinakohl), Kopfsalat, Feldsalat, Endivie, Kohlrübe, Cornflakes, Fische, Fleisch, frische Aprikosen

Diagnostik (Versorgungslage)

► Die Diagnostik der Magnesiumversorgungslage ist schwierig und unsicher.
► **Ernährungsanamnese:** Ungeeignet.
► **Körperliche Untersuchung:** Klinische Befunde bei Magnesiummangel und Hypermagnesiämie s. u.
► **Labor:**
  • *Magnesium im Serum* (besser als im Plasma): 0,65–1,05 mmol/l; geringe Tagesschwankung; für klinische Routine geeignet (Messung des ionisierten Mg^{2+} nicht nötig); keine Aussage über das Körperdepot; limitierte klinische Aussagekraft.
  • *Magnesiumausscheidung im 24 h-Urin:* Norm 3,0–5,0 mmol/l/24 h; starke Abhängigkeit von der Nahrungszufuhr; zirkadianer Rhythmus der Ausscheidung (nur Extremwerte von Bedeutung).
  • *Weitere*: Erythrozyten-, Monozyten-Magnesium, Mg^{2+}-Loadingtests (Toleranztests).

Magnesiummangel/Hypomagnesiämie

► **Ursachen:**
  • *Zufuhr* ↓: Primäre/sekundäre Malnutrition, Alkoholismus.
  • *Absorption* ↓: Malabsorptionssyndrome, chronisch entzündliche Darmerkrankungen, GIT-Fisteln, Gallensäuremangel, Steatorrhoe, Strahlenenteritis, primäre idiopathische Hypomagnesiämie, GIT-Infektionen, familiäre Hypomagnesiämie.
  • *GIT-Verlust* ↑: Akute/chronische Diarrhoe, Pankreatitis, Darmresektion, Magensonde, Fisteln.
  • *Renale Verluste* ↑: Diabetes mellitus, Hyperkalzurie, exzessive Diurese (inkl. Diuretika), tubuläre Nierenerkrankungen, Alkohol, Nierentransplantation.
  • *Endokrine Erkrankungen:* Diabetes mellitus, Hyperaldosteronismus, Hyperthyreose, Hypoparathyreoidismus und Post-Parathyreoidektomie („Hungry-Bone"-Syndrom), Hyperparathyreoidismus, Katecholamine, SIADH, Bartter-Syndrom.
  • *Medikamente:* s. Interaktionen.
► **Klinik:** Symptome des Magnesiummangels fehlen häufig oder sind unspezifisch. Eventuelle Symptome sind neuromuskuläre Übererregbarkeit (Chvostek-/Trousseau-Zeichen, Muskelspasmen, -schwäche, Krampfanfall), psychische Auffälligkeiten (Apathie, Depression, Delir), kardiovaskuläre Symptome (Hypertonie, Arteriosklerose, Arrhythmien), Überempfindlichkeit gegenüber Herzglykosiden.

► **Diagnostik** bei leichtem bis moderatem Mangel schwierig. Labor (evtl. Serum-Magnesium ↓, andere Elektrolytstörungen, z. B. Serum-Ca^{2+}, –K$^+$ ↓), EKG (PR-Verlängerung, breiter QRS-Komplex, Inversion der T- und U-Welle, ventrikuläre Rhythmusstörungen), Blutgasanalyse, metabolische Zeichen (Glukoseintoleranz, Hyperinsulinämie, ausgeprägte Osteoporose) und andere Befunde je nach Grunderkrankung.

► **Therapie** (abhängig von Ausmaß und Klinik der Mangelsituation):
- *Kausale Therapie.*
- *Magnesiumreiche Ernährung* (s. Tab. 97).
- *Supplementierung – Kontraindikationen:* Niereninsuffizienz, Myasthenia gravis, AV-Blockierung, respiratorische Insuffizienz, Exsikkose.
- *p.o.-Supplementierung:* Relativ schlechte Absorption, hohe Dosen oft wegen gastrointestinaler Nebenwirkungen (häufig: Durchfall) nicht möglich → langfristige „Low-Dose"-Therapie.
  - Leichter Mangel: 1×250 mg elementares Magnesium (z. B. CH: Magnesium Diasporal 300; D: Biolectra Magnesium 240 forte).
  - Schwerer Mangel mit klinischer Symptomatik: Kausale Therapie mit parenteraler Substitution.
- ▣ *Merke:* Einnahme von Mg- und Ca-Supplemente zeitlich trennen.

Hypermagnesiämie

► **Ursachen:** Parenterale Verabreichung oder perorale Zufuhr exzessiver Mengen Mg^{2+}. *Risikofaktoren*: Niereninsuffizienz, alter Patient, kaliumsparende Diuretika, Darmleiden, Missbrauch von Mg^{2+}-haltigen Laxanzien oder Antacida.

► **Klinik:** Neuromuskuläre Störungen (Areflexie, Paralyse), Lethargie, Atemdepression, Bradykardie, Rhythmusstörungen und Asystolie. Klinische Symptome ab Serum-Mg^{2+} > 1,5 mmol/l: Blutdruckabfall, Übelkeit, Erbrechen; Serum-Mg^{2+} > 2,5 mmol/l: ZNS-Depression.

► **Diagnostik:** Klinik, Serum-Magnesium ↑.

► **Therapie:** Intensivmedizinische Betreuung/Therapie; symptomatische Therapie; Antagonisierung von Mg^{2+} durch Kalziumgabe; evtl. Hämodialyse.

Toxizität

► **Sichere Einnahmemenge:** s. Zufuhrempfehlungen.

► **Chronische Toxizität:** Bei nierengesunden Patienten und peroraler Einnahme relativ geringe Toxizität, häufigste Nebenwirkung Durchfall.

Mögliche Indikationen für eine Mg^{2+}-Therapie

► Etablierter Magnesiummangel.
► Prophylaxe bei Magnesiumunterversorgung.
► Präklampsie/Eklampsie.
► Vorzeitige Wehen (Tokolyse).
► Muskelkrämpfe/-spasmen.
► Herzrhythmusstörungen (polymorphe ventrikuläre Rhythmusstörungen, Torsade de Pointes, digoxinassoziierte Rhythmusstörungen).
► Weitere mögliche aber noch nicht etablierte Indikationen: Ischämische Herzerkrankung, akuter Myokardinfarkt (möglichst frühzeitig nach Schmerzbeginn; v.a. bei Hypertonie, Herzinsuffizienz, Diuretika-, Herzglykosidtherapie, Diabetes mellitus), Herzrhythmusstörungen anderer Genese, Asthma bronchiale, Urolithiasis, Laxanzientherapie, Alkoholentzug, Prävention einer Hypomagnesiämie.

Mineralstoffe und Spurenelemente

8.6 Eisen (Fe^{2+})

Grundlagen

▶ **Funktionen:** Bestandteil von Hämoglobin (O$_2$-Transport), Myoglobin (O$_2$-Speicherung), Schlüsselenzymen im Zitratzyklus und in der Atmungskette (Cytochrome); Aktivierung von Sauerstoff (Oxidasen und Oxygenasen), Kofaktor vieler Eisen- und Nicht-Eisen-Enzyme und Reaktionen, Katecholamin-Stoffwechsel, Immunfunktion; Redoxsystem Fe^{2+} ↔ Fe^{3+}.

▶ **Metabolismus – ernährungsmedizinisch relevante Aspekte:** Absorption im Duodenum und in geringem Ausmaß im Jejunum mittels verschiedener Mechanismen unter Mitwirkung von eisenbindenden Proteinen (z. B. DMT1). Absorptionseffizienz: Fe^{2+} >> Fe^{3+}; Säugetierfleisch (Rind) > Geflügel, Fisch > Getreideprodukte, Körner, Eier, Milch; Kinder > Erwachsene; Eisenmangel > normaler Eisenstatus. Im Blut an Transferrin gebunden; Aufnahme in Zellen nach Bindung am Transferrinrezeptor. Hohe Eisenreutilisation unter Mithilfe des retikuloendothelialen Systems. Der Gesamtkörpereisengehalt beträgt ca. 50 mg/kg KG bei Männern und 35 mg/kg KG bei Frauen (ca. 80 % Funktionseisen [> 60 % Hämoglobin], ca. 20 % Eisenspeicher in der Leber). Eisenverluste fast ausschließlich durch Blutverlust oder Abgabe an den Fötus während der Schwangerschaft. Durchschnittlicher täglicher Eisenverlust 1 mg/d beim Mann, 1,5 mg/d bei der menstruierenden Frau.

▶ **Interaktionen:**
- *Alkohol:* Erhöhtes Toxizitätsrisiko.
- *Absorption* ↓: Antazida, Kalzium (Supplemente, Milchprodukte), Eier, Tee, Kaffee, Phosphat, Zinksupplemente, Bikarbonat, gute Eisenversorgung.
- *Bioverfügbarkeit* ↓: Phytat, z. T. Polyphenole.
- *Bioverfügbarkeit* ↑: Vitamin C, Fleisch, kleine Mengen Alkohol.
- *Kupfer* für Eisenspeicherung und -mobilisierung notwendig.

Bedarf/Zufuhrempfehlungen/Nahrungsquellen

▶ **Bedarf:** *Allgemeine Regel:* 1–3 mg absorbiertes Eisen pro Tag.
▶ **Zufuhrempfehlungen** (s. Tab. 98): Wegen der schwankenden Bioverfügbakeit von Eisen ist die Formulierung konkreter Zufuhrempfehlungen schwierig.

Tabelle 98 · Eisen-Zufuhrempfehlungen [mg/d]

Lebensabschnitt [Jahre]	Zufuhrempfehlungen [mg/d]
15–19 (Männer/Frauen)	12/15
19–51 (Männer/Frauen)	10/15
> 51 (Männer/Frauen)	10/10
Schwangerschaft	30
Stillzeit	20

▶ **Nahrungsquellen:** Der absolute Eisengehalt der Nahrung ist relativ konstant (6 mg/1000 kcal), die Bioverfügbarkeit ist jedoch je nach chemischer Form und Begleitsubstanzen sehr variabel (s. Tab. 99, Tab. 100).

▶ *Praktischer Hinweis:* Strategie zur Verbesserung der Eisenversorgungslage: Mischkost mit Fleisch oder Fisch und Vitamin C (z. B. Orangensaft).

Tabelle 99 · Charakteristika der beiden wichtigsten in der Nahrung vorkommenden Eisenformen

	Häm-Eisen	Nicht-Häm-Eisen
Vorkommen	– Fleisch – Fisch	– pflanzlich (Hauptanteil): Gemüse, Obst – tierisch: z. B. Ferritin, Hämosiderin, Transferrin
chemische Form	– Hämoglobin – Myoglobin	– Eisensalze – Eisen in Eiweiß – elementares Eisen[1]
Anteil in der Nahrung	10–15 %	80–85 %
Absorptionsrate	ca. 60–70 %[3]	sehr variabel, v.a. abhängig von der Vitamin-C-Verfügbarkeit (ca. 3–8 %)[2, 3, 4]

1: Elementares Eisen entsteht durch Lebensmittelverarbeitung
2: Förderung der Absorption durch Ascorbinsäure (Vitamin C), organische Säuren (Zitronensäure), gleichzeitige Einnahme von Fleisch, Cystein und andere schwefelhaltige Aminosäuren, Mucin, geringe Mengen Alkohol
3: Hemmung der Absorption durch Kalzium, kurze Passagezeit, Achlorhydrie inkl. Antazida
4: Hemmung der Absorption durch Phytat, Oxalat, Polyphenole (Tannin), Phosphat, Zink, Mangan, Kupfer, Antazida (inkl. H2-blocker), Sojaprotein, Albumin

Tabelle 100 · Relative Bioverfügbarkeit beim gleichzeitigen Konsum verschiedener Lebensmittel (nach Bothwell 1989)

Lebensmittelgruppe	Eisen-Bioverfügbarkeit		
	tief	mittel	hoch
Zerealien	Mais, Haferflocken, Reis, Vollkornmehl	Maismehl, Weißmehl	
Früchte	Äpfel, Bananen, Trauben, Pfirsich, Birnen, Pflaumen, Erdbeeren	Ananas, Mango, Zuckermelonen	Zitronen, Orangen, Tomaten
Gemüse	Auberginen, Linsen, Spinat, Lima-, Favabohnen	Karotten, Kartoffeln	Runkelrübe, Broccoli, Kohl, Blumenkohl, Kürbis, Rüben
Nüsse	Mandeln, Kokosnüsse, Walnüsse, Erdnüsse		
Fleisch			Fleisch (Rind > Fisch, Geflügel)
weitere eiweißreiche Lebensmittel	Milch/-produkte, Käse, Eier, Sojaprotein, Sojamehl		
Getränke	Tee, Kaffee, Softdrinks, Wasser	Rotwein	Weißwein

Diagnostik (Versorgungslage)

► **Ernährungsanamnese:** Die Gesamteisenzufuhr sagt wegen der unterschiedlichen Bioverfügbarkeit nur relativ wenig über die Eisenversorgung aus.

► **Körperliche Untersuchung:** Klinik bei Eisenmangel und -überladung s. u.

► **Labor:** Hämatokrit: Norm 39–47 %; Hämoglobin: Norm m/w 14–18/ 12–16 g/dl; MCV (mittleres Erythrozytenvolumen): Norm 80–92 fL; MCH (mittleres Zellhämoglobin): Norm 27–32 pg; Serum-Eisen (Transferrin-gebunden): Norm 9–27 µmol/l (50–150 µg/dl); Plasma-Transferrin (vgl. S. 36): Norm 2–4 g/l; Transferrin-Eisenbindungskapazität (TIBC): Norm 54–64 µmol/l (300–360 µg/dl); Transferrinsättigung (Serumeisen ÷ TIBC x 100): Norm 20–50 %. *Eisenspeicher:* Serum-Ferritin: Norm 9–27 µmol/l (50–150 µg/l); 1 µg/l = 8 mg Speichereisen (falsch hohe Werte bei Infektion, Malignomen, chronischen Erkrankungen [→ gleichzeitige CRP-Bestimmung]).

Eisenmangel

► **Ursachen:**
- *Bedarf* ↑: Schnelles Wachstum (Kindheit, Adoleszenz), Schwangerschaft.
- *Zufuhr* ↓: Inadäquate Diät; Vegetarier.
- *Malabsorption:* Gastrektomie, Sprue, entzündliche Darmerkrankungen, chronischer Durchfall, Antazida.
- *Verlust* (↑): Blutverlust (Menstruation, Blutspende, Hämodialyse, Hämolyse, Parasiten, GIT-Blutungen, Tumoren).

► **Klinik:** Anämiezeichen; evtl. anguläre Stomatitis (s. Abb. 25a), Zungenpapillenatrophie (s. Abb. 25b), Koilonychie, Anorexie, Infektanfälligkeit, brüchige Haare/ Nägel.

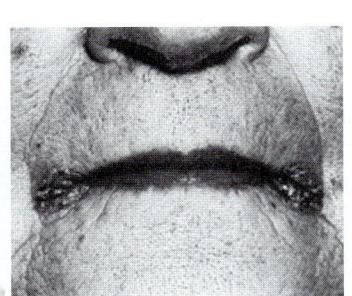 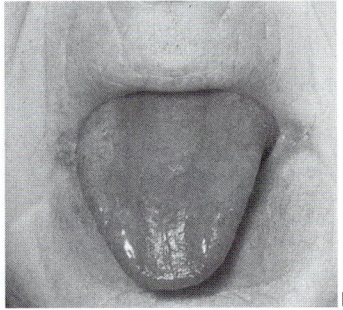

b

Abb. 25 Eisenmangelanämie: **a** Mundwinkelrhagaden (gleichartige Veränderungen finden sich bei B-Komplex-Mangel) **b** Atrophische Zunge

► **Diagnostik:** Ernährungsanamnese, Klinik, Labor (s. o. und Abb. 26).

► **Therapie:** *Merke:* keine „blinde" Eisentherapie. Vor jeder Therapie muss die Ursache des Eisenmangels geklärt sein! Abschätzung des Eisenbedarfs: Eisenbedarf [mg] = 150 × (Ziel-Hb [g/dl] − Ausgangs-Hb [g/dl]) + 1000 mg (zur Aufsättigung der Eisenspeicher).
- *Kausale Therapie.*
- *Optimierung der Eisenversorgung mit der Nahrung.*

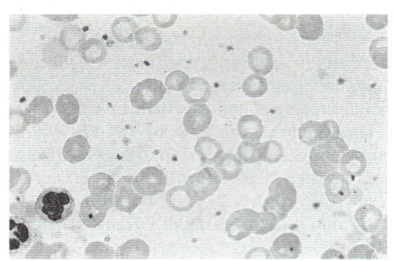

Abb. 26 Anulozyten bei schwerer Eisenmangelanämie. Das Hämoglobin ist z. T. bis auf einen dünnen Ring zurückgezogen

- *Supplementierung – allgemeine Richtlinien:* Dosierung und Dauer der Therapie je nach Ausmaß des Mangels und therapeutischem Ansprechen.
  - Kontraindikationen: Hämochromatose/Hämosiderose, Prophyria cutanea tarda, chronischer Alkoholismus, Infektionskrankheiten, rheumatoide Arthritis, Nierenerkrankungen, entzündliche Magen-Darm-Erkrankungen, Magen- und Darmgeschwüre, fehlende ätiologische Diagnostik des Mangels.
  - Orale Eisentherapie gegenüber parenteraler Therapie (i.m. oder i.v.; anaphylaktische Reaktionen möglich) vorziehen.
- *p.o.-Supplementierung:* Vorteil der nüchternen Einnahme (d. h. 1–2 h vor/nach Mahlzeiten) ist die bessere Absorption; allerdings kommen häufiger gastrointestinale Nebenwirkungen vor.
  - Dosierung: 20–100 mg Eisen 1–2 mal/d (z. B. D: Ferro sanol duodenal Kps. à 100 mg Fe²⁺). Therapiedauer je nach Ausmaß des Mangels und therapeutischem Ansprechen. Bei Achlorhydrie Verwendung von Präparaten mit Vitamin C (z. B. CH: Ferrascorbin; D: Kendural C). In der Schwangerschaft Kombination mit Folsäure (z. B. CH: Fero-Folic-500; D: Kendural-Fol; Ferro-Folsan).
  - Mögliche Nebenwirkungen (Patientenaufklärung): Schwarzer Stuhl, Abdominalbeschwerden, Krämpfe, Durchfall, Erbrechen, Obstipation.

Toxizität

▶ **Sichere Einnahmemenge:** s. Zufuhrempfehlungen.
▶ **Akute Toxizität:** Eine akzidentelle/suizidale Eisenintoxikation ist ein medizinischer Notfall – vor allem bei Kindern.
▶ **Bei chronischer Zufuhr:** Aufgrund unerwünschter metabolischer Effekte (z. B. freie Radikale ↑) sollten bei fehlender Indikation (d. h. Mangel) keine Eisensupplemente eingenommen werden.

Mögliche Indikationen für eine eisendefinierte Therapie

▶ **Mögliche Indikationen einer Eisensupplementierung:**
  - *Eisenmangelanämie.*
  - *Nährstoffsupplement* (Kindheit, Schwangerschaft).
  - *Adjuvans:* Erythropoietintherapie.
▶ **Mögliche Indikationen einer Eisenreduktion:** Hämochromatose.

8.7 Jod (I)

Grundlagen

► **Funktionen:** Bestandteil des Schilddrüsenhormons Thyroxin, das zentrale Bedeutung für die Aufrechterhaltung eines normalen Stoffwechsels praktisch aller Organsysteme, inkl. des zentralen Nervensystems, hat.

► **Metabolismus – ernährungsmedizinisch relevante Aspekte:** Fast vollständige Absorption als Jodid in Magen und Dünndarm. Aktive Aufnahme in die Schilddrüse, Inkorporierung in das Schilddrüsenhormon. Regulation der Thyroxinsynthese durch komplexes Zusammenspiel zwischen Peripherie, ZNS und Schilddrüse. In der Zirkulation 95 % organisches Jod (Schilddrüsenhormone; v.a. an Tyroxin-bindendes Protein gebunden) und ca. 5 % Jodid. Abbau des Thyroxins in der Leber. Körperjodgehalt: 15–50 mg (70–80 % in der Schilddrüse). Ausscheidung im Urin (abhängig von Zufuhr, glomerulärer Filtrationsrate).

► **Interaktionen:**
- Eine adäquate Selen- und Eisenversorgung ist für den Thyroxinstoffwechsel unabdingbar (s. S. 159).
- *Goitrogene* vermindern die Jodaufnahme in die Schilddrüse. Vorkommen z. B. in Kohl, Rosenkohl, Blumenkohl, Broccoli, Rübenarten, Cassava (Maniok, Tapioka), Hirse, Süßkartoffel, Mais, verschiedenen Bohnenarten (Limabohnen), Senf, Nüssen, Bambussprossen, Seetang. Inaktivierung der meisten Goitrogene durch Hitze.

Bedarf/Zufuhrempfehlungen/Nahrungsquellen

► **Bedarf:** ca. 1–2 µg Jod/kg Körpergewicht/d. Die durchschnittliche Zufuhr liegt bei ca. 100–200 µg/d.

► **Zufuhrempfehlungen:** s. Tab. 101.

Tabelle 101 · Jodzufuhrempfehlungen[1,2] [µg/d]

Lebensabschnitt [Jahre]	Zufuhrempfehlungen[1,2] [µg/d]
15–51	200/150
≥ 51	180/150
Schwangerschaft	230/200
Stillzeit	260/200

1: Die absoluten Zufuhrempfehlungen sind für Männer und Frauen identisch
2: Die erste Zahl gilt für Deutschland/Österreich, die zweite Zahl für die Schweiz

► **Nahrungsquellen:** In sehr geringen Mengen weit verbreitet in pflanzlichen und tierischen Lebensmitteln; Gehalt sehr variabel, u. a. vom Jodgehalt des Bodens und verwendeten Futtermitteln abhängig (z. B. Wintermilch gute Jodquelle). In hoher Konzentration in Meerestang (sehr hohe Konzentration), Meeresfischen, Schalentieren und Meeresalgen vorkommend.

☐ *Tipps für eine optimale Jodversorgung:*
- Verwendung von Jodsalz (s. S. 159). *Merke*: Meersalz und andere Salze enthalten bei fehlender Jodierung nicht genügend Jod. Ohne Jodsalzzufuhr besteht ein Risiko für Jodmangel.
- Eine oder zwei Fischmahlzeiten (Meeresfisch)/Woche.

Diagnostik (Versorgungslage)

▶ **Ernährungsanamnese:** Verwendung von Jodsalz, Konsum von Meeresfischen, Evaluation des Gehaltes an Goitrogenen (s. o.)?.

▶ **Körperliche Untersuchung:** Klinik bei Jodmangel und -überdosierung s. u.

▶ **Labor:**

- *Schilddrüsenfunktion:* Thyroidea-stimulierendes Hormon (TSH) Norm: 0,72–4,20 mU/l; Serum-Thyroxin (fT$_4$) Norm: 10,3–29,7 pmol/l (0,8–2,3 ng/dl).
- *Indirekte Zeichen:* Cholesterin, Triglyzeride, Kreatin-Phosphokinase.
- *Jodausscheidung im Einzel- oder 24-h-Urin:* Norm > 50 µg/g Kreatinin (oder >100 µg/l).
- Erweiterte Schilddrüsendiagnostik je nach Grunderkrankung.

Jodmangel

▶ **Ursachen:**

- *Zufuhr ↓:* evtl. in Kombination mit Goitrogenen (s. o.), Protein-Energie-Malnutrition, evtl. bei Fischallergie, salzarme Ernährung.
- *Malabsorption:* u.U. als Folge einer Protein-Energie-Malnutrition.
- *Jodverwertungsstörungen:* Selten.

▶ **Risikopopulationen:** Bewohner von Bergregionen (Alpen, Anden, Himalaya) und anderen endemischen Jodmangelgebieten, z. B. schwäbische Alb, Veganer.

▶ **Klinik:**

- *Jodmangel:* Struma (s. Abb. 27), Hypothyreose, mentale Funktionstörungen (weltweit wichtigste vermeidbare Ursache von Hirnfunktionsstörungen): Mangel während Schwangerschaft/Kindheit führt zu irreversiblen Hirnleistungs- und Wachstumsstörungen (Jodmangel-Kretinismus) beim Kind. Ein extremer Jodmangel ist – in Deutschland/Schweiz – eine seltene Ursache für eine Hypothyreose. *Merke:* Die Diagnose bzw. der Ausschluss anderer Ursachen ist wichtig (DD z. B. Hashimoto-Thyreoiditis, Medikamente, HVL-Insuffizienz).

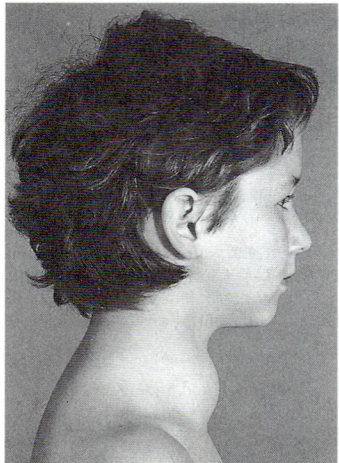
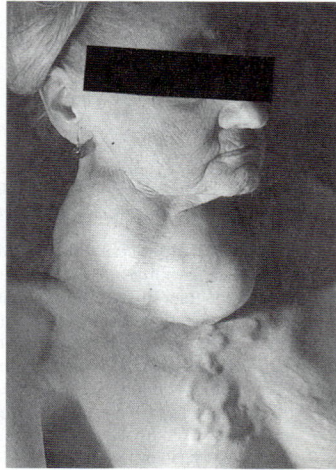

a

- *Hypothyreose:* Symptome: Bradykardie, EKG-Low-Voltage, Kälteempfindlichkeit, Gewichtszunahme trotz Inappetenz, trockenes sprödes Haar, heisere Stimme, Hyporeflexie, Müdigkeit, Leistungsabfall, Myxödem, Grundumsatz ↓, gemischte Dyslipidämie.

► **Diagnostik:**
  - *Jodmangel:* Ernährungsanamnese, Klinik und Labor (s. o.); Schilddrüsensonographie.
  - Weitere Diagnostik: Differenzierung einer Struma, spezifische Schilddrüsenfunktionsstörungen (Hyper-, Hypothyreose): Siehe Fachliteratur.

► **Therapie des Jodmangels:**
  - *Verbesserung der Jodversorgung mit der Nahrung.*
  - *p.o.-Supplementierung:* Zur Strumaprophylaxe bei Risikopopulationen (s. o.) ca. 100 μg/d, bei etabliertem Jodmangel 200μg/d (Jodid 100|200|500 μg/ Tabl.). Kontraindikation: Funktionale Autonomie der Schilddrüse.
  - ◾ *Beachte:* Jod passiert die Plazenta und geht in die Muttermilch über. Hohe Dosen können zu einer Suppression der Schilddrüsenfunktion des Föten und des Neugeborenen führen.
  - ◾ *Vorsicht:* Jod-induzierte Hyperthyreose (s. Jodüberladung).

► **Prophylaxe:** 100 μg Jodid/d (Schwangerschaft 200 μg/d); jodiertes Salz (5–40 mg I/kg NaCl), jodiertes Öl zur enteralen Anwendung.

Jodüberladung

► **Ursache:** Zufuhr ↑ (z. B. durch Meeralgen).
► **Klinik:** Jod-induzierte Thyreotoxikose (Jod-Basedow, Jod-induzierter Hyperthyreoidismus); Toxizitätszeichen (Jodismus): Brennen/Schmerz in Mund/Hals, metallischer Geschmack, vermehrter Speichelfluss, Schleimhautläsionen im Mund, Kopfschmerzen, Magenbeschwerden.
► **Diagnostik:** Klinik, Symptomatik, Labor (TSH, fT$_4$, Jodausscheidung im Urin).
► **Therapie:** Therapie der Hyperthyreose (β-Blocker, Thyreostatika).

Toxizität

► **Sichere Einnahmemenge:** s. Zufuhrempfehlungen.
► **Bei chronischer Zufuhr:** Jodzufuhr > 500 μg/d (WHO > 1000 μg); außer durch Seetang, Jod-kontaminierte Lebensmittel durch übliche Ernährung kaum möglich, Symptome s. Jodüberladung.

Mögliche Indikationen für eine Jodtherapie

► Etablierter Jodmangel.
► Prävention eines Jodmangels in Jodmangel-Endemiegebieten.
► Adjuvans bei der Hypothyreosetherapie.
► Strahlenprotektion der Schilddrüse.

8.8 Selen (Se)

Grundlagen

► **Funktionen:** Bestandteil vom Selenoproteinen und -enzymen, z. B. Selenoprotein P, Glutathionperoxidase und Thyronin-5′-Deiodase; antioxidative Wirkungen (Interrelation mit Vitamin E), Schilddrüsenhormon-Stoffwechsel, Detoxifizierung,

Immunmodulation, Antikarzinogenese. Selen schützt vor Cadmium- und Quecksilbertoxizität.

► **Metabolismus – ernährungsmedizinisch relevante Aspekte:** Fast vollständige Absorption im Duodenum durch aktiven Transport (Selenomethionin). Inorganisches Selen wird passiv aufgenommen. Im Blut gebunden an Proteine, Lipoproteine. Bioverfügbarkeit von organischem Selen bis zu 100 %, anorganisches Selen sehr variabel (50–100 %). Körperselen-Gehalt ca. 7–20 mg. Mehrheitlich Urinausscheidung.

► **Interaktionen:** Bioverfügbarkeit ↓ (Methionin, Phosphor, Schwermetalle), Bioverfügbarkeit ↑ (Thiole, Vitamin C).

Bedarf/Zufuhrempfehlungen/Nahrungsquellen

► **Einheit:** 1 µg Selen = 0,0127 µmol Selen.
► **Bedarf:** Der genaue Bedarf ist nicht bekannt und kontrovers, wahrscheinlich geringfügig über 0,1 µg Selen/g Nahrung (Trockengewicht). Die durchschnittliche Selenzufuhr ist sehr variabel (Mittelwert 30–100 µg/d) (US-UL: 400 µg/d bzw. ca. 5 µg/kg KG).
► **Schätzwert für eine angemessene Zufuhr:** Alle Erwachsenen inkl. Schwangerschaft/Stillzeit 30–70 µg Selen/d.
► **Nahrungsquellen:** Selen liegt v.a. in Verbindung mit schwefelhaltigen Aminosäuren und als Bestandteil von Proteinen vor (Pflanzen: Selenomethionin; Tiere: Selenocystein). Bis zu 100-fache Variabilität des Selengehalts (Pflanzen > Tiere) → Zuverlässigkeit von Nährstofftabellen gering. *Gute Quellen:* Fisch, Organfleisch > Muskelfleisch, Zerealien, Eier, Körner, Milchprodukte > Gemüse.

Diagnostik (Versorgungslage)

► **Ernährungsanamnese:** Keine Bedeutung (Tagesvariabilität bis zu 90 %).
► **Körperliche Untersuchung:** Klinik bei Selenmangel und -überladung s. u.
► **Labor:**
  • *Serum-Selen:* Norm 0,58–1,82 µmol/l (46–143 µg/l); keine Information über Selenspeicher.
  • *Vollblut-Selen:* Normwerte je nach Region unterschiedlich 0,74–2,97 µmol/l (58–234 µg/l); Index der langfristigen Versorgungslage, keine Tagesschwankungen.
  • *Weitere:* Glutathion-Peroxidase-Aktivität (in Plasma, Erythrozyten, Thrombozyten), Erythrozyten-Selen, Haar-/Nägel-Selen, Selenurinausscheidung.

Selenmangel

► **Ursachen:** Zufuhr ↓: Protein-Energie-Malnutrition; vegetarische Ernährung aus Regionen mit sehr selenarmen Böden.
► **Klinik:** Beim marginalen Mangel treten Symptome z. T. erst bei gleichzeitigem Vitamin-E-Mangel auf. Bei marginaler Versorgung keine typischen Mangelsymptome. Mögliche Se-abhängige Krankheiten: Keshan-Erkrankung (Kardiomyopathie; mögliche Veränderung von Virulenz/Genotyp der Coxsackie-Viren), Kashin-Beck-Erkrankung (Osteoarthritis).
► **Diagnostik:** Die Diagnostik eines Selenmangels ist schwierig. DD „reiner" Selenmangel ↔ kombiniert mit Vitamin-E-Defizit (s. S. 102). Klinik, Labor (s. o.),
► **Therapie:**
  • *Verbesserung der Selenversorgung mit der Nahrung.*
  • *p.o.-Supplementierung:* Dosis und Dauer in Abhängigkeit vom Schweregrad des Mangels, vom klinischen Ansprechen und von der Indikation (Fehlernährung,

mögliche spezielle Indikationen in der Onkologie). Tägliche Dosis: 50–500 µg/d (z. B. D: Selenase 50, 100 peroral). Keine unkontrollierte Selensupplementierung. *Vorsicht* während der Schwangerschaft, bei Niereninsuffizienz.

Selenüberladung

▶ **Ursachen:** Exzessive Zufuhr.
▶ **Klinik:** Haar- und Nägelverlust, schuppende Dermatose, Neuropathie, Übelkeit, Erbrechen, abdominale Schmerzen, Polyneuropathie, knoblauchartiger Atemgeruch.
▶ **Therapie:** Magenspülung, forcierte Diurese, hohe Vitamin-C-Dosen, Hämodialyse.

Toxizität

▶ **Sichere Einnahmemenge:** s. Zufuhrempfehlungen.
▶ **Akute Toxizität:** Hohe Toxizität; geringe „therapeutische" Breite.
▶ **Bei chronischer Einnahme:** s. auch Selenüberladung. Die toxikologische Referenzdosis für Selen, d. h. die tägliche lebenslange Dosis ohne negative Effekte, beträgt 0,005 mg/kg KG/d (70 kg Mann: 350 µg/d).

Mögliche Indikationen für eine Selentherapie

▶ Selenmangel.
▶ Keshan-Erkrankung.
▶ Prävention eines Selenmangels.
▶ Rheumatoide Arthritis (?).
▶ Evtl. Einsatz in der Onkologie (Verbesserung der Selenversorgung; als adjuvante Therapie während Chemo- und/oder Radiotherapie).
▶ Chemoprävention von Krebs (Prostata, Dickdarm, Lunge).

8.9 Zink (Zn)

Grundlagen

▶ **Funktionen:** Bestandteil von > 200 Metalloenzymen, beteiligt in der Synthese und Degradation u. a. von Kohlenhydraten, Lipiden, Proteinen und Nukleinsäuren, Alkohol. Polysomenkonformation, Membranstabilisierung; Strukturbestandteil und Determinante des Thymulins, Komponente der „Zink-Finger"-Domäne verschiedener Proteine, Funktion als freies Metallion; Wachstum, Zellreplikation, sexuelle Entwicklung/Reifung, Fertilität/Reproduktion, Immunabwehr und -modulation, Nachtsehen, Geschmack, Appetitempfinden.
▶ **Metabolismus – ernährungsmedizinisch relevante Aspekte:** Carrier-abhängige Absorption im Jejunum und Duodenum. Das Gesamtkörperzink beträgt ca. 2 g (60 % im Muskelgewebe, 30 % im Knochen). Im Plasma lediglich 0,1 % (2/3 an Albumin, 1/3 an α_2-Mikroglobulin gebunden), jedoch hoher und schneller Turnover, vielen Einflussgrößen unterworfen (Umverteilungsphänomene durch z. B. Stress, Infektionen, Fieber, körperliche Anstrengung). Zinkverlust (GIT, Urin und Haut) ca. 0,5–3,0 mg/d.
▶ **Interaktionen:** Bioverfügbarkeit ↓ (Phytat; kompetetive Absorptionshemmung: Eisen, Kupfer, Kalzium, Cadmium), Bioverfügbarkeit ↑ (tierisches Eiweiß).

Zufuhrempfehlungen/Nahrungsquellen

▶ **Zufuhrempfehlungen:** s. Tab. 102.

Tabelle 102 · Zink-Zufuhrempfehlungen [mg/d]

Lebensabschnitt [Jahre]	Zufuhrempfehlungen [mg/d]
≥ 15 (Männer/Frauen)	10/7
Schwangerschaft (ab 4. Monat)	10
Stillzeit	11

▶ **Nahrungsquellen:** s. Tab. 103. Ca. 70 % aus tierischen Produkten (vor allem Fleisch, hohe Bioverfügbarkeit). Getreideprodukte sind die wichtigsten pflanzlichen Nahrungsquellen.

Tabelle 103 · Zinkgehalt verschiedener Nahrungsmittel [100 mg/100 g]

sehr viel (> 5 mg/100 g)	viel (3–5 mg/100 g)	mäßig (1–3 mg/100 g)	wenig (< 1 mg/100 g)
Austern, Roggenkeimlinge, Weizenkeimlinge, Weizenkleie, Mohnsamen, Sonnenblumenkerne, Kalbs-/Schweine-/Rinderleber	Weizenkorn, Haferkorn/-flocken, Kalbfleisch, Pferdefleisch, Hühnerleber, Limabohnen, Para-/Cashewnüsse, Sojamehl, Kakao, Käse (Emmentaler, Edamer, Gouda, Tilsiter, Roquefort), Magermilchpulver, Eigelb	Vollmilchpulver, Käse (Parmesan, Gorgonzola, Brie), Bohnen (trocken), Gerste, Roggen (Korn), Weizenvollkornbrot, Eierteigwaren, Maiskorn, Garnele, Miesmuschel, Sardelle, Aal, Felche, Hummer, Geflügel (Truthahn, Gans), Haselnüsse, Reis (unpoliert)	Milch, Joghurt, Butter, Hüttenkäse, Kondensmilch, Speisequark, Geflügel (Huhn, Fasan), Gemüse, Obst, Hühnerei-Eiweiß, Fische (Forelle, Schellfisch, Flunder, Dorsch, Lachs), Cornflakes, Reis (poliert), Kartoffel, Sauerkraut, Pilze, Salat

▶ **Kategorisierung und Charakterisierung von Ernährungsmustern nach der Bioverfügbarkeit von Zink (nach WHO, 1996):**
- *Hohe Bioverfügbarkeit* (Kategorie A): Verarbeitete Lebensmittel mit geringem Nahrungsfaser- und Phytatgehalt (molares Verhältnis Phytat/Zink < 5), bedarfsgerechte Proteinzufuhr mehrheitlich aus nicht-pflanzlichen Lebensmitteln.
- *Moderate Bioverfügbarkeit* (Kategorie B): Mischkost mit tierischem Protein (Fleisch, Fisch). Vegetarische Ernährungsweise ohne Konsum von Auszugsmehl und/oder nicht verarbeiteten Zerealien. Phytat/Zink-Verhältnis 5–15 oder < 10 falls 50 % der Energiezufuhr aus nicht fermentierten und nicht verarbeiteten Zerealien und entsprechenden Mehlen besteht und mit inorganischen Kalziumsalzen fortifiziert wird. Die Bioverfügbarkeit erhöht sich durch Zugabe von tierischen Proteinquellen inkl. Milch.
- *Geringe Bioverfügbarkeit* (Kategorie C): Ernährung mit viel unverarbeiteten, nicht fermentierten und nicht gekeimten Zerealien. Phytat/Zink-Verhältnis > 15. Mehrheitlich Sojaprotein-basierte Kostformen. Ernährungsformen, bei denen > 50 % der Energiezufuhr durch Phytat-reiche Nahrungsmittel abgedeckt

wird (Weizen, Reis, Mais, Hafer, Gerste, Sorghum, Bohnen, Chapatti Mehl). Ernährungsformen mit hoher Zufuhr an inorganischen Kalziumsalzen ($< 1\,g$ Ca^{2+}/d).

Diagnostik (Versorgungslage)

► **Ernährungsanamnese:** Schwierig; korreliert mit der Eiweißzufuhr; Vegetarismus?
► **Körperliche Untersuchung:** Klinik des Zinkmangels s. u.
► **Labor:**
  • *Plasma-Zink:* Norm $0{,}75$–$1{,}25\,\mu g/ml$ ($11{,}5$–$19\,\mu mol/l$); idealerweise Mitbestimmung von Metallothionein.
  • *Weitere:* Erythrozyten-/Lymphozyten-/Leukozyten-Zink, Enzymaktivitäten (z.B. alkalische Phosphatase), Thymulin-Konzentration, Zink-Clearance-Test (Zink-Toleranz-Test), Haar-/Nägel-Zink, Urin-Zinkausscheidung.

Zinkmangel

► **Ursachen:**
  • *Zufuhr* ↓: Chronischer Alkoholabusus, Protein-Energie-Malnutrition; zerealienlastige Ernährung, Schwangerschaft, Stillzeit.
  • *Malabsorption:* Akrodermatitis enteropathica, chronisch entzündliche Darmerkrankungen (s. S. 226), Pankreasinsuffizienz.
  • *Ausscheidung* ↑: Nephrotisches Syndrom, Leberzirrhose, Hepatitis, Diuretika, Sichelzellanämie, Stress, chronischer Alkoholabusus, Diabetes mellitus, Hämodialyse.
  • *Andere Verluste* ↑: Intestinales Protein-Verlust-Syndrom, Trauma, chronische Durchfallerkrankungen.
  • *Prädisposition:* Parasitäre Infektion, Geophagie/Pica (Essen von Erde u. a. Nicht-Lebensmitteln), chronische Infektionen, alter multimorbider Patient.
► **Formen:**
  • *Primärer Zinkmangel:* Akrodermatitis enteropathica.
  • *Sekundärer Zinkmangel:* Als Folge o. g. Ursachen.
► **Klinik:** Symptome treten u. U. erst bei Zn^{2+}-Spiegeln von $< 65\,\mu g/dl$ ($10\,\mu mol/l$) auf, z.B. Wachstumsretardierung, Hypogonadismus, Anorexie, Gewichtsverlust, neurosensorische Störungen (Geschmacksstörungen), Nachtblindheit, bullös-pustulöse z.T. nässende Dermatitis, Keratitis, Alopezie, Infektneigung.
► **Diagnostik:**
  • *Ernährungsanamnese, Klinik* (s. o.).
  • *Labor:* Serum/Plasma-Zink ↓ (bei leichter Unterversorgung/Mangel u. U. normale Plasmaspiegel; *Vorsicht* bei der Interpretation von tiefen Werten: Falsch tiefe Werte bei Umverteilung und durch Medikamente [Kortikosteroide, orale Kontrazeptiva, Phenytoin]), evtl. Erythrozyten-Zink ↓, Leukozyten-Zink ↓).
► **Therapie:**
  • *Verbesserung der Zinkversorgung mit der Nahrung.*
  • *Supplementierung – Allgemeines:* Dosierung und Dauer der Therapie je nach Schweregrad des Mangels, Grunderkrankung und therapeutischem Ansprechen.
    ► *Cave:* Im Tierversuch fötale Schäden durch hohe Zinksupplemente während der Schwangerschaft → keine unkontrollierte Dauersubstitution.
  • *p.o.-Supplementierung:* Im Mangel kontrollierte Zinksubstitution mit in der Regel 30–$150\,mg/d$ Zink-Sulfat. Einnahme mindestens 1 h vor Nahrungszufuhr oder mindestens 2 h nach der letzten Nahrungsaufnahme (z. B. Zinkotase Filmtabletten).

▶ **Verlaufskontrolle:** Bei Zinkmangel und chronischer Substitution Kontrolle der alkalischen Phosphatase und Plasma-/Serum-Zinkspiegel, HDL-Cholesterin sowie Kupferstatus.

Toxizität

▶ **Sichere Einnahmemenge** (je nach Alter, Geschlecht, Körpergewicht) zwischen 13 und 50 mg/d. Die tägliche Dosis sollte nicht mehr als 50 mg/d betragen (bei längerer Substitution Sicherheitslimit ≤ 25 mg/d).
▶ **Bei chronischer Einnahme:** Zink hat eine relativ geringe Toxizität. Bei Zinksupplementierung mit 25–50 mg/d sind Verschlechterung des Kupferstoffwechsels, LDL-Cholesterinanstieg, HDL-Cholesterinabfall, immunsuppressive Wirkung möglich.

Mögliche Indikationen für eine Zinktherapie

▶ **Adjuvante Therapie beim Morbus Wilson** (s. Kupfer S. 166). Dosierung je nach Alter, klinischem Stadium und Begleittherapie.
▶ **Immunmodulator:**
  • Verkürzung von Dauer und Schweregrad einer Erkältungskrankheit mit Zink-Glukonat (Lutschtablette) möglich.
    ▷ *Vorsicht:* Gehäuft Nebenwirkungen, Irritation der oralen Mukosa, Nausea, Erbrechen, unspezifische Abdominalsymptome, Durchfall, Kopfschmerzen.
  • *Dosis* umstritten (z. B. 15 mg alle 2 h während 12 h pro Tag, bis zum Abklingen der Symptome, dann 3× täglich solange symptomatisch).
▶ Als **Antisickling Agens** bei der Sichelzellanämie.
▶ **Substitution beim nachgewiesenem Zinkmangel:** Bei Anorexia nervosa, Diabetes mellitus, Sprue, Verbrennungen, Trauma, Wundheilungsstörungen sowie den oben erwähnten Krankheitsbildern. Mögliche Indikation: Makuladegeneration.

8.10 Weitere Spuren- und Ultraspurenelemente

Grundlagen

▶ **Definition:** Ultraspurenelemente sind Elemente, deren geschätzter Bedarf im Mikrogrammbereich liegt (< 1 mg/d).
▶ **Bedeutung:** Aufgrund des sehr geringen Bedarfs und der z. T. weiten Verbreitung in der Nahrung sind klinisch manifeste Mangelsituationen selten. Essenzialität z. T. nicht geklärt, es gibt jedoch Hinweise, dass diverse Stoffwechselabnormitäten durch Ultraspurenelemente korrigiert werden können (z. B. Vanadium, Mangan: Glukoseintoleranz). Alle Spuren- und Ultraspurenelemente besitzen ein Toxizitätspotenzial.
▶ **Einteilung** nach Essenzialität:
  • *Essenziell:* Zink, Kupfer, Selen, Molybdän, Chrom, Jod.
  • *Wahrscheinlich essenziell:* Fluor, Mangan, Vanadium, Silizium, Nickel, Bor, Arsen.
  • *Unklare Essenzialität:* Lithium, Kobalt (nur essenziell als Komponente von Vitamin B_{12}), Aluminium, Cadmium, Brom, Germanium, Rubidium, Zinn, Blei, Cäsium, Strontium, Titan, Wolfram, Thallium, Samarium, Quecksilber, Bismuth, Barium, Antimon.

Mineralstoffe und Spurenelemente

Übersicht über weitere Spuren- und Ultraspurenelemente s. Tab. 104

Tabelle 104 · Übersicht über die weiteren Spuren- und Ultraspurenelemente

Metabolismus und Funktion/Bedeutung	Vorkommen in der Nahrung, Zufuhrempfehlungen	Bemerkungen[1]
Arsen (AS)		
– mögliche Rolle im Methylgruppen-Metabolismus, Regulation der Genexpression, Wachstum, Reproduktion – Essenzialität möglich	– durchschnittlicher Gehalt in Lebensmitteln: 1 µg/g TG – weite Verbreitung – gute Quellen: Meerestiere – Zufuhr variabel in der Regel < 200 µg/d – nicht bedarfsgerechte Zufuhr praktisch nicht möglich – Bedarfsschätzung: 10–25 µg/d (?)	– Toxizität: Organisches Arsen (z. B. Arsenobetain) ist nicht toxisch; anorganisches Arsen ist extrem toxisch (Blockierung der Atmungskette; karzinogen): Maximal tolerierbare Zufuhr 2 µg/kg KG
Bor (B)		
– Bedeutung im Steroid-Hormon-Stoffwechsel – Essenzialität für Menschen nicht bestätigt	– Quellen: Pflanzliche Lebensmittel (Früchte, Blattgemüse, Nüsse, Hülsenfrüchte) – Zufuhr ca. 0,5–3,0 mg/d – Schätzung des minimalen Bedarfs: ca. 0,75 mg/d	– Mangel: Befunde (variabel) sind hormonelle Störungen, Kalzium-, Magnesiumausscheidung im Urin ↑, 25-OH-Vitamin-D ↓, Calcitonin ↑, Osteocalcin ↑, psychomentale Verlangsamung – orale Toxizität: Gering, wenig bekannt
Chrom (Cr)		
– Glukosestoffwechsel (Potenzierung der Insulinwirkung durch postulierten Glukose-Toleranz-Faktor); Fett- (LDL-Cholesterin ↓, HDL-Cholesterin ↑), Protein- und Hormonstoffwechsel – Absorption durch passive Diffusion (Bioverfügbarkeit 0,5–2 %); Speicherung im Knochen; Urinausscheidung	– Gehalt ↑: Hülsenfrüchte, Samen, Keimlinge, Kleie, Schokolade, Bierhefe (Vollkorn, Zerealien > Obst, Gemüse) – durchschnittliche Zufuhr: 10–50 µg/d – angemessene Zufuhr 30–100 µg/d (Schätzwert)	– keine spezifischen Mangelsymptome. Diagnostik des Mangels schwierig, evtl. durch Ansprechen auf Chromgabe (z. B. Verbesserung der Glukosetoleranz) – Toxizität: Nahrungschrom (trivalent) gering; hexavalentes Cr ist sehr toxisch (Niereninsuffizienz, Lebernekrose) – zurzeit besteht keine gesicherte Indikation für Chromsupplemente

Tabelle 104 · Fortsetzung

Metabolismus und Funktion/Bedeutung	Vorkommen in der Nahrung, Zufuhrempfehlungen	Bemerkungen[1]
Fluor (F)		
– Bedeutung: Karies; Umwandlung von Kalziumphosphat zu Apatit im Knochen, akkumuliert im Knochen – hohe Bioverfügbarkeit aus Wasser (> 90 %); in anderen Lebensmitteln ca. 30–60 % – Essenzialität: Naheliegend	– Quellen: Wasser und andere Lebensmittel – Zufuhr variabel, durchschnittlich 0,2–2,0 mg/d (v.a. abhängig vom Wassergehalt [0,1–20 mg/l] und von industrieller Kontamination) – nach DGE bei Zufuhr < 0,3 mg/l Trinkwasser: Supplementierung erwägen – angemessene Gesamtzufuhr (DGE): Männer/Frauen 3,8/3,1 mg/d (Schwangerschaft/Stillzeit 3,1 mg/d)	– Mangel: Kariesneigung ↑ – Toxizität: Enges „therapeutisches" Fenster, Frühzeichen der Toxizität: Zahnschmelzveränderungen/Zahndestruktion; Toxizitätssyndrom: Fluorose (Knochenbrüchigkeit ↑, -deformitäten, Exostosen, Osteoporose, Osteomalazie, sek. Hyperparathyreoidismus); – Kalziummangel fördert Fluortoxizität
Kupfer (Cu)		
– Kofaktor verschiedener Metalloenzyme (z. B. Coeruloplasmin); beteiligt an z. B. Kollagen-, Neurotransmitter-, Melaninsynthese, Blutbildung – passive Absorption; Bioverfügbarkeit 25–40 %, Körperkupfergehalt ca. 100 mg; enterohepatische Zirkulation – essenziell	– durchschnittliche Zufuhr ca. 2 mg/d – weite Verbreitung; hoher Gehalt in Nüssen, Samen, Hülsenfrüchten, Organfleisch, Getreide/-produkte; geringer Gehalt in Gemüse, Früchten, Milch/-produkten – Bedarfsschätzung 1,0–1,5 mg/d	– Hypercuprämie bei Morbus Wilson (→ Cu-arme Ernährung) – Mangel: Blutbildungsstörung, Haar- und Hautdepigmentierung, neurologische Störungen, Bindegewebsstörungen; Diagnostik: Plasma-Cu ↓ (< 70 µg/dl), Coeruloplasmin ↓ – Zink (s. S. 161) hemmt Cu-Absorption – Toxizität nur durch Supplemente möglich
Mangan (Mn)		
– Kofaktor und Bestandteil von Enzymen (z. B. Mn-SOD) – Bioverfügbarkeit ↓: Kalzium, Phosphor, Phytat, Eisen	– Gehalt ↑: Pflanzliche Lebensmittel (Zerealien, Vollkornprodukte, Hülsenfrüchte, Tee) – durchschnittliche Zufuhr: 2–3 mg/d – angemessene Zufuhr (Schätzwert): 2–5 mg/d	– Mangelsituation beim Menschen nicht beschrieben – Toxizität von Nahrungsmangan relativ gering (Manganverrücktheit bei Mineuren)

Tabelle 104 · Fortsetzung

Metabolismus und Funktion/Bedeutung	Vorkommen in der Nahrung, Zufuhrempfehlungen	Bemerkungen[1]
Molybdän (Mo)		
– Enzymkofaktor (z. B. Xanthin-Oxidase) – wasserlösliche Form mit guter Bioverfügbarkeit; Sulfat vermindert Absorption – essenziell	– Gehalt ↑: Milch/-produkte, Zerealien (bes. aus neutralem oder alkalihaltigem Boden), Bohnen, getrocknete Früchte, Organfleisch, Backwaren – durchschnittliche Tageszufuhr: ca. 1,5–2,5 µg/kg KG – Zufuhrempfehlung: 50–100 µg/d (DGE 2000) oder 2 µg/kg KG pro Tag (WHO)	– Mangel: Irritabilität, Verwirrtheit, Desorientiertheit, Koma, Tachykardie, Nachtblindheit, Störungen im Aminosäurestoffwechsel, Hyperurikämie – Toxizitätsschwelle durch natürlich in LM vorkommendes Mo nicht erreichbar (Molybdenose [toxisch bedingte Störung der Knochenbildung])
Nickel (Ni)		
– Kofaktor von Metalloenzymen bei Bakterien – Absorption im Dünndarm Akkumulierung in Haut; Ausscheidung v.a. Niere, Leber – Essenzialität unklar	– Gehalt variabel – Zufuhr v.a. durch Getreide, Kartoffeln, Gemüse, Obst – Gehalt ↑: Weiße Bohnen, gelbe Erbsen, Nüsse (Erdnüsse), Sojabohnen, Linsen, verschiedene Kohlsorten, Brokkoli, Kakao, Haferflocken, Schokolade – durchschnittliche Zufuhr: < 150 µg/d – geschätzter Bedarf < 100 µg/d	– Mangelsymptome: ? – Toxizitätsschwelle relativ gering (ca. 600 µg/d); durch natürlich in LM vorkommendes Ni nicht erreichbar (nur kontaminierte Lebensmittel). Niereninsuffizienz fördert Toxizität – weitere Bedeutung: Ni-Allergie (Kontaktdermatitis): Nickelkontrollierte Diät u.U. hilfreich (schwierig)
Silicium (Si)		
– fördert Glukosaminoglykan und Kollagensynthese (Konzentration ↑ in Knochen und Gefäßwand) – Essenzialität unklar	– Quellen: Nicht raffinierte Zerealien, Knollengewächse (Gehalt steigt mit Fasergehalt) – geschätzter Bedarf: ca. 5–10 mg/d	– Toxizität: Bei oraler Zufuhr gering

Tabelle 104 · Fortsetzung

Metabolismus und Funktion/Bedeutung	Vorkommen in der Nahrung, Zufuhrempfehlungen	Bemerkungen[1]
Vanadium (V)		
– Kofaktor verschiedener Enzyme (Na^+/K^+-ATPase, Protein-Kinasen) Hormon-, Glukose-(insulinomimetische Wirkungen), Lipid-, Knochen-, Schilddrüsenstoffwechsel – Bioverfügbarkeit < 5 % (↓: Eiweiß, Eisen, Vitamin C) – Essenzialität: Naheliegend	– Gehalt ↑: Spinat, Petersilie, Pilze, Austern, Dill, schwarzer Pfeffer, Vollkornprodukte, Fleisch, Fisch – durchschnittliche Zufuhr: ca. 20–30 µg/d – geschätzter Bedarf: 10 µg/d	– Mangelsymptome beim Menschen nicht bekannt – Toxizitätsschwelle durch natürliches, in der Nahrung vorkommendes Vanadium nicht erreichbar

1: Mangelsymptome z. T. tierexperimentell erhoben (hier nicht aufgeführt); Mangelsymptome beim Menschen oft nicht bekannt
TG = Trockengewicht, KG = Körpergewicht; Gehalt ↑: Gute Nahrungsquellen

9 Andere Nahrungsbestandteile

9.1 Alkohol

Grundlagen

▶ **Definition:** Alkohol (hier) = Ethanol (C_2H_5-OH).

▶ **Bedeutung/Funktionen:**
- Der Genuss *großer* Mengen Alkohol ist mit erhöhter Morbidität und Mortalität (s. Folgeerkrankungen, S. 171), der Genuss *geringer* Mengen mit verminderter Mortalität und Morbidität (KHK-Mortalität ↓, Gallensteine ↓) verbunden.
- Sucht- und Genussmittel (hohes Missbrauchspotenzial).
- Zellgift.
- Energielieferant (7,1 kcal/g = 29,4 kJ/g). (Meist „leere unregulierte Kalorien", d. h. fehlende Nährstoffdichte und Regulationsmechanismen.)

▶ **Metabolismus – ernährungsmedizinisch relevante Aspekte:**
- *Absorption* durch Diffusion im Mund, Magen, Darm; Diffusionsgeschwindigkeit abhängig von Alkoholkonzentration (hoch konzentriert > niedrig konzentriert) und Mageninhalt.
- Die *Verstoffwechselung* von Alkohol unterliegt wie das *pathophysiologische Potenzial* von Alkohol starken interindividuellen Unterschieden.
- *Abbau* v.a. in der Leber (ca. 90 %):
  - Alkohol → Acetaldehyd (CH_3CHO): Bei geringer bis moderater Zufuhr durch Alkoholdehydrogenase (ADH; Energie produzierend, keine Induktion auch bei chronisch exzessivem Konsum); bei hoher Zufuhr durch mikrosomales Ethanol oxidierendes System (MEOS), das durch chronischen Alkoholkonsum induziert wird.
  - Acetaldehyd → Acetat: Durch Acetaldehyddehydrogenase (ALDH). Bis zu 50 % der Asiaten weisen eine atypische, hypofunktionelle Form auf → Unverträglichkeitsreaktion (Gesichtsrötung, Kopfschmerz, Übelkeit, Erbrechen, Rhythmusstörungen). Hemmung der ALDH durch Disulfiram (z. B. Antabus).
- Die *Abbaugeschwindigkeit* ist unabhängig von der Blutalkoholkonzentration und beträgt ca. 0,1–0,25‰/h (im Durchschnitt 0,15‰, d. h. 15 mg/100 ml/h → bei 70 kg KG beträgt der Alkoholabbau ca. 0,1 g/kg KG/h, d. h. ca. 7 g/h).
- *Einflussfaktoren auf den Blutalkoholspiegel:* s. Abb. 28.

▶ **Berechnung der approximativen Blutalkohol-Spiegel C** (Widmark-Formel):
- C (in ‰) = A/(KG × r) – Resorptionsverlust; A = konsumierte Alkoholmenge [g]; KG = Körpergewicht [kg]; r Mann/Frau = 0,7/0,6 (Verteilungsfaktor); Resorptionsverlust = 10 %.
- *Beispiel:*
  - Mann (70 kg) konsumiert 0,25 l Bier (= 10 g) + 0,5 l Wein (= 40 g): C = 50 g/(70 × 0,7) – Resorptionsverlust = 1,02‰ – 0,102 = 0,918‰.
  - Der Mann hat für den Konsum 2 h benötigt; Blutalkohol-Spiegel 30 min nach Abschluss des Trinkens: Alkoholabbau für 2,5 h = 2,5 × 0,15 = 0,375 → Blutalkoholkonzentration = 0,918–0,375 = 0,543‰.

▶ **Interaktionen** mit so gut wie allen Nährstoffen und biochemischen Reaktionen, abhängig von Dosis und Dauer der Zufuhr → gesteigertes Risiko für Malnutrition nicht nur durch ungenügende Nährstoffzufuhr, sondern auch durch ungünstige Stoffwechseleffekte (z. B. wirkt Alkohol katabol → Eiweißbedarf ↑).

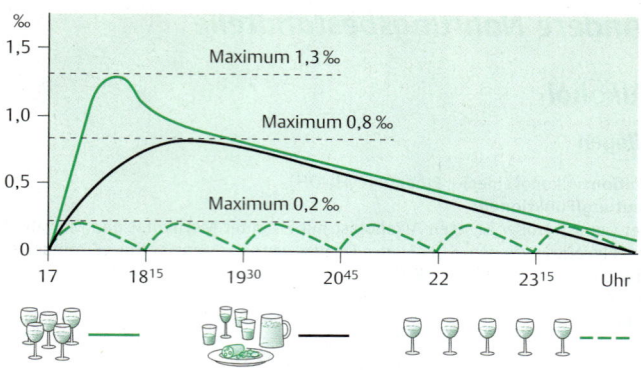

Abb. 28 Verlauf der Blutalkoholkurve in Abhängigkeit von Trinktempo, Konzentration und zusätzlicher Nahrungsaufnahme (jeweils identische Person und Alkoholmenge) (nach Jacobsen)

Zufuhrempfehlungen

▶ **Einheit:** Der Alkoholgehalt von Getränken wird üblicherweise in Volumenprozent angegeben, z. B. 10 Vol% = 7,9 g Alkohol/100 ml (Gewichtsprozent = Gehalt in Vol% × 0,79).

▶ **Definitionen:**
- *Leichter Konsum:* 5–15 g Alkohol/d.
- *Moderater Konsum:* 15–30 g Alkohol/d.

▶ **Zufuhrempfehlungen:** Es gibt keinen medizinischen Grund für einen Alkoholkonsum. Moderater Konsum ist tolerabel, sofern kein Risiko für eine Konsumsteigerung besteht (*Ausnahme:* Gleichzeitiger Nikotinabusus).
- *Risikoarme maximale tägliche Alkoholkonsummenge* für gesunde Frauen 1/4 l Bier oder 1/8 l Wein (= 10 g), für gesunde Männer 1/2 l Bier oder 1/4 l Wein (= 20 g). (Männer/Frauen: 2/1 Drink pro Tag à 12 g Alkohol.)
  ◻ *Merke:* Einen risikofreien Alkoholkonsum gibt es nicht.
- *Alkoholverzicht* aus medizinischen Gründen indiziert bei positiver Familienanamnese für Alkoholkrankheit, Einnahme von Medikamenten und Schwangerschaft bzw. Kinderwunsch; aus Sicherheitsgründen sollte auch z. B. beim Auto fahren/Führen von Maschinen/am Arbeitsplatz auf Alkohol verzichtet werden.
- *Konsum minimieren* bei positiver Familienanamnese für Karzinome, deren Risiko durch Alkohol erhöht wird (s. S. 172).
- *Weitere Empfehlungen:* Täglichen Konsum vermeiden. Alkohol sollte nur mit Mahlzeiten konsumiert werden. Kein „Sammeln" der „Wochenration" auf wenige Tage/einen Tag.

Alkoholgehalt in diversen Alkoholika s. Tab. 105

Tabelle 105 · Alkoholgehalt verschiedener Getränke und anderer möglicher Alkoholquellen

Getränk	Gehalt in Vol%	Gehalt in g/Volumeneinheit (ca.-Angaben)
alkoholfreies Bier	max. 0,5	0,4 g/dl
Leichtbier	2	1,6 g/dl
einfaches Bier (Lager-, Vollbier)	3–4	2,4–3 g/dl
Pilsner, Weizenbier	4–5,7	3,1–4,5 g/dl
Bockbier	7–8	5,5–6,4 g/dl
Obstwein	8–14	6–11,5 g/dl
Weißwein, Rotwein, Sekt	8–15	6,3–12 g/dl
Liköre	25–45	2,0–3,5 g/cl
Branntwein (Weinbrand, Cognac, Brandy)	30–40	2,3–3,2 g/cl
Whisky, Gin	35–45	2,7–3,6 g/cl
Obstwasser, Sliwowitz, Wodka	40–50	3,1–4,0 g/cl
Melissengeist	60–70	4,7–5,5 g/cl
Rum	40–70	3,1–5,5 g/cl

Diagnostik

► **Allgemeines:** Zur Erfassung eines leichten oder moderaten Konsums fehlen biochemische Parameter. Bei exzessivem Konsum bestehen oft typische klinische Symptome und Abweichungen der Laborwerte.

► **Ernährungsanamnese:** Die korrekte Erfassung des leichten bis moderaten Alkoholkonsums ist sehr schwierig und oft ungenau oder sogar falsch. Fragen zur Häufigkeit werden meist genauer beantwortet als zur Menge.

► **Körperliche Untersuchung:** Bei chronischem Alkoholkonsum typische Symptome sind z. B. Hepatomegalie, Palmarerythem, Bauchglatze, Spider naevi, weitere Hautveränderungen, psychische Alteration, Muskelschwund, Zittern.

► **Labor:** Blutalkoholkonzentration, Lebertransaminasen $\uparrow$, Kohlenhydrat-defizitäres Transferrin (CDT, β_2-Transferrin) $\uparrow$ (Norm $< 2,5\%$), indirekte Zeichen (Serum-Triglyzeride $\uparrow$, Harnsäure $\uparrow$, Makrozytose, Fettsäure-Ethyl-Ester $\uparrow$).

Alkoholkrankheit – Epidemiologie, Folgeerkrankungen

► **Epidemiologie** (Deutschland): ca. 3 % der Bevölkerung, d. h. 1,5 Mio, sind alkoholabhängig, ca. 5 % betreiben Alkoholmissbrauch, ca. 21,7 %, d. h. 10,5 Mio, sind durch ihr Konsumverhalten gefährdet.

► **Folgeerkrankungen:** Hohe Dosen Alkohol sind mit erhöhter Mortalität und Morbidität assoziiert; als Folgeerkrankungen treten z. B. auf:
- *Malnutrition.*
- *Adipositas/abdominale Adipositas.*

- *Kardiovaskuläres System:* Hypertonie, Dyslipidämie Herzrhythmusstörungen, alkoholische Kardiomyopathie, Beri-Beri-Herz (zu kardioprotektiven Effekten von Alkohol s. S. 259).
- *Gastrointestinaltrakt:* Fettleber, Leberzirrhose, chronische Pankreatitis/Pankreasinsuffizienz, erosive Gastritis, Magen-/Duodenalulzera, Rektumkarzinom, Kolonkarzinom, hepatozelluläres Karzinom, Ösophaguskarzinom, Oropharyngealkarzinom, Mallory-Weiss-Syndrom.
- *Muskuloskeletales System:* Alkoholische Myopathie, Osteoporose, ischämische Femurkopfnekrose.
- *Zentrales-/peripheres Nervensystem:* Akute Alkoholintoxikation, Alkoholvergiftung, Alkoholabhängigkeits-Syndrom, Alkoholentzugssyndrom, (Delirum tremens), Depression, Wernicke-Korsakow-Syndrom (Notfall; s. Vitamin B_1, S. 106), Apoplexie, periphere Neuropathie, zerebrale/zerebelläre Atrophie, Epilepsie, verschiedenste neuropsychologische Symptome und Syndrome.
- *Atemwege:* Schlafapnoe, chronisch obstruktive Lungenerkrankung, Pneumonie/Aspirationspneumonie, Larynxkarzinom, Tuberkulose.
- *Endokrine Organe:* Hypo-/Hyperglykämie, Diabetes, Hyperurikämie/Gicht, Laktazidose, Pseudocushing-Syndrom, Störungen des Stoffwechsels der meisten Hormone.
- *Verschiedenes:* Anämie, Thrombozytopenie, Immunsuppression, fötales Alkoholsyndrom, Abortrisiko ↑, Verletzungsrisiko ↑, Unfallrisiko ↑, Medikamenteninteraktionen, Karzinomrisiko ↑ (z. B. Leber-, Mammakarzinom).

Therapie bei Alkoholkrankheit/Schwerpunkte

▶ Alkoholkonsum sistieren.
▶ Auf bedarfsgerechte Nährstoffzufuhr achten, v.a. Vitamin B_1 (s. S. 106).
▶ Polyvitaminpräparate.
▶ (Symptomatische) Therapie der Folgeerkrankungen (s. S. 171).
▶ Psychologische/psychiatrische Betreuung. Sicherstellung der Nachsorge.

Toxizität

▶ **Risikoarme Einnahmemenge:** s. Zufuhrempfehlungen.
▶ **Alkoholintoxikation:** Schwerer Rauschzustand bis Koma durch exzessive Alkoholzufuhr. Die Diagnosestellung erfolgt durch Anamnese (meist Fremdanamnese), Klinik, Labor (Blutalkoholkonzentration ↑). Therapeutisch steht die Überwachung des Patienten und die symptomatische Therapie (ggf. Intubation) im Vordergrund. Hämodialyse bei lebensbedrohlicher Überdosierung (Blutalkohol > 4‰). DD komatöser Zustand bei Alkoholismus: Alkoholische Hypoglykämie (*Notfall:* Vorkommen beim unterernährten exzessiven Alkoholkonsumenten; Therapie: Glukosezufuhr [oral/parenteral] in Kombination mit Vitamin B_1 [s. S. 106]).

9.2 Carnitin

Grundlagen

▶ **L-Carnitin** (Levocarnitin, eine Karboxylsäure synthetisiert aus Lysin und Methionin) ist konditionell, d. h. nur in bestimmten Situationen, essenziell. Es ist Bestandteil verschiedener Enzyme und hat Bedeutung für den Acyl-Gruppen-Transport. Aktive/passive Absorption im Dünndarm; Bioverfügbarkeit 60–75 %. Biosynthese in der Leber ausgehend von L-Lysin (limitierende Aminosäure; hitzelabil) und

L-Methionin. Weitere essenzielle Nährstoffe bei der Carnitinsynthese sind Vitamin C, B_6, Niacin und Eisen. Enterohepatischer Kreislauf.

Bedarf/Zufuhrempfehlungen/Nahrungsquellen

▶ **Zufuhrempfehlungen:** Es gibt keine konkreten Empfehlungen. Der Bedarf für exogen zugeführtes Carnitin hängt von der endogenen Synthese ab. Bei einer ausgewogenen Ernährung sind keine Carnitinsupplemente notwendig.

▶ **Nahrungsquellen** (s. Tab. 106): Tierische Lebensmittel (Carnitingehalt fleischhaltige/vegetarische Diät: durchschnittlich 100/1).

Tabelle 106 · Carnitingehalt einiger Lebensmittel

hoch (> 200 µmol/100 g)	mäßig (10–50 µmol/100 g)	niedrig (< 5 µmol/100 g)
Muskelfleisch (Rind > Schwein), Schinken	Geflügel, Fisch, Milch, Käse, Leber	Butter, Gemüse, Früchte, Getreide/-produkte, Eier

Mangel

▶ **Ursachen:** Biosynthese ↓ (Enzymdefekte, Leberfunktionsstörungen); gestörter Carnitintransport in Zellen/Gewebe (z. B. bei bestimmten Myopathien, Niereninsuffizienz, Malabsorption); Verlust (z. B. Dialyse); Zufuhr ↓ (einseitige Diäten; bei Konsum tierischer Lebensmittel unwahrscheinlich); Medikamente (Antiepileptika, Valproinsäure); Vitamin-C-Mangel..

▶ **Diagnostik:** Unspezifische Symptome (z. B. Muskelschwäche); Labor: Freies Plasma-Carnitin < 20 µmol/l; Gesamtcarnitin < 30 µmol/l; (*Vorsicht:* z. T. starke Schwankung des Plasmaspiegels in Abhängigkeit von körperlicher Aktivität; keine gute Korrelation zwischen Plasmaspiegeln und funktionellen carnitinabhängigen Parametern. Vegetarier haben in der Regel niedrigere Plasma-Carnitinspiegel, selten einen Mangel); verestertes/freies Carnitin ≥ 0,4 → Hinweis auf Carnitinstoffwechselstörung.

▶ **Therapie:** Indikationen: Carnitinmangel, genetisch bedingte Fett- und Eiweißstoffwechselstörungen (z. B. Acetyl-CoA-Dehydrogenasemangel); mögliche *Sonder*indikationen: Muskeldystrophie, Kardiomyopathien mit Fettakkumulation; *kontroverse* Indikationen: Dialyse, Leberfunktionsstörungen, Hypothyreose, Herzinsuffizienz, koronare Herzkrankheit, Alkoholkrankheit, zur Leistungssteigerung, als „Fettverbrenner" zur Gewichtskontrolle, Claudicatio intermittens.

• *Carnitinreiche Ernährung.*

• *p.o.-Supplementierung:* Dosierung und Dauer der Therapie je nach Indikation und Ausmaß des Mangels. In der Regel sind 500 mg/d ausreichend. Bei Dialyse je nach Klinik und Versorgungslage 1–2 g/d (z. B. L-Carn Trinklösung à 1 g/10 ml, Biocarn Sirup à 1 g/3,3 ml).

  – Nebenwirkungen hoher Dosen (> 5 g/d): Übelkeit, Erbrechen, Durchfall, Fischgeruch.

  ▷ *Vorsicht:* Keine unkontrollierte hochdosierte Supplementierung bei Niereninsuffizienz.

Toxizität

▶ **Sichere Einnahmemenge:** s. Zufuhrempfehlungen.
▶ **Akute Toxizität/bei chronischer Einnahme:** L-Carnitin hat keine Toxizität. D-Carnitin kann durch Antagonisierung von L-Carnitin z.B. zu Myasthenie-ähnlichen Symptomen führen → keine Verabreichung von D-Carnitin.

9.3 Funktionelle Lebensmittel (Functional Foods)

Allgemeines

▶ Verschiedene **Definitionen,** die weder allgemein anerkannt sind noch einheitlich verwendet werden:
- *Funktionelle Lebensmittel* (in Japan: Foods of specific health use [FOSHU]) (s. Tab. 107): Funktionelle Lebensmittel können als Produkte beschrieben werden, die neben ihrem überwiegendem Ernährungs- oder Genusszweck noch andere gesundheitsfördernde Effekte ausüben sollen; Beispiele sind Probiotika (s. S. 175), Präbiotika (s. S. 175), Synbiotika (enthalten sowohl Pro- als auch Präbiotika) oder Lebensmittel, die diese enthalten.
- *Nutraceuticals:* Spezifische Komponenten/Bestandteile von Lebensmitteln mit gesundheitlichem und/oder medizinischem Nutzen im Hinblick auf Prävention und/oder Behandlung von Erkrankungenz, z. B. alle Nährstoffe, Nahrungsfasern, Flavonoide.
- *Designer-Food:* Ursprüngliche Definition: Lebensmittel mit natürlicherweise enthaltenen oder zugegebenen nicht-nutritiven, biologisch aktiven Pflanzenbestandteilen mit antikarzinogener Wirkung (s. Chemoprävention, S. 176). Heute wird der Begriff weitläufiger verwendet, meist für lebensmitteltechnologisch veränderte Lebensmittel.
▶ **Einsatz:** Funktionelle Lebensmittel können u.U. als mögliche Ergänzung zur gesunden Ernährung angesehen werden, keinesfalls als Ersatz.

Tabelle 107 · Einige natürliche „funktionelle Lebensmittel" und ihre physiologischen Effekte (nach Molner)

Lebensmittel	Effekt
Äpfel, Gerste, Brombeeren, Heidelbeeren, Karotten, Auberginen, Hafer, Knoblauch, Ingwer, Pilze, Zwiebeln, Sojabohnen, Tee	lipidsenkend
Zitronen, Äpfel, Preiselbeeren, Knoblauch, Runkelrübe, Gurke, Kürbis, Sojabohnen, Rosenkohl, Blumenkohl, Grünkohl, Broccoli, Spinat	Förderung des Xenobiotikastoffwechsels
Ginseng, Lakritze, Hafer, Petersilie	antiinflammatorisch
Preiselbeeren, Knoblauch, Zwiebeln, Grüntee	antimikrobiell
Anis, Fenchel, Sojabohnen, Kohl	antiöstrogen
Orangen, Grüntee, Knoblauch	antiproliferativ

Andere Nahrungsbestandteile

Probiotika

► **Definition:** Lebensmittel mit lebenden Mikroorganismen, die die Magenpassage überleben und die Darmflora bereichern, mit möglichen gesundheitsfördernden Effekten. Zurzeit werden nur Milchsäurebakterien verwendet: Laktobazillen (z.B. Lactobacillus acidophilus 1 oder Lactobacillus casei GG) und Bifidus-Bakterien. (Traditionelles Joghurt: Lactobacillus bulgaricus.)

► **Produkte:** z.B. probiotischer Joghurt.

► **Effekte:** Um die gewünschten Effekte zu erzielen, müssen täglich und langfristig die entsprechenden Produkte konsumiert werden.

- *Gesicherter Effekt:* Verbesserung der Laktoseverträglichkeit.
- *Weitere mögliche Effekte* (abhängig vom verwendeten Laktobazillen-Stamm; z.T. besitzt auch „traditioneller" Joghurt diese Effekte): Modulation bakterieller Enzymaktivität (mögliche Bedeutung in der Karzinogenese des Dickdarmkrebses), Erleichterung/Verbesserung der Verdauung, Modulation der Darmflora, präventiv/therapeutisch bei Durchfallerkrankungen, Verbesserung der Bioverfügbarkeit von Kalzium (Osteoporoseprävention?), immunmodulierend (lokal/ systemisch), Modulation der Blutfette, antiallergisch.
- *Langzeiteffekte:* Bisher sind weder positive noch negative Langzeitwirkungen (nach EBM-Kriterien) bekannt.

► **Zufuhrempfehlung:** Täglicher Konsum *verschiedener* Joghurts (auch nicht probiotischer) als Zusatz zur gesunden Ernährung.

Präbiotika

► **Definition:** Lebensmittel(bestandteile), die nicht oder nur teilweise verdaulich sind und das Wachstum bestimmter intestinaler Bakterien (im Kolon) fördern, und somit potenziell gesundheitsfördernd sind, z.B. natürliche/synthetische Oligosaccharide (z.B. Inulin).

► **Effekte:** Stimulierung des Wachstums potenziell günstiger Keime (vgl. Nahrungsfasern, S. 84). Bisher sind weder positive noch negative Langzeitwirkungen (nach EBM-Kriterien) bekannt.

Andere funktionelle Nahrungsmittel

► **Sterol-/stanolhaltige Margarine/Joghurt zur Cholesterinsenkung** (s. S. 190).

► **Mit Folsäure angereichertes Tafelsalz** (s. S. 128).

► **Zerealien/Riegel angereichert mit sekundären Pflanzenstoffen.**

► **Lutein-, Lycopin, Asthaxanthin- oder mit Nahrungsfasern angereicherte Schokolade.**

► **Omega-3-Säure-angereicherte Eier** („Omega-3-Eier").

► **Milchpeptide zur Blutdrucksenkung** (zurzeit in Entwicklung).

▷ *Beachte:* Nach Möglichkeit natürliche, d.h. technologisch unveränderte Nahrungsmittel verwenden. Für die meisten funktionellen Lebensmittel fehlen gute wissenschaftliche Studien, die eine Reduktion des Erkrankungsrisiko belegen.

9.4 Sekundäre Pflanzenstoffe

Allgemeines

▶ **Definition:** Unter dem Begriff sekundäre Pflanzenstoffe (Phytochemikalien, Phytoprotektiva) werden zahlreiche, chemisch sehr verschiedenartige Substanzen zusammengefasst, die von pflanzlichen Organismen synthetisiert werden und eine gesundheitsfördernde Wirkung aufweisen. Die unterschiedlichen Stoffklassen (z. B. Carotinoide, Glucoxinolate, Polyphenole) werden in weitere Substanzgruppen unterteilt.

▶ **Mögliche Wirkungen:** s. Tab. 108.

Tabelle 108 · **Mögliche Wirkungen von Phytochemikalien (nach Andlauer et al.)**

Phytochemi-kalien	anti-karzi-nogen	anti-mikro-biell	anti-oxi-dativ	anti-throm-botisch	anti-inflam-matorisch	gluko-sta-tisch	anti-lipid-ämisch	blutdruck-regu-lierend
Carotinoide	x		x		x			
Glucosino-late	x	x					x	
Isofla-vonoide	x		x					
Lignane	x		x					
Phenol-säuren	x	x	x	x	x	x		x
Phytat	x		x			x	x	
Phytosterole	x						x	
Saponine	x	x					x	
Sulfide	x	x	x	x	x		x	x
Terpene	x							

▶ **Beispiele und Nahrungsquellen:** Nahrungsquellen der am weitesten verbreiteten Polyphenole (weitere Beispiele s. Tab. 109a und 109b):

- *Flavonoide*:
  - Isoflavonoide (z. B. Genistein; s.a. Phytoöstrogene, S. 179): Sojabohnen, Sojaprodukte.
  - Flavonole (z. B. Quercetin): Oliven, Zwiebeln, Kohlgewächse, Kopfsalat, Preiselbeeren, Kirschtomaten, Broccoli, Äpfel, Bohnen, grüner/schwarzer Tee.
  - Flavone (z. B. Apigenin): Sellerie, Oliven, Fruchtschalen.
  - Flavanole (z. B. Epigallocatechin): Pfirsiche, bestimmte Weiß-/Rotweine, grüner Tee, Äpfel.
  - Flavanone (z. B. Hesperetin): Zitrusfrüchte (Orangen, Grapefruit).

Tabelle 109 a · Phytochemikalien-Nahrungsquellen (nach Caragay und Rowland)

Phytochemikalien	Sojabohnen	Zerealien	Zwiebel-gewächse[4]	Kruziferen[1]	Solanazeae[2]	Umbelliferae[3]	Zitrusfrüchte	Flachs
Carotinoide	×	×		×	×	×	×	
Flavonoide	×	×		×	×	×	×	×
Glucosinolate				×				
Isoflavonoide	×							
Lignane		×						×
NSP	×	×		×		×	×	×
Oligosaccharide	×		×					
Phenolsäuren	×	×	×	×	×	×	×	×
Sulfide			×	×				
Terpene	×		×	×	×	×	×	

1: Kreuzblütler: z. B. Kohl, Meerrettich, Senf, Rettich, Gemüsekohl, Raps
2: Nachtschattengewächse: z. B. Tomaten, Kartoffeln, Auberginen
3: Doldenblütler: z. B. Fenchel, Kümmel, Möhren, Sellerie
4: Zwiebeln, Knoblauch
NSP = Nicht-Stärke-Polysaccharide, s. S. 82

Andere Nahrungsbestandteile

Tabelle 109 b · Vorkommen nach der Farbe des Lebensmittels (adaptiert nach Fleming et al.)

Weiss/Grün	Rot-Violett	Orange-Gelb	Orange
Knoblauch	Trauben (-saft)	Orangen (-saft)	Karotten
Zwiebel	Brombeeren	Grapefruit (-saft)	Aprikosen
Zwiebelgewächse	Heidelbeeren	Zitronen/Lemonen	Mango
	Pflaumen	Pfirsiche	Kürbis
	dunkle Rosinen	Papayas	Zuckermelone
	Kirschen	Ananas	
	Erdbeeren/Himbeeren	Nektarinen	
	Preiselbeeren	Mandarinen	
	Rotwein		
Allylsulfid	Antocyanin	Flavonoide	Carotinoide
	Flavonoide		($\alpha-\beta$ Karotin,
	Ellagsäure		β-Cryptoxanthin)

Grün-Gelb	Grün	Rot	
Spinat	Broccoli	Tomaten (-saft), sauce, purree)	
Avodado	Blumenkohl	Wassermelone	
Grüne Bohnen	Kohl		
Kiwi	Rosenkohl		
grüne Peperoni	Kopfsalat		
Grünkohl			
Lutein	Glucosinolate	Lycopin	
Zeaxanthin	Isothiozyanate	Phytoen	
	Indol-3-Carbinol	Phytofluen	

- *Phenolsäuren* (z. B. Ferula-, Kaffeesäure): Heidelbeeren, Himbeeren, Erdbeeren, bestimmte (süße) Kirschen, Pfirsiche, Äpfel, Apfelsaft, Orangen, Grapefruits, bestimmte Kartoffelsorten, Kaffeebohnen (Kaffee).
- *Tannine:* Linsen, bestimmte Erbsen, Trauben, Rot-/Weißwein, Apfelsaft.
► **Bedarf:** Ob einige der sekundären Pflanzenstoffe essenziell sind, ist nicht bekannt. Mangelsymptome sind nicht bekannt.
► **Zufuhrempfehlungen:** Die pharmakologische Zufuhr einzelner Phytochemikalien wird zurzeit nicht empfohlen. *Allgemeine Empfehlung:* Obst- und gemüsereiche Ernährung gemäß den Ernährungsrichtlinien (s. S. 352); Steigerung der Zufuhr protektiver Phytochemikalien durch:
  - Obst- und Gemüse, v.a. Zitrusfrüchte und pigmenthaltige ("farbige") Früchte und Gemüse.
  - Soja und sojahaltige Produkte.
  - Vollkorn-Produkte (anstatt Produkte aus Auszugsmehl).
  - Leinsamen und –öl (Flachs).
  - (Frische) Gewürze und Zwiebelgewächse (Zwiebeln, Knoblauch).

Phytochemikalien und Krebsprävention s. S. 176

Phytoöstrogene

▶ **Einteilung:**
  • *Isoflavonoide,* z. B. in Sojabohnen und Sojaprodukten.
  • *Lignane,* z. B. in Zerealien, Samen (Leinsamen), Hülsenfrüchten, Beeren, Tee.
▶ Mögliche **Funktion/Bedeutung:** Östrogenaktivität, Antiosteoporose, antitumoral (Mamma-/Prostatakarzinom, Modulation der Angiogenese), Behandlung/Ausprägung von Menopausensymptomen, antiatherogen.
▶ **Zufuhrempfehlungen:** Es gibt keine allgemein gültigen Empfehlungen.
  • Im Rahmen der gesunden Ernährung ist der Konsum von Sojaprodukten mehrmals pro Woche sinnvoll, jedoch kein Sojaexzess.
  • Ballaststoffreiche Ernährung.

Pflanzliche Sterole (Phytosterole)

▶ **Grundlagen:** Phytosterole sind hydroxylierte Steroide pflanzlichen Ursprungs, die sich besonders in der Seitenkette von Cholesterin unterscheiden und eine schlechte Bioverfügbarkeit besitzen. Die Phytosterolzufuhr liegt bei ca. 250 mg/d (200–400 mg/d) und ca. 20–50 mg Stanole (hydrogenierte Sterole). Bei Vegetariern deutlich höhere Zufuhr möglich.
▶ **Funktionen/Bedeutung:** Lipidsenkend (vgl. S. 190): Durch Hemmung der Cholesterinabsorption und vermehrte Cholesterinausscheidung in der Galle (?) kann das LDL-Cholesterin bei Zufuhr von 0,8–3,8 g Phytosterol-Ester/d (pharmakologische Dosen; Dosis-Wirkung-Beziehung) um 7–16 % gesenkt werden. Phytosterole wirken synergistisch mit anderen cholesterinsenkenden Medikamenten. Cholesterinsenkung: Sitostanol > Desmosterol, Brassicasterol > β-Sitosterol > Campesterol.
▶ **Zufuhrempfehlungen:** Es gibt keine konkreten Zufuhrempfehlungen. Eine Gemüse-Obst-reiche Ernährung ist reich an Phytosterolen. Gute Nahrungsquellen sind: Sonnenblumenkerne, Sesamsamen, Brokkoli, Rosenkohl. Bisher sind weder positive noch negative Langzeitwirkungen von hoher Phytosteroleinnahme bekannt.
▶ **Nebenwirkungen:** Im Allgemeinen sind pflanzliche Sterole in höheren Mengen gut verträglich. Unspezifische gastrointestinale Symptome sind selten. Bei chronischer Zufuhr in größeren Mengen kann es zur Senkung des β-Carotinspiegels kommen. Phytosterole (im Ggegensatz zu Stanolen) können u. U. das Artheriosekleroserisiko erhöhen.

9.5 Supplemente

Definitionen

▶ **Im ursprünglichen Sinne** eine pharmazeutische Präparation, die einen einzelnen Nährstoff oder eine Kombination von Nährstoffen enthält, und üblicherweise per os eingenommen wird.
▶ **Weiter gefasste Definition:** Alle Stoffe, die zur Verbesserung der Ernährungsversorgung eines Individuums beitragen sollen, d. h. Nährstoffe und Nichtnährstoffe. Mittlerweile umfasst der Begriff auch Aminosäuremischungen, Enzyme, Extrakte verschiedener Pflanzen und Früchte, Flavonoide und Flavonoidmischungen und andere Substanzen, die z. T. keine ernährungsphysiologische Bedeutung haben.

Indikationen

▶ Es gibt klare Indikationen für die Supplementeinnahme (z. B. Folsäure für die Prävention eines Neuralrohrdefektes, s. S. 126, Nährstoffmangel).

▶ Es gibt keine Hinweise darauf, dass die Einnahme von Supplementen die Morbidität oder Mortalität von Gesunden positiv beeinflussen würde.

▶ Nährstoffsupplemente können u.U. zur Vermeidung eines Mangelzustands bei Risikopopulationen/-situationen (z. B. alte Menschen, Alkoholabusus, chronische Erkrankungen, besondere Diäten, Teenager) eingesetzt werden.

▣ *Merke:* Supplemente sind kein Ersatz für eine bedarfsgerechte, ausgewogene Ernährung.

Hinweise zur Supplementeinnahme

▶ Bei einer Zufuhr, die ein Mehrfaches über den üblichen Zufuhrempfehlungen liegt, können Supplemente toxische Wirkungen haben (im Besonderen Vitamin A, D, K, β-Carotin, Vitamin B_6, Niacin, Selen und andere Spuren- sowie Ultraspurenelemente, Phytochemikalien).

▶ Viele Supplemente beinhalten irreführende und falsche Angaben bezüglich Wirkung und Indikation und sollten vermieden werden. Hinweise auf ein „betrügerisches" Marketing können sein: Anpreisung als „Wundermedikament" mit z. T. pseudowissenschaftlichen Ausdrücken (z. B. energieaufladend, Detoxifizierung) unter dem Versprechen übertriebener Wirkungen; multiple Indikationen; Versprechen „frei von Nebenwirkungen"; Überbetonung einer Produkt-„Natürlichkeit"; Indikation basierend auf nicht anerkanntem Testverfahren; unbekannter Hersteller; auch der Bezug auf wissenschaftliche Testung garantiert keine Seriosität.

▶ Keine Supplementeinnahme ohne Konsultation des Arztes. Insbesondere Vorsicht bei Krankheiten, Einnahme von Medikamenten, Kindern/Jugendlichen, alten Menschen, Schwangerschaft, Kinderwunsch, Stillzeit und allergischer Disposition.

▶ Toxizität: siehe einzelne Nährstoffe.

9.6 Zusatzstoffe (Additiva)

Grundlagen

▶ **Definition:** Stoffe, die dazu bestimmt sind, Lebensmitteln zur Beeinflussung ihrer Beschaffenheit oder zur Erzielung bestimmter Eigenschaften oder Wirkungen zugesetzt zu werden. (Zusatzstoffe nicht verwechseln mit Kontaminanten [z. B. Schwermetallen, Pflanzenschutz-, Dünge-, Arzneimitteln].)

▶ **Nomenklatur/Systematik/Deklaration:**
  • *Kurzbezeichnung* durch sog. EWG-Nummern (E-Nummern); zusätzlich wird die Anwendung angegeben, z. B. Farbstoff E151. Eine grobe Orientierung kann folgende Gliederung geben:
    – Ab E100: Farbstoffe.
    – Ab E200: Konservierungsstoffe.
    – Ab E300: Antioxidationsmittel.
    – Ab E400: Gelier-/Dickungsmittel.
    – Ab E450: Emulgatoren.
    – Ab E500: Anorganische Verbindungen.
    – Ab E570: Keine Systematik.
  • Zusatzstoffe müssen nur z. T. auf dem Etikett angegeben werden (Unterschiede in der Deklarationspflicht).

► **Informationen** zu den einzelnen Zusatzstoffen erhält man unter
http://www.zusatzstoffe-online.de
http://www.elc-en.org: Federation of European Food Additives and Food Enzyme
Industries.

Ernährungsmedizinische Bedeutung

► Die mit Zusatzstoffen verbundenen Risiken sind als gering einzustufen.
► Zusatzstoffe müssen zugelassen werden. Sie werden auf EU-Ebene und durch verschiedene internationale Gremien bezüglich Gesundheitsrisiken kontinuierlich überwacht.
► Zusatzstoffe können bei bestimmten Nahrungsmittelallergien (s. S. 317) das auslösende Agens sein, allerdings relativ selten.

10 Stoffwechselerkrankungen

10.1 Fettstoffwechselstörungen

Grundlagen: Lipoproteine

▶ **Definition:** Lipoproteine (s. Tab. 110) sind sphärische Partikel, die zum Transport von Fetten im Blut dienen und in ihrem Zentrum verestertes Cholesterin und Triglyzeride enthalten und an deren Oberfläche sich Phospholipide, Proteine („Apolipoproteine") und freies Cholesterin befinden.

▶ **Bedeutung:** Das Arterioskleroserisiko steigt bei erhöhten LDL-Cholesterin- (s. u.) und/oder Triglyzeridspiegeln (s. S. 184) sowie bei erniedrigtem HDL-Cholesterin (s. u.) ($< 1,0$ mmol/l) an.

▶ **Einteilung:**
- *Chylomikronen* (s. Tab. 110): Normalerweise sind im Nüchternzustand keine Chylomikronen im Blut; postprandial starker Konzentrationsanstieg (Chylomikronämie). Bei erhöhtem Chylomikronenspiegel und verlängerter Verweildauer ist das Arterioskleroserisiko u. U. erhöht.
- *VLDL* (s. Tab. 110): Haupttransportpartikel für Triglyzeride.
- *LDL* und *HDL* (s. Tab. 110): Haupttransportpartikel für Cholesterin.
- *Lipoprotein (a)* ([Lp(a)]; s. Tab. 110): Enthält das Apolipoprotein Apo(a) und transportiert ca. 3 % des Plasmacholesterins. Die Konzentration von Lipoprotein (a) ist zum größten Teil genetisch determiniert. Zwischen Apo(a) und Plasmin besteht eine Homologie → Thrombolyse ↓. Bei erhöhten Lp(a) ist das Arterioskleroserisiko erhöht.

Tabelle 110 · **Physikochemische Eigenschaften der Plasmalipoproteine und ihr Gehalt an den jeweiligen Komponenten in % des Gewichts**

	Chylomikronen	VLDL	IDL	LDL	HDL	Lp(a)
Größe [nm]	75–1200	30–80	25–30	19–25	5–12	23–25
Dichte [g/ml]	$< 0,96$	0,96–1,006	1,006–1,019	1,019–1,063	1,063–1,21	1,43–1,115
Proteine (%)	2	10	11	21	33	31
Gesamt-Lipide (%)	98	90	89	79	68	69
Triglyzeride[1]	88	56	29	13	16	11
Phospholipide[1]	8	20	26	28	43	29
Cholesterinester[1]	3	15	34	48	31	48
Cholesterin[1]	1	8	9	10	10	11
FFA[1]	–	1	1	1	–	1
Apoproteine	A$_I$, A$_{II}$, A$_{IV}$, B$_{48}$, C, E	B$_{100}$, C, E	B$_{100}$, E	B$_{100}$	A, C, E	B$_{100}$, Apo(a)

1: In % der Gesamt-Lipide
VLDL = very low density lipoprotein, IDL = intermediate density lipoprotein, LDL = low density lipoprotein, HDL = high density lipoprotein, Lp (a) = Lipoprotein (a), FFA = freie Fettsäuren

Grundlagen: Cholesterin (Cholesterol)

▶ **Definition:** Cholesterin ist ein Molekül mit Steroidstruktur, das endogen gebildet werden kann. Cholesterin ist für den Menschen essenziell (Synthese der Sexual-hormone, Vitamin D, Gallensalze, Membranbestandteil).

▶ **Bedeutung:** Laut der sog. Diet-Heart-Hypothese gilt:
1. Erhöhte Plasmacholesterinspiegel (LDL-Cholesterinspiegel) sind mit einem er-höhtem Risiko für koronare Herzkrankheit und Arteriosklerose verbunden.
2. Eine Ernährung mit erhöhtem Anteil an Fett, besonders an gesättigten Fettsäu-ren, führt zu einem Anstieg der Plasmacholesterinspiegel.
3. Eine Verminderung der Plasmacholesterinspiegel (LDL-Cholesterinspiegel) ver-ringert das Risiko für eine koronare Herzerkrankung und Arteriosklerose.

▶ **LDL-Cholesterin:** In LDL-Partikeln (s. o.) inkorporiertes Cholesterin; ca. 60 % des Plasmacholesterins (Serumspiegel s. S. 224). LDL-Cholesterin besitzt ein Arterio-sklerosepotenzial, das durch Konzentrationszunahme und andere Faktoren, z. B. Oxidation, erhöht wird. (*Schätzung:* Steigerung des LDL-Cholesterins um 1 % ver-größert das KHK-Risiko um 1–2 %.)

▶ **HDL-Cholesterin:** In HDL-Partikeln inkorporiertes Cholesterin; ca. 25 % des Plasmacholesterins (Serumspiegel s. S. 224); Einteilung in HDL_2 und HDL_3: Nur HDL_3-Partikel fördern den Rücktransport von Cholesterin aus der Peripherie. HDL-Cholesterin steht – unabhängig vom Gesamtcholesterin – in einer inversen Beziehung zum KHK-Risiko (*Schätzungen:* Anstieg des HDL-Cholesterins um 0,03 mmol/l (1 mg %) senkt das KHK-Risiko um 2–3 %).

• *Antiatherogene Eigenschaften* durch Transport von Cholesterin und oxidierten Cholesterinestern aus der Peripherie zur Leber, Hemmung der Monozytenmi-gration und -adhäsion und der Proliferation von glatten Gefäßmuskelzellen, antioxidative Effekte, Stimulierung von endothelialen Reparaturmechanismen, Aufrechterhaltung der endothelabhängigen Gefäßreagibilität und antithrombo-tische Effekte.

• *Einflussfaktoren auf die HDL-Konzentration:*
  – HDL-Cholesterin ↓: Rauchen, Übergewicht, fettarme Ernährung, Diabetes mellitus Typ II, körperliche Inaktivität, kohlenhydratreiche Ernährung, Hypertriglyzeridämie, hormonelle Faktoren (z. B. Androgene, Progesteron, Hypothyreose), bestimmte Medikamente (Diuretika, β-Blocker, Vitamin-A-Derivate, Androgene), familiäre Hypo-α-Lipoproteinämie (s. o.), hohe Zufuhr von ω6-Fettsäuren, medikamentöse Lipidsenkung (*Ausnahme:* Niko-tinsäure, Fibratderivate, evtl. HMG-CoA-Reduktase-Hemmer), bestimmte Erkrankungen (rheumatoide Arthritis, chronische Entzündungen, genetische Prädisposition).
  – HDL-Cholesterin ↑: Nikotinabstinenz, Gewichtsreduktion, Normalgewichtig-keit, regelmäßige aerobe körperliche Aktivität, niedrige Triglyzeridkonzen-tration, MUFA-reiche Diät (s. S. 61) (anstelle gesättigter Fette), moderater Alkoholkonsum, Lipidsenker (Fibrate, slow release [z. B. Niaspan^{TM}] Nikotin-säure), genetische Faktoren.

Einteilung der Fettstoffwechselstörungen (Dyslipidämien)

► **Physiologische Alterationen** (siehe postprandiale Lipämie S. 257).
► **Primäre Fettstoffwechselstörungen** (s. Tab. 111).

Tabelle 111 · Primäre Dyslipidämien (nach Hahn)

Erkrankung	wesentliche LP-Erhöhung	typ. Werte [mmol/l] ([mg/dl])	Häufigkeit
Hypercholesterinämie (hohes Arterioskleroserisiko)			
polygene[1] Hypercholesterinämie	LDL	C: 7,2 (280)	am häufigsten
familiäre Hypercholesterinämie (heterozygot)	LDL	C: 9–15 (350–600)	1 : 500
familiärer Apo-B100-Defekt (heterozygot)	LDL	C: 6,5–15 (250–600)	1 : 750
kombinierte Hyperlipidämie (hohes Arterioskleroserisiko)			
familiäre Typ-III-HL P (polygen)	VLDL-Remnants	T: 3,9–5,6 (350–500) C: 10–18 (390–700)	1 : 5000
familiäre kombinierte HLP (dominant)	VLDL/LDL	T: 1,2–5,6 (100–500) C: 6,4–10 (250–390)	1 : 400
Hypertriglyzeridämie (erhöhtes Arterioskleroserisiko)			
familiäre Hypertriglyzeridämie (dominant)	VLDL (Chylo)	T: 5,6 (500) C: 5,2 (200)	1 : 500
familiärer Lipoproteinlipase- oder Apo-C-II-Mangel (rezessiv)	Chylo VLDL	T: > 50 (5000) C: 12 (460)	sehr selten
andere Fettstoffwechselstörungen (hohes Arterioskleroserisiko)			
familiäre Hypoalphalipoproteinämie (dominant)	HDL-Cholesterin < 0,8 mmol/l (30 mg %)		1 : 20
Lipoprotein(a) = Lp(a)-Hyperlipoproteinämie	Lipoprotein(a)spiegel > 30 mg/dl gelten als Risikofaktor für Arteriosklerose		häufig

1: Polygen = Zusammenwirken erblicher und exogener Faktoren (z. B. Ernährung)
LP = Lipoprotein, C = Cholesterin, T = Triglyzeride

▶ **Sekundäre Fettstoffwechselstörungen:** *Viel häufiger als primäre Fettstoffwechselstörungen.* Als Folge einer Primärerkrankung treten Störungen im Fettstoffwechsel auf. Therapeutisch steht die Behandlung der Primärerkrankung im Vordergrund. Übersicht über mögliche Ursachen von sekundären Fettstoffwechselstörungen:

- *Endokrine Störungen:* Diabetes mellitus (VLDL + Chylomikronen ↑), Morbus Cushing und Glukokortikoidtherapie (VLDL + LDL ↑), Hypothyreose (LDL + VLDL ↑), Östrogentherapie (VLDL ↑), Akromegalie (VLDL ↑), Hypopituitarismus (VLDL + LDL ↑).
- *Gastrointestinale Erkrankungen:* Biliäre Obstruktion/Cholestase (Lp-X ↑), Hepatitis (VLDL ↑).
- *Nierenerkrankungen:* Nephrotisches Syndrom (VLDL + LDL ↑), Urämie (VLDL ↑).
- *Andere:* Alkoholabusus (VLDL ↑ [selten Chylomikronen ↑]), Anorexia nervosa (LDL ↑), akute intermittierende Porphyrie (LDL ↑), Glykogen-Speichererkrankung (VLDL ↑), Lipodystrophie (VLDL ↑), systemischer Lupus erythematodes (Chylomikronen ↑), monoklonale Gammopathie (VLDL + IDL + LDL ↑).

Klinik

▶ **Symptomatische Arteriosklerose** (z. B. symptomatische koronare Herzkrankheit).
▶ **Hautveränderungen:**

- *Xanthelasmen* (s. Abb. 29): Gelbliche, leicht erhabene Fetteinlagerungen im Bereich der Augenlider. Vorkommen bei familiärer Hypercholesterinämie, Apo-B100-Defekten, bei normalem oder nur leicht erhöhtem Cholesterin. Meist Rückbildung bei Normalisierung der Blutfette.
- *Sehnenxanthome:* Knotige Schwellungen über den Sehnen infolge von Fetteinlagerung (typisch sind Achilles-/Fingerstrecksehnen). Oft typische Anamnese: Achillessehnenschmerz (Tendinitis?), Achillessehnenruptur (atraumatisch?). Klinische Untersuchung: Verdickung der Achillessehne? Evtl. Ultraschall oder Bildgebung beziehen.
- *Tuberöse und eruptive/tuberoeruptive Xanthome* (s. Abb. 30): Knotige Auftreibungen infolge von Lipideinlagerungen in der Haut. Prädilektionsstellen sind Orte mit vermehrter Druckbelastung/Traumatisierung, z. B. Ellbogen, Knie, Gesäß, Unterarme streckseitig. Vorkommen bei familiärer Hypercholesterinämie, Remnant-Hyperlipoproteinämie. Verschwinden in der Regel bei Lipidsenkung.
- *Palmare Xanthome:* Lipiddeposition im Bereich der Handfläche/Finger. Vorkommen pathognomonisch für erhöhte β-VLDL und Remnant-Hyperlipoproteinämie.

▶ **Arcus lipoides corneae** (s. Abb. 31): Ringförmige grau-weißliche Trübung der Hornhautperipherie infolge Lipideinlagerung. Vor dem 50. Lebensjahr typischerweise bei ausgeprägter Hypercholesterinämie (in höherem Alter DD Arcus senilis).
▶ **Lipaemia retinalis:** Bei der Funduskopie „weißer Fundusreflex" infolge hoher Lipidkonzentration in den Fundusgefäßen. *Vorkommen:* Extreme Hypertriglyzeridämie, evtl. im postprandialen Zustand.
▶ **Fettleber/NASH** (nicht-alkoholische Steatohepatitis) (Hepatomegalie, Lebertransaminasen ↑).

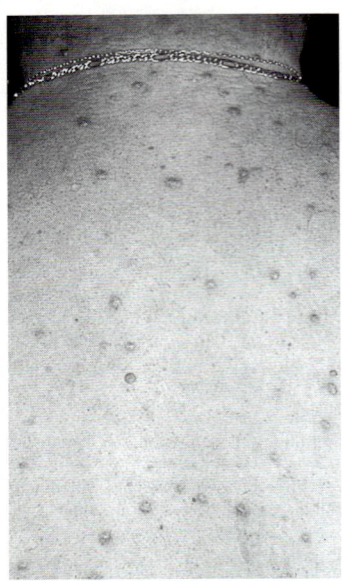

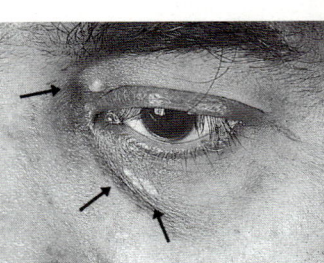

Abb. 29   Xanthelasmen

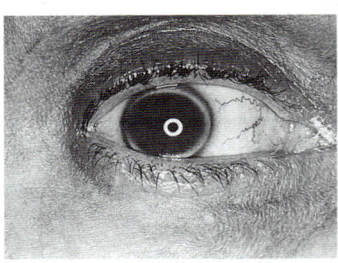

Abb. 30   Eruptive Xanthome bei Chylomikronämie

Abb. 31   Arcus lipoides corneae

Diagnostik

▶ **Indikationen zum Lipid-Screening** (2 mögliche Strategien):
- *Alle Personen* > 20 Jahre.
- *Hochrisiko-Patienten:* Positive Familienanamnese für KHK, Arteriosklerose, Vorliegen anderer Risikofaktoren (s. Tab. 115, S. 191), symptomatische KHK.

▶ **Anamnese:**
- Persönliche und Familienanamnese zu KHK, Arteriosklerose, Lipidstoffwechsel (primäre Störung auch bei negativer Familienanamnese möglich).
- Assoziierte Risiken: Alter, Rauchen, körperliche Inaktivität, Adipositas (abdominale Adipositas), Bluthochdruck, Diabetes mellitus, Endorganschäden, Menopausenstatus, Medikamente, Stress, Depression?

▶ **Körperliche Untersuchung:** Mögliche klinische Befunde s. o. , Abb. 29, Abb. 30, Abb. 31. Zusätzlich Körpergewicht, Verlauf des Körpergewichts, Fettverteilungsmuster (s. W/H-Ratio S. 34).

▶ **Labor** (Lipide im Serum): Nüchtern, d. h. 12 h nach letzter Nahrungsaufnahme. Zur korrekten Interpretation der Blutlipide ist metabolische Stabilität wichtig (z. B. in Bezug auf Körpergewicht, Ernährungsgewohnheiten, Sport, Alkohol, Medikamente; es sollten keine akuten Erkrankungen inkl. Trauma, Herzinfarkt [LDL-C ↓] vorliegen). Venöse Stauung so kurz wie möglich. Initial:
- *Gesamtcholesterin:* Norm < 5,2 mmol/l (< 200 mg/dl) (mmol/l × 38,6 → mg/dl; mg/dl × 0,0259 → mmol/l);
- *HDL-Cholesterin:* Norm > 1,2 mmol/l (> 46 mg/dl).

- *Triglyzeride:* Norm < 1,8 mmol/l (< 350 mg/dl) (mmol/l × 88,5 → mg/dl; mg/dl × 0,0113 → mmol/l).
- *Gesamtcholesterin/HDL* („Cholesterinquotient", „Arterioskleroseindex"): Norm < 5,0.
- *LDL-Cholesterin,* berechnet nach der Friedewald-Formel (nur bei Triglyzeriden < 4,5 mmol/l [< 400 mg/dl] anwendbar): LDL-Cholesterin [mmol/l] = Gesamtcholesterin – HDL-Cholesterin – (Triglyzeride/2,2). (Triglyzeride/5,0 bei Berechnung mit [mg/dl]). Norm < 4,0 mmol/l (< 155 mg/dl).

▶ **Labor (Minimalprogramm zur Differenzierung sekundärer Fettstoffwechselstörungen)** (nüchtern): Glukose (Diabetes mellitus?), Kreatinin (Nierenfunktion?), Gesamteiweiß (evtl. Albumin) (Hypoalbuminämie, Leberfunktion, nephrotisches Syndrom?), Lebertransaminasen (Leberfunktion, Cholestase, Hinweise auf Alkoholabusus?), TSH (evtl. fT₄) (Schilddrüsenfunktion? [subklinische Hypothyreose besonders bei älteren Patienten]).

▶ **Weiterführende Untersuchungen** (keine Routine):
- *Weitere Lipidbestimmungen:* Lp(a) (nur bei Hochrisikopatienten [s. o.] und bei hohem LDL-Cholesterin), ApoA1, ApoB, direktes LDL-Cholesterin, LDL-Subfraktionen.
- *Untersuchungen auf Genmutationen:* Selten indiziert, spezialisierten Zentren vorbehalten.

▶ **Bewertung und weiteres Vorgehen:**
- *Bei normalen Ergebnissen:* Wiederholung nach 5 Jahren (sofern keine Gewichtszunahme oder Krankheiten, z. B. Hypertonie, bestehen).
- *Bei pathologischen Werten:* Vor therapeutischen Entscheidungen sollten mindestens zwei weitere Laborproben untersucht werden.

▶ **Diagnosekriterien der familiären Hypercholesterinämie** (FH) (WHO, 1998):
- Zur Diagnose einer FH müssen Kriterium 1 und 2 vorhanden sein.
- Zur möglichen Diagnose einer FH müssen Kriterium 1 und 3 oder 1 und 4 vorhanden sein. Kriterien:
    1. Gesamtcholesterin (TC) > 6,7 mmol/l (> 260 mg/dl) bei Individuen < 16 Jahre; TC > 7,5 mmol/l (> 290 mg/dl) oder LDL-Cholesterin > 4,9 mmol/l (> 190 mg/dl) bei Individuen > 16 Jahre.
    2. Xanthome bei erst- oder zweitgradigen Verwandten.
    3. Positive Familienanamnese eines Myokardinfarkts vor dem 60. Lebensjahr bei einem erstgradigen Verwandten oder vor dem 50. Lebensjahr bei einem zweitgradigen Verwandten.
    4. Positive Familienanamnese bezüglich TC > 7,5 mmol/l (> 290 mg/dl) bei einem erst- oder zweitgradigen Verwandten.

▷ *Beachte:* Die Diagnosestellung der verschiedenen primären Dyslipidämien (s. Tab. 111) ist spezialisierten Zentren vorbehalten.
Familienangehörige (m < 55 Jahre/f < 65 Jahre) aus Familien mit familiärer Hypocholesterinämie müssen gescreent werden.

Allgemeine Therapieindikationen und -maßnahmen

▶ **Indikationen:**
- Beim Vorliegen einer Risikokonstellation bezüglich Lipidprofil und assoziierten Risikofaktoren (s. Tab. 112) ist die Primär- und/oder Sekundärprävention der Arteriosklerose mit ernährungsmedizinischen (s. S. 260) und pharmakologischen (s. S. 260) Maßnahmen indiziert.
- Die Einhaltung der ernährungsmedizinischen Empfehlungen für die Primär- und Sekundärprävention wäre grundsätzlich für alle (d. h. auch Gesunde) indiziert.

Tabelle 112 · Richtlinien zur Lipidtherapie bei asymptomatischen Individuen (nach ESC, 2003)

Risiko	Empfehlung
Gesamtrisiko[1] < 5 % TC ≥ 5 mmol/l	Lebensstiländerung, TC unter 5 mmol/l und LDL-C unter 3 mmol/l senken. Kontrolle mindestens alle 5 Jahre.
Gesamtrisiko[1] ≥ 5 % – TC < 5 mmol/l und LDL-C < 3 mmol/l	Lebensstiländerung. Jährliche Kontrollen. Bleibt das Risiko ≥ 5 %, eventuell Pharmakotherapie (Zielwerte: TC < 4,5 mmol/l und LDL-C < 2,5 mmol/l
– TC ≥ 5 mmol/l und LDL-C ≥ 3 mmol/l	Lebensstiländerung und Beginn einer Pharmakotherapie.

TC = Total(Gesamt)-Cholesterin
LDL-C = LDL-Cholesterin
1 Basierend auf der Risikoabschätzung S. 261 f

► **Allgemeine Maßnahmen:**
- Patientenaufklärung.
- Gewichtszunahme vermeiden (Ausnahme Anorexia nervosa).
- Förderung der körperlichen Aktivität.
- Kausale Therapie bei sekundären Störungen.
- Ernährungstherapie (s. u.).
- Medikamentöse Therapie (s. u.).
- Kombination Ernährungstherapie + medikamentöse Therapie.
- Im Sonderfall: LDL-Apherese.

► **Ziele für die Prävention der Arteriosklerose** bei Patienten mit vorliegender kardiovaskulärer Erkrankung und/oder Hochrisiko-Patienten (ESC 2003) (s. S. 261).
- Sistierung des Nikotinkonsums.
- Gesundheitsfreundliche Ernährung (s. S. 260).
- Regelmäßige körperliche Aktivität.
- Normalisierung des Körpergewichtes (BMI < 25 kg/m^2).
- Blutdruck < 140/90 mmHg (bei Diabetes < 130/80 mmHg).
- Gesamtcholesterin < 5 mmol/L (bei Hochrisiko < 4.5 mmol/L).
- LDL-Cholesterin < 3.0 mmol/L (bei Hochrisiko < 2.5 mmol/L).
- Gute glykämische Kontrolle bei allen Patienten mit Diabetes.
- Optimale pharmakologische Therapie der diversen Risiken.

Tabelle 113 · Klassifizierung der Blutlipide, in mmol/l bzw. mg % (nach ATP, 2001)			
		[mmol/l]	**[mg %]**
LDL-Cholesterin	optimal	< 2,6	(< 100)
	fast optimal	2,6–3,34	(100–129)
	grenzwertig hoch	3,36–4,12	(130–159)
	hoch	4,14–4,89	(160–189)
	sehr hoch	≥ 4,92	(≥ 190)
Gesamt-Cholesterin	wünschenswert	< 5,2	(< 200)
	grenzwertig hoch	5,2–6,2	(200–239)
	hoch	≥ 6,2	(≥ 240)
HDL-Cholesterin	tief	< 1,03	(< 40)
	hoch	≥ 1,55	(≥ 60)
Triglyceride	normal	< 1,70	(< 150)
	grenzwertig hoch	2,5	(150–199)
	hoch	2,5–5,6	(200–499)
	sehr hoch	≥ 5,6	(≥ 500)

Ernährungstherapeutische Maßnahmen

▶ **Allgemeines:** Wichtige Einflussfaktoren auf die einzelnen Lipoproteine s. Tab. 114. Je nach Störung differieren die einzelnen Empfehlungen leicht. Gemeinsam ist allen eine hohe Zufuhr von Gemüse, Obst und antioxidativen Vitaminen. Auch wenn die Ernährungsmaßnahmen z. T. nur geringen Erfolg haben, wirken sie additiv zu lipidsenkenden Arzneimitteln.

▶ **Fettarme/fettmodifizierte Ernährung** (s. S. 357): Reduktion der Fettzufuhr; v.a. Reduktion der Zufuhr von gesättigten Fetten und Transfettsäuren, Ersatz von gesättigten Transfettsäuren durch MUFA (Vorsicht: kein Exzess an einfachen Kohlenhydraten).

▶ **Fettmodifizierte Ernährung** (s. S. 357): Modifizierung der Zusammensetzung der Nahrungsfette; oft in Kombination mit einer Reduktion der Zufuhr von gesättigten Fetten.

▶ **Strategien zur Erhöhung des HDL-Cholesterins:** Siehe HDL-Cholesterin S. 183 und Tab. 114.

▶ **Weitere Ernährungsstrategien:**
- Ernährung reich an pflanzlichen Sterolen (s. Phytosterole S. 179).
- Nahrungsfaserreiche Kost (s. S. 352).
- Anzahl der Mahlzeiten senken, sofern keine metabolische Störung vorliegt, die eine regelmäßige Nahrungszufuhr erfordert (z. B. Diabetes mellitus) → Reduktion der postprandialen Lipämie (vgl. S. 257) und der Nüchtern-Triglyzeride.

Tabelle 114 · Die wichtigsten Einflussfaktoren auf die Konzentration der einzelnen Lipoproteine

Faktor	VLDL	LDL	HDL	Lp(a)
gesättigte Fettsäuren				
Laurinsäure (12:0)	–	↑	↑	
Myristinsäure (14:0)	–	↑↑	↑	
Palmitinsäure (16:0)	–	↑↑		
Stearinsäure (C18:0)	–	–	–	
MUFA				
Ölsäure (C18:1)	–	↓	↑	
Elaidinsäure (trans-18:1)	–	↑↑	↓	↑
ω6-PUFA				
Linolsäure (C18:2 n-6)	–	↓↓	↑↓	
ω3-PUFA				
Linolensäure (C18:3ω3)	↓↓	(↓↑)	(↑↓)	
EPA (20:5ω3)	↓↓	(↑↓)	(↑↓)	
DHA (22:6ω3)	↓↓	(↑↓)	(↑↓)	
weitere Faktoren				
Cholesterin in der Nahrung	–	↑	↑	
pflanzliche Sterole		↓		
einfache Kohlenhydrate	↑↑	(↑)	(↑↓)	
komplexe Kohlenhydrate (lösliche)	↓	↓	(↓↑)	
Sojaprotein		↓		
Kaffee (ungefiltert)		↑		
Übergewicht/Adipositas	↑	↑	↓	
Rauchen	↑	↑	↓↓	
Alkohol (moderat)	↑↑	(↑↓)	↑	↓
körperliche Aktivität/Sport	↓	↓	↑	

VLDL = very low density lipoprotein, LDL = low density lipoprotein, HDL = high density lipoprotein, Lp (a) = Lipoprotein (a), MUFA = einfach ungesättigte Fettsäuren (s. S. 60), PUFA = mehrfach ungesättigte Fettsäuren (s. S. 62), EPA = Eicosapentaensäure, DHA = Docosahexaensäure

Medikamentöse Therapie

▶ **Indikationen zur medikamentösen Primärprävention der Arteriosklerose/KHK:** Siehe Tab. 115.

Tabelle 115 · LDL-C-Zielwerte und -Grenzwerte in den verschiedenen Risiko-Kategorien (nach ATP III, 2001)[1]

Risiko-Kategorie	LDL-C-Zielwert (Zielwert Nicht-HDL-C)[2]	LDL-C-Konzentration bei der TLA einsetzen sollte	LDL-C-Konzentration bei der eine medikamentöse Therapie indiziert ist
KHK oder KHK-10-JR > 20 %	< 2,6 mmol/l (< 3,37)	≥ 2,6 mmol/l	≥ 3,37 mmol/l (2,6–3,36 mmol/l Medikamente optional)
> 2 Risikofaktoren[3] (10-JR ≤ 20 %)	< 3,37 mmol/l (< 4,15)	≥3,37 mmol/l	10-JR 10–20 %: ≥3,37 mmol/l 10-JR < 10 %: ≥ 4,15 mmol/l
	< 4,15 mmol/l (< 5)	≥4,15 mmol/l	4,92 mmol/l (4,15–4,91 mmol/l LDL-senkende Medikamente optional

LDL-C = LDL-Cholesterin
Nicht-HDL-C = Nicht-HDL-Cholesterin
TLA = therapeutische Lebensstiländerung
JR = Jahresrisiko
1: Verscheidene Fachgesellschaften basieren die Therapieindikation auf der Schätzung des Risikos durch einen Score (s. S. 270). Im Praxisalltag sind jedoch definierte Grenzwerte einfacher anzuwenden. Entsprechend werden hier die ATP-III-Guidelines aufgeführt.
2: Nicht-HDL-Cholesterin = LDL + VLDL-Cholesterin, d. h. Gesamtcholesterin minus HDL-Cholesterin. Die Bestimmung des Nicht-HDL-Cholesterins wird zunehmend im Klinikalltag verwendet.
3: Risikofaktoren: Rauchen, Bluthochdruck, tiefes HDL-Cholesterin, Familienanamnese einer frühen KHK bei Verwandten ersten Grades (Männer < 55 Jahre, Frauen < 65 Jahre), Alter (Männer ≥ 45 Jahre, Frauen ≥ 55 Jahre).

► **Indikation zur medikamentösen Sekundärprävention der Arteriosklerose** (bei KHK, manifester Arteriosklerose, Diabetes mellitus): Gesamtcholesterin > 5,0 mmol/l (>190 mg/dl), Gesamt-/HDL-Cholesterinquotient > 5,0 und LDL-Cholesterin > 3,0 mmol/l (>115 mg/dl). Liegen Risikofaktoren vor (s. Tab. 115), genügen 2 von 3 Lipidkriterien für eine Indikationsstellung.
► **Differenzierter Einsatz der Lipidsenker:** Siehe Tab. 116.
► **Für weitere Details** siehe Homepage der „Deutsche Gesellschaft zur Bekämpfung von Fettstoffwechselstörungen und ihren Folgeerkrankungen": www.lipid-liga.de

Tabelle 116 · Pharmakologische Therapie der Fettstoffwechselstörungen

Medika-menten-Gruppe	Effekt	Vertreter/ Dosierung (pro d)	Ergebnisse klinischer Studien	Nebenwirkungen (NW)	Kontraindikationen (KI)	Bemerkungen
HMG-CoA-Reduktase-hemmer („Statine")	LDL 18–55% ↓ HDL 5–15% ↓ TG 7–30% ↓	Simvastatin (Zocor) 5–80 mg, Atorvastatin (Sortis) 10–80 mg, Pravastatin (CH: Selipran; D: Pravasin) 10–40 mg, Lovastatin (Mevinacor) 10–80 mg, Fluvastatin (CH: Lescol; D: Locol) 20–80 mg, Rosuvastatin (Crestor) 10–40 mg	Koronarendpunkte↓, KHK-Todesfälle↓, Gesamtmortalität↓ (unabhängig vom LDL-Cholesterin↓), Apoplexie Risiko↓	Myopathie, Hepatopathie, Kopfschmerzen, Schlafstörungen	NW, Unverträglich-keit, Kinderwunsch, Schwangerschaft, Stillzeit, Lebererkran-kungen (akut/chro-nisch), Cholestase, Myopathie	Begleitende Laborkontrollen Kreati-ninphosphokinase (CPK), Lebertransami-nasen. Vorsicht: Kombination mit Fibra-ten → Myopathierisiko↑ (Kombination meiden)
Fibrate	LDL 5–20%↓ (höher bei Hyper-triglyceridämie) HDL 10–20%↑ TG (VLDL) 20–50%↓	Fenofibrat (CH: Lipanthyl 200 M; D: Lipanthyl 250 Retardkps.) 1 × tägl.; Gemfibrozil (Gevilon) 1 × 900 mg; Clofibrat (CH: Regelan) 3–4 × 500 mg; Bezafibrat (Cedur: 3 × 200 mg; Cedur retard: 1 × 400 mg); Ciprofibrat (Hyperlipen) 1 × 100 mg; Etofibrat (Lipo-Merz retard) 1 × 50 mg	Kardiovaskuläre Endpunkte ↓	Myopathie, Gallensteine	NW, Unverträglich-keit, Kinderwunsch, Schwangerschaft, Stillzeit, Myopathie, schwere Leber-erkrankungen, Gal-lensteine, Nierenin-suffizienz	Kontrollen: Lebertransaminasen, Vor-sicht: Kombination mit HMG-CoA-Reduktase-Hemmer → Myopathierisiko↑ (Kombination meiden)
Gallensäure-Binder („Anionen-austauscher")	LDL 5–30%↓ HDL 3–5%↑ TG kein Effekt	Cholestyramin (Quantalan 4–12 g; Colestipol (CH: Colestid, D: Colestid Granulat) 5–30 g	Kardiale Endpunkte↓ und kardiale Todesfälle↓	Gastrointestinale Be-schwerden, Hypertri-glyceridämie, (tran-siente) Hepatopathie, Verstopfung, Vermin-derte Absorption anderer Medikamen-te/Substanzen (z. B. fettlösliche Vitamine)	*Hypertriglyceridämie*, Ulkus ventriculi/duo-deni, Nierensteine, schwere Obstipation, entzündliche Darm-erkrankungen, Schwangerschaft (Kinderwunsch)	Absolue Kontraindikation: Dysbetalipoproteinämie, TG > 4,5 mmol/l; relative Kontraindikation; TG > 2,2 mmol/l

Tabelle 116 · Fortsetzung von Seite 192

Medikamenten-Gruppe	Effekt	Vertreter/ Dosierung (pro d)	Ergebnisse klinischer Studien	Nebenwirkungen (NW)	Kontraindikationen (KI)	Bemerkungen
Nikotinsäure	LDL 5–25 %↓ HDL 15–35 %↑ TG 20–50 %↓↓	(CH: Acidum nicotinicum Streuli; D: Niconacid) 1–3 g; „Extended Release" Nikotinsäure (Niaspan, einschleichende Dosierung) Enddosis 1–2 g/d	Kardiale Endpunkte↓ möglicherweise Gesamtmortalität↓	Flushing, Hyperglykämie, Hyperurikämie, (Gicht), GIT-Symptome, Hepatopathie	Absolute Ki: chronische Lebererkrankung, schwere Hyperurikämie/Gicht; Weitere KI: Diabetes, Ulcus ventriculi/duodeni, Schwangerschaft, Stillzeit, Myokardinfarkt	Kontrollen: Blutzucker (bes. bei Diabetikern und übergewichtigen Patienten), Lebertransaminasen, Harnsäure (bes. bei Diuretika-Therapie und andern Gicht-Risikofaktoren – s. S. 206). *Vorsicht:* Kombination mit HMG-CoA-Reduktase-Hemmern → Myopathierisiko↑ (Kombination meiden). *Kann u. U. Lp(a) senken*
Omega-3-Fettsäuren („Fischöl")	TG bis 50 %↓ Sekundär HDL↑ und LDL↓	Omacor, Eicosapen 2–6 g (Individuelle Dosisfindung)	Kardiale Mortalität bei KHK-Ereignis↓ (antiarrhythmische Effekte), möglicherweise kardiale Morbidität/Mortalität↓ (zurzeit suboptimale Trialevidenz)	Energiezufuhr, Fischgeruch↓-aufstoßen, u. U. LDL↑ und HDL↑, Blutungen (Apoplexierisiko↑), Hämatome, Verschlechterung der Blutzuckerkontrolle bei Diabetikern		Indikation: schwere Hypertriglyceridämie (z. B. Chylomikronämiesyndrom) welche mit konventioneller Therapie nicht beeinflusst werden kann. Langzeiteffekte von höheren Dosen nicht bekannt. *Vorsicht:* Gewisse Produkte enthalten hohe Mengen an oxidierten Fetten
Cholesterin-Resorptions-hemmer	LDL 10–15 %↓	Ezetimib (Ezetrol) 10 mg	z. Z. liegen keine Endpunkt-Studien vor	Lebertransaminasen↑, Magendarmbeschwerden, Myopathie	Absolute KI: Schwangerschaft, Kinderwunsch	Zugelassen bei primärer Hypercholesterolämie und homozygoter Sitosterolämie als Monotherapeutikum. Bei familiärer Hypercholesterinämie in Kombination mit Statin. Mindestens 2 h vor oder 4 h nach Gallensäurebinder einnehmen. Gleichzeitige Fibrattherapie vermeiden. *Vorsicht* bei gleichzeitiger Cyclosporineinnahme
Sterole/Stanole (in pharmakologischer Dosis)	LDL ca. 10 %↓	Zugegeben in diverse Nahrungsmittel als Functional Food (Margarine/Joghurt/Drinks) (ca. 2 g/d)	Noch keine Endpunkt-Studien!	In der Regel gut verträglich. Risiko der erhöhten Energiezufuhr	Nicht für Kinder geeignet	Hinweise: erhöhte Sterol-Zufuhr → u. U. Arterioskleroserisiko ↑

TG: Triglyzeriden; Lp(a): Lipoprotein a

10.2 Diabetes mellitus

Grundlagen

▶ **Definition:** Chronische Stoffwechselstörung mit Erhöhung der Blutzucker-konzentration (Hyperglykämie). Als potenzielle Vorstufe gilt die gestörte Glukosehomöostase (erhöhte Nüchternglukose bzw. pathologische Glukose-toleranz).

▶ **Epidemiologie:** Prävalenz in Deutschland ca. 5 % (Typ I: 10–20 %; Typ II: > 80 %).

▶ **Klassifizierung** (ADA 1997, WHO 1998):
- *Typ 1 Diabetes (mellitus)* (IDDM = insulin dependent diabetes mellitus; s. Tab. 117): Absoluter Insulinmangel infolge β-Zell-Zerstörung (A. immunolo-gisch bedingt, B. idiopathisch).
- *Typ 2 Diabetes (mellitus)* (NIDDM = non insulin dependent diabetes mellitus; s. Tab. 117).
- *Andere spezifische Diabetestypen:* Genetische Defekte der β-Zellfunktion, geneti-sche Defekte der Insulinwirkung (selten), exokrine Pankreaserkrankung (z. B. Pankreatitis, Hämochromatose), Endokrinopathien (z. B. Morbus Cushing, Hyperthyreose), Medikamente (z. B. Thiaziddiuretika, Glukokortikoide), Infek-tionen (z. B. kongenitale Röteln, CMV), immunologische Störungen (z. B. Anti-Insulinrezeptor-AK).
- *Gestationsdiabetes* (in der Schwangerschaft auftretend).

Tabelle 117 · Charakteristika von Diabetes mellitus Typ I und II

	Typ I	Typ II
Vorkommen	– meist im Jugendalter – kann in jedem Alter manifest werden – 10–20 % aller Patienten mit Diabetes mellitus in Deutschland	– mehrheitlich im mittleren und höheren Alter – > 80 % aller Patienten mit Diabetes mellitus in Deutschland
Risiko-faktoren	– Genetik – Infekt? – unbekannte Faktoren	– Alter – Adipositas – positive Familienanamnese (genetische Prädisposition) – Schwangerschaftsdiabetes – körperliche Inaktivität
Patho-physiologie	– absoluter Insulinmangel – labile Blutzuckererhöhung – Ketoseneigung ↑ (Acetonausschei-dung im Urin)	– ursächliche Bedeutung der Ernäh-rung ↑↑ (Übergewicht) – verminderte Insulinsekretion und -Wirkung („relativer Insulinmangel", „Insulinresistenz") – oft stabile Blutzuckererhöhung – Ketoseneigung gering bis fehlend – Dyslipidämie

Tabelle 117 · Fortsetzung von Seite 194

	Typ I	Typ II
Klinik	– bei Diagnose meist schlank – Symptome treten schnell auf – guter Appetit und Polyphagie mit Gewichtsverlust – Hypotonie	– meist Übergewicht, abdominale Adipositas – Symptome treten langsam, schleichend auf (oft unbemerkt)
	Durst, Polyurie, Müdigkeit, Schwäche, Leistungsabfall, Inappetenz, Infektneigung, verschwommenes Sehen, periphere Neuropathie, Pruritus, Vulvovaginitis, Abnahme der Libido und Potenz, Wadenkrämpfe	
Therapie	– Insulin immer nötig – Ernährung/Diät	– oft genügen nicht-pharmakologische Maßnahmen – evtl. medikamentöse Begleittherapie (meist orale Antidiabetika, Stufentherapie)
Verlauf und Prognose	– hängen v.a. von der Güte der Blutzuckereinstellung sowie der Therapie assoziierter Erkrankungen (z.B. Hypertonie) ab – akute Komplikationen: Hyperglykämie, hyperglykämisches Koma (Störungen der Bewusstseinslage als Folge einer schweren Stoffwechseldekompensation bei Diabetes mellitus), Hypoglykämie (s.S. 203) – Langzeitkomplikationen: Nephropathie, Retinopathie, Mikro- und Makroangiopathie, Neuropathie, diabetisches Fußsyndrom (ischämisch und/oder neuropathisch; s. Abb. 32) – Prävention der Komplikationen durch optimale Kontrolle der folgenden modifizierbaren Risikofaktoren: Hyperglykämie, Hypertonie (s.S. 266), Dyslipidämie (s.S. 184) (evtl. Zeichen eines schlecht eingestellen Blutzuckers), Mikroalbuminurie, Adipositas (s.S. 285), körperliche Inaktivität, prothrombotische Stoffwechsellage (→ Aspirintherapie); regelmäßige klinische und biochemische Kontrolle (inkl. Fußpflege), Blutzuckerselbstmessung, Blutdruckselbstmessung u. a.	

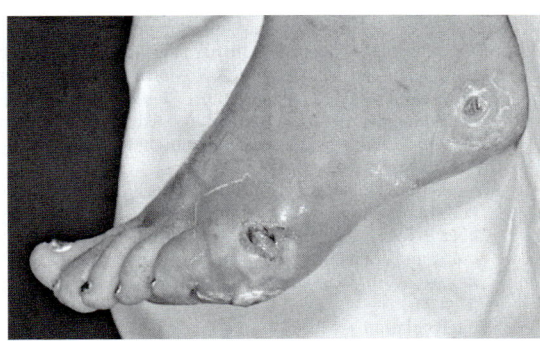

Abb. 32
Diabetische
Gangrän

Diagnostik

▶ **Allgemeines:** Vollständigen internistischen Status erheben.
▶ **Allgemeine Anamnese – Besonderheiten:** Familienanamnese, Dauer und Symptome, Körpergewichtsanamnese, Kenntnisstand des Patienten über die Erkrankung (Fehlinformationen und -verhaltensweisen?); Schulungen? Betreibt der Patient Selbstkontrollen oder sind diese indiziert/möglich? Selbstmedikation? Ausmaß, Art, Zeitpunkt der körperlichen Aktivität?
▶ **Ernährungsanamnese:** Aktuelle Ernährungsempfehlungen eingehalten? Verhältnis Energiezufuhr/-verbrauch? Alkoholkonsum (Menge, Häufigkeit)? Konsum von Diabetikerlebensmitteln, Supplementen? Anzahl und Zeitpunkt der Mahlzeiten? Insulintherapie: Zeitpunkt der Insulinapplikation, Zusammensetzung der Nahrung bezüglich KHE/BE (s. u.)?
▶ **Labor:**
  • *Blutzuckermessung:* Normwerte s. Tab. 118.

Tabelle 118 · Diagnosekriterien des Diabetes mellitus [mmol/l] ([mg/dl])[1]

	nüchtern (8 h ohne Nahrung)	beliebiger Zeitpunkt[2]	2-h-Wert im OGTT
normal	< 6,1 (< 110)		< 7,8 (< 140)
gestörte Glukosehomöostase[4]	6,1–6,9 (110–125)		7,8–11,0 (< 200)
Diabetes mellitus[3]	≥ 7,0 (≥ 126) (kapillär: ≥ 6,1) (≥ 110)	≥ 11,1[2] (≥ 200)	≥ 11,1[2] (≥ 200)

1: Umrechnungsfaktor: mg/dl × 0,0555 = mmol/l
2: Mit typischen Symptomen
3: Zur Diagnosestellung genügt eins der 3 Kriterien
4: IFG = Impaired Fasting Glucose (pathologischer Nüchternblutzucker)
OGTT = Oraler Glukosetoleranztest

  • *Blutzuckertagesprofil* („Blutzuckerprofil"): Mehrmaliges Messen des Blutzuckers an einem Tag; Beurteilung der Einstellung über den Tag.
  • *HBA$_{1c}$:* Information über die Güte der langfristigen Blutzuckerspiegel bzw. Einstellung während der letzten 2–3 Monate; HbA$_{1c}$ 4–6% → Blutglukose: 3,3–6,7 mmol/l (59–121 mg/dl); HbA$_{1c}$ 7–9% → Blutglukose: 8,3–11,7 mmol/l (149–211 mg/dl); HbA$_{1c}$ ≥ 10% → Blutglukose: ≥ 13,3 mmol/l (≥ 239 mg/dl).
  • *Glukose im Urin:* Selbstüberwachung durch den Patienten.
  • *Oraler Glukosetoleranztest* (OGTT):
    – Indikation: Unklares Plasmaglukosekonzentrationsverhalten.
    – Praktisches Vorgehen: Konstante Ernährung mit ca. 150 g Kohlenhydrate/d über 3 Tage. Dann nach 12 h Nüchternheit am Morgen Blutzuckerbestimmung und orale Einnahme von 75 g Glukose (oder 40 g/m² Körperoberfläche) in 250–300 ml Wasser innerhalb von 5 min. Erneute Blutzuckerbestimmung nach 2 h.
    – Interpretation s. Tab. 118.
  • *Serum-Fruktosamin:* Norm 1,5–2,4 mmol/l; Kurzzeitmarker der Blutzuckerspiegel (ca. 2 Wochen).
▶ **Ergänzende Untersuchungen** zur Evaluation von Endorganschäden (diabetische Nephropathie, Retinopathie, Neuropathie, Fußsyndrom) und von assoziierten Risi-

kofaktoren (Hypertonie, Adipositas, Hypercholesterinämie, Hypertriglyzeridämie, Hyperurikämie):

- *Kontrolle des Gewichts und des Fettverteilungsmusters* (s. W/H-Ratio S. 34).
- *Herz-Kreislaufstatus:* Blutdruck, periphere arterielle Pulse.
- *Neurologischer Status:* Peripherer Reflexstatus, Oberflächen- und Tiefensensibilität.
- *Augenärztliche Untersuchung.*
- *Untersuchung der Füße:* Diabetisches Fußsyndrom?
- *Labor:* Prüfung der Nierenfunktion (Serumkreatinin, evtl. Kreatinin-Clearance, Urinstatus inkl. Sediment [Glukosurie, Mikroalbumin-, Albumin-, Proteinurie?], Fettstoffwechsel (LDL-Cholesterin, Triglyzeride, HDL-Cholesterin), Leberfunktion (AST, ALT), Serumharnsäure.

▶ **Folgeuntersuchungen:** Bei Patienten mit Diabetes mellitus müssen regelmäßig Blutzuckerkontrollen durchgeführt werden (individuelle Einschätzung der Häufigkeit je nach Stoffwechsellage und Häufigkeit der Selbstkontrollen); zusätzlich bei Bedarf Kontrolle des HbA_{1c} und regelmäßige Kontrolle der unter „Ergänzende Untersuchungen" genannten Parameter. Kontrollintervalle abhängig von der Güte der Einstellung/Endorganschäden.

Therapieziele

▶ **Allgemeine Ziele:**
- Physiologische Blutzuckerprofile (Blutzucker [nüchtern]: 4,4–6,7 mmol/l [80–120 mg/dl]; $HbA_{1c} \leq 6.5$).
- Lipidprofil normalisieren bzw. optimieren.
- Arterioskloseentwicklung reduzieren bzw. verzögern.
- Gewicht beim Übergewichtigen reduzieren bzw. beim Normalgewichtigen stabilisieren.
- Komplikationen (Retinopathie, Neuropathie, Nephropathie usw.) vermeiden.
- Psychosoziales Wohlbefinden (Depression?, andere psychische Störungen, kognitive Fähigkeiten?), soziale Unterstützung.
- Beibehaltung von metabolischer und kardiovaskulärer Fitness.

▶ **Spezielle Ziele:**
- *Diabetes mellitus Typ I bzw. Insulintherapie:* Optimale Abstimmung von Nährstoff- und Insulinzufuhr.
- *Diabetes mellitus Typ II:* Optimale Nährstoffzufuhr bezüglich Energiegehalt und Substrat-Zusammensetzung; Gewichtsreduktion/-kontrolle; körperliche Aktivität.

Komponenten der Diabetestherapie

▶ Jede Diabetestherapie muss individuell evaluiert und adaptiert werden. Eine regelmäßige Kontrolle und Betreuung des Patienten durch Arzt/Diabetesschwester/Ernährungsberaterin in Kombination mit Selbstkontrollen (Blutzuckerselbstmessungen) sind für eine optimale Therapie unentbehrlich.

▶ **Patientenschulung:** Intensive strukturierte Schulung der Patienten, Angehörigen und Freunde zur Aufklärung und Motivation als Einzel- und/oder Gruppenschulungen mit regelmäßigen Auffrischungen; Schulungsmaterial erhält man von verschiedenen Diabetesgesellschaften (Anschriften s. S. 404). Inhalte der Schulung sollten sein:
- Was ist Diabetes?
- Verlauf und Risiken der Folgeerkrankungen.

- Diät und Selbstkontrolle mit praktischen Übungen: z. B. Lebensmittelauswahl, Zubereitung von Mahlzeiten, Anwendung des Insulinpens.
- Allgemeine Regeln zur Lebensführung und Körperpflege (z. B. Fußpflege).
- Verhalten in besonderen Situationen (Urlaub, Sport) und bei Komplikationen (Hypoglykämie, Infektionen).
- Soziale Aspekte (Familie, Beruf), persönliches Krankheitserleben.
- Einbindung des Gesundheits-Pass Diabetes

▶ **Ernährung/Diät** (s. u.).
▶ **Körperliche Aktivität** (s. S. 342).
▶ **Nicht rauchen.**
▶ **Medikamentöse Therapie:**
  - *Orale Antidiabetika* (nur Typ-II-Diabetiker).
  - *Konventionelle Insulintherapie* (bei Typ-II-Diabetes Kombination mit oralen Antidiabetika möglich): Injektion von mindestens 2 Dosen Mischinsulin. *Faustregel:* ca. 2/3 der Gesamtdosis morgens, 1/3 abends 30 min vor dem Essen. Nahrungszufuhr zu fixen Zeiten in Synchronisation mit der zeitlichen Wirkung der verabreichten Insulinpräparate. Zwischenmahlzeiten zur Vermeidung von Hypoglykämien je nach Insulinpräparat.
  - *Intensivierte Insulintherapie* (sog. Basis-Bolus-Konzept): Integrierung der Insulintherapie in die vom Patienten praktizierte Ernährung und körperliche Aktivität: Verabreichung von basalem (mahlzeitenunabhängigen) Insulin (in Form von Verzögerungsinsulin, meist NPH-Insuline) in Kombination mit Mahlzeitenabhängigen Insulindosen, die an die Kohlenhydratzufuhr angepasst werden. Insulinapplikation mittels Injektion oder Insulinpumpe. Während der Einstellungsphase engmaschige Kontrolle durch Arzt und Patienten. Die Zeitpunkte der Nahrungszufuhr können lockerer als bei der konventionellen Therapie gehandhabt werden. *Allgemeine Dosierungsregeln:* 40–50 % der gesamten Insulindosis entsprechen dem Basalbedarf (verteilt auf eine Morgen- und eine Abenddosis). Die mahlzeitenabhängige Insulinmenge variiert in Abhängigkeit von Ernährung und Tageszeit zwischen 1–2,5 IE/BE.
▶ **(Spezifische) Therapie von Begleiterkrankungen** (z. B. Hypertonie).
▶ **Therapie von diabetischen Komplikationen und Endorganschäden.**

Ernährung bei Diabetes mellitus

▶ **Grundlagen:**
  - *Umsetzung* der individuellen Ernährungsmaßnahmen unter Einbeziehung entsprechender Fachkräfte (Diabetesschwestern/-pfleger, Ernährungsberaterinnen → Diabetesteam). Informationen, die für die Ernährungsberatung wichtig sind:
    – Patientendaten: Körpergewicht, Körpergewichtsverlauf, Fettverteilung, Blutdruck, Nierenfunktion, Ausmaß der diabetischen Sekundärfolgen (besonders auf Niveau des Gastrointestinaltraktes, z. B. Dysphagie [Schluckstörungen], Gastroparese [→ Völlegefühl], Obstipation, Diarrhö). Informationen über die körperliche Leistungsfähigkeit und diesbezügliche Empfehlungen/Ausbaumöglichkeiten.
    – Laborparameter (aktuelle Werte und Verlaufswerte): Glukose, HbA_{1c}, Gesamtcholesterin, HDL-Cholesterin, Triglyzeride, Ausmaß der Albuminurie/Proteinurie.
    – Allgemeine Diabetestherapie.
    – Aktuelle Medikation inkl. Begleitmedikation.
  - *Dokumentation* der Befunde und des Krankheitsverlaufs (besonders auch von schweren Stoffwechselentgleisungen) z. B. im „Gesundheitspass Diabetes"

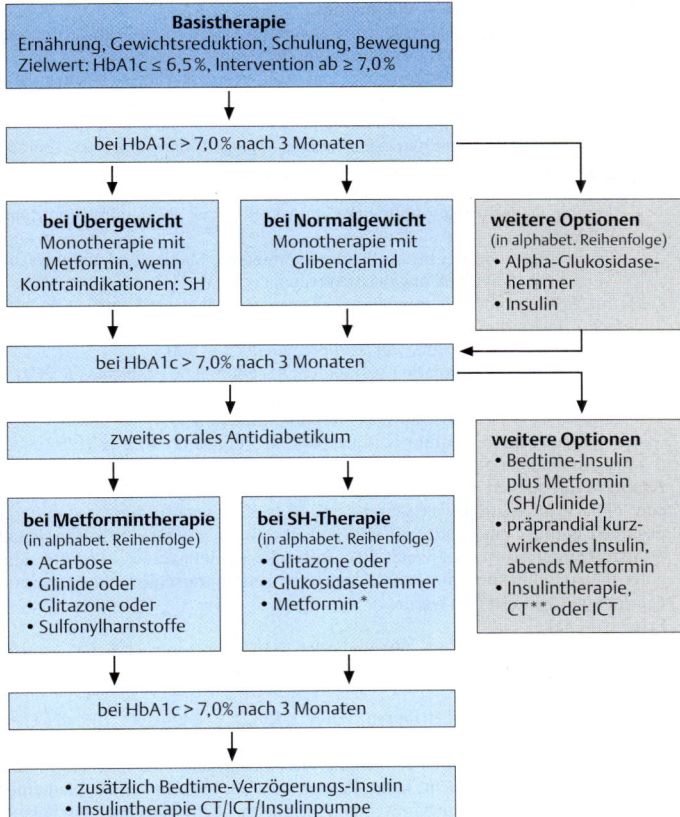

Basistherapie
Ernährung, Gewichtsreduktion, Schulung, Bewegung
Zielwert: HbA1c ≤ 6,5 %, Intervention ab ≥ 7,0 %

bei HbA1c > 7,0 % nach 3 Monaten

| **bei Übergewicht** Monotherapie mit Metformin, wenn Kontraindikationen: SH | **bei Normalgewicht** Monotherapie mit Glibenclamid | **weitere Optionen** (in alphabet. Reihenfolge) • Alpha-Glukosidase-hemmer • Insulin |

bei HbA1c > 7,0% nach 3 Monaten

zweites orales Antidiabetikum

| **bei Metformintherapie** (in alphabet. Reihenfolge) • Acarbose • Glinide oder • Glitazone oder • Sulfonylharnstoffe | **bei SH-Therapie** (in alphabet. Reihenfolge) • Glitazone oder • Glukosidasehemmer • Metformin* | **weitere Optionen** • Bedtime-Insulin plus Metformin (SH/Glinide) • präprandial kurz-wirkendes Insulin, abends Metformin • Insulintherapie, CT** oder ICT |

bei HbA1c > 7,0% nach 3 Monaten

• zusätzlich Bedtime-Verzögerungs-Insulin
• Insulintherapie CT/ICT/Insulinpumpe

  * Die Kombination von SH (= Sulfonylharnstoffen) und Metformin wird zur Zeit
    häufig angewendet. Neuere Studien ergaben Hinweise auf negative kardio-
    vaskuläre Auswirkungen dieser Kombinationstherapie.
 ** CT = konventionelle Insulintherapie,
    ICT = intensivierte konventionelle Insulintherapie

Abb. 33 Stufenplan der medikamentösen Terhapie des Typ 2 Diabetes
(nach Häring & Matthaei, DDG 2002).

der Deutschen Diabetesgesellschaft (Einsicht und Vertriebsadresse unter
http://www.deutsche-diabetes-gesellschaft.de/frames/frame1.htm)
oder anderer Gesellschaften (s. S. 404).

▶ **Ernährungsempfehlungen – Allgemeines:**
- Die Empfehlungen für Diabetiker sind denen für die Allgemeinbevölkerung sehr ähnlich (s. Vollkost S. 351). Einbeziehung der ganzen Familie.
- Eine optimale Blutzuckerkontrolle und Kontrolle assoziierter Risiken kann durch unterschiedliche Strategien erreicht werden → individuelle Anpassung (*Merke:* „Möglichst wenig verbieten").
- Die Anzahl der Mahlzeiten an die Blutzuckerspiegel und die Art der Therapie anpassen:
  - Bei Therapie mit oralen Antidiabetika und bei konventioneller Insulintherapie die Nahrungszufuhr zirkadian verteilen zur Vermeidung von Hypoglykämien.
  - Bei der intensivierten Insulintherapie können die Mahlzeitenhäufigkeit und -verteilung individuell angepasst werden.
- Normales Körpergewicht anstreben (Zielgewicht: BMI 19–25 kg/m^2) → bedarfsgerechte Energiezufuhr (s. S. 12) unter Berücksichtigung der Nährstoffverteilung. Beratung zur Kontrolle des Körpergewichts s. S. 300.
- Abdominale Fettakkumulation vermeiden (s. abdominale Adipositas S. 287).
- *Begleit- und Grunderkrankungen berücksichtigen:*
  - Anpassung der Eiweißzufuhr bei Nephropathie (s. S. 245).
  - Anpassung der Fettzufuhr bei Dyslipidämie, Adipositas (s. S. 189, 292).
  - Anpassung der Salzzufuhr bei Hypertonie (s. S. 269).

▶ **Hauptenergiequellen** sollten Lebensmittel sein, die Kohlenhydrate (s. S. 74) und/ oder einfach ungesättigte Fettsäuren (s. S. 60 [z. B. Olivenöl]; diese haben einen positiven Einfluss auf Lipidprofil und evtl. Insulinsensitivität) enthalten. Ideale Nährstoffverteilung: 15 % Eiweiß, 30 % Fett, 55 % Kohlenhydrate. (*Beachte:* Eine gute glykämische Kontrolle kann durch eine sehr unterschiedliche Verteilung der Energieträger erreicht werden.)

▶ **Fette** (s. S. 51):
- Gesättigte Fettsäuren (s. S. 59) und/oder Trans-Fettsäuren (s. S. 64) (< 10 % Gesamtenergie): Zufuhr kontrollieren, durch einfach ungesättigte Fettsäuren (s. S. 60) ersetzen.
- Mehrfach ungesättigte Fettsäuren (PUFA; s. S. 62): < 8 bis max. 10 % der Energiezufuhr. (*Vorsicht:* Große Mengen PUFA → HDL-Cholesterin ↓.)
- Fischöl bzw. ω3-Fettsäuren senken die Plasmatriglyzeride: *Empfehlung:* Fisch-Konsum erhöhen. (*Vorsicht:* Keine exzessive Zufuhr in Form von Supplementen [Verschlechterung der glykämischen Kontrolle möglich]. Falls doch Fischölsupplemente eingenommen werden: Blutzucker-Überwachung intensivieren.)
- Optimierung des ω3-/ω6-Fettsäuren-Verhältnisses (s. S. 64).
- Evtl. Fettersatzstoffe (s. S. 56) einsetzen.

▶ **Kohlenhydrate** (s. S. 74):
- Langsam absorbierbare Kohlenhydrate bevorzugen: Zufuhr von ballaststoff- und kohlenhydratreichen Nahrungsmitteln steigern (s. faserreiche Ernährung S. 84), dadurch Verbesserung von Lipid- und Blutzuckerprofil. Evtl. Supplementierung mit Guar, Pektin oder anderen löslichen Fasern.
- Auswahl der Kohlenhydratquellen nach dem glykämischen Index (GI, s. S. 78).
- Minimierung der Zufuhr von einfachem Zucker (bei guter Einstellung sind geringe Mengen von Zucker möglich (≤ 30 g/d). Normaler Haushaltszucker (Saccharose) bewirkt einen geringeren Blutzuckeranstieg als Glukose.
- Verminderung des Blutzuckeranstiegs durch gleichzeitigen Konsum von Eiweiß, komplexen Kohlenhydraten und Fett.
- Evtl. Einsatz von Zuckerersatz- und -austauschstoffen (s. S. 80).

- Austausch von Kohlenhydraten mittels der sog. Kohlenhydrataustauscheinheiten (KHE entspricht BE ["Broteinheiten"]):
  - Definition: 1 BE = die Menge eines Lebensmittels, die 10–12 g Monosaccharide, verdauliche Oligo- oder Polysaccharide oder Zuckeralkohole (Sorbit, Xylit) enthält.
  - Praktische Bedeutung bei Insulinbehandlung zur *Einschätzung* (*Beachte:* Nicht Berechnung) der Kohlenhydratzufuhr durch verschiedene Lebensmittel und damit *Abschätzung* des Insulinbedarfs. Portionen verschiedener Nahrungsmittel, die gleiche Mengen an Kohlenhydraten enthalten, können mehrheitlich ausgetauscht werden.
- ▶ **Eiweiß** (s. S. 66):
  - Empfohlene Zufuhr ca. 0,8 g Eiweiß/kg KG/d (ca. 10–20 % der Gesamtenergie).
  - ◻ *Merke:* Diabetiker haben ein erhöhtes Risiko für Proteinmalnutrition.
  - Gleichzeitige Zufuhr von Proteinen und Kohlenhydraten bewirkt beim Typ-II-Diabetiker einen geringeren Blutzuckeranstieg (→ Förderung der Insulinsekretion durch Eiweiß).
  - Beim Typ-I-Diabetiker kann eine über dem Bedarf liegende Eiweißzufuhr zu einer Stimulierung der hepatischen Glukoneogenese führen.
- ▶ **Vitamine:**
  - *Allgemeines:* Zufuhr gemäß den allgemeinen Richtlinien, eine ungenügende Blutzuckerkontrolle kann nicht durch Vitaminsupplemente kompensiert werden! Förderung des Früchte- und Gemüsekonsums sinnvoll. Oxidativer Stress u. a. von der Güte der Blutzuckereinstellung abhängig.
  - *Spezielle Aspekte:*
    - Der Thiaminbedarf ist u. a. abhängig von der Kohlenhydratzufuhr (s. S. 107).
    - Vitamin-C-Supplemente sind ohne Effekt auf die Blutzuckereinstellung.
    - ◻ *Vorsicht:* Vitamin C interferiert mit bestimmten Urinzucker-Analysemethoden (Teststreifen nach Glukoseoxidase-Methode).
    - Vitamin-D-Mangel (s. S. 97) beim Typ-II-Diabetiker verschlechtert die Glykämie. Patienten mit Diabetes mellitus haben u. U. ein erhöhtes Osteoporoserisiko (s. S. 270).
- ▶ **Mineralstoffe und Spurenelemente:**
  - *Allgemeines:* Zufuhr von Mineralstoffen und Spurenelementen gemäß den üblichen Empfehlungen (siehe die einzelnen Nährstoffe). Eine Supplementierung ist im Allgemeinen außer bei manifestem Mangel nicht indiziert. *Vorsicht* bei der Supplementierung von Mineralstoffen/Spurenelementen bei Niereninsuffizienz!
  - *Spezielle Aspekte:*
    - Magnesiumbedarf u. U. erhöht; Supplementierung nur indiziert bei hohem Risiko für Magnesiummangel und manifestem Mangel (s. S. 151).
    - Salz (NaCl): Es gelten die gleichen Zufuhrempfehlungen wie für Nicht-Diabetiker (s. S. 150).
    - ◻ *Cave:* Kalium- und Magnesiumsupplemente bei Niereninsuffizienz (s. S. 246).
- ▶ **Flüssigkeit/Getränke** (s. S. 47):
  - Nichtalkoholische, zuckerfreie Getränke gemäß den üblichen Richtlinien (s. S. 48). Freie Zufuhr von Getränken mit künstlichen Süßstoffen.
  - *Fruchtsäfte:* Zucker-Gehalt beachten, gezuckerte Fruchtsäfte meiden.
  - *Alkohol:*
    - *Risiken:* Suppression der hepatischen Glukoneogenese mit Hypoglykämierisiko (v. a. in Kombination mit oralen Antidiabetika und Insulin). Alkoholinduzierte Hypoglykämien können nach exzessivem Alkoholgenuss nach bis zu

35 h auftreten. Seltene Spätfolge (ca. 10–16 h nach exzessivem Alkoholkonsum): Alkoholische Ketoazidose (DD diabetische Ketoazidose).

– *Empfehlung:* Bei ungenügender Blutzuckereinstellung Alkohol meiden. Bei gutem Blutzuckereinstellung max. 30 g/d (1–2 Gläser Wein/d) konsumieren; langsam trinken; gleichzeitig Kohlenhydratzufuhr. Erhöhte Hypoglykämiegefahr bei gleichzeitiger körperlicher Aktivität.

▶ **Lebensmittelauswahl:** In der Regel kann eine Diabetesernährung mit normalen Nahrungsmitteln durchgeführt werden. *Es sind keine sog. Diabetiker-Lebensmittel oder Diät-Lebensmittel notwendig.* Letztere können jedoch die Ernährungstherapie erleichtern (*Vorsicht:* Oftmals haben diese Produkte einen hohen Energiegehalt → Packungsinformationen beachten).

▷ *Praktische Tipps:*
- Die Patienten sollten stets Notkohlenhydrate für evtl. Hypoglykämie-Zustände (Traubenzucker, zuckerhaltige Getränke) mit sich führen.
- Die intensivierte Insulintherapie resultiert oft in einer Gewichtszunahme. Diese sollte durch Ernährungsmaßnahmen und vermehrte körperliche Aktivität kontrolliert werden. *Vorsicht:* Manche Patienten versuchen ihr Körpergewicht durch eine Herabsetzung der Insulindosis zu reduzieren → Blutzuckerkontrolle ↓, Komplikationen ↑.

Therapie bei diabetischer Nephropathie

▷ *Beachte:*
- Sowohl Diabetes mellitus als auch chronische Niereninsuffizienz erhöhen das Risiko einer Malnutrition.
- Urämie führt zu verschiedenen metabolischen Veränderungen, u. a. zur Insulinresistenz und damit zur Verschlechterung der diabetischen Stoffwechsellage.
- Die Nephropathie wird durch andere Risikofaktoren gefördert (z. B. Hypertonie).

▶ **Definition:** Die diabetische Nephropathie ist eine Mikroangiopathie in der Niere, die als Folge eines Diabetes mellitus auftritt und zur Niereninsuffizienz führt.

▶ **Ziele der Therapie:** Progression der Nephrophathie verzögern.

▶ **Allgemeine Therapie:**
- Optimale Blutzuckerkontrolle (Prävention ist die „beste Therapie").
- Optimale Therapie assoziierter Erkrankungen (v.a. Hypertonie: Ziel sind Blutdruckwerte im unteren Normbereich; Einsatz von ACE-Hemmern [renoprotektive Effekte]; Einsatz nicht pharmakologischer Maßnahmen [s. S. 267]). Therapie der Dyslipidämie (s. S. 189): sofern keine Kontraindikation Thrombozyten-Aggregatinshemmung.
- Nicht rauchen.

▶ **Ernährungstherapeutische Maßnahmen:**
- Bedarfsgerechte Zufuhr der essenziellen Nährstoffe (entspricht in der Frühphase der Niereninsuffizienz im Wesentlichen der üblichen Zufuhr bei Diabetes mellitus).
- Energie- und Substratverteilung (s. Tab. 119).
  – Eiweißzufuhr je nach Ausmaß der Nephropathie (s. Tab. 119).
  ▷ *Merke:* Bei präterminaler Niereninsuffizienz im Rahmen einer diabetischen Nephropathie keine Proteinrestriktion durchführen, da das Risiko einer Malnutrition sehr hoch ist.

Tabelle 119 · Allgemeine Richtlinien der Zufuhr von Energiesubstraten bei diabetischer Nephropathie (in % der Gesamtenergiezufuhr) (nach Ibrahim et al.)

Stadium	Kohlenhydrate	Eiweiß	Fett
präklinische Nephropathie	50–60 %, faserreich[1] (bis 40 g/d)	ca. 20 % (1,0–1,5 g/kg KG/d)	ca 30 %[4]
progressive Nephropathie	60 %, faserreich[1] (bis 40 g/d)	ca. 10 % Eiweiß hoher biologischer Wertigkeit[3] (0,6 g/kg KG/d), zusätzliche Eiweißverluste (Urin) ersetzen. Bei krankheitsbedinter Katabolie kurzzeitig Zufuhr ↑ (1,2–1,5 g/kg KG)	ca 30 %[4]
Hämodialyse	50–60 %, faserreich[1]/geringer GI[2]	ca. 20 % (1,2–1,5 g/kg KG/d)	ca 30 %[4]
Peritonealdialyse	35–40 % oral, 15 % peritoneal	ca. 20 % (1,2–1,5 g/kg KG/d)	ca 30 %[4]

1: Siehe Ballaststoffe S. 84, ballaststoffreiche Diät S. 378
2: GI = glykämischer Index (s. S. 78)
3: Siehe S. 72, z. B. Ei, Fisch, Geflügel
4: < 10 % gesättigte Fettsäuren (s. S. 59), 6–8 % PUFA (s. S. 62), cholesterinarm (s. fettreduzierte [S. 300], fettmodifizierte Diät [S. 357])

- Flüssigkeitszufuhr im Allgemeinen entsprechend den üblichen Empfehlungen bei präklinischer Nephropathie (s. S. 48); Flüssigkeitsbilanzierung bei Flüssigkeitsretention.
- Elektrolyte-/Mineralstoffzufuhr je nach Nierenfunktion/Plasmakonzentration (s. S. 246) → regelmäßige Kontrollen.
- Bei Übergewicht: Gewicht reduzieren, Normalgewicht anstreben.

Hypoglykämie

▶ **Definition:** Blutzucker < 2,8 mmol/l (< 50 mg/dl).
▶ **Symptome:** Heißhunger, Kaltschweißigkeit, Tachykardie, neurologische Symptome (Verwirrtheit, Schwindel, Hyperreflexie, zerebrale Krampfanfälle, Halbseitensymptomatik, Somnolenz bis Koma), Besserung der Symptome auf Glukosezufuhr.
  ❑ **Beachte:** Symptomschwelle individuell sehr unterschiedlich.
▶ **Hypoglykämiefördernde Faktoren:** Orale Antidiabetika, Insulin, Auslassen von Mahlzeiten, unregelmäßiges Essen, körperliche Aktivität und Sport, Alkoholkonsum, bestimmte Arzneimittel, andere (Dumpingsyndrom, Nebennierenrindeninsuffizienz, Insulinom).
▶ **Therapie:**
- *Leichte Hypoglykämie:* 1–2 Stück Traubenzucker oder 4–8 Stück Würfelzucker oder 1 Glas gezuckerter Fruchtsaft, ergänzt durch 1–2 KHE (d. h. 1–2 Scheiben Brot).
- *Bei Bewusstseinsstörung* (Bewusstlosigkeit):
  – 10–20 g Glukose i.v. (50–100 ml Glukose 20 %). Evtl. Wiederholung bis zum Verschwinden der Bewusstlosigkeit.
  – Alternativ 0,5–1 mg Glukagon i.v. oder i.m. (*Beachte:* Bei sulfonylharnstoff- oder alkoholbedingter Hypoglykämie wenig wirksam.)

Besondere Lebenssituationen

▶ **Schwangerschaft:**

◻ *Beachte:* Eine Schwangerschaft bei einer Diabetikerin ist eine Risikoschwangerschaft (Missbildungsrisiko ↑, perinatales Morbiditäts-/Mortalitätsrisiko ↑) → fachärztliche Betreuung unumgänglich (Beginn idealerweise präkonzeptionell mit der Planung der Schwangerschaft).

• *Definitionen:*
  – Schwangerschaftsdiabetes: Vorbestehender Diabetes.
  – Gestationsdiabetes: Während einer Schwangerschaft erstmalig auftretende Störung im Kohlenhydratstoffwechsel (Diabetesrisiko ↑).

• *Therapieziele:*
  – Optimale Blutzuckerkontrolle vor und während der Schwangerschaft gemäß den üblichen Richtlinien.
  – Starke Gewichtszunahme vermeiden.

• Der Insulinbedarf steigt während der Schwangerschaft an (Insulinantagonisten ↑), zum Zeitpunkt der Geburt und postnatal starker Abfall des Bedarfs. Durch Stillen wird der Glukosestoffwechsel nicht beeinträchtigt.

▶ **Körperliche Aktivität:**

• Regelmäßige körperliche Aktivität stellt neben der Ernährungstherapie einen Eckpfeiler der Diabetestherapie dar. Bei einem bisher nicht sportlich aktiven Menschen vor Aufnahme regelmäßiger körperlicher Aktivität die körperliche Leistungsfähigkeit beurteilen.

• Körperliche Aktivität → Insulin ↓/Blutzucker ↓ → Hypoglykämiegefahr.

• Bei Insulintherapie Blutzucker vor/nach körperlicher Aktivität messen. Falls der Blutzucker < 5,6 mmol/l ist, Kohlenhydrate zuführen. Bei kontinuierlicher körperlicher Aktivität müssen evtl. alle 30–60 min Kohlenhydrate zugeführt werden (10–15 g schneller Kohlenhydrate, z. B. 1 kleine Banane/Apfel, ein Glas Softdrink). Bei regelmäßiger körperlicher Aktivität Insulindosis nach dem Blutzuckerverhalten anpassen.

◻ *Beachte:*
  – Bei Ketose (schlechte Blutzuckerkontrolle) ist körperliche Aktivität ungünstig.
  – Bei Insulintherapie erhöht sich u.U. die Bioverfügbarkeit von injiziertem Insulin → Hypoglykämierisiko ↑.
  – Bei manchen Menschen tritt erst mehrere Stunden nach körperlicher Aktivität eine Hypoglykämie auf (→ Kohlenhydratzufuhr nach Sport sicherstellen).

▶ **Reisen:**

◻ *Beachte:* Benötigtes Insulin und Reservenahrungsmittel gehören ins Handgepäck und nicht in den Koffer!

• *Allgemeines:* Optimale Reisevorbereitung: Flugtauglichkeit? (Reisekrankheit?). Ist am Zielort eine optimale Blutzuckerkontrolle möglich? Welche Nahrungsmittel sind verfügbar? Gibt es im Hotel eine Diätküche? Reiseapotheke (benötigte Insuline inkl. Reserve, Insulinspritzen/Nadeln bzw. Insulinpen, Glukagon, Reservelebensmittel); Diabetesausweis in der Fremdsprache des Reiseziels, Diabetesarmband/-halskette. Nicht vergessen: Flugzeugessen ist nicht immer diabetesfreundlich (evtl. eigene Nahrungsmittel mitnehmen).

• *Zeitverschiebung:* Anpassung der Insulinapplikation an die Zeitverschiebung, z. B. USA Ostküste: Je nach Ankunftszeit u.U. nur geringe Zeitdifferenz bis zum Abendessen → Zeitdifferenz durch eine kleine Dosis Normalinsulin überbrücken, dann zu gegebenem Zeitpunkt abends die übliche Insulintherapie wieder aufnehmen. *Regelung bei Unsicherheit:* Zeit bis zur Wiederaufnahme des üblichen Therapieschemas durch Normalinsulin alle 4–6 h überbrücken bei angepasster Nahrungszufuhr.

► **Gewichtsreduktion:**
- Gewichtsstabilisierung oder bei Übergewicht Gewichtsreduktion ist bei allen Diabetikern erwünscht. Auch bei Typ-I-Diabetikern ist eine Gewichtszunahme unter der Insulintherapie zu vermeiden.
- Eine Gewichtsreduktion von 5 kg führt bei einem Typ-II-Diabetiker zu einer Verbesserung des HbA_{1c}-Wertes um bis zu 1 %. Bei Gewichtsreduktion/Energie-restriktion (s. S. 285) die medikamentöse Therapie unter regelmäßiger Blut-zuckerkontrolle anpassen (z. B. Reduktion/Sistieren der oralen Antidiabetika).

► **Infektionserkrankung:** Verschlechterung der Blutzuckereinstellung bis zur Ent-gleisung → engmaschige Blutzuckerkontrollen (z. B. alle 2–4 h) → Anpassung der Therapie; Therapie der Grunderkrankung (Infektion).

► **Durchfall/Erbrechen:** Insulintherapie weiterführen, engmaschige Blutzuckerkon-trolle. Zufuhr von ca. 10–15 g Kohlenhydrate alle 1–2 Stunden. Flüssigkeitszufuhr zur Vermeidung einer Dehydrierung sicherstellen (z. B. alle 15 Minuten eine kleine Menge).

► **Für weitere Details** siehe Homepage der
- Deutsche Diabetes Gesellschaft: www.deutsche-diabetes-gesellschaft.de
- Österreichische Diabetes Gesellschaft: www.oedg.org
- Schweizerische Diabetes Gesellschaft: www.diabetesgesellschaft.ch

Tabelle 120 · Therapieziele bei Typ 2 Diabetes mellitus (ESC Task Force 2003)

Parameter	Zielwert
HbA_{1c} (%)	≤ 6,1
Plasma-Glukose (venös, mmol/l)	≤ 6,0
Blutzucker-Selbstmessung (mmol/l)	
• nüchtern/präprandial	4,0–5,0
• postprandial	4,0–7,5
Blutdruck (mmHg)	< 130/80
Gesamtcholesterin (mmol/l)	< 4,5
LDL-Cholesterin (mmol/l)	< 2,5

10.3 Hyperurikämie

Grundlagen

► **Definitionen:**
- *Hyperurikämie:* Harnsäure im Serum > 7,0 mg/dl (420 µmol/l) bei Männern und > 6,0 mg/dl (360 µmol/l) bei Frauen.
- *Gicht:* Störung des Purinstoffwechsels mit krankhaften Organveränderungen infolge von Harnsäurekristall-Ablagerungen (Urate).

► **Pathophysiologie:** Harnsäure ist das Endprodukt des Purinstoffwechsels. Purine sind essenzielle Bestandteile der RNA und DNA und werden durch die Nahrung zugeführt (0,5–1 g/d) und endogen synthetisiert (ca. 300–400 mg/d). Die Harnsäu-rekonzentration im Blut ist abhängig von Zufuhr, Synthese und Ausscheidung.

▶ **Ätiologie:** Die primäre Hyperurikämie und Gicht entstehen durch multifaktoriell vererbte oder genetisch bedingte Störungen des Purinstoffwechsels. Ursachen der sekundären Störungen:

- *Produktion* ↑: Ernährung (Purinexzess, Fruktoseexzess), hämatopoetisch (myeloproliferative Erkrankungen, Polyzythämie, Leukämie), systemische Erkrankungen (Psoriasis), Zytostatikatherapie.
- *Ausscheidung* ↓: Alkohol, renale Faktoren (Nierenerkrankung, Niereninsuffizienz, geringes Urinvolumen, Volumenmangel, Hypertonie), Metabolite/Hormone (Laktazidose, Ketose, Vasopressin [ADH], Angiotensin), Medikamente (Aspirin [geringe Dosis], Thiazide, Furosemid, Nikotinsäure, Phenylbutazon), andere Ursachen (Myxödem, Hyperparathyroidismus).

▶ **Beachte:** Ernährungsfaktoren können alle Formen der Hyperurikämie beeinflussen.

▶ **Klinische Einteilung:**

- *Asymptomatische Hyperurikämie.*
- *Akuter Gichtanfall* (Auftreten nach „Festessen", Alkoholabusus, schwerer körperlicher Aktivität): Perakute, extrem schmerzhafte Monarthritis, typischerweise am Großzehengrundgelenk (Podagra), aber auch an anderen Lokalisationen (z. B. Knie-, Sprunggelenk).
- *Chronische Gicht:* Chronische Arthralgien, Gichttophi (s. Abb. 34a), Uratnephropathie mit Nephrolithiasis und Niereninsuffizienz.

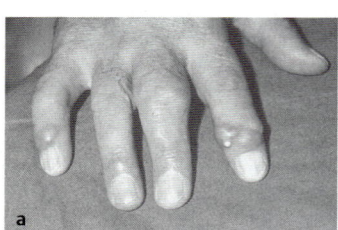 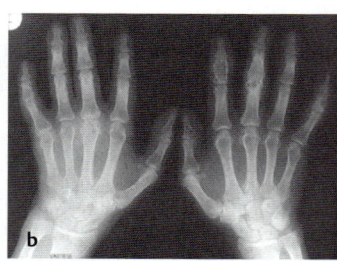

Abb. 34 Gicht: **a** Gichttophi an der Hand (56-jähriger Patient) **b** Im Röntgenbild durch Harnsäuretophi zystische Auftreibungen des Knochens in Kombination mit chronischer Arthritis

▶ **Assoziierte Erkrankungen:** Adipositas (*Merke:* Während der Gewichtsabnahme Harnsäure ↑), Bluthochdruck (Diuretika als Ursache des Harnsäureanstiegs, Hypertonie-assoziierte Verminderung der Harnsäureausscheidung), Hyperlipidämie (v.a. Hypertriglyzeridämie), Diabetes mellitus oder abnorme Glukosetoleranz (kausale Assoziation?).

Diagnostik

▶ **Anamnese:** Familienanamnese; purinarme/-reiche Kost, Alkohol?
▶ **Labor:**

- *Harnsäure im Serum:* Norm 2,0–7,0 mg/dl (120–420 μmol/l).
- *Harnsäureausscheidung im Urin:* Abhängig von der Ernährung; Bestimmung zur Differenzierung zwischen den Ursachen Produktion ↑ – Ausscheidung ↓ und zur Erfolgsbeurteilung einer purinarmen Kost.

▶ **Andere:** Gelenkspunktion mit Synovialanalyse.

Therapieprinzipien

▶ *Hinweis:* Wirksame, nebenwirkungsarme Medikamente (s. u.) stehen zur Verfügung, so dass eine purin*freie* Ernährung nicht nötig ist; hingegen kann eine purin*arme* Ernährung (s. u.) sinnvoll sein, jedoch sind die therapeutischen Effekte in der Regel begrenzt.

▶ **Allgemeine Therapiemaßnahmen:**
- Elimination möglicher Ursachen für eine sekundäre Hyperurikämie: z. B. Medikamente überprüfen (Diuretika?) und ggf. umstellen.
- Purinarme Ernährung (s. u.)
- Therapie von Begleiterkrankungen (Körpergewicht, Bluthochdruck, Diabetes mellitus, Fettstoffwechselstörungen).
- Hohe Flüssigkeitszufuhr (> 2,5 l/d). Alkohol vermeiden.
- Neutralisierung des Urins durch alkalisierende Nahrungsmittel (z. B. Zitrusfrüchte, alkalische Mineralwasser).
- Vermehrter Konsum von fettreduzierten Milchprodukten (bis zu 50 % Risikoreduktion)

▶ **Medikamentöse Therapie:**
- *Indikation:* Manifeste Gicht oder asymptomatische Hyperurikämie > 9 mg/dl (530 μmol/l).
- *Akuter Gichtanfall:*
  ▶ *Merke:* Keine harnsäuresenkende Therapie beim akuten Gichtanfall.
  1. Nichtsteroidale Antirheumatika (NSAR; z. B. Indometacin). Beginnen mit z. B. 50 mg alle 6 h für 2 Tage, dann je nach Klinik Dosis reduzieren.
  2. Glukokortikoide (intraartikulär oder oral): Wenn NSAR kontraindiziert.
  3. Colchicin/d (verhindert Leukozytendegranulation): Individuelle Dosierung, z. B. 0,5–0,6 mg alle 2 h bis zum Eintreten einer Linderung der Symptomatik und/oder gastrointestinale Nebenwirkungen auftreten, dann Dosis schnell reduzieren; maximale Dosis 6 mg/d).
- *Chronische Gicht(-arthritis):*
  1. Urikostatika (Allopurinol ; z. B. Zyloric Tabl. à 100|300 mg): *Vorsicht:* Ein akuter Gichtanfall kann verstärkt werden. Dosisanpassung bei Nieren-/Leberinsuffizienz. Nebenwirkungen: Hypersensitivitätsreaktionen (Exanthem, exfoliative Dermatitis), Eosinophilie, Nieren- und Leberschädigung, Leukopenie. *Vorsicht:* Potenzierung der Wirkung oraler Antikoagulanzien.
  2. Urikosurika (Benzbromaron; z. B. Narcaricin Tabl. à 50|100 mg). Anwendung bei Unverträglichkeit/Allergie auf Allopurinol. Vor Beginn der Therapie Messung der Kreatinin-Clearance und der Urinausscheidung von Harnsäure (unwirksam bei GFR < 50 mg/min, kontraindiziert bei Urinharnsäure > 800 mg/24 h). Einschleichend dosieren, beginnen mit 25 mg/d für ein Woche mit reichlich Flüssigkeit (> 2 l/d) und Alkalisierung des Urins auf Ziel-pH 6,5–7,0 (z. B. Uralyt U). Nebenwirkungen: Gastrointestinale Beschwerden (Übelkeit, Erbrechen), selten Allergie.

Purinarme Ernährung

▶ **Definition:** Zufuhr von ca. 300–500 mg Purine/d (d. h. 2000 [streng purinarm] bis 3000 mg [purinarm] pro Woche).
▶ **Grundprinzipien:**
  1. Nährstoffdichte bedarfsgerechte Ernährung mit geringem Purinanteil.
  2. Alkoholabstinenz (wichtigster diätetischer Faktor zur Kontrolle der Harnsäurespiegel; bei vielen Patienten als einzige diätetische Maßnahme ausreichend).

3. Hohe Zufuhr von (kalorienfreier) Flüssigkeit (mind. 2,5 l/d) (→ Überwachung des Urinvolumens).
4. Kontrolle der Ketonkörperproduktion (Ketonkörper ↑ → Harnsäureausscheidung ↓):
   – Keine Fastentage/-exzesse (bedarfsgerechte Energiezufuhr).
   – Fettreduzierte Ernährung.
   – Bei Diabetes mellitus optimale Blutzuckerkontrolle.
5. Bei Übergewicht: Gewichtsreduktion anstreben (*Vorsicht:* Harnsäure ↑ bei Kalorienrestriktion → purinarme Reduktionskost/regelmäßig Essen).
6. Ernährung sollte reich an fettreduzierten Milch/Milchprodukten sein.

▶ **Lebensmittelauswahl:** Siehe Tab. 121, Tab. 122.

Tabelle 121 · **Lebensmittelauswahl bei Hyperurikämie/Gicht**

	geeignet	ungeeignet
Getränke	Wasser, Mineralwasser, kalorienarme Limonaden, Tee, Kaffee (kein Exzess)	alle Alkoholika (inkl. alkoholfreies Bier), Kakao- und Schokoladegetränke
Milchprodukte	(fettreduzierte) Milchprodukte jeglicher Art inkl. Joghurt, Margarine	
Fleisch/ -produkte	Zufuhr minimieren (2–3 ×/Woche)	vermeiden von Innereien, Bries, Hirn, Niere, Zunge, Leber, Herz, Geflügelhaut, Bouillon, Wurst und -Aufschnitt
Fisch/-produkte, Schalentiere	Zufuhr minimieren (2–3 ×/Woche), z. B. Scholle, Schellfisch, Rotbarsch, Aal	Sardinen, Anchovis, Thunfisch, Hering, Makrelen, Krabben, Krebsfleisch, Muscheln, Forelle, Heilbutt, (Fischhaut nicht essen)
Getreide	alle Getreideprodukte, Frühstücksflocken usw.	
Suppen	alle Suppen sofern ohne Fleisch oder Fleischextrakt	
Gemüse	alle außer den unter „ungeeignet" genannten	Bohnen, Linsen, Erbsen, Spinat, Sojabohnen, Schwarzwurzeln, Brokkoli
Früchte	alle	
Nüsse/Samen	alle in kleinen Mengen	Sonnenblumenkerne
Zucker/ Süßstoffe	alle in kleinen Mengen	große Mengen Fruktose (inkl. Saccharose), Xylit
andere		Hefe und hefereiche Produkte, Algen

▶ **Puringehalt von Nahrungsmitteln** (s. Tab. 122): Berechnungsgrundlage: 1 mg Purin-Stickstoff (Purin-N) = 2,4 mg (0,14 mmol) Harnsäure.

Tabelle 122 · Puringehalt einiger Nahrungsmittel (berechnet als mg Harnsäure/100 g)

hoch (> 150) → vermeiden	mäßig (50–150) → stark reduzieren	niedrig (< 50) → freier Konsum
Lamm-/Schweine-/Kalbsfilet, Aufschnitt/Würste, Innereien (Leber, Niere, Herz, Bries, Lunge), Fleischextrakt, Fleischbouillon, Trockenfleisch (Bündnerfleisch), Gänsefleisch, Tauben, Hühnerbrust, Anchovis, Hering, Sardinen, geräucherter Lachs, Hummer, Schellfisch, Miesmuscheln, Scholle, Sprotten, Bückling, getrocknete Sojabohnen, Sojafleisch, Bierhefe, Sojabohnenmehl, Linsen, weiße Bohnen, Backhefe/Hefeflocken, Mohn, Sonnenblumenkerne, Geflügel-/Fischhaut	Rindfleisch, Rind-/Lamm-/Schweine-/Kalbskotelett, gekochter Schinken, Speck, Hühnerkeule, Hackfleisch, Hirn, Zunge, Scholle, frischer Lachs, Aal, Austern, Hecht, Karpfen, Kabeljau, Fischsuppen, Hirsch, Reh, Fasan, Poulet, Kaninchen, Hase, Spargel, Spinat, grüne Erbsen, gelbe Erbsen, Bohnen, Erdnüsse, Bananen, Tofu, Sonnenblumenkerne, Tapioka, Sesam, stark fermentierte Käse, Mohn	Eier, Milch/-produkte, Früchte, Pilze, Salat, Getreideprodukte, Teigwaren, Reis, Brot, Kartoffeln, Karotten, Blumenkohl, Tomaten, Kaffee, Kakao, Frucht-, Gemüsesaft, Tee, Mineralwasser, Trockenobst, verschiedene Süßwaren, Sojasoße, Tapioca

▷ *Praktische Tipps:* „Kunst der kontrollierten Verbote":
- Eine wöchentliche Purinzufuhr von ca. 3000 mg ist erreichbar durch a) tägliche moderate Einschränkung oder b) strikte Einschränkung an einzelnen Tagen mit entsprechend lockerer Handhabung an anderen Tagen.
- Alkohol in geringen Mengen bei guter Compliance der purinarmen Kost und Kontrolle des Körpergewichts an „purinarmen" Tagen sporadisch erlaubt (geringe Mengen nicht hochprozentiger Getränke mit gleichzeitig reichlich Flüssigkeit *und nur* zum Essen).
- Wenn keine völlig purinfreie Ernährung notwendig ist (selten der Fall und unrealistisch), dem Patienten so wenig wie möglich verbieten. In der Beratungssituation auf die Vermeidung von Lebensmitteln mit mehr als 150 mg Harnsäure pro 100 g sowie Alkoholzufuhr konzentrieren.
- Fettarme Milchprodukte als Quelle von tierischem Eiweiß bevorzugen (Prozentzufuhr < 1,0 g/kg KG).
- Laktovegetabile Kost bevorzugen.

11 Erkrankungen des Verdauungstraktes

11.1 Zähne

Karies

▶ **Definition:** Demineralisation und Zerstörung der Zahnstruktur infolge einer bakteriell bedingten Erkrankung.

▶ **Pathogenese:** Bei Zufuhr von fermentierbaren Kohlenhydraten (v.a. Saccharose) kommt es wegen der Bildung organischer Säuren durch Mikroorganismen (in der Hauptsache Streptococcus mutans) zum Absinken des lokalen pH in der Mundhöhle und in der Folge zur Zerstörung der Zahnhartsubstanz (s. Abb. 35).

▶ **Einflussfaktoren:** Menge, Art, Häufigkeit, Kombination der Zuckerzufuhr:

- *Alle in der Mundhöhle vergärbaren Kohlenhydrate sind kariogen.*
- *Die Kariogenität einzelner Nahrungsmittel* lässt sich schwer bestimmen, da Begleitumstände wie gleichzeitig konsumierte Lebensmittel, Flüssigkeit, Geschwindigkeit des Essens, Kauintensität, Speichelfluss etc. eine Rolle spielen:
  - Milch und Milchprodukte (ohne Zuckerzusatz) sind trotz ihres Laktosegehalts nicht als kariogen anzusehen.
  - Stärke hat unverarbeitet ein geringes kariogenes Potenzial, das aber in Abhängigkeit von der Verarbeitung stark ansteigen kann.
  - Gemüse/Früchte: Die Kohlenhydrate aus Obst/Gemüse haben ein vergleichsweise geringes, u. U. vernachlässigbares Kariespotenzial. Eine Ausnahme bilden z. B. Bananen, die wegen ihrer hohen „Klebrigkeit" und der damit verbundenen längeren Verweildauer auf den Zähnen Karies auslösen können (s. a. Tab. 123). Bei Zitrusfrüchten kann der relativ hohe Säuregehalt zur direkten Schmelzschädigung führen.

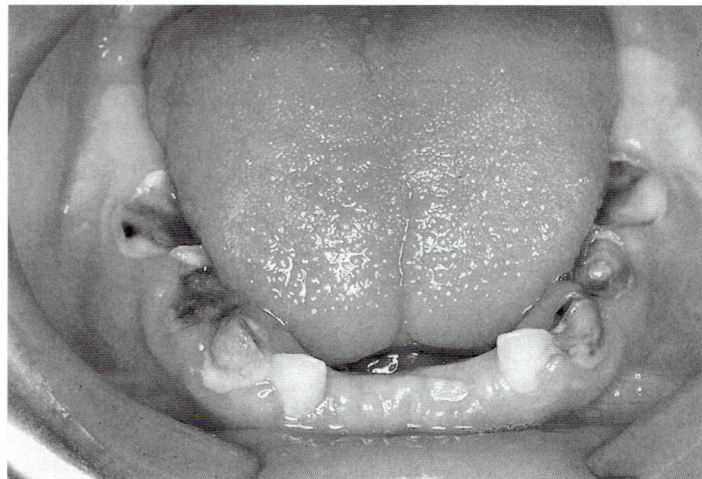

Abb. 35 Zuckerteekaries bei einem 5-jährigen Jungen (Wetzel 1981, 1982 u. a.)

► **Diagnostik:**
  • *Anamnese:* Maßnahmen der allgemeinen Mundhygiene?
  • *Ernährungsanamnese:* Konsum von Zucker und zuckerhaltigen Getränken (Art, Menge, Häufigkeit), Mahlzeitenfrequenz?
  • *Körperliche Untersuchung:* Zahnstatus, Speichelanalyse.
► **Therapie:** Sanierung bereits bestehender Schädigungen (Zahnarzt).
► **Allgemeine prophylaktische Maßnahmen:**
  • *Zahnhygiene:* Entscheidend ist eine möglichst vollständige Entfernung der Plaque (Dentalhygieniker/in). Jährlich zahnärztliche Kontrollen.
  • *Fluorid:* Fluor wirkt nicht nur durch Bildung von Fluorapatit und Förderung der Remineralisation antikariogen, sondern vermutlich auch durch Interaktion mit dem bakteriellen Stoffwechsel. Supplementierung möglich (*Cave:* Toxizität). Zufuhrempfehlungen s. S. 166.
► **Prophylaxe durch Ernährung**
  • Die Nahrungszufuhr sollte auf drei Hauptmahlzeiten beschränkt werden (zuckerhaltige Zwischenmahlzeiten vermeiden).
  • Beim Konsum von Süßigkeiten auf deren „Zahnfreundlichkeit" achten. Zahnfreundliche Süßwaren sind mit dem international geschützten Markenzeichen „Zahnmännchen mit Schirm" (s. Abb. 36) ausgezeichnet. Während und nach dem Verzehr dieser Produkte sinkt der pH-Wert im Zahnbelag nicht unter 5,7 ab. „Zahnmännchen-Süßwaren" (toothfriendly sweets) enthalten keinen Zucker, sind mit Zuckerersatz- bzw. -austauchstoffen gesüßt und verursachen weder Karies noch Säureschäden (Erosionen) an der Zahnoberfläche.

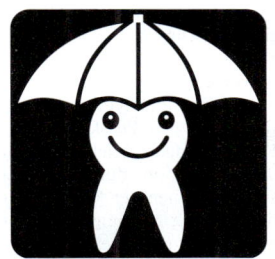

Abb. 36 „Zahnmännchen" (Mr. Tooth) zeichnet zahnfreundliche Süßwaren aus (Toothfriendly Sweets International, CH-Basel, Aktion zahnfreundlich e.V., Düsseldorf)

  • Nahrung gut kauen, das fördert die Speichelbildung und hat damit auch antikariogenen Effekt.
  • Adäquate Flüssigkeitszufuhr (s. S. 48).
  • Am Ende einer Mahlzeit sollten Nahrungsmittel verzehrt werden, die neutral oder antikariogen sind (s. u.).
  • Verlust von Zahnhartsubstanz (d. h. Schmelz/Dentin) durch prophylaktische Maßnahmen (s. o.) vermeiden (Ursachen: Säurereflux, Erbrechen, saure und kariogene Lebensmittel [z. B. Zitrusfrüchte/-fruchtsäfte, Essig, Dressing, saure Bonbons, Alkohol, Vitamin C]).
  ▷ *Lebensmittelauswahl:* Siehe Tab. 123.

Tabelle 123 · Karies: Lebensmittelauswahl

kariogen[1]	kariostatisch[2]	antikariogen[3]
Softdrinks, Kuchen, Kekse, Kaffee/Tee mit Zucker, Schokolade, Bananen, Auszugsmehlprodukte, getrocknete Früchte, Datteln, Zerealien, Kartoffelchips, Müsliriegel	künstliche Süßstoffe, Nüsse, Eiweiß, Vitamin B_6, (Fette?), (Früchte mit hohem Wassergehalt)	zuckerfreier Kaugummi, Xylit, Käse (gealterter), Milch/-produkte, Fluorid, Phosphat, Kalzium, natürliche Mineralwasser (mit höherem pH), grüner/schwarzer Tee

1: Alle Lebensmittel mit fermentierbaren Kohlenhydraten
2: Lebensmittel, die keine fermentierbaren Kohlenhydrate enthalten oder zu keinem relevanten pH-Abfall führen
3: Reduzieren das Kariespotenzial von kariogenen Lebensmitteln

Parodontose

▶ **Definition:** Entzündung des Zahnfleisches (Gingivitis), die zur Zerstörung des Zahnhalteapparats führt.
▶ **Pathogenese:** Der genaue Mechanismus der Zerstörung des Zahnhalteapparats ist nicht geklärt; sicher ist jedoch, dass die bakterielle Mikroflora eine Rolle spielt, Ernährungsfaktoren dagegen weniger.
▶ **Einflussfaktoren:** Alter ($\uparrow$), Zahnplaques ($\uparrow$), Mundschleimhautcharakteristika (z. B. Rauchen $\uparrow$), individuelle Ernährungsfaktoren (z. B. Vitamin C $\downarrow$).
▶ **Diagnostik:** Quantifizierung der Gingivitis/Parodontitis. Dentalstatus und Mundhygieneerfassung.
▶ **Therapie:** Parodontolbehandlung durch den Zahnarzt.
▶ **Prophylaxe:**
  • *Allgemein:* Mundhygiene, regelmäßige Zahnsteinentfernung (Zahnarzt), Kontrolle der o. g. Einflussfaktoren.
  • *Ernährung:* Eine gezielte Prophylaxe ist vermutlich nicht möglich, jedoch kann die Manifestation durch einige Ernährungsfaktoren moduliert werden. So sollten Irritationen der Mundschleimhaut durch Nikotin, Alkohol oder schleimhautreizende Nahrungsmittel vermieden werden. Eine gesunde und ausgewogene Ernährung mit einer ausreichenden Zufuhr von Vitaminen und Spurenelementen kann das Auftreten einer Parodontose u. U. ebenfalls hinauszögern.

11.2 *Xerostomie (Mundtrockenheit)*

Grundlagen

▶ **Definition:** Xerostomie (Mundtrockenheit) umschreibt das Symptom der trockenen Mundschleimhaut. Man unterscheidet zwischen reduzierter (Oligosalie) oder vollständig fehlender Speichelproduktion (Xerostomie).
▶ **Ätiologie:** Die Ursachen der Xerostomie sind vielfältig; sie reichen von organischen Ursachen (Sjögren-Syndrom, Tumoren der Speicheldrüsen) bis zu funktionellen Veränderungen der Speicheldrüsen (z. B. durch Pharmaka [z. B. Amitriptylin, Clonidin, verschiedene Zytostatika, Chlorpromazin, Atropin, Phenylbutazon, Barbiturate] Vitamin-B-Komplexmangel, Diabetes mellitus, Nikotinabusus, psychische Probleme, Z.n. Radiotherapie).

► **Klinik** (abhängig vom Ausmaß der Hyposalivation): Schmerzen, Mundhöhlenentzündung (bakteriell oder viral), Soor, Karies, Geschmacksstörungen, Kaubeschwerden, Malnutrition, Mundgeruch, Prothesenunverträglichkeit.

► **Folgen:** Eine Xerostomie kann – abhängig von der Dauer der Beschwerden – eine Minderversorgung mit allen essenziellen Nährstoffen und Energieträgern zur Folge haben.

Allgemeine Therapie

► Die Therapie erfolgt in Abhängigkeit von der Grunderkrankung, die fachmedizinische Betreuung ist unerlässlich.

► Symptomatisch können Ernährungsmaßnahmen (s. u.) und künstlicher Speichel (z. B. Glandosane Spray) eingesetzt werden.

► Häufige professionelle Zahnreinigung.

Ernährungstherapeutische Maßnahmen

► Hohe Flüssigkeitszufuhr (Wasser) regelmäßig über den Tag verteilt. Getrunken werden sollte vor allem zwischen den Mahlzeiten, aber auch zum Essen, um die Nahrungsmittel „anzufeuchten". Nahrungsmittel mit hohem Wassergehalt bevorzugen. Trockene oder „klebrige" (geringer Wassergehalt) Nahrungsmittel dagegen nach Möglichkeit meiden.

► Zucker- und säurearme Gesamtnahrung.

► Zu stark gesalzene oder auch stark gewürzte Speisen sollten ebenfalls gemieden werden.

► Stimulierung der Speichelproduktion durch Zitronensäure (z. B. mit Wasser verdünnter Zitronensaft, Lutschtabletten), Konsum von Zitrusfrüchten oder Kauen von zuckerfreiem Kaugummi.

► Malnutrition vermeiden.

11.3 Refluxösophagitis (Refluxerkrankung)

Grundlagen

► **Definition:** Entzündung der Speiseröhre durch Rückfluss von Magensäure.

► **Ätiologie:**
- *Hiatushernie.*
- *Primäre Insuffizienz des unteren Ösophagussphinkters.*
- *Exzessive Magensäureproduktion.*
- *Sekundäre Sphinkterinsuffizienz:* z. B. Adipositas, Schwangerschaft, Motilitätsstörungen des Ösophagus, verzögerte Magenentleerung, Arzneimittel (z. B. Anticholinergika, Kalziumantagonisten).

► **Klinik** (je nach Schweregrad der Schleimhautschädigung sehr unterschiedlich): Typisch sind Aufstoßen von Säure ohne Übelkeit, Sodbrennen, Schluckbeschwerden, Brennen im Rachen; seltener retrosternale Schmerzen (DD Angina pectoris), Bauchschmerzen, Aufstoßen von Luft; sehr selten Übelkeit und Erbrechen.

► **Komplikationen:** Strikturen, Ulzera, Blutungen (akut/chronisch), Endobrachyösophagus (Barrett-Ösophagus).

Diagnostik

► Sicherung der Diagnose durch die Gastroskopie. Helicobacter-pylori-Abklärung.

Allgemeine Therapie

▫ *Beachte:* Keine Therapie ohne internistische Diagnostik (s. o.).
► **Allgemeine Maßnahmen:**
- Häufig kleine Mahlzeiten einnehmen.
- Nach dem Essen nicht hinlegen.
- Zwischen Essen und zu Bett gehen sollten 3 h liegen.
- Kopfende des Bettes hochstellen (bzw. Oberkörperhochlagerung).
- Vermeiden von Nikotin, beengender Kleidung (Gürtel), körperlicher Anstrengung bzw. Sport direkt nach dem Essen sowie extrem kalten oder heißen Speisen.
► **Ernährungstherapie:** s. u.
► **Pharmakologische Therapie:** Therapie einer Helicobacter-pylori-Infektion, Protonenpumpenhemmer (z. B. Omeprazol).

Ernährungstherapeutische Maßnahmen

► **Akut:** Evtl. vorübergehend nur reizarme Flüssigkeit oder pürierte Kost nach individueller Verträglichkeit.
► **Langfristig:**
- Vermeiden säurehaltiger oder anderer schleimhautirritierender Nahrungsmittel (z. B. Orangensaft, Tomatensaft).
- Beeinflussung des Tonus des unteren Ösophagussphinkters durch Meiden von Schokolade, Alkohol, fett- und eiweißreichen Lebensmitteln, Pfefferminztee, Pfefferminzkaugummi, koffein- und kohlensäurehaltigen Getränken.
- Kontrolle der Magensäureproduktion durch Kontrolle der Zufuhr von Alkohol, Kaffee, Probiotika (?).
- Bei Übergewicht Gewichtsreduktion (s. S. 285).
- Meiden aller Nahrungsmittel, die dem Patienten Symptome verschaffen.
- Alle Pharmaka mit viel Flüssigkeit einnehmen.

11.4 Leberzirrhose und hepatische Enzephalopathie

Leberzirrhose

► **Definition:** Diffuse Destruktion der Leber mit Vermehrung des Bindegewebes und zunehmendem Funktionsverlust.
► **Ätiologie:** Alkoholabusus, chronische Hepatitis (Virus-/Autoimmunhepatitis), Hämochromatose, Morbus Wilson, biliäre Zirrhose, Medikamente, Toxine.
► **Klinik:**
- *Symptome:* Müdigkeit, Schwäche, Anorexie, Übelkeit/Erbrechen, Durchfall, Fieber, Ikterus, Amenorrhö, Potenzstörungen.
- *Klinische Zeichen:* Spider naevi (s. Abb. 37), Palmarerythem, Parotisschwellung, Dupuytren-Kontraktur, Gynäkomastie, Amenorrhö, Hepatosplenomegalie, Hodenatrophie, Aszites, hepatische Enzephalopathie (s. S. 216; inkl. Coma hepaticum).
► **Komplikationen:** Hämorrhagische Diathese, portale Hypertension ($\rightarrow$ Aszites, Ödeme, Ösophagusvarizen [-blutung], Hypersplenismus), hepatische Enzephalopathie, Leberversagen mit Leberausfallkoma, primäres Leberzellkarzinom (Spätkomplikation).

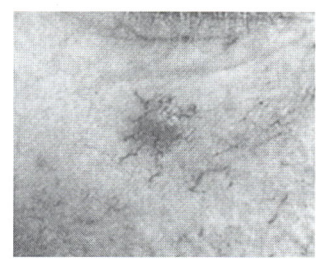

Abb. 37   Spider naevus

- ▶ **Ernährungsphysiologische Konsequenzen** der Leberzellschädigung: Anorexie, Übelkeit, Erbrechen → verminderte Nahrungszufuhr; Malabsorption, Steatorrhö → Malnutrition einzelner und/oder aller essenziellen Nährstoffe; verminderte hepatische Syntheseleistung; Muskel-/Knochenschwund; Pancreasinsuffizienz oft assoziiert.
- ▶ **Diagnostik:**
  - *Anamnese:* Alkoholkonsum (Menge/Häufigkeit/Dauer; vgl. S. 169).
  - *Labor:* Lebertransaminasen ↑, Cholestaseparameter ↑, Quick ↓/INR ↑, Antithrombin III ↓, Albumin ↓, Cholinesterase ↓, Hypergammaglobulinämie, Thrombozytopenie, Ammoniak ↑ (bei hepatischer Enzephalopathie, s. u.).
  - *Weitere:* Lebermorphologie (Abdomensonographie/-CT/-MRT, Laparoskopie, Feinnadelpunktion/Leberbiopsie), ätiologiespezifische Diagnostik (s. o.), Abklärung von Komplikationen (s. o.).
  - *Regelmäßige Kontrollen* des Ernährungsstatus und weiterer Parameter (z. B. alle 6 Monate Lebersonographie und α-Fetoproteinbestimmung zur Frühdiagnostik eines Leberzellkarzinoms).
- ▶ **Allgemeine Therapie:**
  - Behandlung der Grunderkrankung und von Komplikationen.
  - Absetzen aller potenziell lebertoxischen Medikamente.
  - Evtl. S-Adenosyl-L-Methionin (SAM), Phosphatidylcholin (beides p.o.).
  - Behandlung einer hepatischen Enzephalopathie (s. u.).
  - Lebertransplantation?
  - Vermeiden längerer Nahrungskarenz (kleine häufige Mahlzeiten).
  - Magenentleerung optimieren (u. a. Faserexzess/Große Fettloads vermeiden).
- ▶ **Ziele der ernährungstherapeutischen Maßnahmen** (s. u.): Deckung des Energiebedarfs und Beibehalten der Stickstoffbilanz ohne Auslösen einer hepatischen Enzephalopathie; Stabilisieren der Leberfunktion; Vermeiden einer Malnutrition (kurz- und langfristig).
- ▶ **Ernährungstherapeutische Maßnahmen:**
  - ☐ *Beachte:* Absolutes Alkoholverbot (*Merke:* Diese Empfehlung ist unabhängig von der Ätiologie der Leberzirrhose).
  - *Bedarfsgerechte Energie-* (ca. 25–40 kcal/g Eiweiß) und *Eiweißzufuhr* (1,5 g/kg/d; insgesamt ca 100–120 g/d) (*Beachte:* Eine Eiweißeinschränkung ist lediglich bei Leberinsuffizienz mit hepatischer Enzephalopathie indiziert!).
  - Faserreiche Ernährung (s. S. 378).
  - Korrektur von Elektrolytstörungen.
  - Evtl. Vitamin- und Spurenelementsupplementierung (*Vorsicht:* Vitamin-A-Toxizität (s. S. 91) bei Leberzirrhose).
  - Bei Fettleber: Reduktionskost → Gewichtsreduktion anstreben.

- Bei Aszites/Ödemen Flüssigkeits- und Natrium-(Salz-)restriktion (Basisdiät mit Salzeinschränkung [s. S. 132]).
- Bei Fettmalabsorption: Fettzufuhr reduzieren (s. S. 54).
- Bei Ösophagusvarizen evtl. pürierte Kost.
- Bei Zeichen/V.a. Leberdekompensation (s. u.) sofort Eiweißzufuhr reduzieren/ stoppen (Basisdiät mit Eiweißeinschränkung, s. hepatische Enzephalopathie S. 216).

Hepatische Enzephalopathie

▶ **Definition:** Meist reversible Komplikation der Leberzirrhose infolge systemischer Retention neurotoxischer Substanzen im Blut (z. B. Ammoniak) (Synonym: Portosystemische Enzephalopathie, PSE).

▶ **Klinik:** Symptome der Leberzirrhose (s. o), zunehmende Müdigkeit, Somnolenz und Verlangsamung, verwaschene Sprache, Verwirrung, Tremor (sog. Flapping-Tremor), Apathie, Tiefschlaf und Koma.

▶ **Diagnostik:** Anamnese, Klinik, Verlauf, Labor der Leberzirrhose (s. o), zusätzlich Ammoniak ↑.

▶ **Differentialdiagnose:** metabolische Enzephalopathie (z. B. Hypoglykämie), toxische Enzephalopathie (z. B. durch Alkohol), intrakranielle Prozesse (Subarachnoidalblutung), verschiedene neuropsychiatrische Störungen.

▶ **Allgemeine Therapie:**

☐ *Beachte:* Es gibt kein allgemein etabliertes Therapiekonzept.

- Therapie der Grunderkrankung und von Komplikationen (s. Leberzirrhose S. 214).
- Auslösende Ursachen (diätetische Eiweißüberladung, Dehydratation [Diuretika?], Infektion, gastrointestinale Blutungsquelle, Obstipation, Hypokaliämie, Hypoxie, Arzneimittel [z. B. Benzodiazepine], systemische Alkalose, arterielle Hypotonie, Anämie) kontrollieren.
- Verminderung der Blutammoniakspiegel: Salinische Abführmittel (z. B. 10–20 g Magnesiumsulfat oral) und Einläufe mit Laktulose.
- Reduktion der Ammoniakproduktion durch Darmbakterien mittels Laktulose und Antibiotika (z. B. Metronidazol).
- Metabolische Ammoniakentgiftung (z. B. Gabe von Dipeptiden, Benzoat).
- Verzweigtkettige Aminosäuren (s. u.)
- Benzodiazepinantagonisten? (z. B. Flumazenil).

▶ **Ernährungstherapeutische Maßnahmen:**

- *Genügend Energie* in Form von Kohlenhydraten zuführen (ca. 2000 kcal/d; evtl. Glukose parenteral) (→ Verminderung des Eiweißkatabolismus). Energiezufuhr bei Hypermetabolismus erhöhen.
- *Eiweiß* (s. S. 66):
  - Ausmaß der Eiweißreduktion je nach Schweregrad der hepatischen Enzephalopathie (bei leichter Form 30–50 g Eiweiß/d). Individuelle Eiweißtoleranz bestimmen (s. u.).
  - Eiweißzusammensetzung modifizieren: Vermehrt verzweigtkettige Aminosäuren, vermindert aromatische Aminosäuren und Methionin konsumieren.
  - Verträglichkeit von Eiweiß in Abhängigkeit von der Nahrungsquelle: Pflanzliches Eiweiß > Fisch und Milch/-produkte > Fleisch/-produkte.
  - Eiweißzufuhr bei schwerer Dekompensation und im Rahmen von Komplikationen (z. B. intestinale Blutung) unterbrechen.
  - Bei Versagen der diätetischen Maßnahmen: Vermehrte Zufuhr von verzweigtkettigen Aminosäuren durch Verwendung von Formeldiäten oder Proteinhydrolysate.

- Vitamin- und Spurenelementsupplementierung (z. B. Vitamin B_1, s. S. 106).
- Bei hepatischer Enzephalopathie > 24 h: Parenterale Ernährung (s. S. 385) (mit z. B. 0,5–1,2 g Aminosäuren und ca. 25 nicht-N-haltigen [CHO, Fett] kcal/kg KG/d; u. U. verzweigtkettige Aminosäuren (d. h. Valin, Leucin, Isoleucin).
- Nach einer Komaperiode die orale Ernährung vorsichtig wieder aufnehmen: Mit einer geringen Eiweißmenge (z. B. 30 g/d) beginnen; bei Verträglichkeit (d. h. keine Verschlechterung der Hirnfunktion) die Eiweißzufuhr alle 2 Tage um 10 g/d unter Beobachtung der Klinik steigern.
- Orale Gabe von Lactulose/Ornithin-Aspartat.
- Kombination Lactobacillus acidophilus und Neomycin.
- Zinksupplementierung (ohne Mangelsituation kontrovers).
- ◪ *Merke:* Die eiweißreduzierte/-modifizierte Ernährung ist v.a. dann wirksam, wenn die Ursache der Enzephalopathie im Rahmen einer stabilen – aber verminderten – Leberfunktion auf exogene Ursachen zurückzuführen ist (z. B. diätetischer Eiweißexzess).

11.5 Gallensteine (Cholelithiasis)

Grundlagen

▶ **Definition:** Gallensteine (Cholelithiasis) ist der übergeordnete Begriff für Konkrement(e) in der Gallenblase (Cholezystolithiasis) (s. Abb. 38, Abb. 39) und/oder Gallengang (Choledocholithiasis).

▶ **Einflussfaktoren:**
- Die Lithogenität der Galle ist vom Verhältnis der drei Hauptkomponenten der Gallenflüssigkeit (Gallensäuren, Phospholipide, Cholesterin) abhängig. Übersättigung der Galle mit Cholesterin zentraler Faktor
- Stase in der Gallenblase.
- Verhältnis präzipitationsfördernder und -hemmender Faktoren.

▶ **Einteilung:** Es werden drei Typen von Gallenkonkrementen unterschieden: Cholesterin- (ca. 80 %), Pigment- (Bilirubin-) und gemischte Steine.

▶ **Risikofaktoren:** Geschlecht (s. u.), Übergewicht, Diabetes mellitus, Schwangerschaft, Östrogentherapie, Dyslipidämie, Leberzirrhose, Dünndarmerkrankungen (s. Kurzdarmsyndrom S. 237), Alter, familiäre Faktoren, cholesterinreiche-ballaststoffarme Ernährung, Gallensäuremangel, Bilirubinüberschuss, Langzeit-TPN (totale parenterale Ernährung).

▶ **Epidemiologie:** Frauen : Männer = 4 : 1; die Häufigkeit nimmt für beide Geschlechter mit dem Alter zu. Vegetarier scheinen ein geringeres Risiko zu haben.

▶ **Klinik:** 50–70 % sind asymptomatisch; mögliche Symptome sind Gallenkoliken, Übelkeit, Erbrechen (vor allem postprandial).

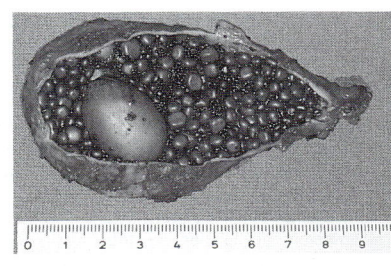

Abb. 38   Operationspräparat: Mit einem großen und multiplen mittelgroßen und kleinen Gallensteinen gefüllte Gallenblase

► **Komplikationen:** Akute bakterielle Cholezystitis, Gallenblasenhydrops, Gallenblasenempyem, akute Cholangitis, Cholangiosepsis, Gallensteinileus, Gallensteinperforation, chronische Cholezystitis, lithogene Pankreatitis.

Diagnostik

► **Allgemeine Anamnese:** Klinik, Risikofaktoranamnese (s. o.).
► **Ernährungsanamnese:** Relevante Lebensmittel/Nährstoffe s. u.
► **Klinik:** s. o.
► **Labor:** Während/kurz nach einer Gallenkolik leichter Anstieg des Plasmabilirubins und anderer Cholestaseparameter. Bei begleitender Entzündung sind Leukozyten, CRP, BKS erhöht.
► **Bildgebende Verfahren:** Röntgen-Abdomenübersicht, Sonographie (Diagnosestellung durch Nachweis der Konkremente; s. Abb. 39). Evtl. Spezialuntersuchungen (z. B. ERCP).

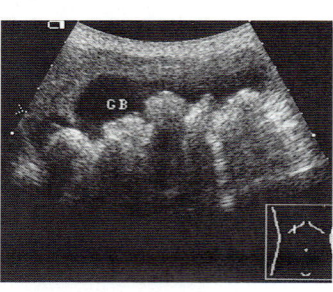

Abb. 39 Sonographie: Cholesterinsteine in der Gallenblase (GB)

Allgemeine Therapie

► **Akute Gallensteinbeschwerden** (akute Gallenkolik) und eine **akute Cholezystitis** bedürfen sofortiger medizinischer Fachbetreuung. Therapeutische Elemente: Nahrungszufuhr sistieren, Spasmolytika (z. B. Buscopan), Antibiotika (evtl. vorher Blutkulturen abnehmen), Behandlung von Komplikationen, interventionelle Therapie (z. B. ERCP, Cholezystotomie).
► **Asymptomatische Cholelithiasis:**
  • Keine sofortige besondere Therapie notwendig: Operationsindikation evaluieren. Bei Cholesterinsteinen mit Kontraindikationen zur operativen Sanierung evtl. Ursodeoxycholsäuretherapie (Ursofalk) alleine oder in Kombination mit Cheodeoxycholsäure (Chemofalk). Mögliche Nebenwirkungen: Durchfall, reversibler Lebertransaminasenanstieg.
  • Adjuvante ernährungsmedizinische Therapiemaßnahmen zur Prävention und Rezidivprophylaxe (s. u.).

Ernährungsmaßnahmen zur Therapie und Prophylaxe

▷ **Hinweis:** Es gibt keine universell wirksame Ernährungstherapie zur Prophylaxe von Gallensteinen; allenfalls kann versucht werden, die Einzelfaktoren der Entstehung zu beeinflussen. Die Empfehlungen sind bzgl. ihrer Bedeutung und Wirksamkeit kontrovers.
► **Allgemeine Empfehlungen:**
  • Kontrolle des Körpergewichts.

- Erhöhter Konsum ballaststoffreicher Lebensmittel wie Gemüse, Obst und Getreideprodukte.
- Minimierung der Zufuhr von Fett und raffiniertem Zucker.
- Alkohol nur in moderaten Mengen.
▶ **Empfehlungen für einzelne Nährstoffe:** Siehe Tab. 124.
▶ **Für weitere Details** s. „Leitlinien" der Deutschen Gesellschaft für Verdauungs- und Stoffwechselkrankheiten: www.dgvs.de

Erkrankungen des Verdauungstraktes

Tabelle 124 · Ernährungsfaktoren/Nährstoffe und deren Einfluss auf die Bildung von Gallensteinen

Nährstoff/Faktor	Effekt	präventive/therapeutische Konsequenz
Faktoren mit guter Evidenz		
Übergewicht/exzessive Energiezufuhr/abdominale Adipositas	– Cholesterinsynthese ↑ – Cholesterintransfer in Galle ↑ → Cholesterinsupersaturierung der Galle	– Gewichtsreduktion (s. S. 285) – minimales Ziel Gewichtsstabilisierung – *Vorsicht:* siehe Fasten
Fasten/ hypokalorische Diät	Förderung der Gallensteinbildung durch: – Cholesterinsaturierung der Galle ↑ – Gallenblasenmotilität ↓ – Obstipation → sekundäre Gallensäuren ↑	– keine schnelle Gewichtsabnahme – evtl. Prophylaxe mit Ursodeoxycholsäure
Fettsäuren	– hohe Fettzufuhr → Adipositas – Effekte von Fischöl kontrovers	– bedarfsgerechte Fettzufuhr, bei Exzess Reduktion
Nahrungsfasern	unlösliche Nahrungsfasern wirken protektiv durch: – Transitzeit ↓ – Produktion an sekundären Gallensäuren ↓	– ballaststoffreiche Kost (s. S. 378), im Besonderen unlösliche Nahrungsfasern – Kleiesupplemente (> 30 g/d) mit viel Flüssigkeit
Alkohol	– geringe Alkoholmengen wirken protektiv (Cholesterinsaturierung der Galle ↓, höheres HDL-Cholesterin ↑) – Alkoholexzess → Risiko ↑	– obwohl Alkohol protektiv wirken kann, soll der Konsum nicht aus Gründen der Gallensteinprävention empfohlen werden (s. Alkohol S. 169)
mäßige Evidenz		
Zucker	– Korrelation: Konsum von raffiniertem Zucker → Gallensteine – Hyperinsulinämie	– Zufuhr von raffiniertem Zucker ↓
Cholesterin	– hohe Cholesterinzufuhr → Cholesterinsupersaturierung der Galle → Lithogenität ↑ – keine Beziehung zwischen dem Konsum von Eiern und Gallensteinen	– Kontrolle der den Cholesterinstoffwechsel beeinflussenden Faktoren (s. S. 183; insbesondere gesättigte Fettsäuren)

11.6 Pankreatitis

Akute Pankreatitis

► **Definition**: Akute Entzündung des Pankreas (Bauchspeicheldrüse).

► **Ätiologie:** Häufigste Ursachen sind Gallensteine (50%; s. S. 217) und Alkoholabusus (ca. 30%). Weitere Ursachen: Idiopathisch, Medikamente (z. B. Diuretika, Antibiotika), Bauchtrauma, Virusinfektionen, Chylomikronämie (s. S. 185), ERCP.

► **Klinik:** Leitsymptom ist der akute, starke Oberbauchschmerz mit Ausstrahlung in Rücken und Thoraxraum. Weitere Symptome/Befunde sind Anstieg der Pankreasenzyme, Übelkeit, Erbrechen, Fieber, Aszites, Hypotonie.

► **Komplikationen:** Bakterielle Infektion, Pankreasabszess, nekrotisierende Pankreatitis, Sepsis, Schock, Pseudozysten, Milz- und Pfortaderthrombose, Gefäßarosionen mit Blutung.

► **Diagnostik:** Anamnese, Labor (Pankreasenzyme ↑ [Lipase, Amylase, Elastin]; evtl. Obstruktionsenzyme ↑ [alkalische Phosphatase, LAP, Bilirubin]; Leukozytose), Bildgebung ([Endo-] Sonographie, Röntgen-Abdomenübersicht, CT, ERCP).

► **Allgemeine Therapie:**
  ◨ *Beachte:* Die akute Pankreatitis ist ein Notfall! (Schweregrad: Ranson-Score).
  • *Supportive Therapie:* Schmerztherapie, Flüssigkeit, Elektrolyte, Stabilisierung des Herz-Kreislaufsystems, Antibiose.
  • *Therapie von Ursachen/Komplikationen* durch konservative und invasive Maßnahmen (z. B. Choledochusstein-Entfernung, Abszessdrainage etc.).

► **Ziel der ernährungstherapeutischen Maßnahmen** (s. u.): Minimale Stimulation des Pankreas.

► **Ernährungstherapeutische Maßnahmen:**
  • Absolute Flüssigkeits- und Nahrungskarenz (Flüssigkeit/Elektrolyte nur parenteral unter klinischer und laborchemischer Kontrolle).
  • Magensonde zum Absaugen der Magen-Darm-Sekrete.
  • Bei prolongierter akuter Pankreatitis parenterale Ernährung, sofern das Herz-Kreislaufsystem stabilisiert ist (*Vorsicht:* Bei Hypertriglyzeridämie keine Lipidemulsionen!) unter engmaschiger metabolischer Kontrolle.
  • Bei völliger Beschwerdefreiheit orale Ernährung langsam wieder aufnehmen: Zunächst mit Tee und Schleim beginnen; bei Schmerzfreiheit, klinisch weichem Abdomen, weitgehend normalisierter Amylase (und dem Fehlen von Komplikationen) normale Kost nach individueller Verträglichkeit langsam über mehrere Tage einführen.
  ◨ *Beachte:* Alkoholabstinenz.

Chronische Pankreatitis

► **Definition:** Chronische Entzündung des Pankreas (Bauchspeicheldrüse) u. U. mit Verlust der exokrinen und endokrinen Pankreasfunktion.

► **Ätiologie:** Die häufigste Ursache ist der chronische Alkoholabusus (> 80%); selten ist die chronische Pankreatitis idiopathisch oder durch Medikamente, Hyperlipidämie, Hyperparathyreoidismus, Mukoviszidose bedingt.

► **Klinik:** Rezidivierende gürtelförmige Oberbauchschmerzen; Fettunverträglichkeit; Zeichen der Malabsorption (Steatorrhö, Diarrhö, Blähungen, ungewollter Gewichtsverlust); bei endokriner Insuffizienz Insulinmangel (→ Diabetes mellitus).

► **Komplikationen:** Pankreaspseudozysten, Pankreatolithiasis, Choledochusstenose mit Ikterus, Pfortaderthrombose.

▶ **Diagnostik:** Anamnese (Alkohol?); Labor (im akuten Schub Pankreasenzyme ↑ [Lipase, Amylase, Elastin]. Nachweis der exokrinen Pankreasinsuffizienz [Trypsin, Chymotrypsin, Elastase-1 in Stuhl], evtl. Sekretin-Pankreozymin-Test; Erfassung der Malabsorption s. S. 221), Bildgebung (Röntgen-Abdomenübersicht [Pankreas-verkalkungen?], CT); siehe auch Spezialliteratur. Regelmäßige Kontrollen (v.a. Ernährungsstatus und Bedarf).

▶ **Allgemeine Therapie:**
- Kausale und symptomatische Therapie (z. B. Analgesie). Therapie von Kompli-kationen.
- Therapie von akuten Schüben (s. akute Pankreatitis S. 220).
- Behandlung der exokrinen Pankreasinsuffizienz → Pankreasenzymsubstitution:
  - Verwendung von magensäureresistenten Präparaten (z. B. Panzytrat 25000; CH: Creon/Creon forte, Prolipase; D: Kreon 10000|25000|40000).
  - *Mit* jeder Mahlzeit (auch Zwischenmahlzeit) einnehmen.
  - In Abhängigkeit vom Fettgehalt einer Mahlzeit sind unterschiedlich hohe Lipasemengen notwendig (durchschnittlich 30000–50000 E Lipase pro Mahlzeit). *Allgemeine Regel:* Mindestens 30000 E Lipase pro Mahlzeit.
  - Evtl. adäquate pharmakologische Kontrolle der Magensäureproduktion (Pro-tonenpumpen-Blocker).
- Therapie der endokrinen Pankreasinsuffizienz (s. Diabetes mellitus S. 194).

▶ **Ernährungstherapeutische Maßnahmen:**
- Absolutes Alkoholverbot.
- Bedarfsgerechte Energiezufuhr und bedarfsgerechte Zufuhr aller essenziellen Nährstoffe; Mahlzeitenhäufigkeit evtl. erhöhen (5–7/d).
- Kohlenhydratreiche Ernährung (Zufuhr bei pathologischer endokriner Pan-kreasfunktion anpassen [s. Diabetes mellitus S. 200]). *Vorsicht:* Therapierefrak-täre Hypoglykämien infolge Glukagonmangel möglich.
- *Bei exokriner Insuffizienz:* Fettreduzierte Ernährung (die meisten Patienten sind bei einer Fettmenge von 50 g/d in Kombination mit Pankreasenzymen [s. S. 221] asymptomatisch). *Merke:* Um den Gewichtsverlust zu minimieren, sollte die maximal tolerierte Fettmenge konsumiert werden.
- MCT-Fette (s. S. 59).
- Fettlösliche Vitamine (s. S. 88, 95, 100, 103) substituieren.
- Vitamin-B$_{12}$-Versorgungslage kontrollieren, evtl. Substitution.

▶ **Für weitere Details** siehe „Leitlinien" der Deutschen Gesellschaft für Verdauungs- und Stoffwechselkrankheiten: www.dgvs.de

11.7 Malassimilationssyndrome

Grundlagen

▶ **Definitionen:**
- *Malassimilation* ist der Überbegriff für Malabsorption und/oder -digestion.
- *Malabsorption:* Pathologische Absorption aller oder einzelner Nahrungsbe-standteile.
- *Maldigestion:* Störung der Verdauung durch verminderte oder fehlende Aktivität von Verdauungsenzymen (Pankreasenzymen und/oder Bürstensaumenzymen) oder durch pathologische Veränderung der Gallensäurenkonzentration.

▶ **Ätiologie** (s. Abb. 40):
- Exzessiver Alkoholkonsum ist eine wichtige Ursache für Malassimilation.

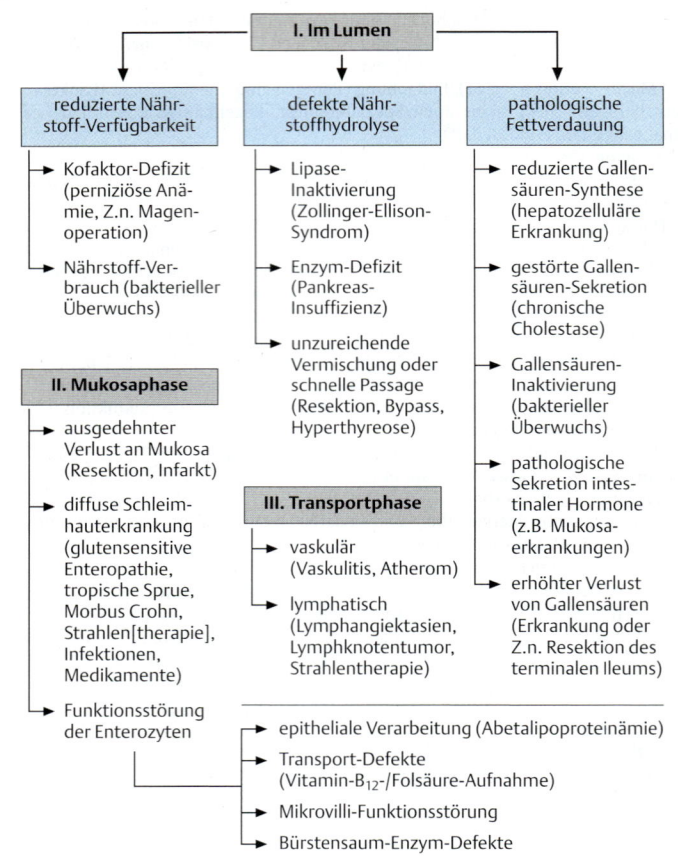

Abb. 40 Übersicht über die wichtigsten Ursachen/pathophysiologischen Mechanismen, die zur Malassimilation führen können (nach Riley und Marsh)

- Zusätzlich zu den in Abb. 40 genannten Ursachen/pathophysiologischen Mechanismen können verschiedene Arzneimittel zur Malassimilation bestimmter Nahrungsbestandteile führen, z. B. Antazida, Colchizin, Metformin, Methyldopa, Methotrexat, Paraffin, verschiedene Abführmittel, Orlistat sowie (durch Gallensäurebindung) Cholestyramin, Neomycin, Kalziumkarbonat.
- Verschiedene Ursachen der Malassimilation in den Tropen oder bei Tropenrückkehrern s. Tab. 125.

Tabelle 125 · Ursachen der Malassimilation in den Tropen (nach Farthing)

Formen	spezifische Ursache
spezifische Infektion	Protozoen (G. lamblia, G. parvum, E. bieneusi, I. belli), Helminthen (S. stercoralis, C. philippinensis), Bakterien (enteropathogene E. coli, M. tuberculosis), Viren (Rotaviren, Adenoviren, Norwalk-Virus, HIV)
andere Erkrankungen	Zöliakie, Lymphome, schwere Malnutrition (PEM, s. S. 308), Disaccharidasemangel (v.a. Laktasemangel)
unspezifische Ursachen[1]	tropische Enteropathie[1], tropische Sprue[1]

1: Unbekannte Ätiologie; wegen pathophysiologischer Überschneidungen z. T. kontroverse Begriffe

Diagnostik

► **Allgemeine Anamnese:** Gewichtsverlauf (ungewollter Gewichtsverlust?), Vorerkrankungen, Leit-/Mangelsymptome (s. Tab 17, S. 26), Operationen, Ernährungsanamnese, Nahrungsmittelunverträglichkeiten.
► **Klinik:** Abhängig von Grundkrankheit/Störung, malabsorbierten/-digestierten Nährstoffen (vgl. auch Abb. 5, S. 8), Ausmaß/Dauer der Störung, assoziierten Erkrankungen, Alter:
  • *Leitsymptome:* Ungewollter Gewichtsverlust, voluminöse Durchfälle, spezifische/unspezifische Mangelerscheinungen.
  • *Nährstoffmangelsymptome:* z. B. Anämie (Eisen, Vitamin B_{12}, Folsäure), Ödeme/Aszites (Protein), Hyperkeratose, Nachtblindheit; Parästhesien/Knochenschmerzen/Osteomalazie/Osteoporose (Vitamin D, Kalzium), Hämatome/Blutungsneigung (Vitamin K), Neuropathien/Dermatitis/Glossitis/Cheilosis (B-Komplex-Vitamine).
► **Diagnostische Verfahren:** Übersicht über ausgewählte Verfahren s. Tab. 126.

Tabelle 126 · Ausgewählte Tests in der Diagnostik und Differenzierung eines Malassimilationssyndroms[1] (nach Greenberger et al.)

Test	Indikation (Ind), praktisches Vorgehen, Normalwerte	Maldigestion	Malabsorption
Enzymbestimmung im Stuhl	– *Ind.:* Exokrine Pankreasfunktionsprüfung – *Vorgehen:* Bestimmung von Trypsin/Chymotrypsin, Elastase im Stuhl – vermindert bei exokriner Pankreasinsuffizienz		
Stuhlfettbestimmung	– *Ind:* Quantitative Bestimmung einer Steatorrhö – *Vorgehen:* Oral 60–100 g Fett (standardisiert); Stuhlsammlung für mindestens 24 h (optimale Interpretation bei Testdauer von 3–5 d); im Normalfall ist die Fettausscheidung konstant, auch bei Verdoppelung der Fettzufuhr – *Norm:* < 6 g/24 h (20 mmol Fettsäuren), vorausgesetzt das Stuhlgewicht ist > 200 g/d (Stuhlgewicht > 250 g/d ist pathologisch)	>6 g/24 h	> 6 g/24 h

Test	Indikation (Ind), praktisches Vorgehen, Normalwerte	Maldi-gestion	Malab-sorption

Tabelle 126 · Fortsetzung von Seite 223

Test	Indikation (Ind), praktisches Vorgehen, Normalwerte	Maldi-gestion	Malab-sorption
D-Xylose-Test	– *Ind:* Screeningtest für CHO-Malabsorption, V.a. Resorptionsstörung im Duodenum und/oder oberen Teil des Jejunums (*Cave:* Voraussetzung für den Test ist eine normale Nierenfunktion) – *Vorgehen:* Morgens, nüchtern orale Einnahme von 25 g Xylose in 400 ml H_2O (oder Tee); Bestimmung der Serum-Xylose nach 1 und 2 h sowie der Urin-Xylosekonzentration[2] im Sammelurin über 5 h nach Einnahme; Xylose wird normalerweise problemlos absorbiert, wird aber wegen des praktisch fehlenden Verstoffwechselung mehrheitlich im Urin ausgeschieden – *Norm:* 5-h-Urinausscheidung > 26 mmol (> 4,5 g); maximale Blutspiegel > 2,0 mmol/l (> 30 mg/dl)	normal	↓
Laktose-toleranztest	– *Ind:* V.a. Laktoseintoleranz (*Cave:* Test differenziert nicht zwischen primärer und sekundärer Laktoseintoleranz) – *Vorgehen:* Morgens orale Einnahme von 50 (–100 g) Laktose in 400 ml Wasser aufgelöst; Blutzuckerbestimmungen nach 30, 60, 90, 120 min – ein fehlender/ungenügender Blutzuckeranstieg ist pathologisch – der Laktose-H_2-Test (s. u.) wird wegen der größeren Sensitivität vorgezogen	↓	↓
Serum-Kalzium	– *Norm:* 2,2–2,7 mmol/l (s. S. 138), Parathormon u. U. ↑	üblich: normal	↓
Serum-Albumin	– *Norm:* 36–50 g/l (s. S. 36)	üblich: normal	↓
Serum-Cholesterin	– *Norm:* < 6,5 mmol/l (s. S. 183) – bei Steatorrhö meist deutlich ↓	oft ↓	↓
Serum-Eisen	– *Norm:* 14–25 µmol/l (s. S. 153) – *Vorsicht:* Umverteilungsphänomene	normal	oft ↓
Serum-Magnesium	– *Norm:* 0,6–1,0 mmol/l (s. S. 149)	üblich: normal	oft ↓
Serum-Zink	– *Norm:* 12–19 µmol/l (s. S. 161) – *Vorsicht:* Umverteilungsphänomene (s. S. 161)	üblich: normal	oft ↓
Serum-Carotinoide	– *Ind:* Guter Screeningtest für Malabsorption – *Vorgehen:* Postprandial bzw. in Form eines Toleranztests – *Norm:* β-Carotin (Serum) 0,9–4,6 µmol/l	üblich: ↓	↓
Serum-Vitamin-A	– *Norm:* 0,35–1,75 µmol/l (Serum-Retinol) – *Vorsicht:* Normal bei gefülltem Leber-Vitamin-A-Speicher – kein guter Screeningtest		↓

Tabelle 126 · Fortsetzung von Seite 224

Test	Indikation (Ind), praktisches Vorgehen, Normalwerte	Maldigestion	Malabsorption
Prothrombinzeit	– *Ind:* Information über die Syntheseleistung der Leber – *Norm:* 70–100 %, 12–15 sec – auch als Quick bzw. INR ausgedruckt (bei Vitamin-K-Mangel ↓)	üblich: verlängert	meist verlängert
Vitamin-B_{12}-Absorptionstest (Schilling-Test)	– *Ind:* Der klassische Test mit kristallinem Vitamin B_{12} dient nur zur Diagnosestellung einer Anaemia perniciosa, der Test mit proteingebundenem Vitamin B_{12} zur Diagnose einer Malabsorption des in der Nahrung gefundenen Vitamin B_{12} – *Vorgehen:* Orale Gabe von radioaktiv markiertem Vitamin B_{12}; parenterale Loadingdosen von nicht markiertem Vitamin B_{12} zur Füllung der Vitamin-B_{12}-Speicher; Messung der Ausscheidung im Urin[2] – *Norm:* > 8 % der Dosis werden im Urin ausgeschieden (innerhalb von 2×24 h Urinsammlung)	üblich: ↓	üblich: ↓
Laktose-H_2-Atemtest[3, 4]	– *Ind:* Laktasemangel – *Vorgehen:* Morgens orale Gabe von 50 g Laktose – *Norm:* Nur geringste Mengen H_2 in der Atemluft	normal	u. U. ↑
Dünndarmbiopsie	– *Ind:* Diagnosestellung verschiedener Erkrankungen durch Biopsie – *Vorgehen:* Histologie, evtl. funktionelle Messungen (Enzymaktivitäten), z. B. bei Sprue	normal	pathologisch

1: Weitere Testverfahren für besondere Fragestellungen: Stuhlparasiten, Stuhlbakteriologie, Laktulose-H_2-Atemtest, $^{14}CO_2$-Atemtest nach ^{14}C-Xylose, ^{14}C-Glykocholat-Atemtest, ^{14}C-Triolein-Absorptionstest, Galaktoseeliminationstest

2: Vor Beginn des Tests Blase entleeren!

3: Interpretation der Atemtests ist bei Lungenerkrankungen mit Diffusionsstörungen erschwert

4: Zur Interpretation: Diese ist bei fehlender H_2-Produktion (z. B. Antibiotikatherapie) erschwert. Raucher haben in unterschiedlichem Maße eine erhöhte H_2-Konzentration in der Atemluft

Allgemeine Therapie/ernährungstherapeutische Maßnahmen

▶ **Therapie der Grundkrankheit:** Zöliakie/Sprue s. S. 233, Laktoseintoleranz s. S. 230, Kurzdarmsyndrom s. S. 237, Morbus Crohn s. S. 226, Pankreasinsuffizienz s. S. 221; Notwendigkeit einer medikamentösen Therapie prüfen.

▶ **Bei spezifischem Nährstoffmangel** gezielte Substitution (siehe die einzelnen Nährstoffe).

▶ **Bei chologener Diarrhö und Fettresorptionsstörungen:** Erhöhter Energiebedarf durch z. T. großen Energieverlust mit dem Stuhl. *Schätzung:* Energieverlust bei

Malassimilation: = Energieverlust im Stuhl infolge Fettmalabsorption [kJ] × 2,5 (Energieverlust [kJ] im Stuhl infolge Fettmalabsorption = Fett im Stuhl [g/24 h] × 37 kJ/g).

11.8 Chronisch entzündliche Darmerkrankungen

Grundlagen

▶ **Definition:** Unter dem Begriff „chronisch entzündliche Darmerkrankungen" werden Morbus Crohn (Enterocolitis regionalis) und Colitis ulcerosa zusammengefasst. Übersicht s. Tab. 127.

Tabelle 127 · Zusammenfassende Übersicht Morbus Crohn/Colitis ulcerosa

	Morbus Crohn	Colitis ulcerosa
Ätiologie	unbekannt: Genetische, infektiöse, immunologische und psychische Faktoren werden diskutiert	
Verlauf, Prognose	chronisch rezidivierend mit akuten Schüben	verschiedene Formen (perakut, subakut, chronisch rezidivierend)
Lokalisation	gesamter Verdauungstrakt	meist im Rektum beginnend, Ausdehnung auf Kolon begrenzt
Darmveränderungen	gesamte Darmwand (transmural)	Mukosa/Submukosa (Schleimhaut)
Symptome	Übelkeit, Appetitverlust, Gewichtsverlust, im akuten Stadium Fieber	
	Abdominalschmerz (rechter Unterbauch: „Pseudoappendizitis"), Durchfall (selten blutig)	Abdominalschmerzen (Mittelbauch), blutige Durchfälle
Komplikationen	Darmstenose, Ileus, Malabsorptionssyndrom , Abszesse, Fisteln, Darmperforation	toxisches Megakolon, Darmperforation, Darmblutungen, erhöhtes Risiko für Kolonkarzinom
extraintestinale Manifestation[1]	häufig	selten
Ernährungsprobleme/Malnutrition (s. Tab. 128)	häufig	selten

1: Erythema nodosum, Mono- und Polyarthritiden, Sakroilitis, Uveitis, Iridozyklitis, Pyoderma gangraenosum, Cholangitis, Amyloidose, Anämie, Thrombozytopenie

▶ Eine Malnutrition ist bei Morbus Crohn häufiger (s. Tab. 128).
▶ Für verschiedene Nährstoffe besteht eine Beziehung zwischen dem Schweregrad der Erkrankung und dem Ausmaß des Mangels (z.B. Eiweißverlustsyndrom; s. Tab. 128).

Diagnostik

▶ **Differenzialdiagnostik der Diarrhö.**

► **Allgemeine Anamnese:** Primär Ernährungsstatus (s. S. 18) erfassen. Nahrungsmittelallergien sind bei Morbus Crohn nicht häufiger, allerdings bestehen mit wechselnder Häufigkeit subjektive Unverträglichkeiten (Nahrungsmittelaversion).

Tabelle 128 · **Häufigkeit (in %) eines Nährstoffmangels bzw. nährstoffmangelassoziierter Befunde bei stationären und ambulanten Patienten mit Morbus Crohn und Colitis ulcerosa (nach Han et al.)**

Parameter	Morbus Crohn		Colitis ulcerosa	
	stationär	ambulant	stationär	ambulant
Gewicht ↓	65–75	54	18–62	43
Hypalbuminämie	25–80	0	25–50	–
Anämien	60–80	54	66	–
– Eisen	25–50	37–53	81	–
– Folsäure	56–62	10	30–41	–
– Vitamin B_{12}	48	3–4	5	–
Kalzium	13	–	–	–
Magnesium	14–33	–	–	–
Vitamin A	11–50	–	93	26
Vitamin D	23–75	–	35	–
Kalium	6–20	–	–	–
Zink	40	1	–	–

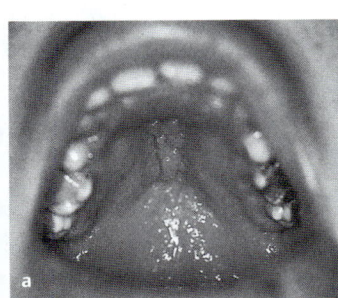

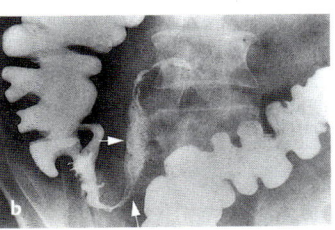

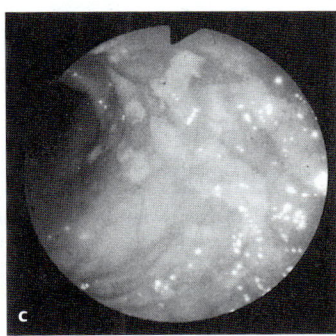

Abb. 41   Morbus Crohn: **a** Pflastersteinartiges Relief der Gaumenschleimhaut **b** Pflastersteinstruktur und Stenosierung im Röntgenbild **c** Crohn-Ulzera in sonst unauffälliger Schleimhaut (Endoskopie)

▶ **Labor:** Evtl. Anämie, Leukozytose, BSG- und CRP-Erhöhung (abhängig von der Aktivität), evtl. Malabsorptionsdiagnostik (s. S. 223).

▶ **Weiterführende Untersuchungen:** Crohn's disease activity Index (CDAI), Abdomensonographie, Koloileoskopie mit Biopsie (s. Abb. 41c, Abb. 42a, b), Röntgen-Kolon/-Dünndarm mit Kontrast (s. Abb. 41b, Abb. 42c), bei Morbus Crohn Untersuchung des übrigen Verdauungskanals nach weiteren Manifestationen (s. Abb. 41a), Leukozytenszintigraphie, Einschätzung der Krankheitsaktivität/des Schweregrads der Erkrankung mittels verschiedener Indices, Beurteilung des Karzinomrisikos (Spätkomplikation) (s. Fachliteratur).

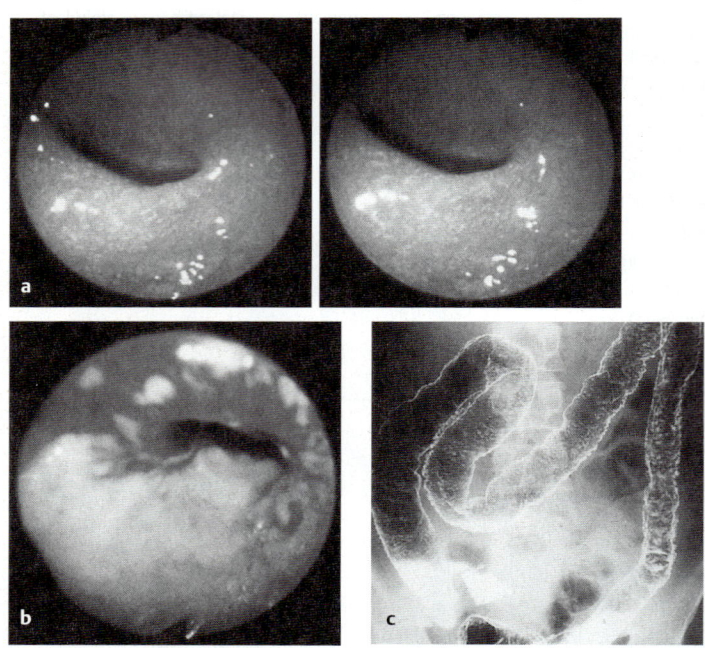

Abb. 42   Colitis ulcerosa: **a** Geringgradig entzündete Mukosa (Endoskopie) **b** Fulminante Kolitis (Endoskopie) **c** Pseudopolypen (Röntgen)

Allgemeine Therapieprinzipien

▶ **Morbus Crohn:**
- *Medikamentöse Therapie:* Im akuten Schub 5-Aminosalizylsäure (Mesalazin), Glukokortikoide, Sulfasalazin, Metronidazol (bei Abszessen/Fisteln), bei chronisch aktivem Verlauf zusätzlich Immunsuppressiva, TNF-Antikörper. Zur Remissionserhaltung 5-Aminosalizylsäure, Glukokortikoide langsam ausschleichen.
- *Diät* (s. u.).

- *Chirurgische Therapie* (Resektion) nur bei Komplikationen (z. B. Perforation Ileus, Peritonitis) oder nicht Ansprechen auf die medikamentöse Therapie (mögliche Folge der Resektion: Kurzdarmsyndrom; s. S. 237).
► **Colitis ulcerosa:**
  - *Medikamentöse Therapie:* 5-Aminosalizylsäure, systemisch/topisch Glukokortikoide, Sulfasalazin und/oder Immunsuppressiva.
  - *Chirurgische Therapie:*
    – Proktokolektomie evtl. mit kontinenzerhaltender ileoanaler Pouch-Operation (bei refraktärer und chronisch aktiver Colitis ulcerosa): Definitive Heilung möglich.
    – Akute OP-Indikationen: (Drohendes) toxisches Megakolon, Perforation, schwere Blutung.
  - *Diät* (s. u.).

Ernährungstherapeutische Maßnahmen

▶ **Merke:**
  - Spezifische Ernährungsmaßnahmen haben eine verhältnismäßig geringe Bedeutung – außer während eines akuten Schubs (s. u.), beim Vorliegen einer Malnutrition (s. S. 381) und nach therapeutischer Darmresektion (vgl. Kurzdarmsyndrom S. 238).
  - Außer im akuten Stadium des Morbus Crohn gibt es keinen gesicherten Hinweis, dass bestimmte Ernährungsfaktoren den Krankheitsverlauf der chronisch entzündlichen Darmerkrankungen günstig beeinflussen.
  - Eine prä-/perioperative optimale Nährstoffversorgung kann Resektionsausmaß, Wundheilung und postoperativen Verlauf günstig beeinflussen.
► **Akuter Schub bei Morbus Crohn:**
  - In Abhängigkeit von Befallsmuster, Schweregrad, Klinik und Komplikationen ballaststofffreie enterale (s. S. 378) und/oder parenterale (s. S. 385) Ernährung; Nährstoffmangel vermeiden (u. a. im akuten Schub Proteinbedarf ↑). Eine Ausheilung des akuten Schubes kann evtl. durch eine parenterale Ernährungstherapie beschleunigt werden.
  - Eliminationsdiät nach *subjektivem* Empfinden des Patienten (alles was der Patient toleriert ist erlaubt).
  - Bei Laktoseintoleranz laktosefreie Ernährung (s. S. 231).
  - Malabsorbierte Nährstoffe (Energie, Vitamine) evtl. substituieren.
  - Diarrhoe evtl. ↓ durch Vermeiden von hyperosmolaren Nahrungsmitteln (z. B. Zucker, Mg^{2+}).
  - Bei durch Gallensäuren induzierter Diarrhö evtl. Cholestyramin.
► **Akuter Schub bei Colitis ulcerosa:** Bei ausgedehntem Befall, schwerem Krankheitsverlauf und Komplikationen (z. B. toxischem Megakolon mit Perforationsgefahr) parenterale Ernährung (s. S. 385).
► **Chronisches Stadium** (Morbus Crohn und Colitis ulcerosa): Ausgewogene gesunde Ernährung (Wunschkost s. S. 351). Bei diagnostiziertem Mangel oder Hinweis auf ungenügende Zufuhr gezielt Nährstoffe supplementieren. Bei Strikturen oder Stenosen im Darmtrakt auf faserarme Kost (s. S. 380) achten.
► Noch nicht etablierte Konzepte mit ernährungsmedizinischem Ansatz sind Probiotika, kurzkettige Fettsäuren, Fischöle (ω3-Fettsäuren), γ-Linolensäure, Phytochemikalien.
▶ **Merke:** Unnötige, wissenschaftlich nicht fundierte Nahrungsmitteleinschränkungen erhöhen das Risiko eines Nährstoffmangels.
► **Für weitere Details** siehe „Leitlinien" der Deutschen Gesellschaft für Verdauungs- und Stoffwechselkrankheiten: www.dgvs.de

11.9 *Laktoseintoleranz (Milchzuckerunverträglichkeit)*

Grundlagen

▶ **Definition:** Laktose(Milchzucker)intoleranz durch Mangel an Laktase in der Dünndarmschleimhaut.

▶ **Epidemiologie:** Häufigster Verdauungsenzymmangel. Prävalenz je nach Population und Alter: Die meisten Kaukasier tolerieren Laktose; zwischen 50–90 % der „Nicht-Kaukasier" haben eine Laktoseintoleranz.

▶ **Pathophysiologie:**
- Laktose wird nicht in die resorbierbaren Monosaccharide Glukose und Galaktose gespalten und gelangt in die unteren Darmabschnitte. Dort wird sie durch Bakterien zu Milchsäure, Kohlendioxid, kurzkettige Fettsäuren, Essigsäure, Wasserstoff und diverse Gase (z. B. Methan) abgebaut und hat osmotische Wirkung.
- Die Laktase-Enzymaktivität ist zum Zeitpunkt der Geburt hoch und nimmt im Verlauf des Lebens kontinuierlich ab → zunehmende Symptomatik.

▶ **Einteilung/Ursachen:**
- *Primärer Laktasemangel:*
  - Kongenital (Synonym: Disaccharidasemangel-II): Autosomal rezessiv, v.a. bei Patienten nichtkaukasischer Herkunft.
  - Spätform („adulter Typ"): Auftreten nach dem Abstillen bzw. erst in Pubertät oder Erwachsenenalter. Wichtige DD zu den sekundären Formen.
- *Sekundärer Laktasemangel* – mögliche Ursachen: Akute Gastroenteritis, einheimische/tropische Sprue, Giardia-Infektion, chronische Durchfallerkrankungen, Morbus Crohn, AIDS-Enteropathie, Strahlenenteritis, Darmresektion (Short-Bowel-Syndrom), Zystische Fibrose (?), Chemotherapie, Reizdarmsyndrom (RDS), chronischer Alkoholabusus.

▶ **Klinik:** Die Symptome variieren stark in Abhängigkeit von individuellen Faktoren (z. B. der individuellen Laktosetoleranz, s. u.), der eingenommenen Laktosemenge und der Kapazität des Kolons, kurzkettige Fettsäuren zu eliminieren. Beginn der Symptomatik meist im späten Adoleszenz- oder Erwachsenenalter (früheres Auftreten möglich [auch im Neugeborenenalter], dann meist primäre Form). Klinische Symptome: 30 min bis zu 2 h nach Nahrungseinnahme Blähungen, Durchfall, diffuse Bauchbeschwerden bis zu schweren Krämpfen, Übelkeit, Erbrechen. Evtl. Bild des RDS.

Diagnostik

▶ **Anamnese:** Milchintoleranz (Milchintoleranz), *Vorsicht:* nicht verwechseln mit Milcheiweißintoleranz; s. Tab. 129.

▶ H_2-Atemtest nach Laktoseeinnahme (s. S. 225): Gute Sensitivität und Spezifität.

▶ Laktosetoleranztest (s. S. 231).

▶ Auslassversuch/Eliminationsdiät: Zur Identifizierung *eines* ursächlichen Lebensmittels nur dieses für einige Tage eliminieren.

▶ Austestung der individuellen Laktosetoleranzgrenze (s. u.).

▶ Dünndarmbiopsie und Bestimmung der Laktaseaktivität (selten indiziert).

Tabelle 129 · Differenzialdiagnose der Milchintoleranz: Laktoseintoleranz versus Milcheiweiß-Unverträglichkeit (nach McBean et al.)

	Laktoseintoleranz	Milcheiweiß-Unverträglichkeit
Ursache	Laktasemangel/-hypofunktion	immunologische Reaktion auf Kuhmilcheiweiß
Beginn	alle Altersstufen	Säugling, Kleinkind (sehr selten im Erwachsenenalter)
Häufigkeit	häufig	selten
Symptome	s. o.	vielfältig (Gastrointestinaltrakt, Haut, Atemwege)
Therapie	laktosedefinierte Ernährung, s. S. 231	Milcheiweiß strikt vermeiden
Prognose	bei adäquater Therapie gut	sistiert meist nach dem 3. Lebensjahr

Allgemeine Therapie

▶ **Aufklärung des Patienten:**
  • Eine Laktoseintoleranz ist keine Erkrankung, sondern lediglich ein Symptom eines Laktasemangels.
  • Laktasemangel entspricht nicht einer „Milchallergie" (s. Tab. 129).
  • Eine Kontrolle der Symptomatik ist durch einfache therapeutische Maßnahmen möglich.
▶ **Laktosedefinierte Ernährung** (s. S. 231): Bis zu 70 % der Patienten mit primärer Laktoseintoleranz sprechen auf laktosedefinierte Ernährungsformen an, 30 % nicht, da gleichzeitig ein RDS (s. S. 243) vorliegt.
▶ **Bei sekundärer Laktoseintoleranz:**
  • Personen mit Laktose*maldigestion* können bis zu 250 ml Milch pro Tag tolerieren (Einnahme in mehreren kleinen Portionen und mit Mahlzeit).
  • Nach Beseitigung der Ursache langsam wieder mit dem Konsum von Milchprodukten beginnen.
▶ **Austestung der individuellen Laktosetoleranzgrenze:** Austestung jeweils nur mit einem einzelnen Nahrungsmittel, das in ansteigender Menge über mehrere Tage eingenommen wird.
  • Folgende Nahrungsmittel können u. U. toleriert werden → Testung der Laktosetoleranzgrenze indiziert: Joghurt, Quark, Hüttenkäse, Käse, Sauermilchprodukte, Kefir.
  • Laktosearme Käsesorten eignen sich u. U. zur Optimierung der Kalziumzufuhr, z. B. Tilsiter, Emmentaler, Edamer, Brie, Gouda, Mozzarella.
▶ **Pharmakologische Laktasesupplementierung:** Rezeptfrei in unterschiedlicher Form erhältlich (Tabletten, flüssig [Beifügen in Milch], Kaugummi, z. B. Lactaid™). Einnahme am Anfang einer laktosehaltigen Mahlzeit. Die ideale Dosierung liegt u. U. oberhalb der in der Packung empfohlenen Menge → individuelle Dosisanpassung der Laktasesupplementierung.

Laktosedefinierte Ernährung

▶ **Definitionen:**
  • Laktosearm: Maximal 8 [–10] g/d.
  • Laktosefrei: Maximal 1 g/d.

Erkrankungen des Verdauungstraktes

► **Indikationen:** Laktoseintoleranz (primäre, sekundäre), Laktosemaldigestion, Milchunverträglichkeit, Galaktoseintoleranz, entzündliche Darmerkrankungen, Morbus Crohn, Colitis ulcerosa, Reizdarmsyndrom, Sprue (Initialphase der Therapie, s. S. 235), Blähungen; bei jeder Durchfallerkrankung u. U. günstig. (Bei Milchallergie [s. S. 231] nicht oder nur teilweise wirksam.)

► **Grundprinzipien der laktosedefinierten Ernährung:**
   1. Bedarfsgerechte Ernährung mit Kontrolle der Laktosezufuhr.
   2. Genügend Flüssigkeit (Milchgetränke meiden).
   3. Evtl. Mahlzeitenhäufigkeit erhöhen (bis 6–8 Mahlzeiten/d), d. h. Einnahme von Laktose zusammen mit einer Mahlzeit (Kombination mit Zerealien günstig).
   4. Evaluation (s. S. 272) und Optimierung der Kalziumzufuhr (→ Osteoporoseprophylaxe). Evtl. laktosefreie, mit Kalzium angereicherte Produkte oder Kalziumsupplemente. Aufklärung des Patienten über kalziumreiche, milchfreie Produkte.

► **Problemnährstoffe:** Kalzium, Protein, Riboflavin (u. U. Indikation für Supplementation).

► **Lebensmittelauswahl:** Übersicht über geeignete und ungeeignete Lebensmittel s. Tab. 130, Laktosegehalt einiger Lebensmittel s. Tab. 131.

Tabelle 130 · Lebensmittelauswahl bei laktosedefinierter Diät

	geeignet	nicht geeignet
Getränke	alle milchfreien Getränke	milchhaltige Getränke
Milch-produkte	laktosefreie Milch (Valflora; nur in der Schweiz erhältlich), Milchersatzprodukte, z. B. Soja-, Kokos-milch, pflanzliche Kaffeesahne, Butter, Hüttenkäse, Hartkäse	Milch/-produkte, inkl. Kondensmilch, Milchpulver, Kakaogetränke, Joghurt, Kefir, Käse (s. u.)
Fleisch/ Fisch	Frischfleisch frei	Fleisch-Fertigprodukte, bestimmte Wurstwaren (Milchpulverzusatz)
Getreide	unverarbeitet frei (Schrot)	Milchbrötchen und andere mit Milch hergestellte Brotwaren, inkl. z. B. Buttermilchknäckebrot (*Allgemeine Regel:* Vorsicht v.a. bei hellen Brotsorten)
Suppen	frei, sofern ohne Milcheiweiß/ -zuckerzusatz	mit Milcheiweiß/-zuckerzusatz (s. Packungsinformation)
Gemüse	unverarbeitet frei	*Vorsicht* bei Fertiggerichten, z. B. Kartoffelpüree, tiefgekühlte Fertig-produkte
Früchte	unverarbeitet frei	*Vorsicht* bei verarbeiteten Produkten, z. B. Süßspeisen, Früchtepudding
Zucker/ Süßstoffe	unverarbeitet frei	Milchschokolade, Süßspeisen, Kara-melprodukte auf Milchbasis, Speiseeis, Pudding, Nougat, Torten
Verschie-denes	viele laktosefreie Fertigprodukte sind verfügbar	*Vorsicht* bei Fertigprodukten (Ketchup, Suppen, Müslis etc.)

▷ *Praktische Tipps:*

- Möglichst unprozessierte Nahrungsmittel verwenden (verarbeitete Produkte enthalten z. T. Laktose.
- Bei Unklarheit Austestung des Produkts.
- Vollmilch wird oft besser toleriert als fettreduzierte Milch.
- Aromatisierte Milch (vor allem Schokodrink) wird oft besser vertragen als nichtaromatisierte Milch.
- Käse wird mit zunehmendem Reifegrad immer verträglicher.
- Joghurtprodukte sind v.a. dann verträglich, wenn aktive lebende Kulturen noch vorhanden sind (Pasteurisierung ungünstig). Bifidusbakterien sind individuell unterschiedlich verträglich.
- kalte/gefrorene Milchprodukte (z. B. Joghurt, Eis) sind u U. eher ungünstig.
- Tofu enthält – sofern nicht mit Milch verarbeitet – keine Laktose.
- Quellen „versteckter" Laktose: Brot, Backwaren, Süßigkeiten, Karamelprodukte, Kaffeesahne, Frühstückszerealien, Istantsuppen und -gerichte, Konserven, Liköre, Margarine, Wurstwaren, Fertig-Salatsoßen; Medikamente sind bei extrem empfindlichen Personen von Bedeutung (Laktose als Trägersubstanz – häufig nur im Beipackzettel vermerkt).

Tabelle 131 · Laktosegehalt einiger Lebensmittel

hoch ($\geq$ 30 g/100 g)	mittel (1–5 g/100 g)	mäßig ($<$ 1 g/100 g)
Mager-/Vollmilch-pulver	Kuh-, Schaf- und Ziegenmilch, Molke, Kochkäse, Hüttenkäse, Gorgonzola, Buttermilch, Sahne, Crème fraîche, Kaffeesahne, Quark, Joghurt, Kefir, Speiseeis	Butter, Hartkäse, Margarine

11.10 Einheimische Sprue (Zöliakie)

Grundlagen

▶ **Definitionen:**

- *Einheimische Sprue* (Synonyme: Zöliakie, gluteninduzierte Enteropathie, Glute-nintoleranz, idiopathische Steatorrhö): Immunologisch abnorme Reaktion ge-genüber Getreide-Eiweißkomponenten (Gluten) bei genetisch prädisponierten Individuen, die zu Dünndarm-Zottenatrophie und Malabsorption führt.
- *Gluten:* Sammelbegriff für Eiweißkomponenten in Weizen (Gliadin), Roggen (Secalin), Gerste (Hordein) und Hafer (Avenin).

▶ **Ätiologie:**

- Genetische Prädisposition (HLA DQW2 auf Chromosom 6).
- Die Bedeutung von exogenen Faktoren ist unklar und kontrovers.
- Oft assoziiert mit Autoimmunerkrankungen, z. B. Autoimmun-Hepatopathie, Thyreoiditis, Diabetes mellitus.

▷ *Merke:* Die Zöliakie ist keine Nahrungsmittelallergie!

▶ **Vorkommen:** Weltweit; höchste Prävalenz in Irland, Nordeuropa; in Asien sehr selten. Auftreten in allen Altersstufen möglich.

▶ **Klinik:** Die Symptomatik variiert sehr stark von geringsten unspezifischen Symp-tomen (subklinische Erkrankung) bis zum klassischen Malabsorptionssyndrom (s. S. 221).

- *Typische Befunde/Symptome* beim Erwachsenen sind Durchfall, Anämie, allgemeine Müdigkeit/Schwäche, Folsäure- und Eisenmangel, Abdominalbeschwerden/Tenesmen, Flatulenz, Depression, Reizbarkeit, Obstipation (!), Steatorrhö, weitere Malabsorptionssymptome (s. S. 223), sekundäre exokrine Pankreasinsuffizienz, extraintestinale Manifestationen (Anämie, Amenorrhö, Osteoporose, Osteomalazie, Polyneuropathie). Selten beginnt die Erkrankung akut mit Erbrechen, Durchfall und Abdominalbeschwerden.
- *Atypische Befunde/Symptome* beim Erwachsenen sind aphtöse Ulzerationen im Mund, Zahnschmelzdefekte, juckende Hautveränderungen (Gesäß, Knie; Dermatitis herpetiformis), Osteoporose, Infertilität, Typ-I-Diabetes, Autoimmun-Thyreoiditis, Sjögren-Syndrom, selektiver IgA-Mangel.
- ▱ *Merke:*
  - Übergewicht ist kein diagnostisches Ausschlusskriterium.
  - Gastrointestinale Symptome können auch fehlen.
- *Spezielle Verlaufsformen:*
  - Perakuter Verlauf: „Gliadin-Schock".
  - Selektiver Nährstoffmangel: z. B. Folsäure, Eisen, Vitamin K, Vitamin D, Magnesium, Kalzium.

▶ **Verlauf:**

- *Bei Einhaltung der glutenfreien Diät* (s. u.) ist der Verlauf in der Regel problemlos. Innerhalb einiger Tage tritt eine klinische Besserung ein, die vollständige Erholung des Darmes benötigt > 6 Monate. Auch unter glutenfreier Ernährung können geringe Veränderungen der Darmwand nachgewiesen werden.
- *Bei Nichteinhaltung der Diät* steigt das Risiko für intestinale Lymphome und Malignome sowie Osteoporose an.
- Bis zu 10 % der Patienten sind gegenüber der diätetischen Therapie resistent (→ Kortikoidtherapie notwendig).

Diagnostik

▶ **Anamnese, Symptomatik.**
▶ **Klinisches Ansprechen** auf eine glutenfreie Ernährung.
▶ **Labor:**

- Nachweis von Gliadin- und Endomysium-Antikörper (Reduktion der Antikörperkonzentration unter Diät).
- Evtl. Screening von Angehörigen (Endomysium-Antikörperbestimmung).
- *Weitere Laborparameter:* Karotinoide ↓, Anämie, Hypalbuminämie, Stuhlgewicht ↑ (> 300 g/24 h).

▶ **Dünndarmbiopsie:** Typische Zottenvillusatrophie, Kryptenhypoplasie sowie entzündliche Veränderungen der Darmwand, s. Abb. 43.

Allgemeine Therapie

▶ **Patientenaufklärung:**

- Die Diät muss lebenslang durchgehalten werden.
- Produktinformationen:
  - Packungsinformationen beachten. Verpackte Lebensmittel bevorzugen (fehlende Kontrollmöglichkeit bei Offen-Verkauf).
  - Die nationalen Zöliakie-Gesellschaften (Adressen s. S. 404) bieten breit gefächertes Informationsmaterial an: z. B. über glutenfreie Lebensmittel, Hersteller glutenfreier Produkte.
  - Spuren von Gluten können sich in vielen industriell hergestellten Produkten finden (zufällige Verschleppung, Stärke als Trägerstoff für Zusatzstoffe muss

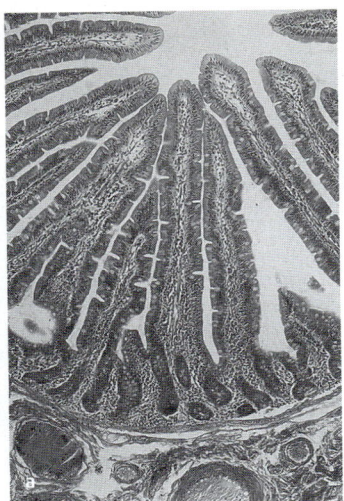

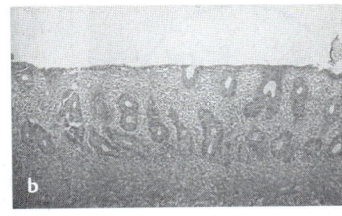

Abb. 43   Einheimische Sprue (Histologie): **a** Normale Jejunumschleimhaut **b** Pathologisch veränderte Jejunumschleimhaut mit totaler Zottenreduktion und Kryptenelongation

nicht deklariert werden). Aufklärung: Dosis-Wirkungsbeziehung. Kritische Produktgruppen sind Backwaren, Suppen, Saucen und Fertigprodukte (siehe auch Tab. 133).

► **Gluten***freie* **Ernährung** (s. u.): Die Einhaltung der Diät ist nicht einfach, da Spuren von Gluten weit verbreitet sind → bei Nichteinhaltung nicht voreilig eine Non-Compliance unterstellen.
► **Milch/-produkte** nach Therapieeinführung initial vermeiden wegen sekundärer Laktoseintoleranz (Ernährung s. S. 231) (nach Regeneration der Darmschleimhaut langsam wieder mit dem Konsum von Milch/-produkten beginnen).
► **Zufuhr von essenziellen Nährstoffen optimieren,** v.a. in der Initialphase.
► **Indikationen zur Supplementierung von essenziellen Nährstoffen** (z. B. in Form eines Multivitamin-Präparats):
  • Direkt nach Stellung der Diagnose „Zöliakie" zur Speicherauffüllung.
  • Bei nachgewiesenem Nährstoffmangel.
  • Bei ungenügender Diäteinhaltung, unausgewogene Ernährung.
► **Bei Obstipation:** Mais-, Soja-, Reiskleie, Laxanzien auf Methylzellulose-Basis.

Glutenfreie Ernährung

► **Indikation:** Zöliakie (s. o.).
► Bei Einhaltung der allgemeinen Richtlinien für gesunde Ernährung, s. S. 351, gibt es keine Problemnährstoffe.
► **Lebensmittelauswahl** (s. Tab. 132, Tab. 133, weitere Informationen zu Lebensmitteln und Herstellern unter http://www.dzg-online.de, www.zoeliakie.ch, www.go.to/zoeliakie):
  • *Absolute Vermeidung* von glutenhaltigem Getreide (Weizen, Roggen, Gerste, Dinkel, Grünkern, Hafer [?; s. u.]) und glutenhaltigen Produkten („verstecktes Gluten"). Es gibt relativ viele Fertigprodukte, die unterschiedlich große Mengen Gluten enthalten.

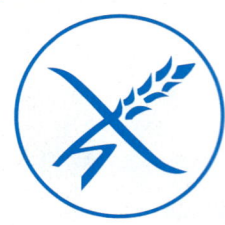

Abb. 44 Mit diesem Symbol werden glutenfreie Nahrungsmittel gekennzeichnet.

- *Hafer:* In der Initialphase der Erkrankung Hafer ebenfalls eliminieren. Es gibt Hinweise, dass Hafer in Mengen bis zu 50 g/d toleriert wird (→ individuelle Austestung).
- *Erlaubte Stärkequellen* s. Tab. 132.
- Glutenfreie Spezialprodukte (s. Abb. 44)

▶ *Praktische Tipps:*
- Die häufigsten Ursachen von Diätversagen sind Beimengungen von „verstecktem" Gluten in Fertigprodukten aller Art (Zutatenliste beachten!). Glutenhaltige Zutaten sind deklarationspflichtig.
- Verpackte Lebensmittel bevorzugen (fehlende Kontrollmöglichkeit bei Offenverkauf).
- Spuren von Gluten können sich in vielen industriell hergestellten Produkten finden (zufällige Verschleppung). Kritische Produktegruppen sind besonders Backwaren, Suppen, Soßen und generell zusammengesetzte Produkte (viele Fertigprodukte), aber auch Grundnahrungsmittel wie Mais (Polenta-Mais) können verunreinigt sein.
- In der EU kann ein Lebensmittel bei einem Glutengehalt von 10 mg/100 g als glutenfrei deklariert werden (→ Spuren von Gluten sind also erlaubt).

Tabelle 132 · Auswahl erlaubter Stärkequellen (unverarbeitet) bei glutenfreier Ernährung

Getreide/-produkte/Kartoffel	Körner, Samen, Nüsse	Hülsenfrüchte
Reis (Naturreis), Mais (Popkorn), Kartoffeln, Hirse, Mehlprodukte/Backwaren aus o. g. Nahrungsmitteln, Sorghum, Amaranth, Buchweizen, Tapioka, Quinoa, Maniok, Sago	Sonnenblumenkerne, Kokosnuss, Sesam, Mohn, Senfkörner, Haselnüsse, Mandeln, Walnüsse, Kastanien, Leinsamen	Linsen, Erbsen, Bohnen (Soja-, Fava-, Garbanzo-bohnen), Erdnüsse, Sojamehl, Tofu

Tabelle 133 · Übersicht der glutenfreien Ernährung

	geeignet	nicht geeignet (können Gluten enthalten: Zutatenliste beachten)
Getränke	Wasser, Tee, Kaffee, Fruchtsäfte, Kakao, Süssgetränke	Bier, Frühstücksgetränke auf Malzbasis (z. B. Ovomaltine)
Milchprodukte	Milch, die meisten Milchprodukte (Joghurt, Quark, Rahm, Käse, Kefir) – bei Laktoseintoleranz s. S. 230	verarbeitete Milchprodukte (z. B. Birchermüsli-Joghurt, Cremen mit Verdickungsmittel Weizenstärke)
Fleisch/Fisch/ Fleischersatzprodukte	Fleisch/Fisch unverarbeitet, die meisten Fleisch-/Wurstwaren, Quorn, Tofu	Fleisch-/Fischprodukte mit Teig, Panade Mehlsoßen, bemehlte Salami
Getreide/ Getreideersatz, Weizenstärke in *geringen* Mengen	s. Tab. 132	Weizen, Roggen, Gerste, Hafer, Dinkel, Grünkern, Kamut, Einkern, Emmer, Triticale und daraus hergestellte Produkte (d. h. Mehl, Kleie, Gries, Schrot, Brot, Teigwaren, Backwaren, Paniermehl, Weizenkeime)
Suppen/Soßen	selbstgemachte Suppen und Soßen ohne Mehl	viele Suppenwürfel, Fertigsuppen, Bratensoßen
Gemüse/ Kartoffeln	alle, sofern nicht mit glutenhaltigen Zutaten verarbeitet	Gemüse-/Kartoffelprodukte, mit Panade oder mehlhaltiger Soße: *Vorsicht* bei fertigen Gemüsemischungen und Kartoffelprodukten
Früchte/Nüsse	alle, einschließlich getrocknete Früchte und Konserven	keine
Zucker/ Süßstoffe	Zucker, Honig, Konfitüre, Brotaufstriche und die meisten Süßwaren; Süßstoffe: Glukosesirup, Maltodextrin, Maltose, Maltit	Backwaren mit Mehl, Schokolade (z. T. mit Weizenmehl): *Vorsicht* bei Malzextrakt, gewissen Süßwaren (z. B. Smarties)
Fette/Öle	alle	keine
Verschiedenes	alle Zusatzstoffe (E-Nummern), glutenfreie Spezialprodukte (z. B. Glutafin), prebiotische Nahrungsfasern (z. B. Inulin, Oligofructose, Fructoligosaccharide), Gewürze, Gewürzmischungen	bei hoher individueller Glutenempfindlichkeit folgende Produkte evtl. meiden: modifizierte Weizenstärke (E1404-E1451), Backpulver auf Weizenstärke-Basis, Würze, Sojasoße, Streuwürze, Würzmischungen, Curry

11.11 Kurzdarmsyndrom

Grundlagen

- ► **Definition:** Symptome/Beschwerden, die nach Dünndarmresektion durch den Verlust der betreffenden Darmabschnitte entstehen.
- ► **Ätiologie:** Verschiedene Grundkrankheiten, z. B. kongenitale Anomalien, Morbus Crohn, Trauma, Tumoren, Darmischämie (Mesenterialinfarkt), Hernien, Volvulus, Lymphom, Strahlentherapie, Adipositaschirurgie (Bypass-Chirurgie).

▶ **Klinik:** In Abhängigkeit von 1) *Lokalisation* (s. Tab. 134) und *Ausmaß* der Resektion, 2) der Adaptationskapazität des Restdarmes, 3) Vorliegen und Ausmaß einer gleichzeitigen Resektion von Kolonabschnitten:

- *Allgemeine Regel:* Durchfall und Malabsorption sind umso ausgeprägter, je größer der resezierte Darmanteil ist, je weiter distal er liegt (bei proximaler Jejunumresektion übernimmt das Ileum einen großen Teil der Funktion [nicht umgekehrt]) und wenn der Restdarm pathologisch verändert ist.
- Ernährungsmedizinische Probleme/Symptome sind Durchfall (Transitzeit ↓), bakterielle Dekonjugierung von Gallensalzen im Kolon, Fettmalabsorption [Steatorrhö]), Malabsorption, Malnutrition, Flüssigkeitshaushalt- und Elektrolytstörungen, Gewichtsverlust, Wastingsyndrom, spezifische Komplikationen (Gallensteine, Nierensteine).

Tabelle 134 · Malabsorption, besondere klinische Symptome und Probleme in Abhängigkeit vom resezierten Darmabschnitt

Darmabschnitt	Nährstoffe	Probleme
proximales Duodenum	Kalzium, Folsäure, Eisen	Anämie, Osteoporose
Jejunum	Natrium, Kalium (Elektrolyte), Glukose, Aminosäuren (Protein), wasserlösliche Vitamine, Spurenelemente	– Sekretion intestinaler Hormone ↓ → Magensäuresekretion ↑ → Ulkuserkrankung – Cholezystokinin und Sekretin ↓ → Gallenblasenkontraktion ↓ → Cholelithiasisrisiko ↑
Ileum	Vitamin B_{12}, Fett/essenzielle Fettsäuren, fettlösliche Vitamine	– Unterbrechung der enterohepatischen Zirkulation der Gallensäuren → Steatorrhö, Malabsorption fettlöslicher Vitamine, essentieller Fettsäuren, einiger Mineralien (Zn, Mg, Ca), Durchfall, Elektrolytverluste, Kolitis, Gallensteine
Ileozökalklappe	Vitamin B_{12}	– Fehlen der Ileozökalklappe → bakterieller Überwuchs der oberen Darmabschnitte → Vitamin-B_{12}-Malabsorption – bakterielle Synthese von D-Laktat → D-Laktatazidose – Dekonjugierung von Gallensalzen → Durchfall, Steatorrhö
Kolon	Wasser, Elektrolyte (Na^+, K^+)	– bei Steatorrhö Bildung von Kalkseifen → freies Oxalat ↑ → Hyperoxalurie/Oxalatnierensteine

Diagnostik

▶ Diagnostik der allgemeinen Malnutrition s. S. 19, der Malassimilation s. S. 221; s.a. Mangeldiagnostik der einzelnen Nährstoffe.

Allgemeine Therapie/ernährungstherapeutische Maßnahmen

❑ *Merke:* Jeder Patient muss individuell ernährungsmedizinisch beurteilt und betreut werden.

► **Adaptationsphase:** Nach Resektion von Darmabschnitten erfolgt die Adaptation des Restdarmes unterschiedlich schnell; in der Regel dauert sie mehrere Monate (bis zu einem Jahr) → optimale Nährstoffzufuhr inkl. gezielte Supplementierung zur Optimierung der Restdarmadaptation. Evtl. initial parenterale Ernährungstherapie; enterale Ernährung baldmöglichst (vgl. perioperative Ernährung S. 240) aufnehmen. Gezielte Vitamin- und Mineralstoffsupplementierung (z. B. Vitamin B_{12}, Eisen, Kalzium), Kontrolle der Laktosezufuhr je nach Resektionsort (vgl. Tab. 134).

► **Komponenten der Ernährungstherapie:**
- Je nach Ausmaß der Malabsorption deutlich erhöhter Energiebedarf (bis 200 %).
- Fettkontrollierte Ernährung: Das Ausmaß der anzustrebenden Fettrestriktion wird kontrovers diskutiert und muss individuell ermittelt werden (z. B. bei intaktem Kolon Beginn mit 25–30 % der Kalorien als Fett, dann individuelle Anpassung).
- Kohlenhydratkontrollierte Ernährung: Laktoserestriktion in der Initialphase hilfreich (s. S. 231). Bei intaktem Kolon kohlenhydratreiche Ernährung (z. B. 50–70 % des Energiebedarfs) → u. U. günstige Beeinflussung der Energiebilanz (Synthese kurzkettiger Fettsäuren ↑): Bei Kolonresektion/schneller Transitzeit Kohlenhydratzufuhr anpassen.
- Vitaminsupplemente: Für fettlösliche Vitamine ist das Risiko eines Mangels deutlich höher als für wasserlösliche Vitamine. Regelmäßig Vitamin-B_{12}-Supplementierung, wenn > 50 % des Ileums reseziert wurden. Kein Vitamin-C-Exzess.
- Spurenelementsupplemente: Eisen Zink, Selen supplementieren. Kalziumsupplemente zur Oxalatbindung (mind. 1 g Kalzium/d). Eine Magnesiumsupplementierung ist evtl. schwierig, da diese die Diarrhö verstärken kann.
- Oxalatrestriktion (s. S. 251).
- Flüssigkeitszufuhr zwischen den Mahlzeiten.
- Regelmäßige Evaluation des Ernährungsstatus und Anpassung der Supplementierung. Bei ungenügender Absorption parenterale Gabe.

► **Therapieindikationen – allgemeine Regeln in Abhängigkeit vom Ausmaß der Resektion und dem Darmabschnitt:**
- *Gesamtdünndarmlänge:*
  - Bei Resektion ≤ 50 % ist in der Regel nur eine mäßige, spezifisch nährstoffbezogene Betreuung notwendig. 100 cm Restdarm genügen meist zur Aufrechterhaltung einer normalen oralen Nährstoffversorgung.
  - Die Dünndarmresektion > 75 % ist ein intensivmedizinisches Problem; parenterale Ernährung s. S. 385 (evtl. zu Hause).
  - ▷ *Merke:* Bei proximaler Jejunumresektion kann das Ileum einen großen Teil der Funktion übernehmen.
- *Distaler Dünndarm:*
  - > 50 cm Ileumresektion → halbjährlich Vitamin B_{12} (s. S. 116) i.m.
  - Ileumresektion > 100 cm (Gallensäure-Rezirkulation ↓ → Steatorrhö): Zusätzlich Gallensäurebinder, Kontrolle der Fettzufuhr, evtl. MCT-Fettsupplementierung (s. S. 59), Supplementierung der fettlöslichen Vitamine, Kalziumsupplemente (Oxalatbindung).
- *Kolon- und Dünndarmresektion:* Risiko für Elektrolytstörungen ↑ und Dehydrationsrisiko ↑. Fettrestriktion (s. o.) evtl. notwendig, bei *fehlendem* Kolon ist die Fettrestriktion nicht zwingend.
- *Resektion der Ileozoekalklappe:* Transitzeit ↓/bakterieller Überwuchs → Malabsorptionsrisiko ↑.

▶ **Zusätzliche symptomatische Maßnahmen:**
- *Kontrolle der Magensäureproduktion* (Protonenpumpen-Blockierung).
- *Bei bakterieller Dekonjugierung von Gallensalzen:* Gallensäurebinder (z. B. Cholestyramin; *Beachte:* Kann bei Steatorrhö Durchfall verstärken!).
- *Bei Hyperoxalurie/Oxalatnierensteinen:* Oxalatarme Ernährung (s. S. 251), Kontrolle der Fettzufuhr, Kalziumsupplemente (s. S. 179), erhöhte Flüssigkeitszufuhr.
- *Zur Kontrolle des Durchfalls* z. B. Imodium.
- *Zur Kontrolle der Passagezeit* z. B. Octreotide.
- Bei exokriner Pankreasinsuffizienz (s. S. 221) Pankreasenzyme (bei proximaler Jejunumresektion oftmals sekundäre Abnahme der exokrinen Pankreasfunktion).

11.12 Perioperative Ernährung

Grundlagen

▶ Die perioperative Ernährung beinhaltet Ernährungsmaßnahmen vor und nach operativen Eingriffen. Es besteht kein Konsens bezüglich der idealen Ernährungstherapie. Ziel ist die bedarfsgerechte Nährstoffzufuhr und die Reduktion der Katabolie.

▶ Der präoperative Albuminspiegel (s. S. 224) ist der beste ernährungsbezogene Prädiktor für die postoperative Mortalität.

Präoperative Ernährungstherapie

▶ Die Korrektur einer Malnutrition vor Wahleingriffen reduziert die perioperative Mortalität und Gesamtmortalität → präoperativ Nährstoffversorgung optimieren/erhalten (oral/enteral/parenteral).

▶ Vor allem alte Patienten kommen oft mit einer generellen Malnutrition und/oder einem selektiven Nährstoffmangel ins Krankenhaus. Wenn möglich ist eine gezielte Korrektur des Ernährungszustandes vor dem Eingriff indiziert. *Vorsicht:* primär medizinische Probleme angehen!

▶ Vor Koloneingriffen faserarme Kost (s. S. 380) idealerweise für ≥ 3 Tage.

Postoperative Ernährungstherapie

▶ Die Indikation sowie die Art der Ernährungstherapie sind u. a. vom präoperativen Ernährungsstatus, der Art des Eingriffs und der Dauer der postoperativen Nahrungskarenz abhängig. *Allgemeine Regel:* Bei erwarteter postoperativer Nahrungskarenz von > 1 Woche ist eine frühe postoperative parenterale Ernährungstherapie praktisch bei allen Patienten indiziert.

▶ Direkt postoperativ: Infusionstherapie (evtl. parenterale Ernährung) entsprechend der Bilanzierung → Ersetzen von Flüssigkeits-/Elektrolytverlusten (Wunddrainage, Magensonde, Temperaturerhöhung, Durchfall, Urinverluste usw.).

▶ **Allgemeine postoperative Ernährungstherapie ohne Eröffnung des Abdomens:**
- Bei komplikationslosem Verlauf ohne Aspirationsrisiko vorsichtige orale Flüssigkeits- und Nährstoffzufuhr 6–10 h postoperativ. Spätestens ab dem 2. postoperativen Tag Nahrungszufuhr in Abhängigkeit vom Krankheitsverlauf und Befinden nach Wunsch des Patienten.
- Bei Kopfoperationen, beeinträchtigter Bewusstseinslage, Aspirationsrisiko oder fehlender Darmperistaltik ist die orale Flüssigkeits- und Nährstoffzufuhr kontraindiziert (→ evtl. postpylorische Sonde).

▶ **Allgemeine postoperative Ernährungstherapie nach Abdominaleingriffen ohne Eröffnung des Darmlumens:**
- Bei fehlender Kontraindikation (Operationskomplikationen, Bewusstseins-veränderung, fehlende Darmperistaltik) darf am 1. postoperativen Tag Flüssig-keit (Wasser, Tee) in kleinen Mengen per os eingenommen werden.
- *Allgemeiner Kostaufbau:* Leichte Kost in Abhängigkeit von der Magen-Darm-Funktion (normale Peristaltik, normale Darmgeräusche) meist ab dem 2. (bis 6.) postoperativen Tag (Schleimsuppe, Brühe, Zwieback, leichte passierte Kost). Bei normaler Peristaltik und Stuhlgang und problemlosem Verlauf schneller Übergang auf orale Ernährung nach der Verträglichkeit/den Wünschen des Patienten (Normal-/Wunschkost).

▶ **Allgemeine postoperative Ernährungstherapie bei Abdominaleingriffen mit Eröffnung des Darmlumens:**
- ◪ *Merke:* Die Aufnahme der enteralen Nährstoffzufuhr erfolgt deutlich lang-samer als bei extraintestinalen abdominalchirurgischen Eingriffen, da die Anas-tomosen-/Nahtdichte sichergestellt sein muss.
- *Nach Dickdarmoperationen:* Bei komplikationslosem Verlauf kleine Mengen Flüssigkeit (z. B. Tee löffelweise) am 1. postoperativen Tag; ab dem 5. postope-rativen Tag Flüssigkeitszufuhr ad libidum und Schleim/Zwieback; ab dem 6. postoperativen Tag orale – initial faserarme – Nahrungszufuhr. Evtl. Stuhl-aufweicher (z. B. 3 × 1 Teelöffel Paraffinöl).
- *Nach Dünndarmoperationen:* Bei komplikationslosem Verlauf Beginn des Nahrungsaufbaus ab dem 3. postoperativen Tag.

11.13 *Ungewollter Gewichtsverlust*

Grundlagen

◪ *Merke:* Jeden ungewollten Gewichtsverlust abklären!

▶ **Definitionen:**
- *Untergewicht* (konstitutionell/pathologisch): BMI < 18,5 kg/m^2.
- *Abklärungs- und therapiebedürftige Gewichtsveränderungen:*
  - Untergewicht unklarer Ätiologie (vgl. Malnutrition S. 19).
  - Ungewollter Gewichtsverlust von > 10 % des Ausgangsgewichts innerhalb von 3 Monaten.

▶ **Ursachen:**
- *Bei normalem/gesteigertem Appetit:*
  - Ungenügende Nährstoffverwertung: Malassimilation (s. S. 221), Diabetes mellitus (s. S. 194), chronische Pankreatitis (s. S. 220), Sprue (s. S. 233), Sarko-penie (s. S. 280).
  - Erhöhter Nährstoffbedarf: Hyperthyreose, Phäochromozytom.
- *Bei vermindertem Appetit:*
  - Maligne Erkrankungen.
  - Chronische Infektionen (*Beachte:* Bei alten Menschen oft keine klinischen oder laborchemischen Entzündungszeichen!).
  - Psychogen: Anorexia nervosa (s. S. 311), Bulimia nervosa (s. S. 311), stress-bedingt.
  - Weitere chronische Infekte (z. B. HIV-wasting), Diabetes mellitus (s. S. 194), Herzinsuffizienz (s. S. 264), chronische Bronchitis/Asthma bronchiale (s. S. 283), Nierenerkrankungen (s. S. 245), Leberzirrhose (s. S. 214), Mund-erkrankungen/-probleme (s. S. 212), Morbus Addison, Autoimmunerkran-

kungen, Hyperkortisolismus, neurologische Erkrankungen, Medikamente (z. B. Digitalisglykoside, Antirheumatika (NSAR), andere Analgetika, Eisenpräparate, Antibiotika, Antimykotika, Sympthomimetika, Parasympathomimetika, Sympatholytika, Hormonpräparate, Theophyllinpräparate), Intoxikationen, Altersanorexie, Diätänderung, Alkohol-/Drogenabusus.

► **Klinik:** Gewichtsverlust; zusätzlich unspezifische Beschwerden (Müdigkeit, Apathie, Leistungsabfall, Nachtschweiß, Übelkeit, Erbrechen), evtl. gastrointestinale Beschwerden, Beschwerden bei der Nahrungszufuhr, Nüchternschmerzen, Zeichen einer chronischen Infektion.

Diagnostik

► **Anamnese:** Dokumentieren des Gewichtsverlusts und der zeitlichen Dynamik. Änderung der üblichen Ernährungsgewohnheiten? Ernährungsanamnese (s. S. 19). Appetit, Nahrungsintoleranzen und -abneigungen. Hinweise auf eine Essstörung (s. S. 311)? Frühere Erkrankungen und Operationen, Medikamente, evtl. neue Medikamente; Abusus (Psychopharmaka, Diuretika, Laxanzien), Alkohol-, Nikotin-, Drogenkonsum, Lebensumstände, Depression (primär/sekundär)?

► **Körperliche Untersuchung:** Medizinischer Status (s. S. 25).

► **Weitere Untersuchungen:** Internistisches Basislabor, weiterführende Labordiagnostik und apparative Diagnostik je nach vermuteter Ätiologie.

11.14 Weitere gastrointestinale Beschwerden

Tabelle 135 · Eine Auswahl von möglichen ernährungsmedizinischen Maßnahmen zur adjuvanten Therapie[1] von Erkrankungen im Bereich des Magen-Darm-Trakts		
Erkrankung	**Therapieprinzipien**	**Bemerkungen**
Achalasie	– flüssige Kost – evtl. Trink- und Sondennahrung	
Hiatushernie	– s. Refluxösophagitis S. 213	
Gastritis[2]	– weniger/keine koffeinhaltigen Getränke, Alkohol, starke Gewürze (Pfeffer, Curry), (Nikotin) ($\rightarrow$ Säuresekretion $\downarrow$) – Nährstoffmangel vermeiden; evtl. günstige Effekte durch ω3- und ω6-Fettsäuren (s. S. 59) (kontrovers) ($\rightarrow$ Mukusproduktion und -qualität $\uparrow$) – häufigere + kleinere Mahlzeiten	– die atrophe Gastritis kann Ursache eines Vitamin-B_{12}-Mangels sein – Verminderung der Vitamin-B_{12}-Absorption (vgl. S. 118)
Magen-/ Duodenal- Ulkus[2]	– siehe Gastritis	– früher propagierte „Ulkusdiäten" sind heute größtenteils nicht mehr haltbar – „Schwört" ein Patient auf eine Ernährungsform, so soll diese – sofern keine Risiken bestehen – belassen werden

Tabelle 135 · Fortsetzung von Seite 242

Erkrankung	Therapieprinzipien	Bemerkungen
Dumping-syndrom	– viele kleine Mahlzeiten, langsam essen – proteinreiche Ernährung mit normaler Fettzufuhr (*Cave:* Steatorrhö) – wenig CHO, mehrheitlich in Form von komplexen CHO → Vermeiden aller einfachen Zucker – Beimischung von Nahrungsfasern in die normale Nahrung – Flüssigkeitszufuhr nur zwischen den Mahlzeiten – sofort nach größeren Mahlzeiten hinlegen oder sogar liegend essen – evtl. hilft es, beim Essen enge Kleider anzuziehen oder den Gürtel vor dem Essen enger zu schnallen	– Ernährung individuell anpassen (Verträglichkeiten/Unverträglichkeiten austesten) – Gewichtsverlust vermeiden – Supplemente je nach Malnutritionsrisiko in Abhängigkeit von der Nahrungszufuhr/-verträglichkeit – Therapie einer evtl. Steatorrhö (s. u.) – regelmäßige ernährungsmedizinische Evaluation und Anpassung der Ernährung – großzügiger Einsatz von Nährstoffsupplementen
Gastro-enteritis	– je nach Schwere der Krankheit: Reizarme (fettreduziert, eiweißarm bzw. *was vertragen wird*) sowie ballaststoffarme Ernährung – Glukose- und Elektrolyt-definierte Lösungen (vgl. S. 388) – pürierte Kost	
Steatorrhoe	– Fettzufuhr entsprechend der individuellen Verträglichkeit – Ernährung reich an CHO und Eiweiß – Korrektur von Nährstoffmangel (fettlösliche Vitamine, andere Vitamine und Spurenelemente, essenzielle Fettsäuren) – mittelkettige Triglyzeride (MCT-Fette, s. S. 59)	– *Merke:* Die Steatorrhö ätiologisch abklären
Reizdarm-syndrom (RDS; Colon irritabile)	– normale regelm. Nahrungsaufnahme – ballaststoffreiche Ernährung (s. S. 378), evtl. Ballaststoffsupplemente (Kleie oder kommerzielle Produkte) – Flüssigkeitszufuhr ↑ – körperliche Aktivität	– *Vorsicht:* Langsame Steigerung der Faserzufuhr – kein Ballaststoffexzess
Divertikulose	– ballaststoffreiche Ernährung (s. S. 378) – Flüssigkeitszufuhr ↑ – körperliche Aktivität	– *Vorsicht:* Bei Divertikulitis je nach Klinik ballaststoffarme Ernährung, enterale und evtl. parenterale Ernährung

*Tabelle 135 · **Fortsetzung von Seite 242***

Erkrankung	Therapieprinzipien	Bemerkungen
Obstipation	– bei Laxanzienabusus diese langsam ausschleichen – ballaststoffreiche Ernährung (s. S. 378): Mind. 25 g/d; Kleiezugabe (3 × 10 g Weizenkleie/d); Fasern gemeinsam mit genügend Flüssigkeit einnehmen; vermehrter Konsum von Vollkorn-/produkten, Obst, Gemüse, Hülsenfrüchten – Flüssigkeitszufuhr ↑: Kalorienfreie Getränke (Wasser/Mineralwasser) während des ganzen Tages, zwischen und während der Mahlzeiten (mind. 2l) – regelm. tägliche körperliche Aktivität	– *Vorsicht:* Keine Therapie ohne ätiologische Abklärung: Organische Ursache ausschließen – langsame Umstellung der Ernährung
Flatulenz	– individuelle Auslassversuche: Resistente Stärke (s. S. 82), Fruktose, Sorbit, Xylit, Pektin (Zitrusfrüchte, Apfelschale), Hemizellulose (Bohnen, Linsen, Rosenkohl, Erbsen, Spinat, Kleieprodukte), Zwiebeln, Knoblauch, Lauch, Sellerie, Trockenfrüchte, Apfelsaft – bei Laktoseintoleranz: Laktosearme Ernährung (s. S. 231) – körperliche Aktivität ↑ – langsam essen	– keine zu strikte Restriktion von Ballaststoffen (oft trotz Einschränkung Gasbildung; Obstipation) – Gasquellen: Aerophagie (N_2, O_2), intraluminale Gasproduktion aus nicht absorbierten, fermentierten CHO durch Bakterien (CO_2, H_2, CH_4)

1: **Keine Ernährungstherapie ohne Abklärung und Diagnose!**
2: Der Stellenwert von Ernährungsmaßnahmen war schon immer kontrovers und ist aufgrund neuer pharmakologischer Therapiemöglichkeiten (z. B. Protonenpumpen-Blocker) sowie der Bedeutung/Therapiemöglichkeit des Helicobacter pylori gesunken. Ernährungsmaßnahmen können auf individueller Ebene zusätzlich eine gewisse Erleichterung bringen, dürfen aber nicht überbewertet werden
CHO = Kohlenhydrate

12 Nierenerkrankungen

12.1 Chronische Niereninsuffizienz

Grundlagen

► **Definition:** Permanente, progressive Verminderung der glomerulären, tubulären und endokrinen Funktionen der Niere.
► **Ätiologie:**
- Ca. 40 % sind Diabetes-mellitus- und ca. 25 % Hypertonie-bedingt und damit potenziell vermeidbar.
- Weitere: z. B. Glomerulopathien (chronische Glomerulonephritis), interstitielle Nephritis, polyzystische Nephropathie, hereditäre Erkrankungen, obstruktive Nephropathien, vaskuläre Erkrankungen.
► **Pathophysiologie:**
- Exkretorische Nierenfunktion ↓ → glomeruläre Filtrationsrate ↓ → Serum-Kreatinin ↑ (Kreatinin-Clearance ↓).
- Tubuläre Funktion ↓ → Elektrolyt-, Flüssigkeitsretention (→ Ödeme, Hypertonie, Herzinsuffizienz).
- Urämie → metabolische Azidose.
► **Faktoren, die die Progression der Niereninsuffizienz fördern** (Bedeutung der einzelnen Determinanten variiert von Patient zu Patient z. T. stark):
- *Modifizierbar:* Hypertonie (→ optimale Blutdruckkontrolle), Plasmaglukosekonzentration (→ optimale Blutzuckereinstellung beim Diabetiker), Proteinurie (→ Eiweißeinschränkung, ACE-Hemmer), nephrotoxische Pharmaka, Plasmalipidkonzentration (→ Therapie der Dyslipidämie), Dehydrierung/ungenügende Flüssigkeitszufuhr, Rauchen (→ sistieren oder zumindest reduzieren).
- *Nicht modifizierbar:* Grunderkrankung, Rasse, Geschlecht, Glukokortikoid-Produktion, renale Hyperfiltration, Schwangerschaft.
► **Klinik:** Variabel in Abhängigkeit von Schweregrad und Ursache der Insuffizienz und von Komplikationen:
- *Leicht* eingeschränkte Nierenfunktion: Meist asymptomatisch; evtl. Polyurie, pathologisches Harnsediment.
- *Fortgeschrittene* Niereninsuffizienz: Ödeme, Hypertonie, Herzinsuffizienz, renale Anämie (→ Leistungsabfall), urämische Gastroenteritis (Übelkeit, Erbrechen, Durchfall), Juckreiz, renale Osteopathie (→ Knochenschmerzen, Frakturen), gastrointestinale Blutungen.
- *Terminale* Niereninsuffizienz: Urämische Enzephalopathie, Perikarditis, Lungenödem, Coma exitus.

Diagnostik

► **Diagnosestellung und weiterführende Diagnostik:** Siehe Fachliteratur.
► **Kontrollparameter:**
- *Nierenfunktionsparameter:* Serum-Kreatinin, -Harnstoff, Cystatin C, Kreatinin-Clearance, Urinstatus/-sediment (Proteinurie, nephritisches Sediment?). (Unter einer kreatininfreien Ernährung sinkt die Kreatininausscheidung im Urin nur um ca. 15 %.)
- *Compliance-Parameter:* Stickstoffausscheidung im 24-h-Urin (s. S. 38). *Beachte:* Die Harnstoffausscheidung erfolgt normalerweise relativ schnell (t 1/2: ca. 7 h); bei Niereninsuffizienz steigt die t1/2 stark an.

- *Ernährungsstatus:* Vor allem Erfassung des allgemeinen Ernährungsstatus (s. S. 18), Proteinzufuhr, Kaliumzufuhr (bei Hyperkaliämie), Salzzufuhr ($\rightarrow$ Salzverlustniere), Flüssigkeitszufuhr/-bilanz. Bei Dialyse Ernährungsstatus zu Beginn der Therapie erfassen und alle 3–6 Monate kontrollieren.
- *Weitere Parameter:* Elektrolyte (Na^+, K^+, Ca^{2+}), Phosphat, Säuren-Basen-Haushalt, Harnsäure, rotes Blutbild (renale Anämie), Erythropoietin, Vitamin D, Parathormon (PTH).

Allgemeine Therapie

▶ **Prinzipien:** Individuelle Therapie je nach Schweregrad und Pathogenese. Regelmäßige medizinische und ernährungsmedizinische Kontrollen und Anpassung der Therapie an die aktuelle klinische Situation.
▶ **Komponenten:**
- Optimale medizinische Betreuung; Therapie der Grundkrankheit, Hypertoniekontrolle (s. S 266), optimale Diabeteseinstellung (s. S. 197), Therapie der Dyslipidämie (s. S. 187).
- *Ernährungstherapeutische Maßnahmen* (s. S. 246, 247, 248).
- *Dialyse:* Peritonealdialyse, Hämodialyse.
  - ▶ *Vorsicht:* Malnutrition ist eine häufige Komplikation bei Nierenersatztherapie (Hinweise: Cholesterin ↓, Harnstoff ↓, LBM ↓).
- *Nierentransplantation.*

Ernährungstherapeutische Maßnahmen in der Prädialysephase

▶ **Ziele:**
- Progression der Niereninsuffienz und damit Dialysepflichtigkeit verzögern.
- Akkumulation von Stickstoff-Abbauprodukten und urämiebedingte metabolische Störungen (z. B. Hyperinsulinämie, Hyperparathyreoidismus) minimieren.
- Malnutrition vermeiden: Ziel ist die Beibehaltung der fettfreien Masse (Stickstoffbilanz [s. S. 39] = 0). Ein *geringfügig über Wochen persistierender* erhöhter Proteinabbau kann zur Protein-Energie-Malnutrition führen.
- Minimieren des Risikos der renalen Osteodystrophie.
▶ **Prädialysephase** (der Effekt dieser Komponenten auf die o. g. Ziele ist z. T. ungewiss und wird kontrovers diskutiert):
- *Proteinrestriktion* ($\rightarrow$ Progression evtl. ↓; s.a. Eiweiß S. 66):
  - Allgemeine Richtlinien für die Protein- und Energiezufuhr s. Tab. 136. Zufuhr biologisch hochwertiger Eiweißquellen (s. S. 72).
  - Energiezufuhr stärker durch Kohlenhydrate decken (stickstoffsparende Wirkung). Auch bei starker Eiweißeinschränkung kann eine Malnutrition vermieden werden.
  - ▶ *Vorsicht:* Eiweißmangel vermeiden (ausgewogene Stickstoffbilanz und optimale Eiweiß-Zusammensetzung [s. S. 39] anstreben).
- *Salz- und Wasserrestriktion* je nach Krankheitskonstellation $\rightarrow$ Flüssigkeitsbilanzierung (vgl. Flüssigkeit S. 47):
  - Idealerweise NaCl-Zufuhr = NaCl-Verlust (besonders bei „Salzverlustniere" NaCl-Verluste ersetzen, evtl. separate Kochsalzsubstitution).
  - *Allgemeine Regel* für nicht Dialyse-pflichtige Patienten: 2 g Na^+/d (vgl. salzdefinierte Diät S. 132).
  - Zu starke Na^+-Restriktion wegen der Gefahr des Volumenmangels (Nierenfunktion ↓, Hypotonie, Koagulopathie ↑) vermeiden.
- *Kaliumrestriktion:* In der Regel K^+-Restriktion ab GFR < 10–20 ml/min. Kaliumzufuhr < 60–70 mEq/d, d. h. < 2,8 g/d (s. kaliumarme Diät S. 136).

- *Phosphatrestriktion* (s. Tab. 136): Ziel: Plasma-Phosphat < 2 mmol/l. Phosphatarme Ernährung s. S. 148, Phosphatbinder (z. B. Kalziumkarbonat, Kalziumacetat). *Vorsicht* mit Vitamin-D-Supplementen (s. S. 179).
- *Magnesiumrestriktion* (s. S. 150): Mg^{2+}-haltige Medikamente (Antazida, Laxanzien), Supplemente vermeiden.
- *Therapie einer Dyslipidämie:* Therapie nach den üblichen Ernährungsempfehlungen (s. Dyslipidämie S. 189); bei ausbleibendem Erfolg ist der Einsatz von Lipidsenkern unumgänglich.
- *Kontrolle weiterer Makro-/Mikronährstoffe.* Supplementierung durch den Spezialisten (*Cave:* Toxizität). Mögliche Veränderungen:
  - ↓: Eisen, Zink, Selen, Vitamine B_1, B_2, B_6, C, D, Folsäure.
  - ↑: Kupfer, Chrom, Silikon, Vitamin A (*Cave:* Toxizität), Vitamin E.

Tabelle 136 · *Allgemeine* Richtlinien für die Energie-, Protein- und Phosphorzufuhr bei Patienten mit chronischer Niereninsuffizienz im Prädialysestadium (nach Maroni)

Schweregrad der Niereninsuffizienz	GFR [ml/m in]	Energie [kJ/kg KG/d]	Protein [g/kg KG/d]	Phosphor [mg/kg KG/d]
leicht	> 60	≥ 145[1]	keine Restriktion, Exzess vermeiden	keine Einschränkung
mäßig	25–60	≥ 145[1]	0,6, davon > 0,35 HBW-Proteine	≤ 10
schwer	5–25	≥ 145[1]	0,6, davon > 0,35 HBW-Proteine[4] *oder*	≤ 10
			0,3 mit EAA[2] *oder* Ketosäurenanaloga-Supplemente[3]	≤ 9

1: Entsprechen 35 kcal
2: EAA = essenzielle Aminosäuren (s. S. 66), z. B. EAS oral Tabl.
3: z. B. Ketosteril Tabl. (Kalzium-Salze von Ketoanaloga der essenziellen Aminosäuren werden unter Verwendung von Stickstoff nicht-essenzieller Aminosäuren transaminiert → Reutilisation von Aminogruppen → günstige metabolische Effekte (z. B. Harnstickstoff ↓))
4: HBW-Proteine = Proteine mit hoher biologischer Wertigkeit (s. S. 72)
GFR = glomeruläre Filtrationsrate

Ernährungsrichtlinien bei Hämodialyse

▷ *Beachte:* Bei schwerer Malnutrition Nährstoffe oral supplementieren.
▶ **Eiweiß** (s. S. 66): Bedarfsgerechte Zufuhr (≥ 1,0–1,2 g/kg KG/d); > 50 % hochwertiges Eiweiß).
▶ **Energie** (s. S. 9): Um 10–20 % erhöhter Ruheenergieverbrauch → unter stabilen Bedingungen Deckung des Bedarfs bei einer Aufnahme von ≥ 30–35 kcal/kg KG/d. Bei Übergewicht Gewichtsreduktion/-stabilisierung.
▶ **Fett** (s. S. 51): Zur Behandlung/Vermeidung einer Dyslipidämie fettreduzierte oder fettmodifizierte Ernährung (s. S. 54, 357).
▶ **Ballaststoffe** (s. S. 84): ≥ 30–40 g/d (s. ballaststoffreiche Kost S. 378).
▶ **Kalium** (s. S. 134): Zufuhr limitieren auf 1,5–3 g/d (s. kaliumarme Diät S. 136).

► **Phosphat** (s. S. 146): Zur Vermeidung einer Hyperphosphatämie phosphatarm ernähren (s. S. 148); Einsatz von Phosphatbindern (s. S. 147).

► **Kalzium** (s. S. 138): Kalziumreiche Ernährung (s. S. 143) in Kombination mit Kalziumsupplementen (s. S. 179). *Vorsicht:* Kontrolle des Phosphatspiegels.

► **Flüssigkeit** (s. S. 47): Restriktion (500–800 ml/d + Urinvolumen); Gewichtszunahme von 1 kg zwischen 2 Dialysesitzungen entspricht 1l Körperwasser. Flüssigkeitsbilanzierung, Kontrolle durch den Patienten.

► **Natrium** (s. S. 128): Individuelles Ausmaß der Restriktion, je nach Blutdruck und Ödemen (ca. 2–3 g/d; s. salzarme Kost S. 132).

► **Vitamine:**
  • *Wasserlösliche* Vitamine (vgl. S. 87) supplementieren (*Vorsicht* bei Vitamin C; s. Oxalsäure S. 120).
  • *Fettlösliche* Vitamine (vgl. S. 87) nicht supplementieren, außer evtl. Vitamin D (s. Vitamin-D-Supplementierung S. 98; individuelle Einschätzung, vgl. S. 98). *Vorsicht:* Vitamin-A-Toxizität (s. S. 91). Hyperkalzämiegefahr unter Kalzium **und** Vitamin-D-Supplementierung.

► **Eisen** (s. S. 153): Zufuhr ↓ und Verlust durch Dialyse → supplementieren (s. S. 156).

Ernährungsrichtlinien bei Peritonealdialyse

❏ *Beachte:*
  • Die Ernährungsempfehlungen sind bei Peritonealdialyse weniger streng als bei Hämodialyse (kontinuierliches Dialysat).
  • Bei schwerer Malnutrition Nährstoffe oral supplementieren.

► **Energie** (s. S. 9):
  • Bedarfsgerechte Zufuhr (> 35 kcal/kg KG/d). Eine adäquate Energiezufuhr ist für die Beibehaltung einer ausgeglichenen Stickstoffbilanz wichtig (vgl. S. 39).
  • Verteilung der Energieträger: 50 % der Gesamtenergiezufuhr Kohlenhydrate, 30 % Fett und 20 % Protein.
  • *Merke:* Das Dialysat ist eine gute Energiequelle (ca. 70 % der Glukose wird peritoneal resorbiert → 400–800 kcal/Dialyse!) → aktive Gewichtsstabilisierung wichtig. *Vorsicht* bei Diabetes mellitus.
  • Bei Übergewicht Gewicht reduzieren.

► **Eiweiß** (s. S. 66):
  • Bedarfsgerechte Zufuhr (≥ 1,0 g/kg KG/d, meist sind 1,2–1,5 g/kg KG/d ausreichend für eine ausgeglichene Stickstoffbilanz; bei Peritonitis erhöhter Bedarf).
  • Bei ungenügender Eiweißzufuhr evtl. Eiweiß mit hoher biologischer Wertigkeit (s. S. 72) supplementieren.
  • Eiweißzufuhr über den ganzen Tag verteilen.

► **Ballaststoffe** (s. S. 84): ≥ 30–40 g/d (s. ballaststoffreiche Kost S. 378).

► **Kalium** (s. S. 134): Kontrolle der Kaliumzufuhr je nach individueller Konstellation (Hyper-/Hypokaliämie?).

► **Phosphat** (s. S. 146): Phosphatrestriktion (z. B. 800–1000 mg/d); Phosphatbinder (s. S. 147) zu jeder Mahlzeit.

► **Flüssigkeit** (s. S. 47): Bilanzieren (500–800 [–1000]ml + Urinvolumen des Vortags).

► **Natrium** (s. S. 128): Bei Hypertonie/Ödemen Natriumzufuhr reduzieren.

► **Fett** (s. S. 51): Dyslipidämietherapie/-vermeidung (s. fettmodifizierte Kost [S. 357], fettreduzierte Kost [S. 300]).

► **Vitamine:**
  • *Wasserlösliche* Vitamine (vgl. S. 87): Bedarfsgerechte Zufuhr; evtl. gezielt supplementieren (z. B. Vitamin B$_6$).
  • *Fettlösliche* Vitamine (vgl. S. 87): Vitamin D (s. S. 95) nach Bedarf supplementieren. *Vorsicht:* Vitamin-A-Toxizität (s. S. 91).

12.2 Harnsteine

Grundlagen

▶ **Definition:** Steinbildung in den Hohlsystemen der Niere (Nierensteine, Nephrolithiasis) sowie in den ableitenden Harnwegen.

▶ **Epidemiologie:** Eine der häufigsten urologischen Erkrankungen. Männer : Frauen = 4 : 1. Inzidenz und Prävalenz in Deutschland ca. 0,5 % und 4 % (> 70 % unlösliche Kalziumoxalat- oder Kalziumphosphat-, ca. 10 % Harnsäure-, ca. 10 % Struvitsteine, selten Zystinsteine).

▶ **Ätiologie:** Genetische und individuelle, metabolische Faktoren, anatomische und funktionelle Abweichungen des Urogenitalsystems, sozioökonomische/kulturelle Faktoren, Umwelt (Klima, Jahreszeit), Medikamente; Hyperoxalurie (bei endogener Überproduktion [z. B. Ethylen-Glykol-Intoxikation] und/oder Hyperabsorption von Oxalsäure [bei diätetischem Kalziummangel, Oxalsäure-Excess, erhöhter Produktion durch intestinale Bakterien, Ileum-Resektion, Dünndarm-Bypass, einheimischer Sprue, exokriner Pankreasinsuffizienz, Morbus Crohn, Zellulosephosphat]).

▶ **Klinik:** Oft asymptomatisch; evtl. unspezifische Flanken-/Lendenschmerzen. Bei Steinabgang: Starke kolikartige Schmerzen („Nierenkolik") mit Ausstrahlung in die Leisten, Dysurie, Hämaturie, Zeichen der Harnwegsinfektion.

▶ **Folgen:** 60 % der Patienten mit Steinleiden erleiden ein Rezidiv → große Bedeutung der Rezidivprävention. Kann in eine Niereninsuffizienz münden.

Diagnostik

▷ *Merke:* Jeder Nierenstein/Steinabgang muss ätiologisch abgeklärt werden.

▶ **Anamnese und körperliche Untersuchung.**

▶ **Labor** (Nüchtern-Blutanalyse) (der Einsatz der diagnostischen Verfahren richtet sich nach der Gesamtkonstellation):
  • *Basisabklärung* (bei erstmaligem Auftreten und komplikationslosem Verlauf): Serum-Kreatinin/-Kalzium (wenn möglich ionisiertes Ca^{2+}), Phosphat, Albumin, Urin-pH, -Sediment, Steinanalyse (Röntgendiffraktion oder IR-Spektroskopie).
  • *Erweiterte Diagnostik:* Zusätzlich Serum-Harnstoff, -Harnsäure, -Kalium, Parathormon, 25-OH-Vitamin-D, 1, 25-(OH)₂-Vitamin-D, Calcitonin, Osteocalcin, 24-h-Urinausscheidung von Eiweiß, Kalzium, Magnesium, Harnsäure, Oxalsäure, Zystin, Kreatinin (→ Kreatinin-Clearance); bei Hinweis auf Infektion (d. h. Leukozyten und Nitritprobe positiv) Urinbakteriologie.

▶ **Bildgebende Verfahren:** Röntgen-Abdomenübersicht und i.v.-Urographie (s. Abb. 45), Sonographie.

Allgemeine Therapie

▶ **Ziele:** Vermeidung der Progression eines Harnsteinleidens, Rezidivprophylaxe, Steinentfernung.

▶ **Komponenten:**
  • *Pharmakologische Akuttherapie der Nierenkolik:* Spasmolytika (z. B. Buscopan) alleine oder in Kombination mit Analgetikum (z. B. Dolantin).
  • *Steinzerstörung/-entfernung:* z. B. extrakorporale Stoßwellenlithotripsie (ESWL), Chemolitholyse, chirurgische Intervention.
  • *Allgemeine Maßnahmen:* z. B. allgemeine und spezielle ernährungsmedizinische Maßnahmen (s. u.).

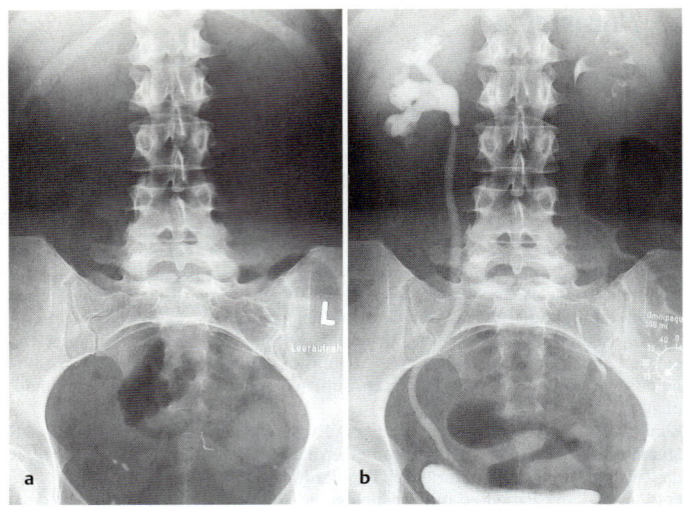

Abb. 45   Nierensteine in der i.v.-Urographie: **a** Abdomenleeraufnahme mit konkrementverdächtiger Verkalkung rechts prävesikal **b** 20 min später: Mäßiggradige Harnstauung rechts mit Durchzeichnung des Ureters bis hin zu dem prävesikalen Konkrement

Allgemeine ernährungstherapeutische Maßnahmen

▶ *Beachte:* Viele verschiedene Ernährungsfaktoren (s. Abb. 46) können die Entstehung von Harnsteinen beeinflussen → Ernährungsmaßnahmen nach Abklärung individuell formulieren.

▶ **Flüssigkeit** (hohes Steinrisiko bei Zufuhr < 1–1,4 l/d durch Übersättigung des Urins mit lithogenen Substanzen und vermindertes Wegspülen von Kristallaggregaten) (s. Tab. 138):
- *Ziel:* Urinvolumen > 2,5 l/d und spezifisches Gewicht des Urins < 1010 (Selbstkontrolle durch den Patienten mittels Teststreifen [z. B. MD Spezial]). *Vorsicht:* Bei der akuten Nierenkolik kann eine hohe Flüssigkeitszufuhr kontraproduktiv sein.
- *Konkrete spezifische Empfehlungen:* z. B. alle 4 h während des Tages und zu jeder Mahlzeit mindestens 250 ml Flüssigkeit trinken (Aufstellen eines Trinkplans; s. Wasser/Flüssigkeit S. 47).
- Flüssigkeitszufuhr auch kurz vor dem zu Bett gehen, evtl. auch nachts (Wasserlassen in der Nacht ist ein Hinweis auf gute Hydrierung).
- An heißen Tagen, bei Sport etc. Dehydrierung vermeiden.
- Art der Flüssigkeit ist von sekundärer Bedeutung, ideal sind kalziumreiche (schwefelarme) Mineralwasser (*Vorsicht* mit oxalathaltigen Flüssigkeiten [s. S. 252], Alkohol inkl. Bier, großen Mengen Tee/Kaffee).

▶ **Natrium (Kochsalz)** (s. Tab. 138):
- Kein Natriumexzess (Na ↑→ Urin-Ca^{2+}↑).
- Natriumzufuhr ↑ → Flüssigkeitszufuhr ↑.
- Die Effekte von Eiweiß (s. u.) und Natrium wirken additiv.

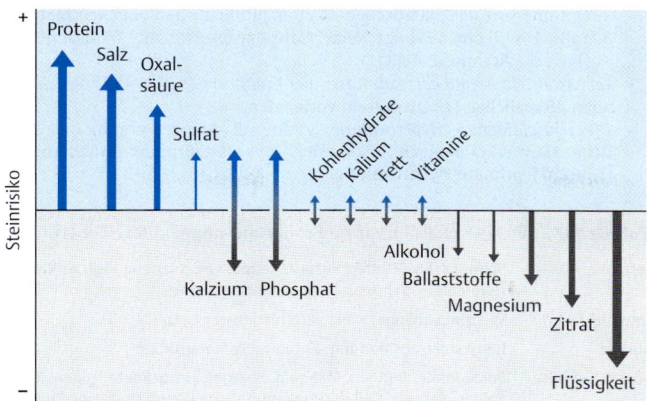

Abb. 46 Ernährungsfaktoren und deren Einfluss auf das Harnsteinrisiko (nach Parivar et al.)

▶ *Vorsicht:* Eine zu starke Natriumrestriktion ist u. U. kontraproduktiv: Durst ↓ → Flüssigkeitszufuhr ↓ → Lithogenität ↑.
▶ **Eiweiß** (s. Tab. 138):
  • Kein Exzess (z. B. Fleisch/-produkte nicht täglich).
  • Tierisches Eiweiß vermeiden (Vegetarier haben selten Harnsteine).
▶ **Kalzium** (s. Tab. 138; Hemmung der Oxalsäureabsorption):
  • Kalziumreiche Ernährung (*Vorsicht:* Idiopathische Hyperkalziurie Typ 2, d. h. absorptive Hyperkalziurie).
  • Einnahme von Kalziumsupplementen zum Essen (s. oxalsäurearme Ernährung S. 252).
  • Bei kalziumreicher Ernährung und/oder Kalziumsupplementen auf hohe Flüssigkeitszufuhr achten.
▶ **Zitrat** (Inhibitor der Lithogenese):
  • Erhöhung der Zitratausscheidung durch erhöhte Zitratzufuhr mit der Nahrung (*Vorsicht:* Gute Zitratquellen sind z. T. gute Oxalsäurequellen).
  • Modulation des Serum-pH-Wertes: Zitratausscheidung ↓ bei Azidose (Ursachen z. B. Hypokaliämie, proteinreiche Ernährung, Salzexzess); Zitratausscheidung gesteigert bei Alkalose.
  • *Allgemeine Empfehlung:* Zu jedem Essen Gemüse und zum Dessert Obst, verdünnter Zitronensaft.
▶ **Magnesium** (hemmt Kristallbildung, fördert Zitratausscheidung, vermindert Oxalatabsorption) (s. Tab. 138): Mangel vermeiden.
▶ **Oxalsäure:** Bei oxalathaltigen Harnsteinen und Hyperoxalurie ist eine oxalsäurearme Ernährung indiziert.
  ▶ *Merke:*
    – 90 % der im Urin ausgeschiedenen Oxalsäure stammt aus der endogenen Synthese, nur 10–15 % aus Lebensmitteln.
    – Kalziumrestriktion fördert die Oxalatabsorption.
  • *Grundprinzipien der oxalsäurearmen Ernährung:*
    1. Bedarfsgerechte Ernährung mit vermindertem Oxalsäuregehalt: Lebensmittel mit sehr hohem Oxalsäuregehalt meiden.

2. Optimierung der diätetischen Kalziumzufuhr zu den üblichen Mahlzeiten.
3. Falls 1 + 2 ohne Erfolg: Keine Nahrungsexzesse mit Oxalsäurevorstufen (Eiweiß, Vitamin C, Xylit).

- *Lebensmittelauswahl bei oxalsäurearmer Ernährung* (s. Tab. 137): *Beachte:* In fast allen pflanzlichen Lebensmitteln vorhanden.
- *Differentialdiagnose Hyperoxalurie:* Vitamin-B_6-Mangel, chronischee entzündliche Darmerkrankungen, (Adipositas-)Bypass-Chirurgie, Kurzdarmsyndrom (s. S. 237), primäre Hyperoxalurie.

Tabelle 137 · Für eine oxalsäurearme Ernährung ungeeignete Lebensmittel

Getränke	Schwarz-/Eis-/Pfefferminztee, Kaffee, verschiedene lösliche Kaffeepulver („Nescafé"), Schokolade- und Kakaogetränke
Getreide	Weizenkeimlinge, Kleie verschiedenster Getreide
Suppen	hergestellt aus den u.g. Zutaten; Tomatensuppe
Früchte/Gemüse	Sojabohnen, Bohnen, Mangold, Spargel, getrocknete Feigen, Rhabarber, Spinat, Sellerie, Rüben (Runkelrübe/rote Rübe), Portulak, Sauerampfer, Stachelbeeren, Himbeeren, Erdbeeren, Bananen (besonders unreife)
Nüsse	generell, v.a. Erdnüsse
Zucker/Süßstoffe	Schokolade (Kakaoprodukte), Xylit
Verschiedenes[1]	Petersilie, Dill, gemahlener Pfeffer, Limonenschale, Mohnsamen, Gelatine; *Vorsicht:* Vitamin-C-Supplemente (nur bei Prädisposition)[2]

1: Gewürze in kleinen Mengen unbedeutend
2: Kontrovers, da in meisten epidemiologischen Studien fehlende Assoziation. Erhöhte Vit. C-Zufuhr → Oxalsäure ↑ ist gesichert.

▶ **Maßnahmen zur Beeinflussung des Urin-pHs** (s. Tab. 138):

- *Ansäurung:* Tierisches Eiweiß, Pflaumen, Zwetschgen, Johannisbeer-, Preiselbeersaft, Zerealien, Hydrogenkarbonat-(HCO_3^-)arme und sulfat- (SO_4^{2-})reiche Mineralwasser, Eier, Käse, Alkohol (inkl. Bier).
- *Alkalisierung:* Vegetarische Ernährung (außer Zerealien), Milch, Gemüse; Obst (außer die unter Ansäuern aufgeführten): Starke Effekte durch Aprikosen, Karotten, Spinat, Trauben; außerdem bikarbonatreiche Mineralwasser, Zitrusfrüchte, Zitrusfruchtsaft (z. B. Orangen-, Grapefruitsaft), Alkoholverzicht, Altbier.

Spezielle Empfehlungen je nach Steinzusammensetzung

Tabelle 138 · Ausgewählte ernährungsmedizinische Einflussgrößen in Abhängigkeit von der chemischen Steinzusammensetzung

	Kalziumoxalat	Kalziumphosphat	Harnsäuresteine	Zystinsteine	Struvit
Flüssigkeit ↑	+++	+++	+++	+++++	+++
Natrium (Salz) ↓	(+)	(+)		(++)	
Kalzium ↑ (s. o. und S. 138)	+++	–	–	–	
Phosphat ↓ (s. o. und S. 146)	–	+++	–	–	++
Magnesium (adäquate Zufuhr; s. o. und S. 149)	++	–			
Eiweiß ↓ (s. o. und S. 66)	++	++	++	+++	
Eiweißexzess vermeiden	+++	–	–	++	
Oxalsäure ↓ (s. o. und S. 251)	+++	–	–	–	
Purin ↓ (s. o. und S. 205)	+	+	+++	+	
Alkohol ↓ (s. o. und S. 169)			+++		
alkalinisierende Nahrungsmittel (s. o.)/säurebildende Nahrungsmittel (s. o.)	+++	+++	++		+++
Urin-Ansäuerung	+++	+++	+++		+++
Urin-Alkalisierung			+++	+++	
Fasten					
Besonderheiten/weitere Einflussfaktoren	– Hyperkalziurie – Darmerkrankungen – *Vorsicht bei absorptiver* Hyperkalzurie mit kalziumreicher Ernährung und zu starker Kalziumeinschränkung – s. a. Hyperoxalurie, S. 249		Hyperurikämie (s. S. 205)	Vitamin C ist Löslichkeitsvermittler für Zystin	– typischer Infektstein – ernährungsmedizinische Bedeutung gering

12.3 *Nephrotisches Syndrom*

Grundlagen

▶ **Definition:** Das nephrotische Syndrom wird durch Proteinurie ($< 3{,}5\,g/1{,}73\,m^2$), Hypalbuminämie (Albumin $< 3\,g/dl$) und periphere Ödeme charakterisiert.
▶ **Ätiologie:** z.B. primäre Glomerulonephritis, immunologische Systemerkrankungen (z.B. SLE), Infektionserkrankungen, Diabetes mellitus, Amyloidose, Lymphome, Arzneimittel.
▶ **Klinik:** Periphere Ödeme und Zeichen der Volumenretention (Atemnot, Pleuraerguss); Infektneigung, gemischte Dyslipidämie, Hyperkoaguabilität. Infolge des hohen Eiweißverlusts kann eine Sonderform der Protein-Energie-Malnutrition (s. S. 308) entstehen (Muskelschwund u. U. infolge von Ödemen nicht sichtbar).

Diagnostik

▶ **Diagnosestellung** des nephrotischen Syndroms und weiterführende Untersuchungen zur Diagnose der Grundkrankheit s. Spezialliteratur.
▶ **Regelmäßige Überwachung:**
• Motivation des Patienten, Compliance-Kontrolle: Kontrolle der Proteinurie (24-h-Urinsammlung), Elektrolyte, Überwachung der Grunderkrankung.
• Ernährungsstatus (s. S. 18; liegt eine Malnutrition vor?).
• Ist eine Anpassung der Ernährung an eine veränderte klinische Situation notwendig?

Allgemeine Therapie

▶ **Ziele:**
• Behandlung der Grundkrankheit.
• Progression bremsen.
• Eiweißverlust minimieren (N-Bilanz aufrechterhalten, Hypalbuminämie minimieren).
• Kontrolle der Dyslipidämie.
▶ **Komponenten:**
• Ernährungstherapeutische Maßnahmen (s. u.).
• Medikamentöse Maßnahmen: Diuretika, Thromboembolieprophylaxe, medikamentöse Behandlung der Dyslipidämie (s. u.), Therapie einer Infektion (Antibiose), optimale Blutdruckeinstellung.
• Spezielle Maßnahmen zur Therapie der Grundkrankheit (z.B. Normalisierung des Blutdrucks, immunmodulierende Therapie bei Glomerulonephritis), Kortikosteroide.

Ernährungstherapeutische Maßnahmen

▶ **Bedarfsgerechte Energiezufuhr:** Siehe Tab. 139.
▶ **Reduktion des Proteinverlusts** (Proteinurie):
• *Pathophysiologie:* Enge Beziehung zwischen Ausmaß der Proteinurie und Krankheitsverlauf. Eine Reduktion der Proteinurie bewirkt auch eine Verminderung der Dyslipidämie. *Vorsicht*: Eine zu hohe Eiweißzufuhr erhöht den Eiweißverlust und verschlechtert die Nierenfunktion.
• *Schätzung des Eiweißverlusts* – d. h. der empfohlenen Eiweißzufuhr – unter *stabilen* Bedingungen (*Annahme:* Eiweißverlust = protein catabolic rate, PCR):

$$PCR\ [g/d] = 10,7 + \frac{24h\text{-Urin-Harnstoffausscheidung [g/d]}}{0,14}$$
$$+ \text{Urin-Eiweißausscheidung [g/d]}$$

- *Empfehlung:*
  - Eiweißzufuhr (s. Tab. 139): 0,7 bis maximal 1,0 g/kg KG (*Ausnahmen:* Proteinurie > 15 g/d, katabole Grund-/Begleiterkrankung, Glukokortikoid-therapie). Auf hohe biologische Wertigkeit achten.
  - Pflanzliches Eiweiß bevorzugen (Sojaeiweiß ist günstig, auch wegen positiver Effekte auf die Blutfette), tierisches Eiweiß u. U. ungünstiger.
  - Adäquate Energiezufuhr (Eiweiß-sparender Effekt).

Tabelle 139 · *Allgemeine* Richtlinien für die Energie-, Protein- und Phosphorzufuhr beim nephrotischen Syndrom (nach Maroni)

GFR [ml/m in]	Energie [kJ/kg KG/d]	Eiweiß [g/kg KG/d]	Phosphor [mg/kg KG/d]
< 60	≥ 145	0,8 (+ 1 g Protein/g Proteinurie) *oder*	≤ 12
		0,3 EAA[1] oder Keton-säuren-Supplemente[2] (+ 1 g Protein/g Proteinurie)	≤ 9

1: EAA = essenzielle Aminosäuren (s. S. 66), z. B. EAS oral Tbl.
2: z. B. Ketosteril Tbl. (siehe S. 352)
GFR = glomeruläre Filtrationsrate

▶ **Verminderung der Ödembildung** (verstärkt durch NaCl- und Volumenretention): Salz- und Volumenrestriktion (s. salzdefinierte Ernährung S. 132), Flüssigkeits-bilanzierung (s. S. 47). *Vorsicht:* keine zu strikte Einschränkung (Hypotonie, Niereninsuffizienz ↑, Koagulopathie ↑).

▶ **Kontrolle der Dyslipidämie:**
- *Pathophysiologie:* Alle Lipidfraktionen zeigen eine proatherogene Konstellation (Gesamtcholesterin ↑, TG ↑, LDL ↑, IDL ↑, VLDL ↑, HDL ↓, Lp (a) ↑), aufgrund einer vermehrten hepatischen Synthese, veränderter Enzymaktivitäten (z. B. LPL, LCAT) und eines verminderten Katabolismus. Die Behandlung der Dyslipidämie hat nicht nur antiatherogene Bedeutung, sondern führt auch zur Verbesserung der Nierenfunktion (Proteinurie).
- *Empfehlung:*
  - Entspricht den antiatherogenen Ernährungsrichtlinien (s. S. 260): Fettrestriktion/-modifikation (ca. 30 % der Energiezufuhr; *Schwerpunkte:* Zufuhr von gesättigten Fettsäuren senken [s. S. 59], diätetischen Cholesterinexzess vermeiden, Zufuhr von PUFA [s. S. 62] erhöhen [kein Exzess]).
  - Bei fehlendem Erfolg durch diätetische Maßnahmen pharmakologische Therapie (HMGCoA-Reduktase-Hemmer, Cholesterinabsorptionshemmer, Fibrate [s. S. 204]).
  - Bei IgA-Nephritis: Fischöl (s. S. 280).

► **Überwachung der Risikonährstoffe:** Eisen, Zink, Vitamin D, weitere Spurenelemente.

- *Pathophysiologie:* Vermehrter Verlust von Eisen, Zink im Urin, verminderte Vitamin-D-Synthese/-Aktivierung.
- *Empfehlung:* Supplementierung nur bei nachgewiesenem Mangel (*Cave:* Anämie häufig durch Erythropoietinmangel und nicht durch Eisenmangel). Bei Vitamin-D-Hypovitaminose kontrolliert supplementieren (s. S. 98).

13   Herz-Kreislauf-Erkrankungen

13.1 Koronare Herzkrankheit, Arteriosklerose

Grundlagen

▶ **Definition:** Häufigste Erkrankung der Arterien mit Verhärtung, Verdickung, Elastizitätsverlust, Funktionsstörungen und Verlegung des Lumens.

▶ **Bedeutung:** Arteriosklerose und Folgeerkrankungen stellen die häufigsten Todesursachen dar.

▶ **Risikofaktoren** (> 500 Risikofaktoren wurden beschrieben!):
- *Nicht beeinflussbare Faktoren:* Genetik (familiäre Disposition), Alter, Geschlecht (Männer > Frauen).
- *Beeinflussbare Faktoren:* Fettstoffwechselstörungen (Gesamtcholesterin ↑, LDL-Cholesterin ↑, HDL-Cholesterin ↓, Triglyzeride ↑ [s. S. 182]), Hypertonie (s. S. 266), Diabetes mellitus (s. S. 194), Rauchen, „metabolisches Syndrom", positive Familienanamnese, Bewegungsmangel, Lp(a) ↑ (s. S. 182), Adipositas (s. S. 285), abdominale Adipositas (s. S. 287), sozioökonomischer (niedriger) Status, psychische Faktoren (Stress, soziale Isolation, Depression, Angst, Aggressivität, Typ-A-Verhalten), Homozystein (s. S. 118), Fibrinogen, Entzündungsparameter (CRP), weitere thrombogene Faktoren, geographische Faktoren, weitere Ernährungsfaktoren (s. u.).

▶ **Ernährungsrelevante positive und negative Einflussfaktoren:**
- *Cholesterin/LDL-Cholesterin:* Siehe S. 183.
- *Gesättigte Fette/Fettsäuren:* Siehe S. 59.
- *HDL-Cholesterin:* Siehe S. 183.
- *Hypertriglyzeridämie, triglyzeridreiche Partikel und -remnants:* Siehe S. 184, 51.
- *Adipositas, Kalorienexzess, abdominale Adipositas:* Siehe S. 285, 287.
- *Diabetes mellitus, Glukoseintoleranz/Insulinresistenz:* Siehe S. 194.
- *Erhöhte Fettsäuren im Plasma:* Förderung der Plaquebildung, Förderung des LDL-Cholesterintransfers in die Endothelzelle, vermehrte hepatische Apo-B-Sekretion, Initiation der atherogenen Lipoproteinkaskade, hepatische Insulinextraktion ↓.
- *Metabolisches Syndrom.*
- *Postprandialer Stoffwechsel* (üblicherweise sind wir > 50 % des Tages im postprandialen Zustand):
  - Stoffwechseleffekte: Hypertriglyzeridämie, Hyperglykämie, Hyperinsulinämie, schwankende Fettsäurenkonzentration, Fibrinolyse ↓, Thromboseneigung ↑, hepatische VLDL und VLDL-Remnants ↑, HDL-Cholesterin ↓, LDL-Partikel-Größe ↓, Cholesterintransfer auf triglyzeridreiche Lipoproteine ↑, Akkumulation von VLDL und VLDL-Remnants in der Arterienwand und Aufnahme durch Makrophagen, Monozytenadhärenz ↑, Plasmin-Aktivator-Inhibitor-I-Sekretion ↑, Faktor-XII-Aktivierung, endotheliale Dysfunktion.
  - Maßnahmen zur Kontrolle der postprandialen Lipidämie: Anzahl der Mahlzeiten reduzieren (auf optimale Zusammensetzung achten, s. Vollkost S. 351), sofern keine metabolische Störung vorliegt, die eine häufige Mahlzeiteneinnahme erfordert. Triglyzeridspiegel senken (s. S. 187). Bei Übergewicht Gewichtsreduktion. Abdominale Adipositas (s. S. 287) vermeiden. Bei Diabetes mellitus optimale Blutzuckerkontrolle. Zufuhr an gesättigten Fettsäuren (s. S. 59) reduzieren. Zufuhr an ungesättigten Fettsäuren (s. S. 60) steigern,

aber kein Exzess. ω6/ω3-Verhältnis optimieren (s. S. 64, 59). Nikotinkonsum stoppen/ reduzieren. Regelmäßige körperliche Aktivität.

- ω3-*Fettsäuren* (s. S. 60, 62): Antiatherogene Effekte durch günstige Effekte auf die Plasma-Lipoproteine (Triglyzeride ↓, s. S. 190); antiaggregatorische Wirkung auf Thrombozyten (PGE$_1$ ↑, TXA$_2$ ↓, Prostazyklin I$_3$ ↑); antiarrhythmische Wirkung; entzündungshemmend; Verbesserung der endothelialen Funktion; Modulation der Chemotaxis (LTB$_5$ ↑).

- *Antioxidanzien* (Vitamin E [s. S. 100], Vitamin C [s. S. 120], Karotinoide [s. S. 92], Selen [s. S. 159], Zink [s. S. 161], Kupfer [s. S. 166], Mangan [s. S. 166]):
  - Antioxidanzien-Supplemente stellen eine nicht bewiesene Strategie zur KHK-/Arteriosklerosekontrolle dar (Heart Protection Study).
  - Antioxidations*hypothese* der Arteriosklerose: Oxidative Phänomene und freie Radikale fördern die Arteriosklerose (z. B. durch oxidative Modifizierung des LDL-Cholesterins → vermehrte Aufnahme in den subendothelialen Raum/Makrophagen → arteriosklerotische Plaques). Antioxidanzien wirken dem entgegen.
  - Ergebnisse aus epidemiologischen Studien und Tierexperimenten sind nicht eindeutig, und die Kausalität ist nicht bewiesen. Neue Ergebnisse weisen darauf hin, dass die Hypothese wahrscheinlich modifiziert werden muss.
  - Aufgrund dieser Datenlage kann zurzeit weder die Einnahme von Vitamin-E-Supplementen noch anderer antioxidativer Supplemente zur Arterioskleroseroseprophylaxe empfohlen werden (Empfehlungen und mögliche Indikation s. S. 264). Vermehrte Antioxidanzien-Zufuhr in Form von Früchte/Gemüse → Risiko ↓.

- *Homozystein* (schwefelhaltige, aus Methionin gebildete Aminosäure):
  - Formen der Homozysteinämie:
  - → Homozystinurie: Plasmahomozystein > 300 µmol/l. Autosomal rezessive, sehr seltene Erkrankung mit klassischen Symptomen in Jugend/Adoleszenz: Linsendislokation, Myopie, Arteriosklerose, Thrombosen/Embolien, Osteoporose, Knochendeformitäten, marfanoider Habitus, mentale Retardierung. Therapie: Symptomatisch, hohe Vitamin-B$_6$-Dosen (100–1000 mg/d) → Betreuung durch den Spezialisten.
  - → Milde bis moderate Homozysteinämie: Plasmahomozystein 14–100 µmol/l. Vorkommen bei 10–50 % der Patienten mit Arteriosklerose und -folgeerkrankungen. Ursächlich ist eine Kombination genetischer (z. B. Methyl-Tetrahydrofolsäure-Reduktase- [MTHFR-] Mutation: Erhöhtes Arterioskleroserisiko nur bei ungenügender Folsäurezufuhr), konstitutioneller und ernährungsabhängiger Faktoren (s. u.). Indikation nach Koronarstenting zurzeit kontrovers.
  - Maßnahmen zur Senkung erhöhter Homozysteinspiegel: *Obst- und gemüsereiche* Ernährung mit bedarfsgerechter Zufuhr von Folsäure (s. S. 123), Vitamin B$_6$ (s. S. 114), Vitamin B$_{12}$ (s. S. 116), Vitamin B$_2$ (s. S. 109). Folsäuresupplemente (vorher Ausschluss/Diagnose eines Vitamin-B$_{12}$-Mangels) sind indiziert, wenn das Homozystein durch diätetische Maßnahmen nicht gesenkt werden kann und bei Hochrisikopatienten. (Minimale Dosis: 400 µg Folsäure/d. Bei Niereninsuffizienz: > 1 mg Folsäure/d.) Bei Vitamin-B$_{12}$-Mangel und/oder zur Optimierung des Ansprechens mit Vitamin B$_{12}$ (s. S. 116) kombinieren (400–100 µg/d p.o. oder parenteral [Applikation und Dosis s. S. 119]). Bei Vitamin-B$_6$-Mangel (s. S. 115) und/oder pathologischem Methionin-Loading-Test zusätzliche Gabe von 25 mg Vitamin B$_6$/d.

- *Alkohol* (vgl. S. 169):
  - Dosis: Die meisten prospektiven und retrospektiven epidemiologischen Studien zeigen bei *leichtem bis moderatem* (s. S. 169) Alkoholkonsum eine – im Vergleich zu Alkoholabstinenz oder exzessivem Alkoholabusus – um 20–40 % *gesenkte* KHK-Mortalität (*Beachte:* Andere alkoholabhängige Erkrankungen z. T. ↑). Dieser protektive Effekt scheint mit steigendem Alter (> 50), bei Personen mit einem oder mehreren Herz-Kreislauf-Risikofaktoren und bei bestimmten ADH-Phänotypen (langsamer Alkoholmetabolsimus) ausgeprägter zu sein.
  - Getränketyp: Es gibt Hinweise darauf, dass der o. g. kardioprotektive Effekt v. a. durch die Verhaltensweisen des Konsumenten und weniger durch den Getränketyp ausgelöst wird. Inwiefern nichtnutritive Komponenten im Rotwein (z. B. Polyphenole) eine relevante Protektion ausüben, wird kontrovers diskutiert.
  - *Beachte:* Moderate Alkoholkonsumenten haben oft (im Vergleich zu Abstinenten oder exzessiven Alkoholkonsumenten) einen insgesamt gesundheitsfreundlicheren Lebensstil (z. B. mehr regelmäßige körperliche Aktivität, niedrigeren Fettkonsum).
- ▶ **Klinik:** Wichtigste Manifestationsformen der KHK sind Angina pectoris (Leitsymptom: Retrosternaler Schmerz), Myokardinfarkt, Rhythmusstörungen, plötzlicher Herztod; die wichtigste Manifestationsform der Arteriosklerose ist die periphere arterielle Verschlusskrankheit (pAVK).
- ▶ **Folgeerkrankungen** sind z. B. ischämische zerebrale Insulte, „benigne" Nephrosklerose mit fortschreitender Niereninsuffizienz, Bauchaortenaneurysma.

Diagnostik

- ▢ *Beachte:* Jeder unklare thorakale Schmerz („Brustschmerz") muss sofort fachärztlich abgeklärt werden.
- ▶ **Allgemeine Diagnostik:** Anamnese (Angina pectoris?), Ruhe-/Belastungs-EKG, (Stress-)Echokardiographie, Myokard-Szintigraphie, Koronarangiographie, Stress-Magnet-Resonanz-Tomographie, MRT-Spektroskopie.
- ▶ **Kardiovaskuläre Risikoabschätzung** (s. Abb. 47): Die Schaubilder verdeutlichen das Risiko, innerhalb der nächsten 10 Jahre einen Myokardinfarkt zu erleiden. Vorteile:
  - Schnelle und einfache Risikoeinschätzung.
  - Der Einfluss der einzelnen Faktoren (z. B. Rauchen) auf das Myokardinfarktrisiko wird verdeutlicht. Gleichzeitig kann man ablesen, wie sich die Modifizierung eines Risikofaktors (z. B. Rauchen stoppen) auf das Myokardrisiko auswirken kann.
  - Therapeutische (Zwischen-)Ziele lassen sich anhand der Schaubilder definieren und formulieren.
  - Bei multiplen Risiken kann anhand der Risikoschaubilder schnell beurteilt werden, durch welche Modifikation der größte Nutzen erreicht wird.
  - Die Schaubilder können zur Verdeutlichung und Motivation in der Beratung eingesetzt werden.
- ▶ **Homozystein-Diagnostik:**
  - *Plasma-/Serumhomozystein* (Abnahme nüchtern [> 10 h], auf korrekte Blutentnahme achten, kein Routinetest): Norm < 12 µmol/l, je tiefer desto besser. *Beachte:*
    - Vor dem Test „normal" ernähren → Testergebnis repräsentiert Bedingungen unter „normaler", patientenspezifischer Ernährung.

– In Stresssituationen (z. B. akuter Schlaganfall) erniedrigte Homozystein-spiegel.

- *Gleichzeitig* (v.a. bei alten Patienten): Plasma-(evtl. Erythrozyten-)Folsäure (s. S. 126), -Vitamin-B$_{12}$ (s. S. 118) (Folsäure, Vit. B$_{12}$ wichtige Determination der Homocysteinkonzentration).
- *Methionin-Loading-Test* (kein Routinetest → Rücksprache mit dem Spezialisten):
  – Indikationen: Evaluation der Metabolisierung von Homozystein, Abklärung von Patienten mit MTHFR-Mutationen (s. o.).
  – Praktisches Vorgehen: Nach Nüchtern-Homozysteinbestimmung Einnahme von 100 mg Methionin/kg KG in 150 ml Orangensaft. Nach 4 (6) Stunden erneute Homozysteinbestimmung.
  – Norm: Anstieg der Spiegel auf das 2–3-fache des Nüchternwertes.

Allgemeine Therapie

▶ **Kausale Therapie:** Elimination/Minimierung aller Risikofaktoren (Primär-/Sekundärprävention s. u.).
▶ **Symptomatische Therapie:**
  - Koronarthrombosen-Prophylaxe (100 mg Acetylsalicylsäure [z. B. Aspirin cardio 100]).
  - Antianginöse Therapie: Nitrate, β-Blocker, Kalzium-Antagonisten, Molsidomin.
▶ **Interventionelle Therapie:** Perkutane transluminale koronare Angioplastie (PTCA mit/ohne Stent), Bypass-Chirurgie, Laser-Revaskularisierung.

Ernährungstherapeutische Maßnahmen

◨ *Merke:* Die ernährungsmedizinischen Maßnahmen eignen sich zur Durchführung im Rahmen der Primär- und Sekundärprävention der KHK/Arteriosklerose.
▶ **Ziele:**
  - Senkung des Gesamtcholesterins, des LDL-Cholesterins und der Triglyzeride.
  - Erhöhung des HDL-Cholesterins.
  - Bei Diabetes mellitus Optimierung der Blutzuckereinstellung.
  - Weitere Ziele: Reduktion/Stabilisierung des Körpergewichts, Blutdrucksenkung, positive Beeinflussung weiterer Risikofaktoren (s. S. 257).
▶ **Schlüsselelemente:**
  1. Ernährung gemäß den allgemeinen Empfehlungen (s. S. 351 und Tab. 173): Bedarfsgerechte, abwechslungsreiche Ernährung mit adäquater Zufuhr aller essenziellen Nährstoffe.
  2. Zufuhr von gesättigten Fetten (s. S. 59) und Cholesterin (s. S. 183) reduzieren.
  3. Zufuhr von ungesättigten Fettsäuren (MUFA s. S. 60, PUFA s. S. 62) steigern.
  4. Obst- und Gemüsekonsum steigern.
  ◨ *Merke:* Das Risiko kann u. U. höher sein als in den Schaubildern dargestellt [z. B. bei Alter näher zur nächsten Alterskategorie, asymptomatischen Patienten mit präklinischen Hinweisen auf Arteriosklerose (z. B. CT), bei Personen mit ausgeprägter positiver Familienanamnese, vorzeitige KHK, bei Personen mit tiefem HDL-Cholesterin und erhöhten Plasma-Triglyceriden, Glukoseintoleranz, CRP↑, Homocystein↑, Fibrinogen↑, Apolipoprotein B↑, Lp(a)↑, Übergewicht/Adipositas/körperliche Inaktivität] (ESC 2003).
  5. Kalorienzufuhr reduzieren, falls notwendig Gewicht reduzieren, zumindest stabilisieren.
  6. Viel körperliche Aktivität (täglich mindestens 30 Minuten).

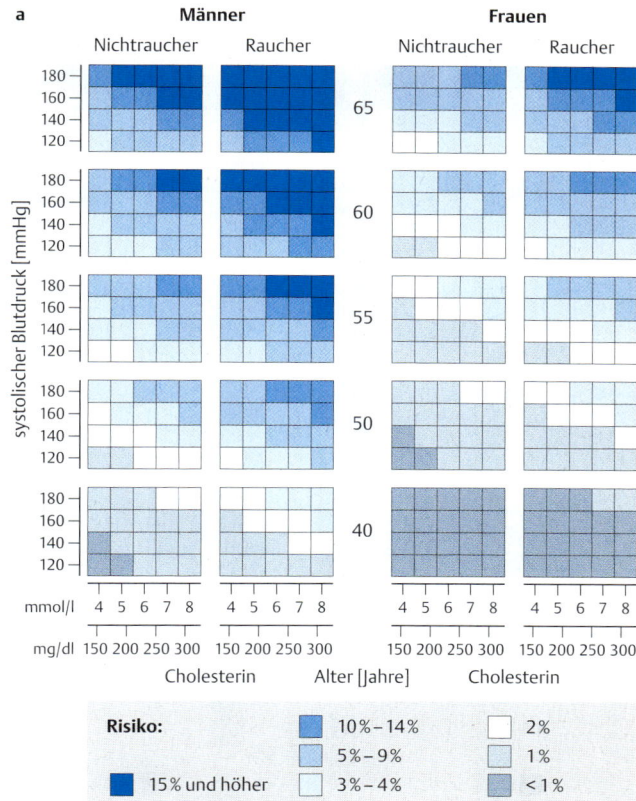

Abb. 47 a   10-Jahres-Risikoeinschätzung für einen tödlichen Herzinfarkt nach den Risikofaktoren Geschlecht, Alter, systolischem Blutdruck, Gesamtcholesterin und Rauchen a) für Hochrisikoregionen

Herz-Kreislauf-Erkrankungen

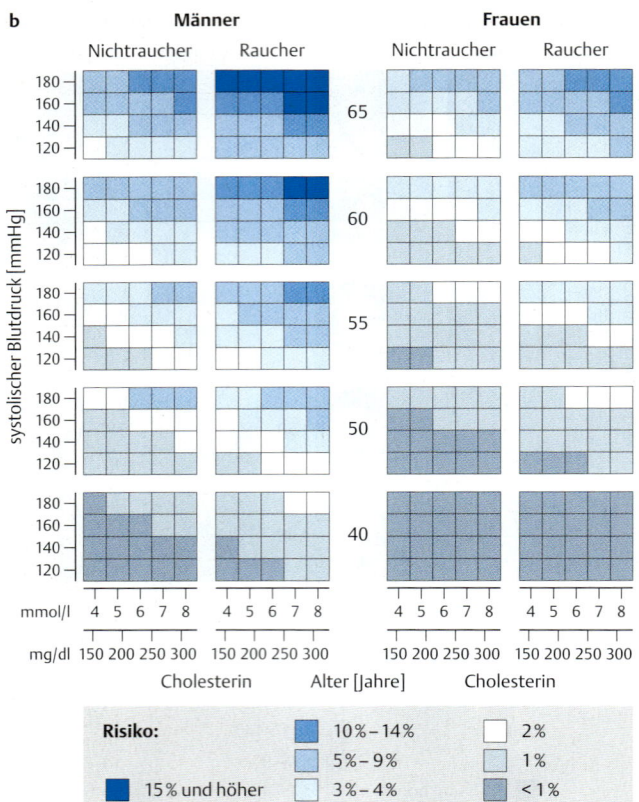

Abb. 47b 10-Jahres-Risikoeinschätzung für einen tödlichen Herzinfarkt nach den Risikofaktoren Geschlecht, Alter, systolischem Blutdruck, Gesamtcholesterin und Rauchen b) **für Regionen mit geringem Risiko** (Belgien, Frankreich, Griechenland, Italien, Luxemburg, Spanien, Schweiz und Portugal). [European Guidelines on CVD Prevention, ESC 2003]

Tabelle 140 · Essenzielle Bestandteile der therapeutischen Lebensstiländerung

Bestandteil	Empfehlung
LDL-erhöhende Nahrungsmittel	
– gesättigte Fettsäuren*	weniger als 7 % der Gesamtkalorien
– Nahrungscholesterin	weniger als 200 mg/Tag
therapeutische Wahl zur LDL-Senkung	
– Pflanzenstanole/-sterole	2 g/Tag
– erhöhte Zufuhr von Nahrungsfasern	10-25 g/Tag
Gesamtkalorien (Energie)	Kalorienzufuhr anpassen, um erwünschtes Gewicht zu halten/ Gewichtszunahme zu vermeiden
körperliche Aktivität	moderate Aktivität, Ziel: mindestens 200 kcal/Tag verbrennen

*: *trans*-Fettsäuren erhöhen auch den LDL-Wert und sollten nur in kleinen Mengen aufgenommen werden.

▶ **Weitere Empfehlungen:**

- *Fett* (s. S. 51): Fettzufuhr auf ca. 30 % der Gesamtenergiezufuhr reduzieren; pflanzliche Fette/Öle bevorzugen; ω3-Fettsäure-reiche Ernährung (s. S. 59), Transfettsäurenzufuhr (s. S. 64) minimieren.
  - Bei Hypercholesterinämie (s. S. 184): Zufuhr gesättigter Fettsäuren ↓ (s. S. 59), MUFA- (s. S. 61) und PUFA-Zufuhr ↑ (s. S. 62), mediterrane Ernährung (s. S. 359), faserreiche Kost (s. S. 378), Gewichtskontrolle, Cholesterinzufuhr ↓ (s. S. 183).
  - Bei Hypertriglyzeridämie (s. S. 184): Gesamtfettzufuhr ↓ (v.a. gesättigte Fettsäuren ↓ [s. S. 59]), Fischöl (s. S. 280), Kontrolle des Körpergewichts (s. S. 299, 28), Kontrolle der Alkoholzufuhr (vgl. S. 170), Kontrolle der Kohlenhydratzufuhr (s. S. 77). Bei Diabetes mellitus Blutzuckereinstellung optimieren.
- *Kohlenhydrate* (s. S. 74): Lebensmittel mit niedrigem glykämischen Index bevorzugen (s. S. 78); ballaststoffreiche Ernährung (s. S. 378).
- *Mindestens einmal pro Woche Fisch essen* (vgl. PUFA S. 62).
- *Regelmäßig Hülsenfrüchte* (Nüsse, Bohnen) (täglich ca. 20 g).
- *Mediterrane Ernährung* (s. S. 359).
- *Bei Hypertonie:* Optimale Blutdruckkontrolle (s. S. 266).
- *Bei Glukoseintoleranz/Insulinresistenz/Diabetes mellitus:* Blutzucker optimieren.
- *Alkohol:* Dient nicht zur Gesunderhaltung! (Empfehlung s. S. 170).
- *Nikotinabstinenz* (*Merke:* Schädliche Nikotinwirkungen können nicht durch Supplemente kompensiert werden).
- *Postprandiale Lipidämie kontrollieren* (s. S. 257).
- *Vermehrte Zufuhr von Antioxidanzien durch Ernährungsmaßnahmen:* Versorgung mit antioxidativ aktiven Vitaminen durch *fettreduzierte* (s. S. 54)/-modifizierte (s. S. 357) Ernährung mit *hohem Obst- und Gemüseanteil* (Nahrungsquellen für Vitamin E s. S. 101, Vitamin C s. S. 121, Karotinoide s. S. 93, Folsäure).
- *Senkung erhöhter Plasma-Homozysteinspiegel* (s. S. 259): Erhöhung der Folsäure-Zufuhr durch die Ernährung und Folsäure-Supplemente. Allenfalls Optimierung der Versorgungslage mit Vitamin B_{12}, Vitamin B_6, Vitamin B_2.
- *Vermehrte Zufuhr von sekundären Pflanzenstoffen* (s. S. 176).
- *Kein Koffeinexzess* (maximal 3–5 Tassen/d).

- *Zur Vitamin-E-Supplementierung* (sehr kontrovers):
  - *Mögliche* Indikationen: Hohes Koronarrisiko (multiple ungenügend kontrollierte kardiovaskuläre Risikofaktoren), Sekundärprävention bei Risikopersistenz.
  - Gleichzeitige Vitamin-C-Supplementierung sinnvoll (s. S. 122).
  - Primärprävention: Mindestens 100 IU Vitamin E/d.
  - Koronarpatienten (Sekundärprävention): 400 IU Vitamin E/d (z. B. Ephynal à 100 IU oder 300 IU all-rac-α-Tocopheryl-Acetat). Höhere Dosierung vermeiden!
  - ▶ *Beachte:* Langzeittherapie nötig; Supplementierung nur, wenn der Patient alle anderen Strategien zur Risikominimierung optimal einsetzt; Nebenwirkungen und Toxizität von Vitamin E s. S. 103.

13.2 Herzinsuffizienz

Grundlagen

- **Definition:** Funktionsstörung des Herzens mit unzureichender Blutversorgung des Organismus (Herzminutenvolumen ↓, intrakardialer Druck ↑).
- **Ätiologie:**
  - *Systolische* Funktionsstörung: z. B. koronare Herzkrankheit, Herzklappeninsuffizienz, Hypertonie.
  - *Diastolische* Funktionsstörung: z. B. Hypertonie, Perikarderguss, Mitralklappenstenose.
  - *Andere:* Herzrhythmusstörungen, Alkohol, Systemerkrankungen, Kardiomyopathien, Cor pulmonale (idiopathisch).
- **Klinische Stadieneinteilung nach der NYHA** (New York Heart Association):
  - NYHA I: Normale körperliche Belastungsfähigkeit ohne Beschwerden.
  - NYHA II: Beschwerden bei stärkerer Belastung.
  - NYHA III: Beschwerden bei geringer Belastung.
  - NYHA IV: Beschwerden in Ruhe.
- **Klinik:** z. B. Leistungsverminderung, Lungenstauung mit Dyspnoe, periphere Ödeme, Rhythmusstörungen, Pleuraerguss, Aszites, Proteinurie, Stauungsgastritis, Nykturie, Malabsorption → Malnutrition.

Diagnostik

- **Diagnosestellung:** Klinik (Links- und/oder Rechtsinsuffizienz), EKG, Thorax-Röntgen, Echokardiographie, Koronarangiographie, Radionukleotid-Ventrikulographie, MRT. Einzelheiten siehe Spezialliteratur. Labor: (pro) BNP.
- **Kontrolluntersuchungen:**
  - Ernährungsstatus: Kontinuierliche Überwachung im Verlauf (s. Erfassung des Ernährungsstatus S. 18). Verlust der LBM (s. S. 3) vermeiden.
  - Körpergewicht kontrollieren/dokumentieren, evtl. täglich, damit eine Dekompensation frühzeitig erkannt wird.
  - Evtl. Bestimmung der LBM/des Körperwassers mittels Bioimpedanzanalyse (s. S. 42).

Allgemeine Therapie

- **Ziele:**
  - Progression der Grunderkrankung vermeiden/verzögern.
  - Kardiale Volumenbelastung verringern.

- Elektrolytstörungen verhindern/beheben (Kalium, Natrium).
- Malnutrition vermeiden („kardiale Kachexie"), Sarkopenieprophylaxe (s. S. 281).
► **Komponenten:**
- Optimale pharmakologische Therapie je nach Klinik/Grunderkrankung (s. Spezialliteratur).
- Allgemeinmaßnahmen (z. B. Schonung im akuten Stadium, später Aufbau/Förderung der körperlichen Aktivität).
- Ernährungsmedizinische Maßnahmen (s. u.).

Ernährungstherapeutische Maßnahmen

► Alle ernährungsmedizinischen Maßnahmen müssen individuell eingesetzt und je nach Krankheitsverlauf modifiziert werden.
  ▶ *Beachte:* Auch bei NYHA-Stadium I und II ohne sichtbare Ödeme liegt eine Natrium- und Flüssigkeitsretention vor. Fehlinterpretation normales Körpergewicht.
► **Natriumrestriktion:** 1,5–2 g Natrium/d (s. salzdefinierte Ernährung S. 132).
- Indikationen: Nachlassen der Diuretikawirkung, Optimierung der Diuretika-Wirkung.
- Anpassung an die Klinik, bei klinischer Verbesserung evtl. 3 g Natrium/d.
- Hyponatriämie (s. S. 130) vermeiden.
  ▶ *Beachte:* Eine extreme Salzrestriktion kann kaum eingehalten werden und beinhaltet auch das Risiko einer Malnutrition. Oft ist es sinnvoller, bei höherer Natriumzufuhr die Diuretikadosis zu erhöhen.
- Bei normaler Nierenfunktion evtl. kaliumreiche (d. h. natriumarme) Ernährung (s. S. 137).
► **Flüssigkeitsrestriktion:** 500–1500 ml Flüssigkeit/d.
- Indikation: Fortgeschrittene, pharmakologisch schwierig therapierbare Herzinsuffizienz.
- Flüssigkeitsbilanzierung (s. S. 47), tägliche Kontrolle des Körpergewichts (Gewichtszunahme von 1,5–2 kg → Arzt kontaktieren).
- Wassergehalt bestimmter Lebensmittel beachten (vgl. S. 50): z. B. Gelatine (95 %), Speiseeis (35 %), Sorbet (50 %).
► **Energie:** Bedarfsgerechte Zufuhr: ca. 1,5 × GU (s. S. 9).
- Restriktion bei Adipositas.
- Bei ungenügender Zufuhr: Supplementierung mit energie- und proteinreichen Nahrungsmitteln (z. B. energiereiche Flüssigkeiten, Pudding) oder enteralen Lösungen (s. S. 70, 382).
► **Eiweiß** (s. S. 66): Bedarfsgerechte Zufuhr. Anpassung an die katabole Stoffwechsellage.
- Ziel: Positive N-Bilanz [s. S. 39] von 1,4–2,0 g N/d.
- Keine Restriktion.
► **Kalium** (s. S. 134): Falls keine Kontraindikationen vorliegen: 4,5–7 g Kalium/d.
- Hypokaliämie (s. S. 135) vermeiden (*Vorsicht:* Antiarrhythmikatoxizität ↑).
- Anpassung an die Nierenfunktion (vgl. Niereninsuffizienz S. 246).
► **Thiamin** (Vitamin B$_1$, s. S. 106): Evtl. großzügig supplementieren, besonders bei dekompensierter Herzinsuffizienz.
- Wichtig für die optimale Herzfunktion.
- Erhöhtes Risiko eines Vitamin-B$_1$-Mangels bei alten Menschen und/oder chronischer Diuretikatherapie.

► **Verschiedenes:**
- Die ausreichende Versorgung mit allen essenziellen Nährstoffen sichern. Bei Therapie mit Diuretika je nach biochemischen Parametern, Nierenfunktion und Essverhalten des Patienten evtl. wasserlösliche Vitamine und Spurenelemente supplementieren.
- Kardiale Belastung minimieren:
  - Mehrere kleine energie- und nährstoffdichte Mahlzeiten über den Tag verteilt.
  - Aufklärung des Patienten: Der Patient muss verstehen, warum diese ernährungsmedizinischen Maßnahmen hilfreich sein können.
  - So lange wie möglich körperlich aktiv bleiben.
- Oft Vitamin-D- und Kalziumversorgung suboptimal.
- Magnesium-Verluste durch Diuretika.
- Kontroverse Therapien: Carnitin, Inositol, Coenzym Q10.
- Patientenschulung: Gewichtsmonitoring ist extrem wichtig.

13.3 Hypertonie

Grundlagen

► **Definition** (ESH 2003): Blutdruck ≥ 140/90 mmHg. Optimaler Blutdruck: < 120/< 80 mmHg. Definition eines normalen Blutdrucks abhängig von der Messsituation: Praxismessung: 120–129/80–84 mmHg; Selbstmessung durch Patienten: < 135/85 mmHg; 24 h-ABPM: < 125/80 mmHg. Normaler Blutdruck bei Diabetiker: < 130/80 mmHg. Isolierte systolische Hypertonie: ≥ 140/< 90 mmHg.
► **Epidemiologie:** Ca. 20 % der Bevölkerung haben einen erhöhten Blutdruck. Mit Alter Prävalenz ↑, von den behandelten Hypertonikern ist nur ein verhältnismäßig kleiner Anteil optimal eingestellt.
► **Risikofaktoren:** Genetische Disposition (positive Familienanamnese, schwarze Hautfarbe), Adipositas, Alkohol, Nikotin, körperliche Inaktivität, Blutdruck im oberen Normbereich.
► **Ätiologie:**
- *Primäre* (essenzielle) Hypertonie (> 95 % der Fälle): Unbekannt (Risikofaktoren s. o.).
- *Sekundäre* Hypertonie: z. B. Nierenarterienstenose, primärer Hyperaldosteronismus, Phäochromozytom.
► **Einteilung** (ESH 2003) siehe Tab. 141.
► **Klinik:** Meist asymptomatisch; die ersten Symptome (z. B. Kopfschmerzen) treten oft erst bei sehr hohem Druck und/oder langer chronischer Druckerhöhung oder bei Komplikationen auf.
► **Komplikationen:** z. B. Arteriosklerose, koronare Herzkrankheit, zerebraler Insult, Niereninsuffizienz, hypertensive Augenfundusveränderungen (Retinopathie).

Diagnostik

☐ *Merke:* Blutdruckerhöhung in jedem Fall durch den Arzt abklären lassen.
► **Blutdruckmessung:** Messung bei *jedem* einmal jährlich. Bei manifester Hypertonie zunächst mindestens einmal monatlich Blutdruckmessung und Kontrolle der pharmakologischen und nichtpharmakologischen Maßnahmen (s. u.) sowie bei Bedarf Therapieanpassung.
► **Risikobewertung:** Siehe Tab. 141. Beurteilt wird das Morbiditäts- und Mortalitätsrisiko. Die Risikobeurteilung sollte vor jeder Therapie zur Beurteilung der Prognose durchgeführt werden.

Tabelle 141 · Hypertonie Risiko-Stratifizierung (ESH 2003)

Blutdruck (mmHg)

Andere RF/ Erkrankungen	Normal 120–129/ 80–84	hoch-normal 130–139/ 85–89	Grad I 140–159/ 90–99	Grad II 160–179/ 100–109	Grad III SBD ≥ 180 od. DBD ≥ 110
keine RF	geringes Risiko	geringes Risiko	leicht erhöhtes Risiko	moderat erhöhtes Risiko	hohes Risiko
1–2 RF	leicht erhöhtes Risiko	leicht erhöhtes Risiko	moderat erhöhtes Risiko	moderat erhöhtes Risiko	sehr hohes Risiko
≥ 3 RF od. Endorganschäden od. Diabetes	moderat erhöhtes Risiko	hohes Risiko	hohes Risiko	hohes Risiko	sehr hohes Risiko
assoziierte klinische Erkrankungen	hohes Risiko	sehr hohes Risiko	sehr hohes Risiko	sehr hohes Risiko	sehr hohes Risiko

RF: Risikofaktoren, Alter (Männer > 55, Frauen > 65 Jahre), Rauchen, Dyslipidämie (s. S. 182), positive Familienanamnese für vorzeitige kardiovaskuläre Erkrankungen (s. S. 257), abdominale Adipositas, C-reaktives Protein ≥ 1mg/dl, Diabetes (s. S. 194)

Endorganschäden: linksventrikuläre Hypertrophie, verdickte Arterienwand (Ultraschall), oder Plaque, Kreatininerhöhung, Mikroalbuminurie

Assoziierte Erkrankungen: zerebrovaskuläre Erkrankungen (z. B. ischämische Apoplexie/Hirnblutung/transitorische ischämische Attacke), Herzerkrankungen (Herzinfarkt, Angina pectoris, Revaskularisation, Herzinsuffizienz), Nierenerkrankungen (Niereninsuffizienz/diabetische Nephropathie), periphere vaskuläre Erkrankung, fortgeschrittene Retinopathie

SBD: systolischer Blutdruck
DBD: diastolischer Blutdruck

▶ **Weitere Diagnostik:** Anamnese (z. B. frühere Erkrankungen, Familienanamnese, Medikamente, Genussmittel), körperliche Untersuchung (z. B. Pulsstatus, Augenhintergrund), Labor, EKG, Langzeitblutdruckmessung, evtl. Röntgen-Thorax, Duplex-/Sonographie, Echokardiographie s. Spezialliteratur.

Allgemeine Therapie

▶ **Bei bekannter Ursache:** Behandlung der Grundkrankheit (z. B. Nierenarterienstenose, primärer Hyperaldosteronismus) soweit möglich.

▶ **Weitere Komponenten:** Die meisten Blutdruckerhöhungen lassen sich durch eine Kombination der u. g. Maßnahmen behandeln.

- • *Allgemeine Maßnahmen* (die individuell am sinnvollsten erscheinenden Maßnahmen auswählen und sukzessive implementieren; mögliche Blutdruckeffekte s. Tab. 142.):
  - – Ernährungstherapie (s. u.).
  - – Regelmäßige körperliche Aktivität.
  - – Nikotinabstinenz.
  - – Stress-Kontrolle.
  - – Genügend Schlaf und Ruhezeit.

- *Pharmakologische Therapie:* Einige zum Einsatz kommenden Medikamentgruppen und deren Einfluss auf verschiedene metabolische Parameter s. Tab. 143. Medikamentöse Therapie im Einzelnen s. Spezialliteratur.

Tabelle 142 · Blutdruckeffekte [mmHg] durch allgemeine Faktoren[1]

Ernährungsfaktor	Blutdrucksteigerung [mmHg]
Übergewicht/Adipositas	10
körperliche Inaktivität	10
Alkohol	5–8
westliche konventionelle (versus vegetarische) Ernährung	5–8
Na$^+$/K$^+$-Verhältnis in der Nahrung ↑	3–14

1: Das individuelle Antwortmuster ist sehr unterschiedlich → individuell austesten

Tabelle 143 · Effekte von Antihypertensiva auf verschiedene metabolische Parameter

Medikament	LDL-C	HDL-C	TG	Glukose-intoleranz	Hyper-urikämie
Diuretika	↑	↓	↑	↑	↑
β-Blocker					
ohne ISA	↑	↓	↑	↑	↔
mit ISA	↔	↔	↔	↔	↔
Kalzium-Antagonisten	↔	↔	↔	↔	↔
ACE-Hemmer	↔	↔	↔	↓	↔
AT-II-A	↔	↔	↔	↔	(↓)
α-Blocker	↓	↓	↓	↓	↔

LDL-C = LDL-Cholesterin, HDL-C = HDL-Cholesterin, TG = Triglyzeride, ISA = intrinsische sympathomimetische Aktivität, ACE = Angiotensin-Converting-Enzyme, AT-II-A = Angiotensin-II-Antagonisten, ↔ = neutral, ↑ = Verschlechterung, ↓ = Verbesserung

▶ **Therapiestrategien in Abhängigkeit von der Risikobewertung** (s. Tab. 141 und Abb. 47, S. 261):

◼ *Beachte:* Bei *medikamentös behandelter* Hypertonie nicht mit Allgemeinmaßnahmen überfordern (v.a. nicht, wenn die Medikamenten-Compliance auf dem Spiel steht).

- *Hohes* und *sehr hohes Risiko:* Erhöhten Blutdruck verifizieren und sofort mit der medikamentösen Therapie beginnen; nichtpharmakologische Maßnahmen später nach individueller Evaluation einleiten.
- *Mittleres Risiko:* Nichtpharmakologische Maßnahmen für 3–6 Monate; bei ungenügendem Ansprechen (Blutdruck ≥ 140/90 mmHg) medikamentöse Therapie einleiten, nicht-pharmakologische Maßnahmen weiterführen.
- *Geringes Risiko:* Nichtpharmakologische Maßnahmen für 6–12 Monate; bei ungenügendem Erfolg (Blutdruck ≥ 150/95 mmHg) medikamentöse Therapie einleiten, nicht-pharmakologische Maßnahmen weiterführen.

Ernährungstherapeutische Maßnahmen

► Gesunde Ernährung mit bedarfsgerechter Zufuhr aller essenziellen Nährstoffe, z. B.:
  • Nährstoffzufuhr entsprechend den Regeln für gesunde Ernährung (s. Nährstoffpyramide S. 354).
  • Fettreduzierte und/oder -modifizierte Ernährungsformen (s. S. 362, 357).
  • Obst- und gemüsereiche Ernährung.
  • DASH-Diät (s. S. 373).
► Bei Übergewicht Gewicht reduzieren (s. S. 291). Gewichtszunahme und abdominale Adipositas (s. S. 287) vermeiden.
► Alkoholzufuhr kontrollieren/reduzieren (s. S. 170).
► Salzrestriktion (v.a. bei vorhandener Salzsensitivität; s. S. 131): Salzexzesse vermeiden, Natriumzufuhr ≤ 7 g Natrium/d (s. salzdefinierte Ernährung S. 132) Übergewicht/Adipositas ist die wichtigste Ursache für Salzsensitivität (d. h. Gewichtsreduktion wichtiger als Salzrestriktion)!
► Kaliumreiche Ernährung (> 90 mmol Kalium/d durch kaliumreiche Kost [s. S. 137] oder DASH-Diät [s. S. 373]; *Vorsicht* bei Niereninsuffizienz). Das Natrium-/Kalium-Verhältnis in der Nahrung beachten.
► Kalziumreiche Kost (s. S. 143).
► Magnesiumreiche Ernährung (s. S. 149; *Vorsicht* bei Niereninsuffizienz).
► Faserreiche Kost (s. S. 378).
► Weitere Ernährungsfaktoren: Vegetarische Ernährung (s. S. 393), Koffein, Fischöl (s. S. 62), Vitamin C (s. S. 120).
► Ungenügende Evidenz für bioaktive Peptide aus der Milch (ACE-Hemmung).
► Ernährungsmaßnahmen immer in Kombination mit vermehrter körperlicher Aktivität.

14 *Erkrankungen des Skeletts/ Bewegungsapparats*

14.1 Osteoporose

Grundlagen

▶ **Definition:** Verlust der Knochenmasse und Knochenstrukturveränderungen (s. Abb. 48).

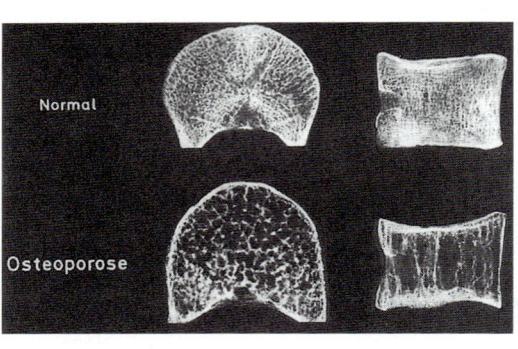

Normal

Osteoporose

Abb. 48
Osteoporose:
Veränderung der
Knochenstruktur in
der Spongiosa von
Wirbelkörpern

▶ **Ätiologie:**
- *Primär:* Juvenile Osteoporose, postmenopausale Osteoporose (bzw. Osteoporose beim Mann).
- *Sekundär:* Endokrin (Morbus Cushing, Hyperthyreose, Hyperparathyreoidismus, Hypogonadismus), Mangelernährung (Kalzium [s. S. 141], Vitamin D [s. S. 97], Protein-Energie-Malnutrition [s. S. 308]), gastrointestinal (Malabsorptionssyndrome [s. S. 221], Laktoseintoleranz [s. S. 230], Lebererkrankungen [s. S. 214], chronischer Alkoholismus, chronisch entzündliche Darmerkrankungen [s. S. 226]), renale Osteopathie (s. S. 245), Immobilisation (krankheitsbedingte Bettruhe, Paraplegie), Medikamente (Langzeittherapie mit Kortikosteroiden [„Steroidosteoporose"], Heparin, Antikonvulsiva), Osteogenesis imperfecta.
▶ **Risikofaktoren:** Alter, Geschlecht (Frauen : Männer = ca. 4 : 1; v.a. postmenopausale Frauen), kaukasische oder asiatische Herkunft, ungenügende Kalziumzufuhr (vor allem wenig Milchprodukte), Menopause vor 45. Lebensjahr, „leichter" Körperhabitus (BMI ≤ 18 kg/m²), positive Familienanamnese, positive persönliche Anamnese für Frakturen, Rauchen, körperliche Inaktivität, exzessiver Alkoholkonsum (> 20–30 g/d), längere Immobilisation, Medikamente (Steroide, Antikonvulsiva), entzündliche Gelenkerkrankung, anamnestische Essstörung (Anorexia, Bulimia nervosa), Osteoporotische Fraktur als Risikofaktor für weitere Frakturen, chronische Niereninsuffizienz, Malabsorptiosnsyndrom (s. S. 221).
▶ **Klinik:** Skelettschmerzen (typisch: Wirbelsäule), Frakturen (Radius [Colles-Fraktur], Schenkelhals, Wirbelkörper, Becken, Sakrum); Rundrückenbildung; Abnahme der Körpergröße (s. Abb. 49).

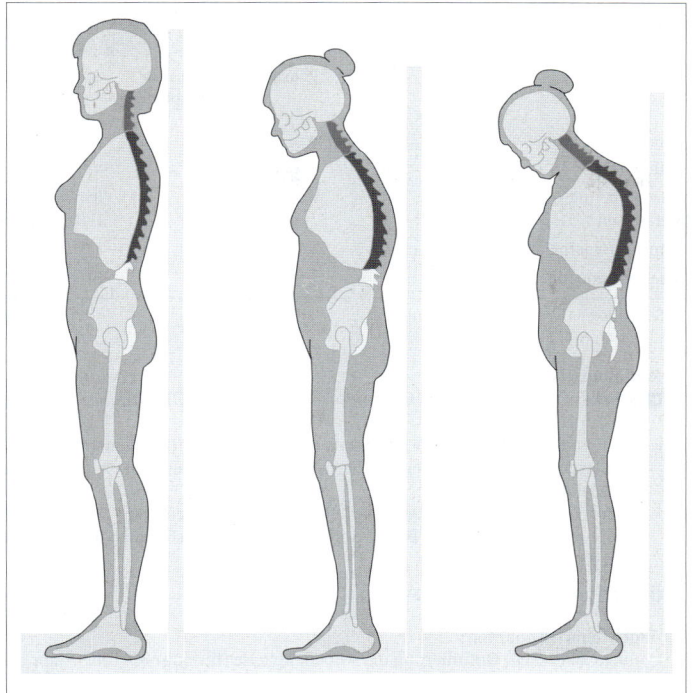

Abb. 49   Veränderungen des Skeletts bei Osteoporose: Rundrückenbildung und Abnahme der Körpergröße

Diagnostik

▸ **Vorsicht:** Eine Osteoporose kann Symptom einer schweren Erkrankung sein.
▸ **Anamnese, Klinik:** Klinik (s. o.), Familien-, Ernährungsanamnese (Kalziumgehalt der Nahrung, Fragebogen s. S. 140).
▸ **Labor** (s. Tab. 144): Kalzium, Phosphat, alkalische Phosphatase im Serum; Leber- und Nierenfunktion, BSG, Gesamteiweiß; evtl. Immunelektrophorese, Schilddrüsenfunktion, Kalzium-, Deoxypyridin-Ausscheidung im Urin (evtl. Plasma-Osteocalcin, Vitamin-D-Status [25-OH-Vitamin-D bzw. 1-25-$(OH)_2$Vitamin-D bei Nephropathie]), Parathormon (PTH).

Tabelle 144 · Differenzierung wichtiger Ursachen von Skelettveränderungen anhand von Laborparametern

	Kalzium	Phosphat	alkalische Phosphatase	andere
Osteoporose	n	n	n–↑	
Osteomalazie	n–↓	n–↓	↑	Vitamin D ↓
Malignome mit osteolytischen Metastasen	↑	n	↑	BSG ↑, Elektrophorese
primärer Hyperparathyroidismus	↑	↓	↑	PTH ↑
renale Osteopathie	↓	↑	n–↑	PTH ↑[1]

1: Sekundärer Hyperparahyreoidismus
n = normal, PTH = Parathormon

► **Radiologische Verfahren:**

▷ *Merke:* Die Diagnose der Osteoporose erfolgt durch DEXA (s. S. 42; T-Score ≤ –2,5).

• Röntgen der LWS + BWS in 2 Ebenen: Rarifizierung der Knochenstruktur, Keil- und Fischwirbelbildung, degenerative Veränderungen, evtl. Skelettmetastasen bei Malignomen.

• Knochendichtemessung („Densitometrie"). Mögliche Verfahren: DEXA (s. S. 42), periphere quantitative CT (PQCT), Sonographie (noch nicht vollständig standardisiert).

Prävention der Osteoporose

► **Allgemeinmaßnahmen:**

• *Junge Menschen:* Optimierung der Knochenmasse (bis zum 30. Lebensjahr), die von verschiedenen, z. T. beeinflussbaren Faktoren abhängig ist: Ernährung und körperliche Aktivität (s. u.), genetische Faktoren, Geschlecht, Hormone (Menarche).

▷ *Vorsicht:* Junge Patienten mit Essstörungen haben ein erhöhtes Osteoporoserisiko.

– Auf optimale Kalziumzufuhr während Schwangerschaft (s. S. 336) und Stillzeit (s. S. 341) achten.

• *Ältere Menschen:* Sturzrisiko minimieren (s. auch Sarkopenie, S. 280). Risikofaktoren sind: Sedativa und Schlafmittel, Hypotonie/Orthostase (u. a. infolge zu hoch dosierter Antihypertensiva), postprandiale Hypotonie, Muskelatrophie, Gangstörungen inkl. schlechtes Schuhwerk, Arthrose, Arthritis, Visusminderung (fehlende/ungenügende Sehhilfe), ungenügende Beleuchtung nachts, ZNS-Erkrankungen (z. B. Morbus Parkinson), Unaufmerksamkeit, Stress, Straßenglätte, Alkohol, Kälte.

• Alle (unabhängig vom Alter): skelettbelastende körperliche Aktivität.

► **Kalziumzufuhr optimieren:**

• *Empfohlene tägliche Kalziumzufuhr:*

– Frauen < 50 Jahre (prämenopausal): 1000 mg/d.
– Frauen > 50 Jahre (postmenopausal):
→ Ohne Östrogensubstitution: 1500 mg/d.
→ Mit Östrogensubstitution: 1000 mg/d.
– Männer mit Osteoporose und/oder Hüft-, Wirbelfrakturen: 1000 mg/d.

- *Praktisches Vorgehen:*
  - Optimierung der Kalziumzufuhr mit der Nahrung (s. S. 143).
  - Bei unzureichender Kalziumzufuhr mit der Nahrung (Fragebogen s. S. 140) supplementieren (s. u. und S. 142).
► **Adäquate Vitamin-D-Versorgung sichern:** Sonnenexposition und/oder Supplemente (Colecalciferol 400–1000 IU/d, evtl. in Kombination mit Kalzium).
► **Medikamentöse Maßnahmen** (s. u.).

Allgemeine Therapie

◻ **Therapiestrategien** *in Abhängigkeit von der Knochenmasse und biochemischen Situation s. Tab. 145.*

Tabelle 145 · Therapiestrategien in Abhängigkeit von der Knochenmasse und biochemischen Situation

klinische Parameter	Therapieziel	Therapieoptionen
Prävention der Osteoporose Größe ↓, Gewicht ↓, Knochendichte ↓	Fraktur-prävention[1]	Kalzium, Vitamin D, körperliche Aktivität, Östrogene, Biphosphonate (bei Steroidtherapie)
Osteoporose-Therapie	antiresorptive Therapie	Vitamin D, Östrogene, SERM (Ratoxifen), Biphosphonate, Calcitonin
	Knochenbildung stimulieren	Vitamin D, körperliche Aktivität, eventuell Fluorid (für Wirbelsäulen-Osteoporose, nicht für „periphere" Osteoporose), anabole Steroide, Parathormon (-derivate)

1: z. B. in der Menopause, Beginn einer Steroidtherapie
SERM: selektive Östrogenrezeptor-Modulatoren
Vitamin-D-Gabe immer mit adäquater Kalziumzufuhr

► **Möglichst kausale Therapie bei sekundärer Osteoporose.**
► **Ernährung optimieren** (s. S. 275).
► **Körperliche Aktivität fördern:** Alle gewichtstragenden (skelettbelastenden) Sportarten, z. B. Aerobic, Walking, Jogging, Wandern, Tennis, Langlauf, Tanzen, aber auch körperliche Aktivitäten im Alltag, z. B. Treppensteigen. (*Vorsicht:* Übermäßige körperliche Aktivität kann den Knochenverlust fördern.)
► **Medikamentöse Basistherapie:**
  ◻ *Beachte:* Jegliche Pharmakotherapie nur unter medizinischer Kontrolle (einschließlich Laborkontrollen) und nach genauer Indikationsstellung.
  - *Kalzium:*
    - Empfohlene Dosis: Kein Konsensus über ideale Dosis.
    - → Alle Altergruppen 1000 mg (25 mmol)/d (DGE 2000).
    - → US-AI > 51 Jahre: 1200 mg (30 mmol)/d, (optimal postmenopausal 1000–1500 mg/d).
    - Die Evidenz für eine evtl. geringere Kalziumzufuhr bei Frauen unter Hormonersatztherapie ist zurzeit noch ungenügend.
    - Wirkstoffe/Präparate/Applikation (s. a. S. 142): Kalziumkarbonat ist die Kalziumdarreichungsform mit der besten Bioverfügbarkeit und sollte mit der Nahrung oder sofort nach dem Essen eingenommen werden (nicht am Abend, nicht nüchtern). Dosis über den Tag verteilen, nicht mehr als 500 mg Kalzium/ Dosis; Einnahme mit viel Flüssigkeit. Bei Kalziumzitrat, -glukonat und -laktat

ist der Einnahmezeitpunkt für die Bioverfügbarkeit nicht entscheidend; nach Möglichkeit eine Abenddosis (optimal vor dem Schlafengehen) einnehmen, um einer vermehrten nächtlichen Kalziummobilisierung entgegenzuwirken. Präparate: z. B. Kalziumkarbonat (Calcium Verla 1000), Kalziumkarbonat + Kalzium-Lakto-Glukonat (Calcium Sandoz).

- Nebenwirkung von Kalziumsupplementen: u. a. Obstipation (Kalziumphosphat diesbezüglich günstig; Einnahme mit der Mahlzeit nötig).

▶ ***Beachte:***
→ Keine gleichzeitige Einnahme von Eisen-, Zinksupplementen (Bioverfügbarkeit ↓).
→ Kein Kalziumexzess (Urolithiasisrisiko ↑). Obere Grenze der Gesamtkalziumzufuhr (aus Nahrung und Supplementen): 2,5 g/d.
→ Kalzium nicht mit Biphosphonat Fosamax kombinieren (Fosamax Absorption ↓).

▶ ***Vorsicht:*** „Natürliche" Kalziumsupplemente (z. B. Austernschalen) können Kontaminanten (z. B. Blei) enthalten.

- *Vitamin D:* 400–800 IU (10–20 µg) Vitamin D (vgl. S. 95) in Kombination mit Kalzium.
- *Kombinationspräparate:* z. B. D: Ossofortin (Kalziumkarbonat entsprechend 119 mg Ca^{2+} + 100 IE Colecalciferol), Ossofortin forte (Kalziumkarbonat entsprechend 600 mg Ca^{2+} + 400 IE Colecalciferol).

▶ ***Merke:*** Vitamin-D-Toxizität nur bei hochdosierter Gabe i. m. oder oral (Gefahr der Hyperkalzämie, s. S. 142) beachten.

▶ **Antiresorptive Therapie:**
- *Calcitonin:* Bei frischer Fraktur zur Analgesie (200 IE/d für ca. 2–4 Wochen) oder zur Langzeittherapie bei Kontraindikationen für übrige Medikamente (z. B. CM: Miacalcic, D: Cibacalcin, Karil).
- *Biphosphonate:* z. B. Alendronat (Fosamax) 1 × 10 mg/d oder 1 × 70 mg/Woche; Pamidronat (Aredia) 30 mg i.v. als Infusion alle 3 Monate, Risedronat (Actonel) 1 × 5 mg/d oder 1 × 35 mg/Woche.
- *Selektive Östrogen-Rezeptor-Modulatoren* (SERM; z. B. Raloxifen): zur Prophylaxe (s. o.) und Therapie geeignet; indiziert bei Osteoporosepatientinnen mit erhöhtem Mammakarzinomrisiko oder Biphosphonatunverträglichkeit (Wirkung nur auf Wirbelkörperfrakturen, nicht auf z. B. Schenkelhalsfrakturen).
- *Östrogene:* Der frühzeitige Therapiebeginn ist entscheidend für den Therapieerfolg (aber auch bei Beginn in höherem Alter wirksam). Immer in Kombination mit Gestagenen (Endometriumkarzinomrisiko ↓).

▶ **Knochenaufbaustimulierende Therapie:**
- Parathormon(-derivate): Teriparatide.
- Natriumfluorid 50–100 mg/d (z. B. Ossin): Fluorid eignet sich nur zur Therapie der Wirbelsäulenosteoporose, nicht der peripheren Osteoporose wegen erhöhter Knochensprödigkeit (→ Frakturrisiko ↑). *Vorsicht:* Überdosierung (Fluorose). Verwendung kontrovers und rückläufig.

▶ **Begleittherapie:** Physiotherapie, Analgetika.

▶ **Rauchen sistieren bzw. minimieren:** Nikotin hat antiöstrogene Wirkung, zudem haben Raucher oft ein geringeres Körpergewicht und eine geringe Kalziumzufuhr → Osteoporoserisiko ↑.

▶ **Bei Steroidtherapie:** Prophylaxe mit Biphosphonaten. Therapie wie bei klassischer Osteoporose (s. o.). In Bezug auf die Ernährung v.a. auf ausreichende Proteinzufuhr (1,5 g/kg KG/d), Vitamin D Supplementierung, kalziumreiche (1000–1500 mg/d) und evtl. salzreduzierte Nahrung (s. S. 132; u. U. günstiger Effekt auf steroidinduzierten Bluthochdruck) achten. Regelmäßige Bewegung. Evtl. Pharmakologische Prävention mit Risedronat.

Ernährungstherapeutische Maßnahmen

► **Bedarfsgerechte Zufuhr aller essenziellen Nährstoffe:**
  • Besonders wichtig ist die Deckung des Bedarfs an Kalzium und Vitamin D, die primär durch die Ernährung erreicht werden sollte.
  • Sehr viele weitere Nährstoffe (einige Beispiele sind unten genannt) beeinflussen den Knochenstoffwechsel. Ihre Bedarfsdeckung wird durch gesunde Ernährung erreicht. Eine Supplementierung ist zur Behandlung und Prophylaxe der Osteoporose in der Regel nicht indiziert.
► **Kalziumreiche Ernährung** (s. S. 143): Kalzium ist der wichtigste Bestandteil der Knochenmatrix.
► **Vitamin-D-Bedarfsdeckung** (s. S. 95): Vitamin D fördert die Kalziumabsorption und die Osteoblastenfunktion.
► **Kein Salzexzess** (s. S. 129): Natrium fördert die Kalziumausscheidung.
► **Nahrungsfasern** (Ballaststoffe, s. S. 84): Nahrungsfasern (besonders Weizenkleie) hemmen die Absorption von Kalzium → evtl. zeitlich versetzt einnehmen.
► **Koffein:**
  • Durch Koffein wird die Kalziumausscheidung verstärkt. Von Bedeutung ist dieser Effekt aber nur bei ungenügender Kalziumzufuhr, gleichzeitigem Kaffee-Exzess und Vorliegen weiterer Osteoporoserisiken.
  • Milchkaffee bevorzugen, am besten ein Glas Milch pro Tasse Kaffee.
► **Fluor** (s. S. 166): An der Knochenbildung beteiligt. *Vorsicht:* Fluoridexzess erhöht die Knochenbrüchigkeit.
► **Phytoöstrogene** (s. S. 179): Wirken durch die Östrogenwirkung günstig auf den Knochen (Wirksamkeit und Nebenwirkungen kontrovers).
► **Alkohol** (s. S. 169): Chronischer Alkoholabusus ist mit hohem Osteoporose- und Frakturrisiko verbunden. Geringe Alkoholmengen können evtl. einen günstigen Einfluss auf den Knochenstoffwechsel haben (östrogenvermittelt).
► **Weitere wichtige Ernährungsfaktoren:** Eiweiß (s. S. 66), Vitamin C (Kollagensynthese, Hydroxilierung von Prolin; s. S. 120), Vitamin K (γ-Carboxylierung; s. S. 103), Kupfer (Cofaktor Lysyloxidase; s. S. 166), Zink (Kollagensynthese; s. S. 161), Mangan (Kollagensynthese; s. S. 166), Silicium (Kollagensynthese, Kalzifikation; s. S. 167), Adipositas (wirkt protektiv; s. S. 285).

14.2 Osteomalazie

Grundlagen

► **Definition:** Bei der Osteomalazie sind Knochenbildung und -stoffwechsel pathologisch, bedingt durch Vitamin-D-Mangel oder -Resistenz (dieselben Ursachen führen im Kindesalter zum Krankheitsbild der Rachitis).
► **Risikopopulationen/-situationen:** Ungenügende Sonnenexposition (z. B. hausgebundener Lebensstil, alte und kranke Menschen, Sonnenscheu, dunkle Hautfarbe).
► **Ursachen:** Vitamin-D-Mangel (s. S. 97), abnormer Vitamin-D-Stoffwechsel (Pseudovitamin-D-Mangel), Medikamente (z. B. Antikonvulsiva), chronische Niereninsuffizienz (s. S. 245), paraneoplastisch, Krankheiten des Magen-Darm-Traktes (Malabsorptionssyndrome [s. S. 221], hepatobiliäre Erkrankungen, chronische (exokrine) Pankreasinsuffizienz [s. S. 220]), Phosphatmangel (s. S. 147), Azidose, Fanconi-Syndrom, systemische Erkrankungen (z. B. Multiples Myelom), primäre

Knochenmineralisationsstörungen, pathologische Matrixsynthese, Magnesiummangel (?), Kalziummangel, sekundärer Hyperparathyroidismus.

► **Klinik:** Knochen-/Rückenschmerzen, Knochenverformungen und -frakturen; Muskelschmerzen bis zur Invalidisierung (z. T. mit Kreatinkinase-Erhöhung); Gehbeschwerden, Watschelgang.

Diagnostik

► **Körperliche Untersuchung:** Klinik s. o.
► **Anamnese:** Lebensstil inkl. Sonnenexposition; Ernährungsanamnese s. Vitamin D, S. 95.
► **Labor:** Alkalische Phosphatase ↑ bis normal (charakteristisch); Kalzium im unteren Normbereich bis ↓; Phosphat (je nach Nierenfunktion) normal bis ↑; erniedrigte 25(OH)-Vitamin-D_3- und 1-25(OH)$_2$-Vitamin-D_3-Spiegel (bei Niereninsuffizienz), Parathormon ↑ (sekundärer Hyperparathyreoidismus).
► **Röntgen:** Knochendeformitäten, Looser-Umbauzonen (s. S. 97), DEXA (Osteopenie).
► **Knochenbiopsie:** Einzige sichere Diagnosemethode; speziellen Fragestellungen oder diagnostischer Unsicherheit vorbehalten.

Allgemeine Therapie/ernährungstherapeutische Maßnahmen

► **Therapie der Grunderkrankung.**
► **Vitamin-D-Supplemente** (s. S. 98):
  • Dosierung je nach Grunderkrankung: z. B. bei einfacher Osteomalazie 800–4000 IU/d p. o. für 4 Wochen, danach 200–400 IU/d (Gefahr der Hyperkalzämie [s. S. 142]); Kontrollen je nach Grunderkrankung in regelmäßigen Abständen nach einer Woche bis nach mehreren Monaten.
  • Bei Malabsorption intramuskuläre Applikation.
  ▷ **Beachte:** Vitamin D in hohen Sosen oral/i. m. nicht ohne medizinische Kontrolle supplementieren (Kontrolle des Plasma-Kalzium und -Phosphat).
► **Vitamin-D-reiche Ernährung** (s. S. 96).
► Suberythemale **Sonnenexposition** (s. S. 95).

14.3 Arthrose

Grundlagen

► **Definition:** Durch Abnutzung/Alterung bedingte („degenerative") Gelenkerkrankungen mit Knorpelschwund und reparativer Knochenneubildung („Osteophyten", Sklerose).
► **Epidemiologie:** Alter ↑; Frauen > Männer.
► **Risikofaktoren:** z. B. Adipositas/Übergewicht (Belastung der Gelenke ↑, (Krankheitsprogression ↑, Schmerzen ↑), Fehlstellungen, Traumata, chronische Überbelastung (Overuse-Syndrom), genetische Disposition (Vitamin-B_6-Mangel?).
► **Klinik:** Schmerzen, eingeschränkte Beweglichkeit, eingeschränkte Aktivitäten des täglichen Lebens (→ Energieverbrauch ↓ → Adipositasrisiko ↑); bei aktivierter Arthrose Gelenkserguss.

Diagnostik

► **Diagnostische klinische, biochemische, bildgebende Untersuchungen:** Siehe Spezialliteratur.
► **Erhebung des Ernährungsstatus** (s. S. 18): Über-/Untergewicht? Verzehrs-Fragebogen (s. S. 23).

Ernährungstherapeutische Maßnahmen

► **Präventiv:** Gewichtszunahme im Erwachsenenalter vermeiden.
► **Therapeutisch:**
   • Gewicht reduzieren (dadurch werden v.a. Beschwerden in Knie-/Hüftgelenk verringert).
   • Ausgewogene bedarfsgerechte Nährstoffzufuhr (s. S. 351).
   • Bei sekundärer Entzündung evtl. ω3-Fettsäurensupplemente (s. S. 62).
   • Ernährungsmedizinische knorpelerhaltende Maßnahmen sind nicht etabliert und nach den Kriterien der Evidenced Based Medicine in der Regel unwirksam (z. B. Antioxidanzien [s. S. 258], B-Komplex-Vitamine, Glukosamin, Avocadoöl, Sojaöl).
   • Bedarfsgerechte Kalzium- und Vitamin-D-Zufuhr.
   • Sport/Trainingsberatung: hohe Belastungen vermeiden, sog. Range-of-Movement definieren, gezieltes Krafttraining fördern, korrektes Schuhwerk für Arbeit und Sport.
   • Medikamentöse Therapie mit Chondroitin-Sulfat oder Glucosaminsulfat in Erwägung ziehen → pharmakologische Beeinflussung der Knorpeldegeneration.
   • Sarkopenie Prävention: s. S. 281.

14.4 Rheumatoide Arthritis (RA)

Grundlagen

► **Definition:** Die rheumatoide Arthritis (RA; chronische Polyarthritis) ist eine entzündliche Systemerkrankung mit vorwiegendem Befall der Gelenke sowie verschiedenen extraartikulären Manifestationen.
► **Ätiologie:** Ungeklärt.
► **Pathogenese** (s. Abb. 50) und mögliche ernährungsmedizinische Angriffspunkte.
► **Klinik:** Gelenkentzündung (Schmerzen, Schwellung, Rötung, Überwärmung, Bewegungseinschränkung), Gelenkdeformierungen, systemische Entzündungszeichen, Schwäche, Organmanifestationen (Haut, Lunge, Nervensystem, Herz, Niere, Schleimhaut, Augen). Die Krankheit kann sehr unterschiedlich verlaufen (chronisch progredient/rezidivierend; Stillstand möglich).

Diagnostik

► **Klinik:** Müdigkeit, Abgeschlagenheit, Gewichtsverlust, Polyarthritis (Morgensteifigkeit > 30 Minuten, Nachtschmerz, Ruhe-Schmerz), Extraartikuläre Manifestationen (Rheumaknoten, Karpaltunnelsyndrom, Tendovaginitis und Bursitis, Augenbefall, Pleuritis, Perikarditis) (ACR-Diagnosekriterien siehe Spezialliteratur).
► **Biochemische Diagnostik:** Biochemische Befunde (Entzündungszeichen: BSG, CRP, Leukozyten; Entzündungsanämie, Nieren-/Leberfunktion, Ca^{2+}, P, alkalische Phosphatase, Urinsediment, Rheumafaktoren, ANA.
► **Bildgebung:** Gelenksonographie, Röntgen, Szintigraphie, MRT/CT.

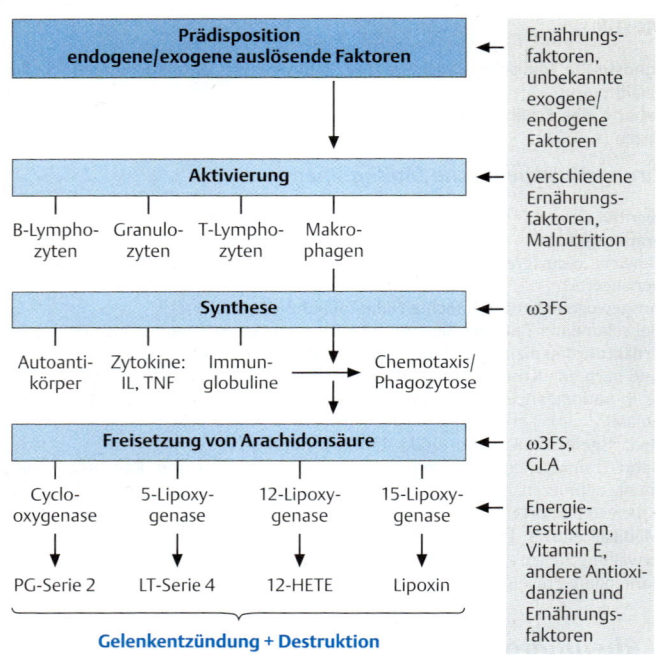

Abb. 50   Rheumatoide Arthritis: Entstehungsfaktoren und mögliche ernährungs-medizinische Angriffspunkte in der Pathogenese und Therapie (FS = Fettsäuren, IL = Interleukin, TNF = Tumornekrosefaktor, GLA = γ-Linolensäuren, PG = Prostaglandin, LT = Leukotrien, HETE = Hydroxyeicosatetraensäure)

▶ **Andere:** Synoviaanalyse, Arthroskopie inkl. Synovialisbiopsie (Einzelheiten siehe Spezialliteratur).

▶ **Erhebung des Ernährungsstatus** (s. S. 18): Ernährungsanamnese/-status, (Risiko für) Untergewicht? Verzehrs-Fragebogen (s. S. 23).

Allgemeine Therapie/ernährungstherapeutische Maßnahmen

▶ **Allgemeine Therapie** (Einzelheiten siehe Spezialliteratur):
  • *Physikalische Therapie:* z. B. Gelenkschutzinstruktion, Bewegungstherapie, Aus-dauertraining, Hilfsmittel!
  • *Medikamentöse Therapie:* Nichtsteroidale Antirheumatika (NSAR), selektive Cox-2-Hemmer, Glukokortikoide, Basistherapie mit Hydroxychloroquin/ Methotrexat/Sulfasalazin/Cyclosporin/Azathioprin/Gold parenteral//Leflunomid (Pyrimidinsynthese-Inhibitoren)/Etanercept oder Infliximab (TNF-alpha-Anta-gonisten). Kombinationstherapie je nach Schweregrad und Stadium. Osteopo-roseprophylaxe.
  • *Andere:* Synovektomie, Radiosynoviorthese, Gelenkersatz.

▶ **Ziele der Ernährungstherapie:**
- Proinflammatorische Faktoren vermindern/hemmen, antiinflammatorische Faktoren fördern (Modulation des Cytokin-/Eicosanoidstoffwechsels).
- Osteoporoseprophylaxe
- Erhaltung der LBM (Lean Body Man)/Sarkopenieprophylaxe
- Arachidonsäure-Oxidation durch optimale Antioxidation kontrollieren.

▶ **Ernährungstherapeutische Maßnahmen:**
- ◘ *Beachte:*
  - Nicht ohne ärztliche Verschreibung/Kontrolle supplementieren: Verschiedene Supplemente können zu einer Verschlechterung der Symptomatik führen.
  - Keine ernährungstherapeutischen Maßnahmen ohne Rücksprache mit dem Arzt/Rheumatologen.
  - Ernährungsumstellungen haben frühestens nach 3–6 Monaten einen therapeutischen Effekt.
- *Malnutrition vermeiden* (Gewichtsabnahmen und Malnutrition sind Risikofaktoren für eine schnellere Krankheitsprogression): Keine einseitige Ernährung, keine unbegründete Nährstoffrestriktion.
- Evtl. *kurzzeitige Nahrungseinschränkung:* Fasten führt bei manchen Patienten zu einer klinischen Verbesserung, v.a. wenn danach die Ernährung auf lakto-vegetarische Kost umgestellt wird. Mögliche Mechanismen: Kortikoidspiegel ↑, Eicosanoidsynthese ↓ (Arachidonsäure in der Nahrung ↓), veränderte humorale Immunantwort (inflammatorische Zytokine ↓), veränderte intestinale Mikroflora (?), veränderte Fettsäurezusammensetzung der Membranen (langfristig). (Es besteht keine gesicherte Evidenz, dass die Elimination einzelner Nahrungsbestandteile von therapeutischem Nutzen wäre.)
  - ◘ *Vorsicht:* Bei normal-/untergewichtigen Patienten kann eine langfristige Fastentherapie/andere diätetische Restriktion kontraproduktiv sein.
- *Arachidonsäurezufuhr vermindern* (s. u. und S. 372):
  - z.B. *lakto*-vegetarische Kost (fett*reduzierte* Milch).
  - Kein Fleischexzess (max. 2–3×/Woche).
  - Zufuhr tierischer Fette reduzieren (s. S. 51).
- ω3-*Fettsäuren-reiche* Ernährung (z.B. 1–2 ×/Woche (Kaltwasser-) Fisch; s. S. 62). Das Verhältnis ω3-/ω6-Fettsäuren in der Nahrung ist wahrscheinlich wichtiger als die absolute Menge an ω3-Fettsäuren.
- Zufuhr von γ-*Linolensäure* (GLA; 18:3ω6) optimieren (s. u. und S. 63):
  - Mögliche Mechanismen: GLA fördert die Synthese von PGE$_1$ und hemmt die Freisetzung von PGE$_2$ und LT (z. B. LTB$_4$) → Entzündungsaktivität ↓.
  - Beurteilung: Zur therapeutischen Wirkung der γ-Linolensäure bei RA gibt es viel versprechende klinische Interventionsstudien. Die Resultate sind kontrovers in Bezug auf die Dosierung, die Dauer der Therapie und die klinische Effizienz.
  - Zufuhr von α-Linolensäure (ALA, s. S. 63) zur Antagonisierung von Arachidonsäure).
- Evtl. *Vitamin E* supplementieren (s. S. 100; z. B. 400 IU/d): Kann chemoprotektiv wirken und damit Analgetika einsparen, auf der anderen Seite aber auch die Krankheitsaktivität steigern.
- *Zusätzlich:*
  - Osteoporoseprophylaxe (s. S. 272; erhöhtes Risiko bei RA).
  - Sarkopenieprophylaxe: Adäquate Eiweißzufuhr, körperliche Aktivität/Physiotherapie, gezieltes Krafttraining (s. S. 282).

– Andere Nährstoffe, bei denen ein Einfluss auf die Krankheitsaktivität diskutiert und erforscht wird, sind z. B. Selen (s. S. 159), Vitamin C (s. S. 120), ω3-Fettsäuren. Die Datenlage ist kontrovers.

► **Zur Fischölsupplementierung:**
  • *Mögliche Mechanismen:*
    – Hemmung der Cyclo- und Lipooxygenase → Produktion von entzündungsfördernden Eicosanoiden aus Arachidonsäure ↓.
    – ω3-Fettsäuren reduzieren die Freisetzung von proinflammatorischen Zytokinen (IL-1β, IL-6, TNF-α) (ω6-Fettsäuren: Gegenteiliger Effekt).
    – Modifizierte Phagozytose-Aktivität von neutrophilen Granulozyten.
  • *Beurteilung:* Es gibt klinische Hinweise darauf, dass Fischölsupplemente die Entzündungsaktivität vermindern und die klinischen Symptome lindern können. In den meisten Studien bestand eine Dosis-Wirkungs-Beziehung (verabreichte Dosis und/oder Dauer der Therapie). Der Effekt von Fischöl war allerdings zu schwach, um konventionelle pharmakotherapeutische Maßnahmen zu reduzieren/ersetzen. *Die klinischen Daten sind nach wie vor kontrovers in Bezug auf Evidenz, Langzeiteffekte und ideale Dosierung.*

► **Zur Mikronährstoffsupplementierung/-restriktion:** Durch die Supplementierung von verschiedenen Spurenelementen und/oder Vitaminen (Selen, Zink, Vitamine C, E, A, D und Karotinoide) und Eisenrestriktion konnte in manchen klinischen Studien die Entzündungsaktivität der RA beeinflusst werden, die Datenlage ist aber sehr kontrovers; *z. T. können die Supplemente auch negative Effekte auf die Krankheitsaktivität ausüben.*

14.5 Sarkopenie

Grundlagen

► **Definition:** Verlust der Muskelmasse, Muskelkraft und Ausdauerfähigkeit mit dem Alter. Ab dem 40. Lebensjahr kommt es pro Dekade zum Verlust von ca. 5 % der Muskelmasse; u. U. kommt es zu einem beschleunigten Muskelverlust ab dem 65. Lebensjahr.

► **Pathogenese:** Noch nicht geklärt. Veränderung der Muskelmorphologie, z. B. Anzahl Muskelfasern ↓, veränderte Zusammensetzung und Verhältnis der Myosinkette, Abnahme der Typ-II-Fasern mit dem Alter. Mögliche Ursachen:
  • *Externe Faktoren:*
    – z. B. Malnutrition: Energie/Protein/Aminosäuremuster/Mikronährstoffe ↓, inadäquate körperliche Aktivität, Disuse-Atrophie, Immobilisierung, Verletzungen, Erkrankungen.
    – Medikamente (z. B. Glukokortikoide).
    – Ungenügende körperliche Aktivität (insbesondere ungenügendes Krafttraining)
  • *Interne Faktoren:*
    – Metabolismus ↓ (Protein-Synthese ↑ und -Turnover ↓), Enzym-Aktivität ↓, Energie-Reserven ↓, mitochondriale Dysfunktion, oxidativer Stress, Zytokine (IL-6, TNF-alpha).
    – Veränderte ZNS-Funktion, neurale Stimulation ↓, neuromuskuläre Veränderungen.
    – Veränderter Hormonhaushalt, z. B. Wachstumshormon ↓, Dehydroepiandrosteron (DHEA) ↓, Testosteron ↓, IGF-1 ↓.
    – Blutzufuhr ↓, Kapillarbett ↓.

– Erhöhte Fettmasse (Adipositas s. S. 285) und z. T. altersassoziierte Veränderung der Körperzusammensetzung (s. S. 332) (z. B. TNF ↑ und Cytokine ↑)

▶ **Bedeutung:**
- Der Muskel als Organ ist in der Homöostase der meisten Körperfunktionen involviert und mitverantwortlich bei der Pathogenese der chronischen Erkrankungen des Alters.
- Umgekehrt fördern verschiedene chronische Erkrankungen (z. B. Herzinsuffizienz, KHK u. a.) durch direkte und indirekte Mechanismen die Sarkopenie.
- Folgen der Sarkopenie sind:
  – Funktionell: Muskelmasse ↓, Muskelkraft ↓, Ausdauerfähigkeit ↓ → verminderte körperliche Aktivität, Konditionsverlust, Stürze, soziale Isolation.
  – Metabolisch: Grund- und Ruheenergieumsatz ↓, maximaler Sauerstoffverbrauch (VO_2-max) ↓, postprandialer Stoffwechsel (s. S. 257) ↓, Insulinresistenz.

Diagnostik

▶ **Diagnose** durch die Messung der Muskelmasse (s. S. 4): Sarkopenie liegt vor, wenn die Muskelmasse um 2 SD (Standardabweichung) kleiner ist als der Mittelwert einer jungen gesunden Vergleichspopulation.

▶ **Differentialdiagnose:**
- *Kachexie*: Verlust von Muskelmasse (Lean Body Mass = LBM). Vorkommen im Rahmen verschiedener kataboler Erkrankungen, z. B. Chronisch-obstruktive Lungenerkrankung (COPD), Herzinsuffizienz. Pathogenese: Hyperzytokinämie, Hypermetabolismus.
  ▣ **Merke:** Bei Sarkopenie und Kachexie, zumindest am Anfang, normale Energiezufuhr!
- *Wasting*: Ungewollter Gewichtsverlust, d. h. Verlust von LBM und Fett mehrheitlich durch krankheitsbedingte ungenügende Energiezufuhr, z. B. bei chronischen Infektionen (HIV).
- Andere, z. B. Motoneuronen-Erkrankungen.

Therapieprinzipien und Maßnahmen

▶ **Grundprinzip:**
- Prävention durch die unten aufgeführten therapeutischen Maßnahmen, Beginn möglichst früh im Leben, spätestens ab dem 40. Lebensjahr.
- Wichtigste Maßnahme: Körperliche Aktivität (in Form von Krafttraining – keine Altersgrenze!) in Kombination mit bedarfsgerechter Zufuhr von Mikro- und Makronährstoffen.

▶ **Konkrete Maßnahmen:**
- *Sicherstellung der täglichen Energie- und Proteinversorgung* durch die Ernährung (bei Bedarf kurzfristig entsprechende Supplemente). Beachte hierzu wichtige Hinweise:
  – Zufuhr von hochwertigem Eiweiß, Ziel: ≥ 0,8 g/kg Körpergewicht/Tag durch normale Nahrungsmittel [Milchprodukte, Fleisch, Fisch, Eier (s. S. 70)]. Falls nicht möglich:
  – Protein-Supplementierung durch kommerzielle Produkte (enterale Produkte, hochwertige Proteinpulver/Tabletten). Proteinkomplementarität beachten (s. S. 72), Zufuhr von essentiellen Aminosäuren optimieren.
  – Bedarfsgerechte Energiezufuhr.
  ▣ **Beachte:** Eine positive Energiebilanz ist Grundvoraussetzung für eine positive Stickstoff- und Eiweißbilanz!

– Eiweiß- und Energiezufuhr unmittelbar vor oder sofort nach dem Krafttraining.
– „Schnelle Proteine", wie z. B. Molkeeiweiß, bevorzugen, gleichzeitige Zufuhr von Kohlenhydraten vermeiden, „Bolus-Protein-Zufuhr" fördern.
– Keine unkontrollierte Einnahme von Vitamin-Supplementen und anderen Nährstoffsupplementen zum Muskelaufbau (u. U. gegenteiliger Effekt!). Zeitpunkt der Einnahme ist für die Wirkung von Bedeutung.
• *Gezieltes Krafttraining („use it or loose it")*. Beachte hierzu wichtige Hinweise:
– Optimales Muskeltraining wird durch Krafttrainingsgeräte in Fitnesszentren erleichtert (meist gut, jedoch kostspielig).
– Gezieltes Training der meisten Muskelgruppen ist auch durch freie Gewichte (z. B. in Form von Kurz- und Langhanteln, leichtere Gymnastikhanteln sowie Theraband®) möglich. Am Anfang ist Anleitung durch Fachkraft sinnvoll.
– Zur Sarkopenieprophylaxe sind keine sehr hohen Gewichte notwendig, leichter Widerstand reicht aus; allerdings ist ein regelmäßiges Training unumgänglich.
– Krafttraining ist nur in Kombination mit adäquater Proteinzufuhr (hochwertiges Eiweiß, s. S. 72) wirksam: Ohne gleichzeitige Verbesserung der Protein- und Energiezufuhr ist Krafttraining praktisch wirkungslos.
– Ausdauersport ist bei der Sarkopenie-Prophylaxe weitaus weniger hilfreich als Krafttraining. Gleichzeitige Ausdaueraktivität ohne ausreichend großes Intervall beeinträchtigt u. U. die Wirkung von Kraftsport (ideales Intervall individuell unterschiedlich, wahrscheinlich ca. 2–3 Tage).
– Allgemeine Empfehlung: Tägliches Hanteltraining (z. B. Armtraining, Fußheber). Kurzes Krafttraining vor dem Zu-Bett-Gehen (→ Nachts günstiges Hormonprofil zum Muskelaufbau aufgrund der zirkadianen Schwankungen) oder beim Fernsehen.
• *Vitamin-D-Zufuhr* (Dosierung 700–800 IU/d → zur Sturzprophylaxe) lässt sich die Muskelfunktion und -koordination verbessern.
▶ *Cave:* Hormontherapie (z. B. mit Testosteron, IGF-1, Wachstumshormon, DHEA):
– Aufgrund der Nebenwirkungen haben Hormonpräparate zurzeit keinen Platz in der Routine-Therapie der Sarkopenie. VORSICHT: Weitverbreiteter Missbrauch; verschiedene Hormontherapien sind wirksam, was die Muskelmasse betrifft, doch langfristige Risiken sind u. U. schwerwiegend und z. T. unbekannt.
• Kreatinsupplemente haben keinen direkten Einfluss auf die Muskelmasse.
• Ungenügende Erfahrung mit niedrig dosierten Anabolika. Wirkung von Zytokin-Antagonisten wird zurzeit untersucht.
▶ **Erkrankungen bei denen Sarkopenie-Prophylaxe besonders sinnvoll ist:**
• Koronare Herzkrankheit/Herzinsuffizienz.
• COPD.
• Osteoporose.
• Fraktur-Patient.
• Immobilisation jeglicher Art („Bettruhe").
• Diabetes mellitus.
• Glukocorticoid-Therapie.
• Arthrose/Rheumatoide Arthritis.
• Adipositas.

15 Chronisch obstruktive Lungenerkrankungen

15.1 Chronisch obstruktive Lungenerkrankungen

Grundlagen

▶ Die klassischen chronisch obstruktiven Lungenerkrankungen sind Asthma bronchiale, chronisch obstruktive Bronchitis und Lungenemphysem.
▶ **Ätiologie:**
  • Einer der wichtigsten Faktoren bei der Entstehung chronisch obstruktiver Lungenerkrankungen ist der Nikotinabusus.
  • Weitere Ursachen: Rezidivierende Infektionen, Antikörpermangel, ziliäre Dyskinesie, α-Proteaseninhibitormangel, verschiedene genetische Faktoren.
▶ **Mögliche pathophysiologische Effekte von Ernährungsfaktoren:**
  • Kalorienrestriktion (inkl. Protein-Energie-Malnutrition) → respiratorische Effizienz ↓ → Atemarbeit ↑ (Energiebedarf ↑) → Erschöpfung.
  • Mögliche Folgen der Malnutrition: Hemmung der Lungenentwicklung bzw. -ausreifung, strukturelle Veränderungen der Atemmuskulatur mit Funktionsbeeinträchtigung, Störung der Atemregulation, Verminderung der pulmonalen Immunreaktion, Verminderung der Regenerationskapazität der Lunge, Veränderung der Surfactantproduktion und Entwicklung von Thoraxdeformitäten (z. B. Osteoporose, Rachitis). Eine schwere Malnutrition ist mitunter durch die Ausbildung eines Emphysems charakterisiert.
  • Eine Adipositas kann zum obstruktiven Schlafapnoesyndrom führen.
  • Das Verhältnis von CO_2-Produktion/O_2-Verbrauch variiert abhängig von der Energiesubstratzusammensetzung resp. Oxidationsrate: Erhöhte Kohlenhydratoxidation → CO_2-Produktion ↑ und evtl. O_2-Konsum ↑ → u. U. Verschlechterung einer respiratorischen Insuffizienz.
▶ **Klinik:**
  • *Asthma bronchiale:* Anfälle von Atemnot mit expiratorischem Stridor; Hustenreiz, Auswurf, Lungenemphysem, pulmonale Hypertonie, respiratorische Insuffizienz.
  • *Chronische Bronchitis:* (Morgendlicher) Husten und Auswurf, belastungsabhängige Atemnot, Leistungsminderung, Emphysem, respiratorische Insuffizienz.
  • *Lungenemphysem:*
    – „Pink puffer": Dyspnoe, Reizhusten, respiratorische Partialinsuffizienz, Untergewicht.
    – „Blue bloater": Zyanose, Polyglobulie, Husten mit Auswurf, respiratorische Globalinsuffizienz, Cor pulmonale, geringe Dyspnoe.

Diagnostik

▶ Je nach Krankheitsbild kommen folgende diagnostische Verfahren zum Einsatz: Labor (Entzündungsparameter, Blutgasanalyse, α_1-Antitrypsinbestimmung), Lungenfunktion, Röntgen-Thorax, Sputumkultur mit Antibiogramm, hoch auflösendes CT (HRCT), Allergiediagnostik, immunologische Diagnostik, Bronchoskopie.

Allgemeine Therapie

▫ *Ziel:* Emphysembildung vermeiden.
▸ An erster Stelle steht die Nikotinabstinenz.
▸ Kontrolle/Meiden anderer auslösender Ursachen/ätiologischer Faktoren.
▸ Therapie bronchopulmonaler Infektionen.
▸ Medikamentöse Basistherapie mit topischen β-Mimetika und/oder inhalativen Kortikoiden (optimale Patientenschulung und evtl. -selbstmessung [Peak-Flow] von zentraler Bedeutung).
▸ Ergänzende Maßnahmen sind Atemphysiotherapie, Sauerstofftherapie, Grippeimpfung, Pneumokokkenimpfung.

Ernährungstherapeutische Maßnahmen

▸ **Ziele:** Krankheitsprogression vermeiden/minimieren, Malnutrition vermeiden, Atmung optimal stimulieren, Atemmuskelmasse und -funktion erhalten, Immunabwehr und das Verhältnis ATP-/CO_2-Produktion optimieren.
▸ **Komponenten:**
  • Energiezufuhr an Gewichtsverhalten/-verlauf anpassen und Kachexie vermeiden (→ außer bei Übergewicht auf den Erhalt des Gewichts achten bzw. bei Untergewicht zunehmen (Malnutrition → Prognose ↓).
  • Früchte- und gemüsereiche Ernährung während des ganzen Jahres zur ausreichenden Zufuhr von Antioxidanzien.
  • Kontrolle der CO_2-Produktion: Energieexzess vermeiden und Kohlenhydratzufuhr einschränken, besonders bei Hyperkapnie. Die benötigten Kalorien können über vermehrte Fettzufuhr (s. S. 51) erreicht werden (evtl. Fettzusammensetzung modifizieren [s. S. 357]).
  • ω6/ω3-Fettsäuren-Verhältnis (s. S. 62, 64) in der Nahrung optimieren.
  • Regelmäßig über den Tag verteilt kleine Portionen energie- und nährstoffreicher Nahrungsmittel einnehmen; auf anstrengende Vorbereitung verzichten; evtl. Mahlzeiten einnehmen, die eine geringe Kauleistung erfordern.
  • Individualisierte Nahrungszusammensetzung („Wunschkost" [→ individulle Austestung der Verträglichkeit]).
  • Vor dem Essen eine Ruhephase einlegen. Während der Mahlzeiten möglichst nicht trinken (Schwerpunkt auf der Nährstoffzufuhr).
  • Adäquate Elektrolytzufuhr.
  • Sarkopenie vermeiden (adäquate Eiweißzufuhr s. S. 66, körperlich aktiv bleiben s. S. 282).

16   Übergewicht/Adipositas

16.1 Adipositas – Allgemeines

Grundlagen

▶ **Definitionen:** Übergewicht und Adipositas sind durch eine relative Zunahme der Fettmasse definiert. Es gibt verschiedene Definitionen, z. B.:

- *BMI* (Body-Mass-Index; BMI-Berechnung, Nomogramme s. S. 28, 403): Definitionen s. Tab. 146. Der BMI unterscheidet nicht zwischen Muskel- und Fettmasse, ist aber bei Kaukasiern trotzdem ein guter Marker für die Fettmasse, da eine Gewichtszunahme bei Erwachsenen *meist* durch eine Zunahme der Fettmasse bedingt ist (*Ausnahme:* Hochtrainierte Sportler, extremes Bodybuilding).
- *Idealgewicht:* > 120 % des Idealgewichts (s. S. 28) = Adipositas.

Tabelle 146 · **Klassifizierung von Übergewicht/Adipositas anhand des BMI (nach WHO 1998)**

Klassifizierung	BMI [kg/m²]	relatives Risiko für Adipositas-bedingte Komorbidität (s. S. 287)
Untergewicht	< 18,5	–
Normalbereich	18,5–24,9	gering
Übergewicht	25,0–29,9	↑
Adipositas Klasse I	30,0–34,9	↑↑
Adipositas Klasse II	35,0–39,9	↑↑↑
Adipositas Klasse III	≥ 40,0	↑↑↑↑

▶ **Epidemiologie:** Je nach Alter, Geschlecht, geographischer und sozioökonomischer Herkunft variiert die Prävalenz des Übergewichts zwischen 1 und 40 %, die Prävalenz der Adipositas zwischen 1 und 25 %.

▶ **Ätiologie:**

- *Primäre Adipositas:* Ätiologie unbekannt; häufig familiäre Disposition, psychosoziale Faktoren; selten Chromosomenaberration, z. B. Prader-Willi-Syndrom, Laurence-Moon-Biedl-Bardet- Syndrom.
- *Sekundäre Adipositas:* Selten hormonelle Genese (s. Abb. 51) oder andere Stoffwechselstörung. Differenzialdiagnostik s. Abb. 51. Folgende Symptome/Medikamente können Hinweis auf sekundäre Adipositas geben:
  - Zeichen der Schilddrüsenunterfunktion (Hypothyreose): Leistungsabfall, Verlangsamung, Antriebslosigkeit, Kälteempfindlichkeit, trockene Haut, Dyslipidämie.
  - Verdacht auf Morbus Cushing: Vollmondgesicht, stammbetonte Fettsucht, „Stiernacken".
  - Verdacht auf PCO (polyzystische Ovarien, Stein-Leventhal-Syndrom): Anovulation, Zeichen des Androgenüberschusses.
  - Pharmaka, die Übergewicht fördern (unterschiedliche Mechanismen; heterogene Antwortmuster bzgl. des Übergewichts): Antidepressiva, Neuroleptika (Antipsychotika), Anxiolytika (Hypnotika), Antiepileptika, Steroide (Glu-

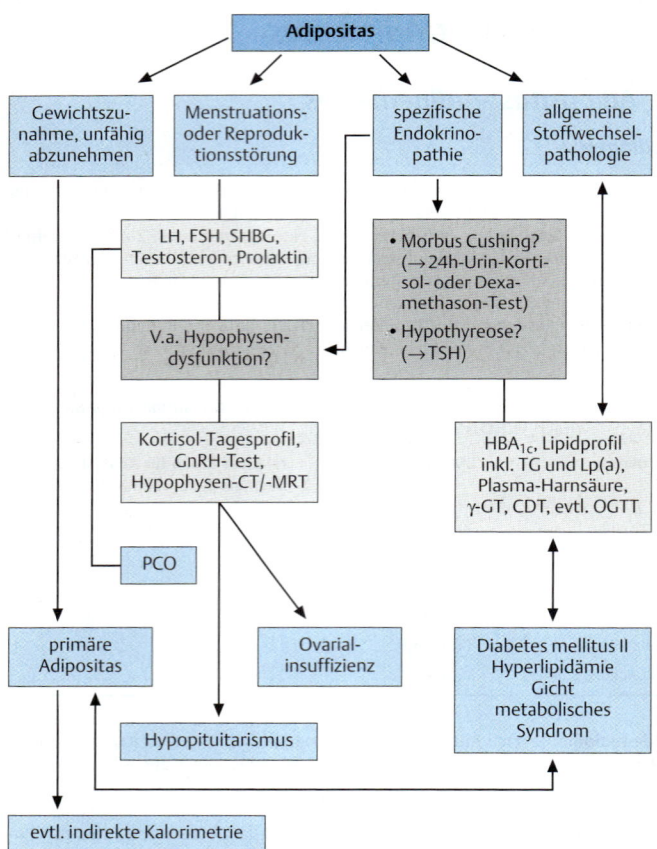

Abb. 51 Ätiologie der Adipositas und Differenzialdiagnostik (LH = luteinisierendes Hormon, FSH = follikelstimulierendes Hormon, SHBG = sex hormon binding globuline, TG = Triglyzeride, Lp(a) = Lipoprotein (a), CDT = Kohlenhydrat-defizitäres Transferrin, OGTT = oraler Glukosetoleranztest, PCO = polyzystisches Ovariensyndrom, TSH = thyroideastimulierendes Hormon)

kokortikoide), Antihistaminika, orale Antidiabetika, Insulin, Progestagene, Lithium.

► **Pathophysiologie:**
- Zunahme der Fettmasse in allen Körperregionen und z. T. auch Organen.
- Metabolische/hormonelle Veränderungen im Insulinstoffwechsel → Hyperinsulinämie/Insulinresistenz.
- Pathologischer postprandialer Stoffwechsel → prolongierte postprandiale Lipämie, hormonelle Störungen (überschießende Insulinspiegel).

- Veränderte ZNS-Regulation von Appetit und Sättigung.
- Es findet sich immer eine positive Energiebilanz (Ursache unbekannt).
► **Risikofaktoren:** z. B. körperliche Inaktivität, über dem Bedarf liegende Energiezufuhr, Essstörungen/gestörtes Essverhalten, übergewichtige Eltern (genetische und exogene Faktoren), Lebensveränderungen (z. B. Heirat, Trennung, Berufswechsel), Schwangerschaft, Nikotinverzicht, Alter, verminderte Mobilität (z. B. Arthrose, Visusstörungen), Depression, Pharmaka (Psychopharmaka, Steroide) u. a.

Adipositaskomorbidität und -mortalität

► **Adipositaskomorbidität – erhöhtes Risiko für folgende Erkrankungen** (Risiko für alle Erkrankungen durch Gewichtsreduktion ↓):
- *Herz, Kreislauf:* z. B. Arteriosklerose, KHK, Apoplexie, Hypertonie, Herzinsuffizienz, plötzlicher Herztod.
- *Lunge, Atemwege:* z. B. Anstrengungsdyspnoe, obstruktives Schlafapnoesyndrom, respiratorische Insuffizienz, Atelektase, Hypoventilationssyndrom.
- *Stoffwechsel:* z. B. Dyslipidämien, Diabetes mellitus Typ II (und Komplikationen), Hyperurikämie und Gicht.
- *Weitere:* Erysipel (evtl. mit systemischer Ausbreitung), Fettleber (NASH), Cholelithiasis (Risiko während Gewichtsreduktion ↑), Karzinome (z. B. Ösophagus, Endometrium und Mamma postmenopausal [prämenopausal haben übergewichtige Frauen ein geringeres Mamma-Ca-Risiko], Gallenblase), Arthrose, Thrombose, Salzsensitivität ↑.
► **Weitere Adipositas-assoziierte Risiken:** perioperative Risiken ↑ inkl. Narkoserisiko ↑.
► **Zusammenhang zwischen BMI, Mortalität und Alter:** Die Mortalität steigt mit zunehmendem BMI an; dieser Effekt ist in höherem Alter geringer ausgeprägt.

Einteilung nach der Fettverteilung (s. Tab. 147)

► **Abdominale Adipositas** (Syn. proximale/androide/stammbetonte/viszerale Adipositas) (s. Tab. 147): Das Krankheitsrisiko (Adipositaskomorbidität s. o.) ist bei der abdominalen Adipositas sehr viel höher als bei der peripheren Adipositas. Risikofaktoren für die abdominale Fett*ablagerung:* Vererbung, Alter, Übergewicht/Adipositas, exzessive über dem Bedarf liegende Energiezufuhr, körperliche Inaktivität, Rauchen, Alkohol, psychischer Stress, Menopause, evtl. Jo-Jo-Dieting (repetitive Gewichtsschwankungen).
► **Periphere Adipositas** (Syn. distale/gynoide/hüftbetonte/gluteofemorale Adipositas) (s. Tab. 147).
► **Bedeutung/Interpretation Taillenumfang** (s. S. 33).

Tabelle 147 · **Einteilung der Adipositas gemäß der Fettverteilung anhand der Waist/Hip-Ratio (s. S. 34)**

	abdominale Adipositas	intermediärer Typ	periphere Adipositas
Männer	≥ 0,95	0,8–0,94	< 0,8
Frauen	> 0,8	0,7–0,79	< 0,7

16.2 Adipositas – Diagnostik

Erstdiagnostik

▶ *Beachte:* Der Langzeiterfolg der Adipositastherapie hängt von der korrekten Diagnostik und Therapie (-strategie) ab.

▶ **Anamnese:**

- *Aktuelles Problem – in eigenen Worten:* Der Patient soll mit eigenen Worten den Grund, die Motivation und seine Ziele sowie Erwartungen an den Arzt bzw. das Behandlungsteam formulieren. Ist der Grund für den Wunsch nach Gewichtsabnahme kosmetischer Natur oder sind es medizinische Probleme; wie beurteilt der Patient seine Vergangenheit bezüglich des Körpergewichts? Erklärung/ Interpretation des Misserfolgs?

- *Krankheitsanamnese:* v.a. bezüglich Herz-Kreislauf-Erkrankungen (aktuelle Symptome, z. B. Angina pectoris), Diabetes mellitus, Fettstoffwechselstörungen, Hypertonie, Gallensteine; Adipositas-abhängige Symptome (z. B. Arthrose); frühere betreuende Ärzte (→ Informationen einholen)?

- *Familienanamnese:* Herz-Kreislauf-Erkrankungen, Hypertonie, Fettstoffwechselstörungen, Diabetes mellitus, Karzinome, Übergewicht.

- *Sozialanamnese:* Erlernter Beruf, aktuelle Tätigkeit, Zufriedenheit bei der Arbeit, sozioökonomischer Status; verheiratet (wie oft?), geschieden, getrennt; Kinder; Familienstruktur und -leben; soziales Umfeld, Freundeskreis?

- *Medikamente:* Aktuelle/frühere Medikationen; Supplemente, Kräftigungsmittel (Anabolika); homöopathische Medikationen; Medikamente zur Gewichtsreduktion?

- *Risikofaktoren:* Nikotin-, Alkoholkonsum; körperliche Aktivität in der Arbeit und Freizeit (Anamnese körperliche Aktivität/Sport: Seit wann? Was? Wieviel? Wie oft? Setting?); Schlafdauer; wie erklärt sich der Patient seinen Nikotin-/ Alkoholkonsum sowie die körperliche Inaktivität: Risikoevaluation über alle Lebensabschnitte; warum Veränderungen?

- *Gewichts-/Übergewichtsanamnese:*
  - Aktuelles Körpergewicht (KG)?
  - Entspricht das aktuelle Körpergewicht (KG) dem maximalen KG? Wenn nein, wann und wie hoch war das maximale KG?
  - Minimales KG (wann, wie hoch)?
  - Wie war der Gewichtsverlauf im bisherigen Leben des Patienten?
  - Lebensanamnese: Schweres/leichtes Geburtsgewicht? Körpergewichtszustand im Kindergarten, in der Grundschule, um den 18./20. Geburtstag und zu weiteren Fixpunkten im Leben (z. B. Dekadenabstände, Heirat, Schwangerschaft, Berufswechsel, Entlassung, Stellenwechsel, Todesfall, Scheidung, Trennung usw.) → Korrelation?

- *Diätanamnese:*
  - Wie oft hat der Patient schon versucht, sein Gewicht zu reduzieren? Mit welchen Methoden?
  - Wie viel Gewicht wurde jeweils verloren?
  - Gewichtsverlauf nach Abschluss der Diäten? Verlauf des Gewichtsrebounds (Gewichtszunahme nach Reduktionsdiät)?
  - Welche Art von Diäten wurden gemacht (vgl. S. 391)? Welche Motivation lag diesen Diäten zugrunde?
  - Durch wen wurden die Diäten initiiert und kontrolliert (Ärzte, Diätberater, „selbsternannte" Ernährungsspezialisten)?
  - Warum wurden gerade diese Diäten ausgewählt?

– Warum haben die früheren Diäten nicht den erwünschten Erfolg gehabt (Aufarbeiten und Verstehen der Diätvergangenheit)?
– Wie reagierte der Patient auf die erneute Gewichtszunahme?
– Wie erklärt sich der Patient die erneute Gewichtszunahme?
– Wie sah die Unterstützung aus dem sozialen Umfeld bei den jeweiligen Diäten aus?
– Wurden Medikamente zur Gewichtsreduktion eingenommen? Wenn ja, welche?

- *Aktuelle Motivationslage:*
  – Warum will der Patient abnehmen? Wunschgewicht? Zielgewicht? Realitätsbezug?
  – Ist der Patient bereit, seinen Lebensstil und seine Lebensgewohnheiten permanent zu verändern?
  – Motivationsanalyse, falls nötig Motivationstherapie.
  – Wer unterstützt und motiviert den Patienten zusätzlich; Art der Motivation?
  – Motivationstheoretische Analyse früherer Misserfolge (prognostisch sehr wichtig); „motivational interviewing".

- *Ernährungsanamnese:* Ein Esstagebuch (s. S. 21) ist oft sinnvoll und kann auch einfach therapeutisch umgesetzt werden (s. u.).
  – Essverhalten: Evtl. „Binge Eating", Bulimie (Screeningfragen s. S. 312)? Zu welcher Tageszeit wird am meisten gegessen? Zu welcher Mahlzeit, zwischendurch, nachts?
  – Ernährungsanamnese (s. S. 20; was isst/trinkt der Patient?): Meist genügt es, die Ernährung qualitativ zu erfassen (z. B. mit Hilfe des Block-Fragebogens, s. S. 23). Geschmackspräferenz (salzig oder süß)? Getränke (inkl. Wasser)? Night-Eating(-Syndrom)?

▶ **Internistische Untersuchung:**

- *Kompletter internistischer Status; Schwerpunkte:*
  – Blutdruck (evtl. mit breiter Manschette).
  – Körpergewicht und Größe (Erstuntersuchung ohne Kleider/Schuhe) → Berechnung des Körpermassenindex (KMI oder Body-Mass-Index BMI, s. S. 28; Nomogramm, s. S. 403): BMI [kg/m^2] = Körpergewicht [kg]/(Größe [m])^2.
  – Messung von Taillen- (s. S. 34) und Hüftumfang → Berechnung der Waist/Hip-Ratio (s. S. 34) und Beurteilung der Fettverteilung (s. S. 287). Risikoklassifizierung.
  – Mögliche weitere Befunde: z. B. Hirsutismus, Akanthosis nigricans, intertriginöse Dermatitis.
  – Evtl. Fettmasse (s. S. 3) bestimmen (meist nicht notwendig): Interpretation s. Tab. 148; mögliche Parameter: Hautfaltenmessung (s. S. 30); Schätzung der Fettmasse anhand des BMI (Männer: % Fett = 1,218 × BMI – 10,13; Frauen: % Fett = 1,48 × BMI – 7,17); Schätzung der Fettmasse anhand des Taillenumfangs (TU; Männer: % Fett = 0,567 × TU [cm] + 0,101 × Alter – 31,8; Frauen: % Fett = 0,439 × TU [cm] + 0,221 × Alter – 9,4); weitere Verfahren s. S. 41.
  – Indirekte Kalorimetrie (s. S. 9; selten indiziert: Evtl. zum Nachweis eines normalen Stoffwechsels bei einem mit Diäten chronisch erfolglosen Patienten).

**Tabelle 148 · Interpretation von Fettmassenbestimmungen in %
(nach Deurenberg et al.)**

	Männer	Frauen
Norm	10–20 %	20–30 %
Grenzbereich (Übergewicht)	20–25 %	30–35 %
Adipositas	25–35 %	35–45 %
morbide Adipositas	> 35 %	> 45 %

- *Labor (nüchtern):*
  - Blutzucker, Gesamt-, LDL-, HDL-Cholesterin, Triglyzeride, Kreatinin, Elektrolyte, AST, ALT, γ-GT, TSH.
  - Evtl. (bei Indikation durch Anamnese, körperliche Untersuchung): Rotes/weißes Blutbild, HBA_{1c}, Harnsäure, Ferritin, CRP, BSG, Urinstatus.
  - Bei V.a. z. B. polyzystische Ovarien, Hypogonadismus, Morbus Cushing: Spezialuntersuchungen veranlassen.
- *Evtl. weitere Spezialuntersuchungen:* z.B. Ultraschall Abdomen bei V.a. Cholelithiasis/Fettleber; Schlaflabor bei V.a. Schlafapnoesyndrom (Schnarchanamnese? Halsumfang-Messung, Epworth Sleepiness Scale).
- ▶ **Diagnoseformulierung:**
  - Adipositas-Typ (WHO-Klassifikation [s. Tab. 146]); Waist/Hip-Ratio-Klassifikation (s. Tab. 147); Nebendiagnosen (Adipositas assoziierte Begleitdiagnosen; Essstörungen).
  - Weitere Adipositas-unabhängige Hauptdiagnosen.

Risikoeinschätzung

- ▶ Das absolute Adipositas-assoziierte Risiko, d. h. die Adipositas-assoziierte Mortalität und Morbidität, steigt mit der Höhe des Körpergewichts, der Anzahl an assoziierten Erkrankungen (s. o.) und der Anzahl an weiteren Herz-Kreislauf-Risikofaktoren an. Es ist bei abdominaler Adipositas höher als bei peripherer Adipositas (s. S. 287).
- ▶ Zur Identifizierung eines hohen Adipositasrisikos s. Tab. 149. Einfache Risikoeinschätzung mittels Taillenumfang (s. S. 33).

Tabelle 149 · Identifizierung eines hohen absoluten Adipositas-assoziierten Risikos (Morbidität und Mortalität) bei Vorliegen aller 6 Risikofaktoren (nach NIH)

Risikofaktor		ja/nein
1. KHK	Angina pectoris; Z.n. Myokardinfarkt, Koronarangioplastie, Bypass-Chirurgie	
2. sonstige Arteriosklerose	pAVK, Aortenaneurysma, symptomatische Carotis-Arteriosklerose, Z.n. TIA/Apoplexie	
3. Diabetes mellitus Typ II	(bei schlechter Einstellung und Komplikationen zusätzliche Risikoerhöhung)	
4. Schlafapnoe		
5. Herz-Kreislauf-Risikofaktoren	positive KHK-Familienanamnese, Alter (Männer > 45 Jahre, Frauen > 55 Jahre oder postmenopausal), Rauchen, Hypercholesterinämie (LDL-Cholesterin > mmol/l), tiefes HDL-Cholesterin (< 1,0 mmol/l), Triglyzeride ↑, Serum-Glukose ↑	
6. andere Risiken	körperliche Inaktivität	

Kontrolluntersuchungen

► **Allgemeines Befinden.**
► **Körperliche Untersuchung:** Körpergewicht, Blutdruck.
► **Evtl. Elektrolyte, Harnsäure** (je nach Diät, Gewichtsverlust). Bei komplikationslosem Verlauf sind keine Laboruntersuchungen notwendig.
► **Esstagebuch, Aktivitätstagebuch, Stimulustagebuch.**

16.3 Adipositas – allgemeine Therapie

Indikationen

► BMI ≥ 30 kg/m^2.
► BMI 25,0–30,0 kg/m^2:
   • Bei abdominaler Adipositas.
   • Bei ≥ 2 zusätzlichen Risikofaktoren (s. Tab. 149).
► Krankheiten, bei denen eine Gewichtsreduktion positiven Einfluss hat.

Therapieziele und objektive Erfolgskriterien

◻ *Beachte:*
   • Therapieziel(e) individuell bestimmen.
   • Zeitplan mit realistischen lang- und kurzfristigen Zielen erstellen.
► **Mögliche Ziele:**
   • Gewichtszunahme vermeiden.
   • Körpergewicht reduzieren und auf tieferem Niveau stabilisieren.
      – Initial einen geringen (5–10% des Ausgangsgewichts), aber *dauerhaften* Gewichtsverlust anstreben, der im Verlauf der Zeit „ausgebaut" werden kann (*Ausnahme:* Morbide Adipositas). (2–4 BMI-Einheiten führen zu einer deutlichen Risikoreduktion.)

– Falls keine besondere Diät durchgeführt wird (d. h. Kurzprogramm wie z. B. PSMF, s. S. 375), ist eine moderate Kalorienreduktion von 500–1000 kcal/d in Kombination mit körperlicher Aktivität sinnvoll.

▶ **Mögliche Erfolgskriterien:**
- Nach 2 Jahren keine oder max. erneute Gewichtszunahme < 3 kg und/oder Reduktion des Taillenumfangs um ≥ 4 cm.
- 2 Jahre/langfristig stabiles Körpergewicht (v.a. bei Vorliegen einer Anamnese mit kontinuierlich ansteigendem Gewicht).

Voraussetzungen und Prädiktoren für eine erfolgreiche Gewichtsabnahme

▶ **Voraussetzungen:**
- Realistische Zielsetzung.
- Regelmäßige Kontrollen und medizinische Folgeuntersuchungen.
- Der Patient ist motiviert für *permanente* Lebensstiländerungen.

▶ **Prädiktoren:** Tägliches Energiedefizit nicht zu groß oder zu klein (500–1000 kcal). Dauer der geplanten Gewichtsreduktion. Hohes Ausgangsgewicht. Männer > Frauen. Junge > ältere Patienten. Großgewachsene > Kleinwüchsige. Je umfangreicher die Diätanamnese (> 5 Versuche ohne bleibende Gewichtsreduktion), umso schlechter sind die Erfolgsaussichten (Hinweis auf Essstörung [negativer Prädiktor]). Gleichzeitig vermehrte körperliche Aktivität. Hohes Selbstvertrauen/Eigenanforderungsprofil. Hoher Ruheenergieverbrauch/24-h-Energieverbrauch. Hohe Fettoxidationskapazität (tiefer RQ). Hohe Aktivität des sympatischen Nervensystems. Hohe Plasma-Dihydrotestosteronspiegel. (*Beachte:* Ausgeprägte Hyperglykämie [Diabetes mellitus Typ II] ist ein negativer Prädiktor.)

Kontraindikationen (KI) für eine Gewichtsabnahme

▶ **Absolute KI:** Schwere Erkrankungen (z. B. Karzinom, Lymphom), Psychosen, schwere unkontrollierte Depression, Elektrolytstörungen, Hyperurikämie/aktive Gicht, aktive Cholecytolithiasis, Schwangerschaft, symptomatische koronare Herzkrankheit, Myokardinfarkt vor ≤ 6 Monate, Epilepsie (bei suboptimaler Einstellung), Suchtverhalten bezüglich Drogen, Medikamente, Alkohol, sekundäre Adipositasformen ohne spezifische Therapie, Nichterfüllen der Voraussetzungen für eine Gewichtsreduktion (s. u.), Schwere Essstörung.

▶ **Relative KI:** Gestörtes Essverhalten inkl. gezügeltes Essverhalten, Jo-Jo-Dieting, fehlende Motivation, Hyperurikämie-/Gichtanamnese, rezidivierende Cholelithiasis, kosmetisch motivierte Gewichtsreduktion bei Normalgewicht/leichtem Übergewicht, extensive Diätanamnese, schlecht kontrollierte Grunderkrankung (z. B. Hypertonie).

Mögliche Komponenten der Adipositastherapie

▶ **Energierestriktion** (Kalorienrestriktion), idealerweise durch Reduktion der Gesamtenergie (alle Substrate) mit Schwerpunkt auf die Fettzufuhr. (Fettzufuhrreduktion ohne Energierestriktion genügt nicht.) Eine gleichzeitige Reduktion der Fett- und Kohlenhydratzufuhr fördert den Gewichtsverlust. Esshäufigkeit ↓. Tägl. Energiedefizit von 500–800 kcal anstreben. *Beachte:* Ernährungsmaßnamen mit niedrigerer Energiezufuhr zu Beginn einer Therapie haben einen besseren Langzeiterfolg als solche mit mäßiger Energierestriktion.

◻ *Merke:* Ohne Kalorienrestriktion und Änderung des Essverhaltens geht es nicht!

▶ **Körperliche Aktivität** (s. S. 342 und Tab. 150): Um einen spürbaren kurzfristigen Gewichtsverlust zu erlangen, muss ein unrealistisch hohes Niveau an körperlicher

Aktivität praktiziert werden; körperliche Aktivität dient daher v.a. zur Gewichtsstabilisierung und zum langsamen Gewichtsverlust. Außer des erhöhten Energiebedarfs hat die körperliche Aktivität noch folgende positive Wirkungen: Reduktion des Verlusts an LBM (s. S. 3), evtl. appetitsenkend, Einfluss auf die Stresskontrolle, Ablenkung, kann zur Diät-Compliance positiv beitragen, Gesundheitseffekte, soziales Ereignis, metabolische und kardiovaskuläre Fitness. Bei abdominaler Adipositas ist die körperliche Aktivität besonders wichtig.

Tabelle 150 · Ideale Komponenten der körperlichen/sportlichen Aktivität (KSA) zur Gewichtskontrolle/-reduktion

Komponente	Beschreibung	Empfehlung
Typ	aerobe, kontinuierliche Aktivität mit Aktivierung großer Muskel/-gruppen	Laufen, Power-Walking, Jogging, Seilspringen, Fahrradfahren/Ergometer, Schwimmen, idealerweise Kombination von Kraft- und Ausdauertraining
Intensität	mäßig	Vermeiden von anaerober Aktivität; pro Sitzung sollte der Energieverlust mindestens 300 kcal betragen[3]
Dauer[1]	mindestens 30 min	je länger, desto ausgeprägter die Effekte[2]
Häufigkeit	je häufiger, desto besser	mindestens 3×/Woche, Regelmäßigkeit ist der wichtigste Faktor (idealerweise täglich)

1: Distanz wichtiger als Dauer (idealerweise ≥ 4 km auf einmal laufen)
2: Reboundprophylaxe nach Gewichtsverlust indealerweise 60–90 min/tägl. laufen!
3: Für messbaren Gewichtsverlust ≥ 2500 kcal Energiedefizit pro Woche!

▣ *Vorsicht:* Nicht durch zu viele Maßnahmen gleichzeitig überfordern.
▶ **Verhaltenstherapie** (s. S. 363).
▶ **Psychosoziale, psychosomatische Unterstützung:**
  • Evtl. Therapie einer Essstörung.
  • Selbsthilfegruppen.
▶ **Pharmakotherapie** (s. S. 295).
▶ **Bariatrische Chirurgie** (s. S. 296).

Mögliche Strategien, Therapieprogramme

▶ **Mögliche Strategien:**
  • *Klinisch-medizinisch betreute Programme.*
  • *Selbstinitiiert/-gesteuert* (Do-it-yourself): Indikation: Gesunde Individuen, die nur wenige kg Gewicht abnehmen wollen und keine früheren Diätversuche unternommen haben. Eine individuelle (ernährungs-)medizinische Beratung ist sinnvoll. Erneute Gewichtszunahme vermeiden!
  • *Kommerzialisierte Programme:* Sofern keine ärztliche Betreuung gewährleistet wird, sollten diese Programme nicht durchgeführt werden (im Besonderen bei Vorliegen von Begleiterkrankungen).
▶ **Konkreter Ablauf:**
  1. Patientenaufklärung: Bezüglich der einzelnen Risiken, der gesamten Risikokonstellation und der Ernährung (s. u.).
  2. Evtl. assoziierte Erkrankungen und Risiken sowie Begleiterkrankungen vor dem Einleiten einer Gewichtsreduktion optimal medikamentös kontrollieren (z. B. Hypertonie).

3. Essverhalten normalisieren.
4. Strategien zur Stabilisierung des Körpergewichts erlernen.
5. Körpergewicht reduzieren durch Änderung des Lebensstils (z. B. Sport, s. o.) und Ernährungsmaßnahmen (s. u. und Abb. 52). Bzgl. der Dauer der Therapie: 4 Wochen sind ein Zeitraum, in dem therapeutische Maßnahmen mit hundertprozentiger Motivation/Compliance durchgeführt werden können. (Viele Patienten halten eine durchgehende, monatelange Diät nicht durch/haben schon eine monatelange Diät erfolglos durchgeführt.) Bei längerer Diät findet außerdem eine Plateau-Bildung bzgl. des Gewichts statt.
6. Körpergewicht stabilisieren; Lebensstiländerungen beibehalten (dazu motivieren).
7. Evtl. Wiederholung von 4. und 5. in ausreichend großem, individuell gewähltem Abstand (z. B. bei moderatem Übergewicht 1 Monat pro verlorenem kg Gewicht stabilisieren).

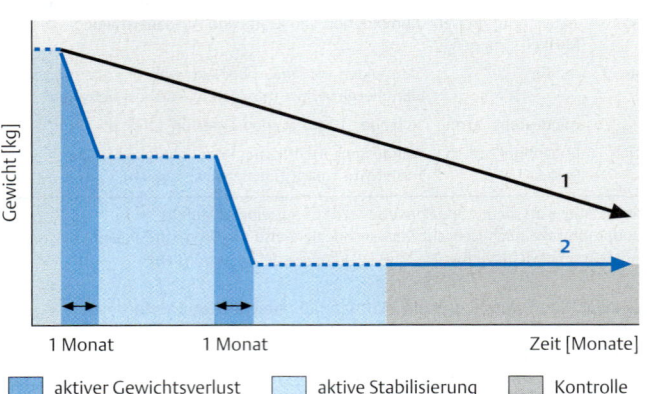

Abb. 52   Die Stufentherapie der Adipositas: 1 entspricht der konventionellen Diät über mehrere Monate (hohes Reboundrisiko), 2 der Stufentherapie (nach Suter PM)

Nebenwirkungen/Komplikationen

▷ **Beachte:** Bei Gesunden ist die Gewichtsreduktion von 5–10 % des Ausgangsgewichts grundsätzlich ungefährlich.
▶ **Erhöhtes Gallensteinrisiko** → bei Gefahr für Cholelithiasis (positive Gallensteinanamnese, Triglyzeride ↑, starke Energierestriktion, extrem fettarme Diät, extremer Gewichtsverlust) zu starke Einschränkung der Energiezufuhr vermeiden; die Lithogenität der Galle durch Einnahme von Chenodeoxycholsäure oder Ursodeoxycholsäure (z. B. Ursofalk; 600–800 mg/d) verringern; prophylaktische Cholezystektomie erwägen, z. B. bei bariatrischer Chirurgie mit zu erwartendem hohem Gewichtsverlust → einzeitigen Eingriff planen.
▶ **Orthostase/Hypotonie:** v.a. bei bekannter Orthostase oder antihypertensiver Therapie (→ Dosisanpassung).
▶ **Bei Diabetes mellitus** (v.a. bei oralen Antidiabetika): Hypoglykämiegefahr (→ Blutzuckerkontrollen, Dosisanpassung; evtl. Absetzen).
▶ **Hyperurikämie** (s. S. 205).
▶ **Beim Einsatz von Antiadipositas-Medikamenten** (s. u.).

Ernährungstherapie (s. S. 299)

Medikamentöse Therapie

▷ ***Beachte:*** Medikamentöse Therapie immer in Kombination mit hypokalorischer Diät!

▶ **Indikation:** Eine medikamentöse Therapie der Adipositas ist nur in folgenden Situationen und nach dem Scheitern der konservativen, nicht medikamentösen Maßnahmen indiziert:
- BMI ≥ 30 kg/m².
- BMI ≥ 28 kg/m² mit anderen kardiovaskulären Risikofaktoren (z. B. Diabetes mellitus, Hypertonie, Dyslipidämie).

▶ **Orlistat (Xenical):**
- Antiadipositum.
- *Wirkung/Stoffwechsel:* Irreversible Hemmung der Pankreaslipase und dadurch Fettmalabsorption. Nur ein sehr kleiner Teil wird metabolisiert, absorbiert und biliär ausgeschieden, der Rest wird über den Stuhl unverändert ausgeschieden. Langzeiteffekte: Unbekannt.
- *Empfohlene Dosis:* 3 × 120 mg/d (zu fetthaltigen Hauptmahlzeiten; unmittelbar vor oder bis 1 h nach dem Essen einnehmen).
- *Nebenwirkungen:* Fettmalabsorption, Flatulenz evtl. mit Stuhlabgang, Stuhldrang, Malabsorption von fettlöslichen Vitaminen und Kalzium.
- *Interaktionen:* Orale Antikoagulanzien.
- *Kontraindikationen:*
  - Absolut: Schwangerschaft, Stillzeit, Cholestase, chronische Malabsorption, chronischer Alkoholismus, Anorexia und Bulimia nervosa, bekannte Überempfindlichkeit gegen Orlistat oder Bestandteile des Arzneimittels, Antikoagulanzien. Kinder/Jugendliche < 18 Jahre.
  - Relativ: Gleichzeitige Therapie mit Fibraten, Acarbose, Biguaniden, Anorektika (Grund: z. Z. noch fehlende Studien).
- *Besonderheiten:*
  - Verminderung der Cyclosporin-A-Plasmaspiegel (→ regelmäßige Kontrolle).
  - *Vorsicht* bei Antikoagulation (gemäß unseren Erfahrungen eine absolute Kontraindikation) → regelmäßige Quick/INR-Kontrollen.
  - Bei Langzeittherapie ist die Gabe eines Polyvitaminpräparats sinnvoll.

▶ **Sibutramin (Reductil):**
- Anorektikum.
- *Wirkung/Stoffwechsel:* Hemmung der Serotonin- und Noradrenalin-Wiederaufnahme im ZNS; dadurch wird das Sättigungsempfinden gesteigert. > 77 % werden resorbiert, es besteht ein ausgeprägter First-Pass-Effekt. Plasmaeiweißbindung > 90 %. Langzeiteffekte unbekannt.
- *Empfohlene Dosis:* 1 × 10|15 mg/d (Beginn mit 10 mg/d, falls nach 4 Wochen Gewichtsreduktion < 2 kg, steigern auf 15 mg/d für 4 Wochen).
- *Nebenwirkungen:* Blutdruck-/Pulssteigerung, Kopfschmerzen, Mundtrockenheit, Anorexie, Verstopfung, Schlaflosigkeit, Schwindel, Übelkeit, Nervosität, erhöhter Appetit, Palpitationen.
- *Interaktionen:* MAO-Hemmer, orale Antikoagulanzien (Blutungsneigung ↑), serotoninerge Substanzen, orale Antidiabetika, Ketoconazol, Erythromycin, Cyclosporin, Nifedipin, Verapamil, Troleandomycin.
- *Kontraindikationen:*
  - Absolut: Schwangerschaft, Stillzeit, bestehende oder vorausgegangene psychische Erkrankungen (Depression, Anorexia und Bulimia nervosa, manische Störungen, schwerwiegende Essstörung), gleichzeitige Therapie mit MAO-

Hemmern, anderen ZNS-wirksamen Medikamenten, schlecht eingestellte Hypertonie, pulmonale arterielle Hypertonie, Kinder/Jugendliche < 18 Jahre, schwere Leber-/Niereninsuffizienz, bestehende oder vorausgegangene zerebro-/kardiovaskuläre Erkrankungen (KHK, dekompensierte Herzinsuffizienz, Herzrhythmusstörungen, Schlaganfall, TIA), chronischer Alkoholismus, Glaukom.

– Relativ: Alter > 65 Jahre, Hypertonie, leichte Leber-/Niereninsuffizienz, Epilepsie, Engwinkelglaukom, gleichzeitige Einnahme anderer Anorektika, Herzgeräusch, Herzklappenerkrankung. Im gebärfähigen Alter nur unter geeigneter Kontrazeption.

- *Besonderheiten:* Regelmäßige Blutdruck-/Pulskontrollen (→ bei ausgeprägtem Puls- oder Blutdruckanstieg Einnahme stoppen).
- Substanzen in Entwicklung: selektive CB_1-Endocannabinoid-Rezeptorantagonisten (z.B. Rimonabant), β_3-Adrenorezeptor-Agonisten, Leptin-Agonisten, Melanocortin-3-Agonisten.

Operative Therapie („bariatrische Chirurgie")

▶ *Beachte:* Patienten über die Risiken/Folgen des Eingriffs informieren.
▶ **Indikation:** Adipositas (s. Tab. 148) Grad III (BMI $\geq 40\,\text{kg/m}^2$) oder Grad II (BMI $\geq 35\,\text{kg/m}^2$) mit Komorbidität nach Scheitern aller anderen Therapieversuche.
▶ **Grundprinzipien:**
- Limitierte Nahrungszufuhr durch *Einengung des Lumens auf dem Niveau des Magens* (sog. restriktive Verfahren), z.B.:
  – *Gastric Banding* (Kuzmak-Band, schwedisches anpassbares Magenband; s. Abb. 53a): Laparaskopisch wird ein Silikonband eingelegt, das mit einem Flüssigkeitsreservoir versehen ist. Mögliche Komplikationen: Perioperative Komplikationen (z.B. intraoperative Ösophagus-/Magenperforation), Banddislokation/Malpositionierung, endogene/exogene Verlegung des Lumens, Aspiration, Malnutrition, Infektion, Ösophagitis.
  – *Vertikale Gastroplastik* (vertical banded gastroplasty, VBG): Abtrennung eines möglichst kleinen (Magen-)Reservoirs durch Klammernähte und Siche-

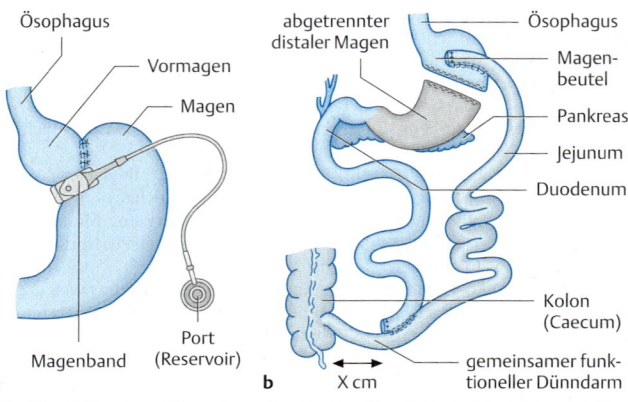

Abb. 53   Adipositas-Chirurgie: **a** Gastric Banding **b** Restriktiv-Malabsorptives Verfahren

rung des Ausgangs durch ein Silikonband. Mögliche Komplikationen: Perioperative Komplikationen, Ausweitung des Stomas, Ruptur der Klammernaht, Stenose des Ausgangs durch Ulkus/Ödem, Ösophagitis.

▶ *Merke:* durch restriktive Verfahren lediglich Beeinflussung der Nahrungsmenge (kein Effekt auf Energiedichte) → d. h. postoperative Ernährungsumstellung zwingend (→ Patientenaufklärung).

- Verminderte Absorption von Energie durch *operatives Anlegen eines Kurzdarmes* (sog. malabsorptive Verfahren), z. B. Gastric Bypass (Roux-Y, s. Abb. 53b): Der Verdauungstrakt wird (in der Regel irreversibel) in einen Verdauungs-/Absorptionsteil und einen Transporttrakt ohne Absorption getrennt unter Beibehaltung des enterohepatischen Kreislaufs. Mögliche Komplikationen: Perioperative Komplikationen, schwere Malnutrition, lebenslange Nährstoffsupplementierung und Kontrolle.
- Kombination/Modifikation (sog. restriktiv-malabsorptive Verfahren) (Abb. 53b; Restriktive Komponente bestimmt durch Größe des Restmagens; die Distanz zwischen der Anastomose und der Ileozökalklappe bestimmt die malabsorptive Komponente).
- Magenballon: Magendehnung durch flüssigkeitsgefüllten Ballon → Sättigung evtl. ↑, Passagehindernis. Wirksamkeit beschränkt. Kann nur für kurze Zeit eingelegt werden. Schwere Nebenwirkungen möglich (Druckulkus, Perforation).
- Weitere Verfahren (z. Z. in Evaluation): Implantierbarer Magenstimulator (IGS: implantable gastric stimulator von Transneuronix™).

▶ *Beachte:* Die Fettgewebsabsaugung (Liposuktion) ist ein kosmetisches Verfahren und nicht zur Therapie der Adipositas geeignet.

▶ **Medizinische Vorabklärung – wichtigste Parameter:** Komplette internistische Untersuchung, Labor (Leber-/Nierenfunktion, Blutzucker, Lipidprofil, Gerinnungsparameter, Albumin, Vitamin B_{12}, Folsäure, 25-OH-Vitamin-D, Ferritin), Gastroskopie, Ösophagusmanometrie (Insuffizienz des unteren Ösophagussphinkters?), Abdomen-Ultraschall, Röntgen-Thorax, EKG, psychiatrisch-psychologische Evaluation, ernährungsmedizinischer Status (s. S. 18), Beurteilung des Essverhaltens (Essstörungen inkl. Binge Eating? Sweet Eater?).

- Patienten-Aufklärung: Peri-/postoperative Risiken, Langzeit-Nebenwirkungen/-risiken, Irreversibilität bestimmter Verfahren, Bereitschaft zur Langzeitbetreuung, Bedeutung der Eigenverantwortung u. a. m.

▶ *Beachte:* Eine Bestimmung von Leptin, Ghrelin, anderer Hormone, weiterer Vitamine oder Spurenelemente gehört nicht in die Routineabklärung.

▶ **Verfahrenswahl:** Bei BMI 40–50 kg/m² gibt es keinen Konsensus; bei BMI > 50 kg/m² werden malabsorptive Verfahren oder Kombinationen bevorzugt. Bei BMI 40–50 kg/m² und schweren Essstörungen malabsorptive Verfahren bevorzugen.

▶ **Wichtige Kriterien für die Übernahme der Kosten durch die Krankenkasse** (im Fluss und variieren z. T. zwischen den Versicherungsgesellschaften):

- Antrag auf Kostenübernahme muss eingereicht werden.
- Beurteilung durch Facharzt/-team ist Voraussetzung.
- Altersgrenze ≤ 18 Jahre nur in Ausnahmefällen, ≤ 60 Jahre (kontrovers, biologischers Alter beachten).
- BMI ≥ 40 kg/m².
- Erfolglose Durchführung einer mindestens einjährigen, medizinisch geführten Gewichtsreduktionstherapie.
- Vorliegen von Begleiterkrankungen: Hypertonie, Diabetes mellitus, KHK, Dyslipidämie, Gon-/Coxarthrose, Schlafapnoe.
- Durchführung der Operation in einem Kompetenzzentrum.

- Multidisziplinäre fachärztliche Nachbetreuung muss gesichert sein.
- Weitere zu beachtende Kriterien: Keine Kontraindikationen für Adipositaschirurgie/Anästhesie, keine Kontraindikationen für Operation (Blutungsneigung, unklare Thrombosen), keine schwere psychiatrische Erkrankung, keine schweren Essstörungen (Bulimie, Binge-Eating-Syndrom, s. Abb. 54), kein Drogen-/Medikamenten-/Alkoholabusus, Bereitschaft zur kompletten Lebensstiländerung.

▶ **Postoperatives Vorgehen:**
- *Kostaufbau:*
  - Gastric Banding: Nahrungsaufbau, evtl. flüssig-breiige Kost (bei disziplinierten Patienten normale Nahrungsmittel verwenden).
  - Malabsorptive Verfahren: Siehe postoperative Ernährung S. 240.
- *Betreuung:* Internistische, ernährungsmedizinische (s. u.) und psychologische/psychiatrische Betreuung. Idealerweise sollte der Patient auch durch den Operateur (zumindest sporadisch und spätestens bei Komplikationen) mitbetreut werden. Nach Gastric Banding das Band je nach Verlauf unter radiologischer Kontrolle des Lumendurchmessers einstellen (Lumendurchmesser 4–6 mm).
- ◪ *Vorsicht:* Auf Komplikationen (z.B. nach Gastric Banding Pouchbildung, Slippage des Magens [Herniation von Magen], langsames Einbrechen des Bandes in den Magen [Banderosionen]), Infektion/Diskonnektion/Reißen des Portsystems achten.
- *Ernährungsmedizinische Kontrollen:* Kontolle des Gewichtsverlaufs und des Ernährungszustands. Eiweißzufuhr überwachen (Esstagebuch). Bei Fleischaversion/Vegetarismus Eiweißzufuhr optimieren (Fisch, Milchprodukte). Gezielte präventive Maßnahmen, z. B. Osteoporoseprophylaxe.

▶ **Ernährung nach Adipositas-Chirurgie:**
- *Nach Gastric Banding:*
  - Vielfältige ausgewogene Nahrungszusammensetzung gemäß den Kriterien der gesunden Ernährung (s. S. 351).
  - Kleine (kleinste) Portionen (das Speisereservoir proximal des Bandes bzw. der kleine Restmagen hat lediglich einige Milliliter).
  - Langsam essen und lange kauen.
  - Keine Flüssigkeit während des Essens zuführen.
  - Nährstoffdichte, kalorienarme Nahrungsmittel konsumieren.
  - Polyvitamin-/Spurenelementsupplementierung. Evtl. weitere essenzielle Nährstoffe supplementieren.
  - Auf flüssige oder breiige hochkalorische Nahrungsmittel verzichten.
  - Vermehrte körperliche Aktivität.
  - Nur moderater Alkoholkonsum (s. S. 170).
- *Nach malabsorptiver Chirurgie:* Siehe Kurzdarmsyndrom S. 237.

▶ **Ungenügende Gewichtsabnahme – mögliche Ursachen nach Gastric Banding:** Weites Lumen, Non-Compliance des Patienten bezüglich der Ernährung (flüssige/breiige kaloriendichte Nahrungsmittel, z. B. geschmolzene Schokolade?).

Obsolete Diäthilfsmittel

▶ **Diuretika:** Gewichtsverlust durch Flüssigkeitsverlust (keine Fettreduktion). *Vorsicht:* Elektrolyt-/Rhythmusstörungen.
▶ **Exotische Pflanzen-/Kräutermischungen und Extrakte:** Wirkungslos. *Vorsicht:* Wegen z.T unbekannter Inhaltsstoffe schwere Komplikationen möglich (z. B. Niereninsuffizienz aufgrund Schwermetallkontamination).
▶ **Koffein-Tabletten:** Erhöht den Energieverbrauch. *Vorsicht:* Übelkeit, Tachykardie. Wirkungsabnahme bei ständigem Gebrauch.

► **Proteinmischungen:** Mahlzeitenersatz. Kurzfristig unter Betreuung evtl. hilfreich. *Vorsicht:* Der Konsument lernt nicht mit normalen Nahrungsmitteln umzugehen.
► **Schilddrüsenhormone:** Steigerung des Energieverbrauchs. *Vorsicht:* Induzierte Hyperthyreose.
► **Nahrungsfasertabletten:** Steigerung des Völlegefühls. Effekt möglich, dieser kann jedoch auch mit nahrungsfaserreicher Ernährung (s. S. 378) oder z. B. preiswertem Kleiezusatz erreicht werden.
► **Lokalanästhetika enthaltende Bonbons/Kaugummis:** Reduzieren das Geschmacksempfinden. *Vorsicht:* Keine kontrollierten Studien.
► **Power-Drinks:** *Vorsicht:* Keine wissenschaftlichen Studien und keinerlei Hinweise auf Wirksamkeit.
► **Carnitin** (s. S. 172): Keine Effekte auf Körpergewicht nachgewiesen.
► **Fat-Burner:** Sollen Fettoxidation fördern. *Vorsicht:* Keine wissenschaftliche Evidenz; unwirksam.
► **Viele der kommerziellen Diäten und Diäthilfen:** *Vorsicht:* Meist keine wissenschaftliche Prüfung. Beurteilungshilfen s. S. 362, 391.

16.4 Adipositas – Ernährungsempfehlungen

Aufklärung

► Persönlicher Energiebedarf (s. S. 12); die wichtigsten Komponenten, Einflussgrößen des Energiestoffwechsels (s. S. 293).
► Quantitativer und qualitativer Energiegehalt verschiedener Lebensmittel (s. S. 50).
► Risikofaktor Übergewicht, Gewichtsverlauf mit dem Alter, Einflussgrößen.
► Einkaufstechnik, Lesen und Interpretieren der Nährstoffinformationen auf Lebensmittelpackungen.
► Neue Kochtechniken (fettreduziertes/-modifiziertes Kochen).
► Ernährungsstrategien in der Fast-Food-Gesellschaft (s. S. 363). Slow-Food fördern.
► Erlernen einer bedarfsgerechten Esskultur, von Verhaltensweisen zur Kontrolle von Stresssituationen mit Nahrungseinnahme.
► Bedeutung der verschiedenen Lebensstilfaktoren (z. B. körperliche Aktivität, Ernährung, Rauchen, Alkohol).

Mögliche Ernährungsmaßnahmen zur Gewichtsreduktion

▷ **Beachte:** Vor und während der Diät soll ein anderer/neuer Ess- und Lebensstil erlernt werden; dies ist wichtig für den langfristigen Erfolg der Gewichtsreduktion. Dieser Faktor entfällt meist beim Einsatz von Formuladiäten, Nährstoffpulver/-flüssigkeiten (zur Beurteilung von Diäten s. S. 362).
► **Prinzip:** Kontrolle und Reduktion der Energiezufuhr bei adäquater Zufuhr aller essenziellen Nährstoffe. (Eiweiß- und Mikronährstoffzufuhr muss gewährleistet sein.)
► **Mögliche Diätformen:**
  • *Qualitative Diäten:* Reduktion (und evtl. Modifikation) des Fettanteils (s. S. 362), DASH-Diät (s. S. 373), energie(fett-)reduzierte Diät (s. S. 364).
  • *Mäßig kalorienreduzierte Mischkost:* Energiereduzierte Diät (s. S. 364), energiereduzierte DASH-Diät (s. S. 373).
  • *Stark kalorienreduzierte Diäten:* Extrem hypokalorische Diäten (s. S. 371), ketogene Diät in Form des PSMF (s. S. 375), Formuladiäten (s. S. 371).
  • *Alternative Diäten/Wunderdiäten* (s. S. 298): Nicht empfehlenswert/obsolet.

Die ideale Nährstoffzusammensetzung einer Reduktionsdiät

- ❑ *Beachte:* Substratzufuhr und -verteilung individuell anpassen!
- ► Bei Langzeitdiäten muss der Gehalt an **essenziellen Nährstoffen** mindestens den Bedarfsempfehlungen entsprechen.
- ► **Alkohol** (s. S. 169) aus dem Diätplan eliminieren, Konsum zumindest drastisch reduzieren.
- ► **Kohlenhydrate** (CHO, s. S. 74): Aufgrund ihrer antilipolytischen Wirkung sollte die Zufuhr nicht zu hoch sein, ein Minimum an CHO sollte jedoch zugeführt werden (s. Magermasse erhaltender Effekt von Kohlenhydraten S. 362). CHO mit tiefem glykämischen Index vorziehen (s. S. 78).
- ► **Eiweiß** (s. S. 66): Bedarfsgerechte Zufuhr (s. S. 69). Eiweißreichere Diäten scheinen einen größeren Gewichtsverlust zu bewirken als energiegleiche kohlenhydratreiche Diäten (s. ketogene Diät S. 392; s. PSMF S. 375) und einen günstigen Einfluss auf den Appetit zu haben.
- ► **Fett** (s. S. 51): Zufuhr reduzieren. Der gewichtsfördernde Effekt und das Sättigungspotenzial von MUFA (s. S. 60) im Vergleich zu PUFA (s. S. 62) werden kontrovers diskutiert; PUFA-Exzess bei prooxidativer Stoffwechsellage vermeiden. Eine extrem fettarme Diät ist oft mit Müdigkeit und Apathie verbunden (→ vernünftige/realistische Einschränkung).
- ► **Flüssigkeit** (s. S. 47): Eine hohe Flüssigkeitszufuhr kann u. U. die Energiezufuhr günstig beeinflussen.

Allgemeine Empfehlungen zur Kontrolle des Essverhaltens

- ► Nahrungseinnahme nach Möglichkeit immer am selben Ort.
- ► Ausreichend Zeit reservieren (mindestens 20 min).
- ► Sitzend am gedeckten Tisch mit Messer, Gabel, Löffel und normalem Essgeschirr (evtl. kleinere Teller verwenden) speisen.
- ► Essen attraktiv zubereiten.
- ► Langsam essen, Besteck nach jedem Bissen ablegen und in Ruhe bewusst kauen (das Essen „genießen").
- ► Keine Ablenkung (z. B. Fernsehen, Lesen) während des Essens.
- ► Eine Portion auf den Teller geben und nicht nachschöpfen.
- ► Strategien zur Förderung des Sättigungsgefühls:
  - Eiweißzufuhr (hohe biologische Wertigkeit, s. S. 72) erhöhen.
  - Fettzufuhr reduzieren (*Cave:* Nicht zu stark reduzieren, vgl. S. 52).
  - Zufuhr von komplexen Kohlenhydraten (niedriger glykämischer Index, s. S. 78) fördern, eventuell vor den Mahlzeiten.
  - Alkoholabstinenz.
- ► Bei Hunger ablenken (z. B. körperliche Aktivität, lesen, telephonieren, Zähneputzen), TV vermeiden!

Hilfsstrategien – Auswärtsessen

- ► **Voraussetzungen für problemloses Auswärtsessen:**
  - Bereitschaft, sich genau zu erkundigen, welche Nahrungsmittel enthalten sind und wie diese zubereitet wurden/werden und ob ein Sonderwunsch berücksichtigt werden kann (vegetarische, fettarme Karte?).
  - Bereitschaft, aus den Antworten Konsequenzen zu ziehen (evtl. Verlassen/Vermeiden des Restaurants).

► **Empfehlungen:**
- *Nur sitzend essen,* keine andere gleichzeitige Aktivität (v. a. kein TV).
- *Bei Tellerservice:* Kleine Portion verlangen (zumindest die kalorienreichen Nahrungsmittel des Menüs reduzieren).
- *Bei Selbstbedienung:* Kleinen Teller verwenden, lediglich einmal füllen.
- *Separat:* Salatdressing, Soßen, Essig, Kräuterauswahl; idealerweise (Oliven-) Öl und Essig ungemischt separat zum Selbstanrichten.
- *Frische Salate/Salatteller/Gemüse bevorzugen:* Evtl. mit magerem Fleisch/Fisch vom Grill ohne Kräuterbutter/Soße; bevorzugte Zubereitungstechnik auswählen/verlangen: Gedämpft > gekocht/gebacken > geröstet > gegrillt > frittiert.
- *Getränke:* Keine zuckerhaltigen Getränke; wenig Alkohol (keine Flasche, sondern kleine Menge im offenen Ausschank).
- *Sichtbares Fett entfernen:* Sowohl Fett an Fleisch entfernen als auch Soßen/Fett im Teller wegrinnen lassen (Teller schief halten).
- *Kein Brot als Beilage* (Brotkörbchen/Butter wegstellen).
- *Kaffee/Tee:* Sahne durch Voll- oder Magermilch ersetzen; evtl. künstliche Süßstoffe (*Tipp:* Persönlich bevorzugtes Produkt immer mitnehmen).
- *Dessert:* Frisches Obst; evtl. Fruchtsalat ohne Flüssigkeit; Sorbet an Stelle von üblichem Eis; keine Sahne.
- *Weiteres:* Energiezufuhr über dem Bedarf vermeiden. Evtl. Reste verpacken lassen und mit nach Hause nehmen („doggie bag").
- *Schnelles Verlassen des Restaurants* sobald Essen beendet ist.

Strategien/Ernährungsempfehlungen zur Stabilisierung des Gewichts

► Nach einer Gewichtsreduktion die während der Diät erlernten/praktizierten Ernährungs- (s. S. 299) und Lebensstilrichtlinien (zum Sport s. S. 292, zu weiteren Verhaltensstrategien s. S. 363) einhalten. Die Reduktionsdiät langsam nach eigenen Wünschen ergänzen, bis keine Gewichtsabnahme mehr erfolgt (initial alle 2 Tage Gewicht kontrollieren). Bei erneuter Gewichtszunahme ($\geq$ 1 kg) *sofort* wieder auf Reduktionsdiät umstellen und Gewicht korrigieren. Siehe Stufentherapie der Adipositas.

► Mahlzeitenhäufigkeit gering halten ($\leq$ 3 Mahlzeiten/d). Zwischenmahlzeiten möglichst vermeiden.

► Alkoholkonsum minimieren (nicht täglich/evtl. aufs Wochenende beschränken).

☐ *Beachte:* Entschuldigungen/Ausreden für ein Nichteinhalten der Lebensstil-/Ernährungsrichtlinien nicht akzeptieren.

► Tagebuch der körperlichen Aktivität/Sport

► Optimierung der Sportausrüstung (z. B. funktionelle Sportbekleidung).

16.5 Adipositas – besondere Situationen/Aspekte

Rauchen und Körpergewicht

► **Pathophysiologische Effekte des Rauchens:** Raucher haben im Durchschnitt ein geringeres Körpergewicht, da Nikotin und evtl. bestimmte Tabakbestandteile den Energieverbrauch durch Stimulierung des Nebennierenmarks und Erhöhung der UCP-1-Expression fördern (tierexperimentelle Hinweise). Außerdem stimulieren Zigaretten/Zigarren (auch nikotinfreie) die Thermogenese durch Beeinflussung von Acetylcholinrezeptoren.

▶ **Folgen bei Nikotinabstinenz:** Gewichtszunahme möglich (eine Gewichtszunahme von 4–14 kg wurde nach Nikotinabstinenz beschrieben). Eine vermehrte Nahrungszufuhr findet sich v.a. in der Frühphase der Abstinenz, kann aber bis zu 6 Monate persistieren. Es bestehen Hinweise, dass die vermehrte Nahrungszufuhr hilft, nikotinabstinent zu bleiben. Durch Medikamente (Nikotinersatzprodukte, Bupropion) in Kombination mit nichtpharmakologischen Maßnahmen kann die Gewichtszunahme evtl. vermindert, oder sogar vermieden werden (Ansprechen bzgl. des Körpergewichts individuell sehr unterschiedlich).

▶ **Prädiktoren für Gewichtszunahme nach Nikotinabstinenz:** Frauen > Männer; schwerer Nikotinkonsum (> 30 Zigaretten/d), leichter Nikotinkonsum (< 10 Zigaretten/d) zeigt nur selten eine Gewichtszunahme. Ausmaß der körperlichen Aktivität.

▶ **Mechanismen, die bei Nikotinabstinenz zur Gewichtszunahme führen:**
- Energieverbrauch ↓ (bis zu 100 kcal/d; 20–30% der Gewichtszunahme).
- Erhöhte Energiezufuhr (60–70% der Gewichtszunahme); Gründe:
  - Fehlender Einfluss von Nikotin auf den Magen-Darm-Trakt (z.B. auf die Magenkontraktion).
  - Verändertes Geschmacksempfinden: Süße Nahrungsmittel (inkl. fettreiche Süßigkeiten) schmecken besser.
  - Wegfall zentralnervöser Nikotinwirkungen („Nikotinentzug").
  - Effekt auf die Blutzuckerregulation (Abfall des Blutzuckers).
  - Psychologische Effekte des Rauchens: Wegfall eines Markers für die Beendigung einer Mahlzeit. Verlust einer „oralen" Komponente.

▶ **Patientenberatung:**
- Nikotinabstinenz lohnt sich immer. Rauchen ist eine gefährliche Strategie zur Gewichtskontrolle. Trotz Gewichtszunahme nach Nikotinabstinenz ist das kardiovaskuläre Risiko niedriger als unter Fortsetzung des Nikotinkonsums. (Nikotin fördert u.a. die abdominale Fettablagerung, s.o. und S. 287.)
- Nicht alle Patienten nehmen infolge Nikotinabstinenz zu.
- In der Regel ist die Gewichtszunahme geringer als befürchtet.
- Eine Körpergewichtszunahme kann durch vermehrte körperliche Aktivität und diätetische Maßnahmen (s. S. 299) mehrheitlich vermieden werden.

Alter und Adipositas

▶ **Grundlagen:**
- Ein geringes Körpergewicht ist ein Prädiktor für erhöhte Lebenserwartung.
- Alter bewirkt eine disproportionelle Zunahme der viszeralen und subkutanen Fettmasse: Unabhängig vom Körpergewicht nimmt die W/H-Ratio im Alter zu. Risikofakoren: z.B. Energiezufuhr über Bedarf; hormonelle Veränderungen, körperliche Inaktivität. Es bestehen bei Frauen Hinweise, dass durch eine Hormonersatztherapie die abdominale Fettakkumulation günstig beeinflusst werden kann. Eine erhöhte W/H-Ratio ist v.a. im Alter ein unabhängiger Risikofaktor für Hypertonie, Diabetes mellitus Typ II, Apoplexie und koronare Herzkrankheit.
- Auch im Alter können sich verschiedene Herzkreislauf-Risikofaktoren durch eine Gewichtsreduktion verbessern, allerdings ist nicht bekannt, ob sich dadurch auch die Mortalität beeinflussen lässt.
- Für die Altersgruppe > 80 Jahre gibt es noch wenige Daten über die Bedeutung des Körpergewichts.
- Die Risiken einer Gewichtsreduktion sind im Alter erhöht (z.B. durch akzelerierten Knochenverlust, erhöhtes Frakturrisiko).

▶ **Empfehlungen:**

- Bei geringem absoluten Risiko (z. B. wenn weder ein Diabetes mellitus Typ II noch eine Dyslipidämie vorliegen) keine Gewichtsreduktion *erzwingen*. Das Risiko von Übergewicht/Adipositas im Alter ($>$ 65 Jahre) ist deutlich geringer als bei Jüngeren ($\rightarrow$ Schwerpunkt der Betreuung auf Gewichtsstabilisierung).
- Keine drastische Energierestriktion durchführen; ideal ist die Kombination von geringer Energierestriktion mit gewichtstragender aerober Aktivität ($\rightarrow$ Beibehaltung der Muskel-/Knochenmasse).
- Adäquate Eiweißzufuhr *in Kombination* mit leichtem Krafttraining (z. B. Hanteltraining) $\rightarrow$ Sarkopenie-Prophylaxe.

16.6 Übergewicht und Adipositas bei Kindern und Jugendlichen

Grundlagen

▶ **Definition:** Aufgrund des Wachstums und der Körperentwicklung ist die Definition von Übergewicht bei Kindern schwierig. Um Vergleiche zwischen Studien auf nationaler und internationaler Ebene zu ermöglichen, stehen verschiedene Definitionen zur Verfügung: 1) Die Definition der International Obesity Task Force (IOTF) (Tab. 151) basiert auf standardisierten BMI-Werten, die Hinweise darauf geben, ob Gefahr besteht, im Alter von 18 Jahren übergewichtig (BMI > 25 kg/m^2) oder adipös (BMI > 30 kg/m^2) zu werden (nach Cole, 2000). 2) In der Kinderheilkunde wird der Körpergewichtzustand mittels Perzentilenkurven beurteilt (Abb. 54): > 85. Perzentile = Übergewicht, > 95. Perzentile = Adipositas.

▶ **Bedeutung:**

- Bereits im Kindesalter ist Übergewicht mit verschiedenen Risikofaktoren verbunden, z. B. Dyslipidämie, Hyperglykämie, Hypertonie, Fettleber, erhöhte Cholesterinspiegel und Gallensteine.
- Präpubertäres Übergewicht wird in 30–50 % der Fälle postpubertäres Übergewicht und bleibt in > 80 % der Fälle bis zum Erwachsenenalter. Im Durchschnitt sind 50–70 % der adipösen Erwachsenen schon als Kinder adipös $\rightarrow$ frühzeitige Prävention sehr wichtig.

▶ **Vorkommen:**

- *In Deutschland* sind ca. 20 % der Kinder übergewichtig und 4–8 % adipös.
- *In der Schweiz* sind 13–20 % der Kinder und Jugendlichen übergewichtig und bis zu 6 % adipös.
- *In Österreich* sind 6–13 % der Kinder und Jugendlichen übergewichtig und 3–11 % adipös.
- ▷ *Hinweis:* Kinder aus ausländischen Familien und aus sozial benachteiligten Bevölkerungsschichten sind besonders gefährdet, übergewichtig zu werden.
- *Tendenz steigend:* Anstieg der Prävalenz während der letzten Jahre mit in einzelnen Ländern „pandemischem" Ausmaß. In Deutschland steigt die Prävalenz von Übergewicht bei Kindern um bis zu 0,8 % pro Jahr.

Tabelle 151 · Internationale BMI-Grenzwerte für Übergewicht und Adipositas im Kindesalter. Altersspezifische BMI-Grenzwerte, welche im Alter von 18 Jahren in Übergewicht ($\geq$ 25 kg/m^2) oder Adipositas ($>$ 30 kg/m^2) resultieren (nach Cole, 2000)

Alter (Jahre)	BMI 25 kg/m^2		BMI 30 kg/m^2	
	Knaben	Mädchen	Knaben	Mädchen
2	18,41	18,02	20,09	19,81
2,5	18,13	17,76	19,80	19,55
3	17,89	17,56	19,57	19,36
3,5	17,69	17,40	19,39	19,23
4	17,55	17,28	19,29	19,15
4,5	17,47	17,19	19,26	19,12
5	17,42	17,15	19,30	19,17
5,5	17,45	17,20	19,47	19,34
6	17,55	17,34	19,78	19,65
6,5	17,71	17,53	20,23	20,08
7	17,92	17,75	20,63	20,51
7,5	18,16	18,03	21,09	21,01
8	18,44	18,35	21,60	21,57
8,5	18,76	18,69	22,17	22,18
9	19,10	19,07	22,77	22,81
9,5	19,46	19,45	23,39	23,46
10	19,84	19,86	24	24,11
10,5	20,20	20,29	24,57	24,77
11	20,55	20,74	25,10	25,42
11,5	20,89	21,20	25,58	26,05
12	21,22	21,68	26,02	26,67
12,5	21,56	22,14	26,43	27,24
13	21,91	22,58	26,84	27,76
13,5	22,27	22,98	27,25	28,20
14	22,62	23,34	27,63	28,57
14,5	22,96	23,66	27,98	28,87
15	23,29	23,94	28,30	29,11
15,5	23,60	24,17	28,60	29,29
16	23,90	24,37	28,88	29,43
16,5	24,19	24,54	29,14	29,56
17	24,46	24,70	29,41	29,69
17,5	24,73	24,85	29,70	29,84
18	25	25	30	30

▶ **Pathogenese:** Komplexes Ursachennetz mit drei Hauptkomponenten, die individuell sehr unterschiedlich sind und komplexen Wechselwirkungen unterliegen:
• *Über dem Bedarf liegende Energiezufuhr:*
– Fett- und zuckerreiche Ernährung: Fette enthalten pro Gewichteinheit mehr Kalorien als andere Energiesubstrate und haben einen appetitfördernden Effekt: Fast-food ist in der Regel sehr fettreich. Der lang andauernde Konsum von fetthaltigen Lebensmitteln führt schnell zu einer unausgeglichenen Energiebilanz.
☐ *Beachte:* Vor „lauter Fett" wird allerdings vergessen, dass unsere Ernährung immer zuckerreicher wird, was sich auf die Energiebilanz extrem negativ auswirkt. Fruktose ist aufgrund seiner metabolischen Charakteristika beson-

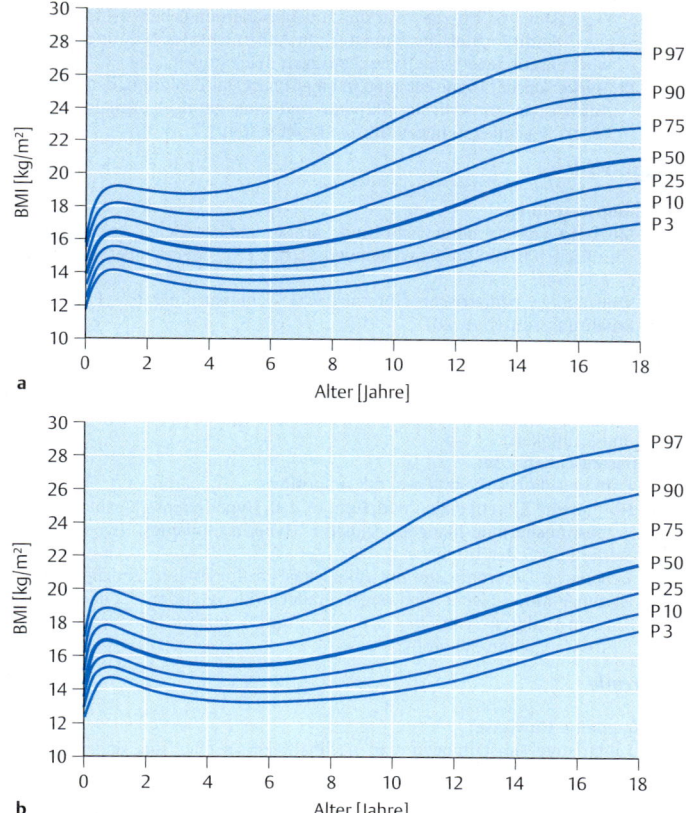

a

b

Abb. 54   Perzentile für den Bodymass-Index von Mädchen (a) und von Jungen (b) im Alter von 0 bis 18 Jahren in Deutschland (nach Kromeyer-Hauschild, 2001) (Für CH und A: landesspezifische BMI-Kurven sind bei den nationalen Pädiatriegesellschaften erhältlich)

ders ungünstig (vielen modernen Lebensmitteln werden hohe Mengen Fruktose beigegeben, z. B. in Form von sogenannten HFCS, High Fructose Corn Sirup).

- *Mangelnde Bewegung:* Durch die zunehmende Automatisierung und Motorisierung unseres Alltags bleibt der Energieverbrauch „auf der Strecke".
- *Genetische Veranlagung:*
  - Es gibt Hinweise, dass bis zu 50 % des Körpergewichtes durch die Gene bedingt sein kann, d. h. aber auch dass das Körpergewicht bis zu 50 % beeinflussbar ist!
  - Aufgrund von evolutionsmedizinischen Erkenntnissen spielen Umweltfaktoren wahrscheinlich eine größere Rolle als die Veranlagung (phänotypische

Expression von Übergewicht durch den modernen Lebensstil ist bei genetischer Prädisposition ausgeprägter). In Anbetracht des Nahrungsüberflusses wird unsere genetische Basis sozusagen überrumpelt.

▶ *Merke:* Unser Erbgut entstand in einer Phase der Evolution, in der ein hohes Ausmaß an körperlicher Aktivität und eine geringe, oftmals unter dem Bedarf liegende Energiezufuhr die Regel waren.

Diagnostik

▶ **Diagnosestellung:**
- Messung von Körpergewicht und -größe und Vergleich mit dem altersspezifischen IOTF-BMI-Schwellenwert (s. Tab. 151) oder den Perzentilenkurven (s. Abb. 54).
- Vollständige pädiatrische (internistische) Untersuchung (s. „Erfassung des Ernährungsstatus", S. 20)
- Evaluation des Verhaltens bezüglich der Nahrungszufuhr [z.B. „www-Anamnese": wann-wie-oft-wieviel-was? Portionengröße? Verzehrverhalten außer Haus? (wo-was-wann?: „Taschengeld-Verwendungs-Anamnese") Begleitumstände (Langeweile, Nervosität,...)?] und bezüglich körperlicher Aktivität (Art, Dauer und Häufigkeit).

▶ **Differentialdiagnose:**
- Primäre (idiopathische) Form der Adipositas.
- Hormonelle Erkrankungen und Tumore, z.B. Hypothyreose, Cushing-Syndrom, Wachstumshormon-Mangel, primärer Hyperinsulinismus, hypothalamische Dysfunktion oder Tumor.
- Genetische Syndrome, die mit Adipositas im Kindesalter assoziiert sind, z.B. Laurence-Moon-Biedel-Syndrom, Prader-Willi-Syndrom, Cohen-Syndrom, Alström-Hallgren-Syndrom, Turner-Syndrom, Familiäre Lipodystrophie, Beckwith-Wiedemann-Syndrom.

Therapie

▶ **Allgemeine Hinweise:**
- Langfristige Umstellungen sind nachhaltiger als eine kurzfristige Gewichtsreduktion durch Blitz-Diäten.
- Es empfiehlt sich, die ganze Familie in die Therapie einzubeziehen.
- Eine gute Ernährungs-Erziehung (altersangepasst, durch Fachkraft u. Eltern) bietet Grundlage für eine richtige Nahrungszusammensetzung: Welche Lebensmittel dürfen ohne weiteres gegessen werden, bei welchen ist eine Einschränkung notwendig, welche enthalten viel Fett und/oder Zucker, welche Vitamine und Ballaststoffe?
- Die Anpassung der Ernährung muss Hand in Hand gehen mit einem angemessenen Bewegungsprogramm.
- Übergewicht und Adipositas sind nicht eine Erkrankung des Individuums sondern Ausdruck einer gesellschaftlichen „Erkrankung". Dementsprechend werden zur Kontrolle der Übergewichtspandemie auch Maßnahmen auf gesellschaftlicher Ebene verlangt.
- Eine nachhaltige Kontrolle des Körpergewichtes kann nur durch eine globale Änderung des Lebensstils erreicht werden.

▶ **Ernährungszusammensetzung:** Die Energiezufuhr muss normales Wachstum nach wie vor erlauben, deshalb sollte auf Diäten verzichtet und auf eine ausgewogene, bedarfsgerechte, fett- und zuckerreduzierte Ernährung geachtet werden.

- 5 am Tag: 5 Portionen Obst und Gemüse decken den täglichen Bedarf an Vitaminen und Ballaststoffen. Eine Portion entspricht ca. 125 g Obst/Gemüse oder, für Kinder viel anschaulicher und ihrem Alter angemessener, eine Hand voll. Eine Portion kann auch durch ein Glas (200 ml) (Gemüse-)Saft ersetzt werden, Achtung: Voraussetzung: ohne Zuckerzusatz.
- ◻ *Merke:* Je höher der Wassergehalt eines Nahrungsmittels, um so günstiger die Energiedichte.
- Kinder in die Nahrungszubereitung einbeziehen: Falls eine Pausenmahlzeit nötig ist, diese *gemeinsam* mit dem Kind besprechen, einkaufen, vorbereiten und von zu Hause mitnehmen.
- ◻ *Cave:* Viele von der Werbung empfohlene „gesunde" Vollkornriegel und andere Snacks haben einen hohen Energiegehalt und sind sehr fett- und zuckerreich (z. T. mit einem hohen glykämischen Index, s. S. 78).
- Keine Verbote: Ein Minimum an für die Energiebilanz „ungünstigen" Nahrungsmitteln soll durchaus erlaubt sein, doch der eingeschränkte Konsum soll gemeinsam mit dem Kind festgelegt werden (z. B. „Essplan für die Schokolaten-ration der laufenden Woche")
- Flüssigkeitszufuhr fördern (natürliches Mineralwasser, fettarme Milch, Apfelsaftschorle, Frucht-Milkshakes ohne Zuckerzusatz); keine Softdrinks.
- ◻ *Merke:* Es gibt auch für Kinder keine Wunderdiäten und Maßnahmen. Pharmaka jeglicher Art (inklusive hochdosierter Vitamine oder Spurenelemente) haben keinen Platz in einem nachhaltig sinnvollen Gewichtskontroll-Programm für Kinder.

▶ **Verhaltensmaßnahmen:**

- *Täglich Bewegung:* Kinder bevorzugen in der Regel Mannschaftssport, je nach Gewicht sind anfangs gelenkschonendere Sportarten wie Schwimmen und Fahrradfahren zu empfehlen. Im Alltag lassen sich durch Treppensteigen und In-die-Schule-gehen auch schon nebenbei Kalorien verbrennen.
- *Pflege einer minimalen Esskultur:* Feste Esszeiten und fester Sitzplatz am Tisch. Kein Essen auf der Straße beim Gehen, auf dem Weg zur Schule, während der Schulaufgaben oder während Fernsehen/Computerarbeit. Gemeinsame Mahlzeiten-Einnahme mit der ganzen Familie.
- *„Eine Sache nach der anderen":* Bewusst essen ohne Ablenkung (Lesen, TV, Spiele, etc.).
- *Regelmäßige Nahrungszufuhr:* 3 Hauptmahlzeiten, in Abhängigkeit vom Alter max. 2 Zwischenmahlzeiten. Die Einnahme des Frühstücks ist entscheidend. Bei älteren Kindern und Jugendlichen Zwischenmahlzeiten vermeiden.
- *Kinder motivieren:* Ein spielerischer Ansatz macht Spaß und lenkt von Einschränkungen ab. „Richtige" Verhaltensweisen (Bewegung an der frischen Luft, Sport, eine 5-am-Tag-Woche) können z.B. durch ein Punkte-System bei Erreichen einer vorbestimmten Punktzahl (nicht durch Süßigkeiten!) belohnt werden.
- *Monitoring:* Unter Umstände kann ein Ess-Tagebuch hilfreich sein, eventuell auch in Form einer Strichliste oder einer Tabelle.
- *Reduktion des TV- und Computer-Konsums* (Wochenplan festlegen): Fernsehen bedeutet keine körperliche Aktivität und die Aufnahme von Nahrungsmittelwerbung, die Kinder ermuntert, kalorienreiche Snacks zu sich zu nehmen.
- *Für weitere Details* siehe die Leitlinien der „Arbeitsgemeinschaft Adipositas im Kindes- und Jugendalter", www.a-g-a.de.

17 *Protein-Energie-Malnutrition (PEM)*

17.1 *Protein-Energie-Malnutrition (PEM)*

Grundlagen

▶ **Definition:** Die Protein-Energie-Malnutrition ist das Resultat einer unter dem Bedarf liegenden Zufuhr von Energie (s. S. 12) und/oder Eiweiß (s. S. 66).

▶ **Epidemiologie:** Kinder haben ein erhöhtes Risiko für PEM; dennoch kommt die PEM in allen Altersgruppen vor.

▶ **Ätiologie** (s. Tab. 153):
- *Primäre* Malnutrition bei verminderter Zufuhr.
- *Sekundäre* Malnutrition im Rahmen von Erkrankungen.

▶ **Pathophysiologie:** Dauerhafte mangelhafte Energie-/Proteinzufuhr führt zum Verlust von Körperflüssigkeiten/Gewebe und der Speicher. In der Folge kommt es zu biochemischen und funktionellen Veränderungen sowie zu multiplen Zellfunktionsstörungen; es entwickeln sich klinische Symptome (s. Tab. 153) und eine progressive Morbidität und Mortalität.

▶ **Klassifizierung:** Siehe Tab. 152.

Tabelle 152 · Klassifizierung einer Protein-Energie-Malnutrition nach dem BMI

BMI [kg/m²]	Klassifizierung
≥ 18,5–< 25,0	normal
< 18,5	Protein-Energie-Malnutrition
17,0–18,4	Grad I
16,0–16,9	Grad II
< 16,0	Grad III

▶ **Formen, Klinik:** Übersicht und Differenzierung Marasmus/Kwashiorkor s. Tab. 153; eine Mischform aus diesen beiden Krankheitsbildern wird marasmischer Kwashiorkor genannt.

Protein-Energie-Malnutrition (PEM)

Tabelle 153 · Differenzierung Marasmus/Kwashiorkor

	Marasmus	Kwashiorkor
Definition	Endzustand eines Protein- und Energiemangels (vollständige Ausschöpfung aller endogenen Reserven)	Proteinmangel während verhältnismäßig kurzer Stresssituationen bei mäßigem Energiemangel
Ätiologie	verminderte Kalorienzufuhr	verminderte Proteinzufuhr oder metabolische Reaktion auf Stressfaktoren
Klinik	abgemagerter Patient, praktisch ohne subkutanes Fettgewebe, allgemeiner Muskelschwund (Gesicht, Mm. interossei, M. temporalis), Dehydrierung	Patient macht keinen allzu abgemagerten Eindruck (Ödeme bei noch vorhandenem subkutanen Fettgewebe); oft nur diskrete Veränderungen: Hautveränderungen (u. U. pellagraähnlich), Ödeme (peripher oder/und Aszites), Wachstumsretardierung, schlechte Wundheilung, Hautulzera
zeitlicher Verlauf	Monate bis Jahre	Wochen
Labor	Serum-Albumin, Transferrin und Präalbumin sind meist normal, s. a. Tab. 154	Serum-Albumin und Transferrin sind meist vermindert (Serum-Albumin $< 2,8\,g/dl$), Lymphopenie (vgl. Tab. 155), ausgeprägte Immunsuppression bis zur Anergie
Vorkommen	• primäre Malnutrition • sekundäre Malnutrition bei Krebspatienten, schweren pulmonalen und kardialen Erkrankungen, HIV	• bei akuten schweren Erkrankungen (hypermetabolischer Stresssituation), z. B. Trauma, chronischen/septischen Infektionen, ungenügender Zufuhr von Protein und Energie (Hunger)
Prognose	abhängig von der Ätiologie, Restitution möglich	hohe Mortalität

Diagnostik

▶ **Anamnese:** Krankheits-, Ernährungsanamnese (s. S. 20), Esstagebuch.
▶ **Erfassung des Ernährungsstatus** (s. S. 18).
▶ **Klinik, Labor, Schnellklassifikation:** Siehe Tab. 153, Tab. 154, Tab. 155; weitere Befunde bei Malnutrition s. S. 26.

Tabelle 154 · Klassifikation des Marasmus (nach Blackburn et al.)

	% des Idealgewichts (s. S. 28)	Kreatinin-Größen-Index	Hauttestung [mm] (s. S. 39)
moderat	60–80	60–80	< 5
schwer	< 60	< 60	< 5

Tabelle 155 · Klassifikation des Kwashiorkor (nach Blackburn et al.)

	Albumin [g/dl]	Transferrin [mg/dl]	Lymphozytenzahl [/µl]	Hauttestung [mm] (s. S. 39)
moderat	2,1–3,0	100–150	800–1200	< 5
schwer	< 2,1	< 100	< 800	< 5

Allgemeine Therapie/ernährungstherapeutische Maßnahmen

▶ Die einzigen kausalen Therapiemaßnahmen sind die Beseitigung der Grunderkrankung und die vorsichtige Nahrungszufuhr.

☐ *Cave:* Bei zu aggressiver Nährstoffzufuhr — auch enteral – kann es zum sog. *Refeeding-Syndrom* kommen.

  • *Klinik:* Elektrolytstörungen (Hypokaliämie, Hypophosphatämie, Hypomagnesiämie), metabolische Störungen (Glukoseintoleranz, evtl. massive Hyperglykämie mit Dehydratation und hyperosmolarem Koma), Störungen des Flüssigkeitshaushalts (Wasserretention, Ödeme, Herzinsuffizienz, Herzversagen), Herzrhythmusstörungen (infolge Elektrolytstörungen und Mehrbelastung).

  • *Therapie:* Symptomatische Therapie, ggf. intensivmedizinische Betreuung.

  • *Prävention:*
    – Bei der Wiederaufnahme der Nahrungszufuhr mit sehr kleinen Mengen beginnen und das Antwortmuster des Patienten engmaschig überwachen.
    – Besondere Vorsicht bei/mit der Verabreichung von Kohlenhydraten.
    – Elektrolyte vorsichtig und unter regelmäßigen Kontrollen substituieren; Na^+-Restriktion.
    – Täglich Gewicht kontrollieren (starke Gewichtszunahme als Hinweis auf eine Wasserretention).

18 Essstörungen

18.1 Allgemein

Grundlagen

► Unter dem Begriff Essstörungen werden Anorexia nervosa (Besonderheiten s. S. 313), Bulimia nervosa (Besonderheiten s. S. 313) sowie deren atypische Formen zusammengefasst (s. Abb. 55). Es handelt sich um ernsthafte Erkrankungen mit einem hohen Morbiditäts-, aber auch Mortalitätspotenzial. (Vor allem bei Anorexia nervosa ist die Mortalitätsrate gegenüber gleichaltrigen gesunden Frauen 12-fach erhöht.)

► **Epidemiologie:** Meist treten diese Erkrankungen in der Adoleszenz auf, selten nach dem 40. Lebensjahr. Nur < 5 % der Patienten sind Männer.

► **Ätiologie** (meist multifaktoriell bedingt): Genetik, entwicklungspsychologische, soziokulturelle („westliches" Schönheitsideal), familiäre, individuelle Faktoren (psychodynamische Faktoren), neurochemische Alterationen.

► **Risikofaktoren:** Häufige Diäten (Vulnerabilitätsfaktor), Adipositas, Minderwertigkeitsgefühl, Hang zum Perfektionismus, Familienanamnese bezüglich Depression.

► **Mögliche Hinweise/klinische Zeichen:**
  • *Körperliche Zeichen:*
    – Kopf/Haut: Karies, Cheilose, Parotisschwellung/-entzündung, submandibuläre Adenopathie, trockene Haut/Haare, Haarausfall, Lanugohaare, gelbe Hautverfärbungen (Karotinämie), Hautverletzungen (Finger/Handrücken).
    – Gastrointestinal: Ösophagitis, Hämatemesis, verzögerte Magenentleerung, Magendilatation/-ruptur, verminderte Darmmotilität, Obstipation, Rektumprolaps, Diarrhö.
    – Kardiovaskulär: Hypotonie, Akrozyanose, Bradykardie, verminderte Herzgröße, Herzrhythmusstörungen (bei chronischer Ipecacuana-Einnahme Kardiomyopathie).
    – Endokrin/metabolisch: Hypothermie, Hyperkortisolismus, Amenorrhö/Oligomenorrhö, verzögerte Pubertät, Infertilität, Wachstumsverzögerung, Osteoporose, Adipositas.
    – Weitere: Plötzliche Gewichtsänderung, ungenügende Gewichtszunahme in der Schwangerschaft, chronische Müdigkeit, Kälteintoleranz, Frakturneigung, periphere Neuropathie, reversible kortikale Atrophie.
  • *Mögliche psychische Zeichen/Hinweise:* Verändertes Essverhalten (z. B. plötzlicher/unerwarteter Vegetarismus); sozialer Rückzug; Schwierigkeiten, bei sozialen Anlässen zu essen; Vermeiden oder Abwehr beim Wiegen; Arbeits- oder Schulabwesenheit; Heimlichtuerei; exzessive körperliche Aktivität; Diebstahl, z. B. von Nahrungsmitteln; Abusus von Medikamenten (Laxanzien, Diuretika) und Nikotin.

► **Prognose:** Variabel; *Faustregel:* 50 % der Anorexia- und/oder Bulimia-nervosa-Patienten werden vollständig geheilt, 30 % mit Restsymptomatik.

Diagnostik

◻ *Beachte:* Vor der Diagnosestellung einer Essstörung organische (konsumierende Erkrankungen, chronische Infektionen, Diabetes mellitus, Schilddrüsenerkrankungen) oder psychiatrische (Depression, Schizophrenie) Ursachen eines Gewichtsverlusts ausschließen!

▶ **Körperliche Untersuchung:** Medizinische Untersuchung (vgl. Klinik S. 311), v. a. Körpergewicht bestimmen und mit Standardwerten (BMI, evtl. Perzentilenkurven [Jugendliche]) vergleichen.

▶ **Anamnese:**
- Freies oder standardisiertes Ernährungsprotokoll (s. S. 20).
- Screening-Fragen zur Erfassung von Essstörungen (nach Morgan): Bei zwei positiven Antworten kann die Verdachtsdiagnose einer Essstörung mit relativ großer Sensitivität gestellt werden.
  1. Fühlen Sie sich krank, weil Sie ungewöhnlich viel gegessen haben?
  2. Haben Sie Angst oder Bedenken, dass Sie nicht mehr kontrollieren können, wie viel Sie essen?
  3. Haben Sie kürzlich mehr als 6 kg Gewicht in einem Zeitraum von 3 Monaten verloren?
  4. Beurteilen Sie sich als zu schwer/zu dick, während andere Sie als zu dünn beurteilen?
  5. Glauben Sie, dass das Essen und die Nahrung Ihr Leben dominieren?

▶ **Psychiatrische/psychologische Untersuchung.**

▶ **Labor:** Elektrolytstörungen, Blutzucker ↓, Serum-Phosphat ↑, Amylase ↑, Erhöhung der Leberenzyme, Anämie, Leukopenie, Neutropenie, Thrombozytopenie, endokrine Veränderungen.

▶ **EKG:** Sinusbradykardie, Niedervoltage, verlängerte QT-Zeit, prominente U-Welle, atriale und ventrikuläre Arrhythmien.

▶ **Kontrollen:** Elektrolyte, Hämatologie, Klinik.

Allgemeine Therapie/ernährungstherapeutische Maßnahmen

▷ *Beachte:* Eine Therapie sollte durch erfahrene Ärzte erfolgen; für die Prognose ist eine frühzeitige multidisziplinäre fachärztliche Betreuung entscheidend.

▶ **Ziele:** Medizinische Probleme kontrollieren; normales Essverhalten/gesundheitsfördernden Lebensstil langfristig etablieren.

▶ **Komponenten:**
- *Evtl. stationäre Aufnahme:* Indikationen: Gewicht < 70 % der Norm (BMI, Perzentilenkurve), ausgeprägte körperliche Symptome, chronische Infekte, Suizidalität, schwere Depression, ungünstige familiäre oder soziale Konstellation, fehlender Erfolg einer begonnenen Therapie.
- *Kalorienzufuhr, evtl. enterale/parenterale Ernährung* (s. S. 385; *Vorsicht:* Refeeding-Syndrom, s. S. 310).
- *Förderung eines normalen Essverhaltens durch psychiatrisch/psychotherapeutische Betreuung:* Es gibt je nach Schule unterschiedliche Ansätze (Psychoanalyse, Gesprächs-, Familien-, individuelle/Gruppen-, kognitive Therapien usw. und Kombinationstherapien), eine Überlegenheit bezüglich der Rückfallrate ist für keine Form der Therapie bewiesen.
- *Pharmakotherapie:*
  - Anorexia nervosa: In der Regel ist eine medikamentöse Therapie zur Behandlung der primären Symptome nicht oder wenig hilfreich. Evtl. kommen Fluoxetin, Antidepressiva oder Neuroleptika zum Einsatz.
  - Bulimia nervosa: Evtl. Fluoxetin, Imipramine oder andere Serotoninaufnahme-Hemmer.
- *Rückfallsprophylaxe* (individuelle psychiatrisch/psychotherapeutische Betreuung und/oder in Selbsthilfegruppen).

18.2 Spezielle Essstörungen

Anorexia nervosa

▶ **Definition:** Die Anorexia nervosa (Magersucht) ist eine Störung des Essverhaltens mit teilweise exzessiver Abmagerung bis zur Kachexie.

▶ **Epidemiologie:** 1–2 % der weiblichen und 0,1 % der männlichen sind in der Adoleszenz. Das Durchschnittsalter bei Diagnosestellung ist 17 Jahre, in 80 % tritt die Erkrankung vor dem 25. Lebensjahr auf, selten nach dem 40. Lebensjahr. Der Beginn findet sich oft im Rahmen einer Stresssituation.

▶ **Klinik:** Symptome und Laborbefunde s. S. 311, 312; mögliche Begleitsymptome: Depression oder subdepressive Stimmung, Reizbarkeit, Schlafstörungen, Libidoverlust.

▶ **Subtypen:**
- *Restriktiver Typ:* Weder Essanfälle noch Erbrechen.
- *Bulimischer Typ:* Essanfälle und Erbrechen.

▶ **Diagnostik:**

▷ *Beachte:* Da die Patienten keinen eigentlichen Leidensdruck zeigen und zu Dissimulation und Verleugnung von Symptomen neigen, ist die Diagnosestellung oft erschwert.

– *Diagnosekriterien* (DSM-IV, 1994):
  – Körpergewicht < 85 % des erwarteten Normwertes (oder BMI < 17,5 kg/m^2).
  – Angst vor Gewichtszunahme und Adipositas trotz Untergewicht.
  – Gestörtes Körpergefühl/Körperwahrnehmung bezüglich Größe, Gewicht und Form (Körperschemastörung).
  – Endokrine Störungen, z. B. Amenorrhö (mindestens 3 aufeinander folgende Zyklen).
  – Gewichtsverlust durch Diät und selbst induziertes Erbrechen, Abführen, exzessiven Sport, Appetitzügler oder Diuretika.

- *Labor:* Allgemeine Laborbefunde s. S. 312; zusätzlich Cholesterin ↑, aufgehobene zirkadiane Kortisolschwankung.
- *EKG:* Sinusbradykardie (andere Rhythmusstörungen sind selten).
- *Indirekte Kalorimetrie:* RMR/BMR ↓ (s. S. 10).
- *Differenzialdiagnosen:* Konsumierende Erkrankungen (z. B. Karzinome, Hyperthyreose), chronisch entzündliche Darmerkrankungen, Diabetes mellitus, Hirntumoren, chronische Infektionen (z. B. HIV), A.-mesenterica-superior-Syndrom; psychiatrische Erkrankungen (z. B. Depression, Schizophrenie).

Bulimia nervosa

▶ Bulimia nervosa (Fresssucht, Hyperphagie, Hyperorexia nervosa) geht mit chronischer Beschäftigung mit dem Essen einher und ist verbunden mit Hungerattacken und extremer Nahrungszufuhr (Essanfällen). Meist gelingt es den betroffenen Patienten, ihr Gewicht im Normbereich zu halten.

▶ **Epidemiologie:** Beginn in der Spätadoleszenz, bis zu 80 % vor dem 22. Lebensjahr. 1–3 % aller Frauen, ca. 0,1 % der Männer sind betroffen; kommt häufiger in sozioökonomisch „höheren" Schichten vor.

▶ **Diagnostik:**

▷ *Beachte:* Die Patienten haben – im Gegensatz zu den Anorexie-Patienten – einen hohen Leidensdruck.

- *Diagnosekriterien* (DSM-IV, 1994):
  - Gestörtes Körpergefühl bezüglich Größe, Gewicht und Form.
  - Wiederholte Essanfälle, gefolgt von Erbrechen, exzessivem Sport oder Fasten (mindestens 2x/Woche während 3 Monaten), evtl. Missbrauch von Abführmitteln/Diuretika.
  - Krankhafte Angst, dick zu werden.
  - Keine Anorexia nervosa (diese jedoch u. U. gehäuft in der Anamnese).
- *Differenzialdiagnosen:* Andere Essstörungen, Essanfälle bei psychiatrischen Erkrankungen (Depression, Borderline, Schizophrenie) und nach Hirnerkrankungen (postenzephalitisch, Klein-Levine-Syndrom), Essanfälle bei Adipositas.

▶ **Klinik:** Symptome s. S. 311; zusätzlich finden sich Verletzungen der Hände (Bissverletzungen bei induziertem Erbrechen), Rückgang des Zahnschmelzes (wiederholter Kontakt mit saurem Magensaft), Magenatonie, evtl. Magenruptur bei exzessivem Erbrechen; mögliche Begleitsymptome: Selbstvorwürfe, Schamgefühl, Depression, Suizidalität, Irritabilität, Schlafstörungen, Psychopharmakaabusus.

▶ **Subtypen der Anorexia und Bulimia nervosa:**
- *Purging-Typ:* Essanfälle mit Erbrechen oder Missbrauch von Diuretika, Laxanzien, Klistieren.
  - ▶ *Beachte:* In der Regel liegen größere psychopathologische Auffälligkeiten vor als beim u. g. Nicht-Purging-Typ.
- *Nicht-Purging-Typ* (entspricht restriktivem Typ im Rahmen der Anorexia nervosa): Essanfälle ohne Erbrechen und ohne Missbrauch von Diuretika, Laxanzien, Klistieren. Kompensation durch exzessives Fasten und/oder exzessive körperliche Aktivität.

▶ **Therapie:** Siehe S. 312, zusätzlich kontrollierte körperliche Aktivität.

Essanfälle (binge eating disorders, BED)

▶ **Definition:** Konsum einer ungewöhnlich großen Menge Nahrung während kurzer Zeit mit Verlust der Kontrolle über die Nahrungszufuhr während des Anfalls. Dieses Krankheitsbild ähnelt der Bulimia nervosa, jedoch ohne Kompensationsmechanismen und findet sich häufig bei übergewichtigen Patienten.

▶ **Diagnosekriterien** (DSM-IV, 1994):
- Wiederholte Essanfälle (mindestens 2 Tage pro Woche für 6 Monate) mit dem Konsum ungewöhnlich großer Mengen und einem völligen Kontrollverlust über die Nahrungszufuhr.
- Mit den Essanfällen verbunden sind mindestens drei der folgenden Aspekte:
  - Sehr schnelles Essen.
  - Essen bis zum Auftreten von Übelkeit/Völlegefühl.
  - Essen ohne Hungergefühl.
  - Alleine essen aus dem Gefühl der Peinlichkeit heraus, mit anderen so große Mengen zu verzehren.
  - Nach dem Anfall Schuldgefühle, Ekelgefühl, evtl. Depression.
  - Deutlicher Leidensdruck; Fehlen von kompensatorischen Verhaltensweisen.
- Keine Anorexia nervosa (Kriterien s. S. 313).

Gezügeltes Essverhalten („restrained eating")

▶ **Definition:** Chronische willentliche Einschränkung der Nahrungszufuhr trotz vorhandener physiologischer Appetitsignale (evtl. Kombination mit BED). Das Verhalten ist auf Gewichtsverlust bzw. -stabilität ausgerichtet.

▶ **Epidemiologie:** Findet sich häufig bei Adipositas oder postadipösen Patienten.

▶ *Beachte:* Gewichtsreduktion kontraindiziert.

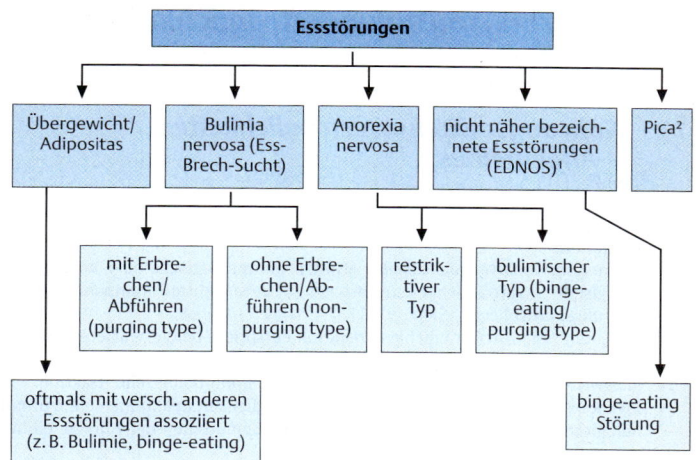

1 nicht näher definierte Essstörung (eating disorders not otherwise specified)
2 Essen von Nicht-Nahrungsmitteln (z. B. Erde, Lehm, Waschmittel, u. a.)

Abb. 55 Übersicht der wichtigsten Essstörungen bei Erwachsenen

Atypische Essstörungen

▸ Erfüllen weder die Anorexia- noch die Bulimia-nervosa-Kriterien vollständig.
▸ Gestörtes Essverhalten, gestörte Gewichtskontrolle oder exzessive Beschäftigung mit dem Körpergewicht.

Andere

▸ **Orthorexie (Orthorexia nervosa):** Krankhafter Zwang zur gesunden Ernährung.

19 Nahrungsmittelunverträglichkeiten (NMU)

19.1 Nahrungsmittelunverträglichkeiten – Allgemeines

Grundlagen

▶ **Definitionen:**
- *Nahrungsmittelunverträglichkeiten* (NMU): Immunologische oder nicht immunologische Unverträglichkeitsreaktionen auf Lebensmittel/-komponenten.
- *Nahrungsmittleallergie:* Siehe S. 317.
- *Intoleranz:* Die Unverträglichkeitsreaktion entspricht dem erwarteten pharmakologischen/toxischen Effekt.
- *Idiosynkrasie:* Unverträglichkeitsreaktion ohne immunologische Reaktion.
- *Pseudoallergie* (PAR): Oberbegriff für Unverträglichkeitsreaktionen ohne immunologische Reaktion, die mit den klassischen Symptomen der Allergie einhergehen.

▶ **Einteilung:** Siehe Abb. 56.

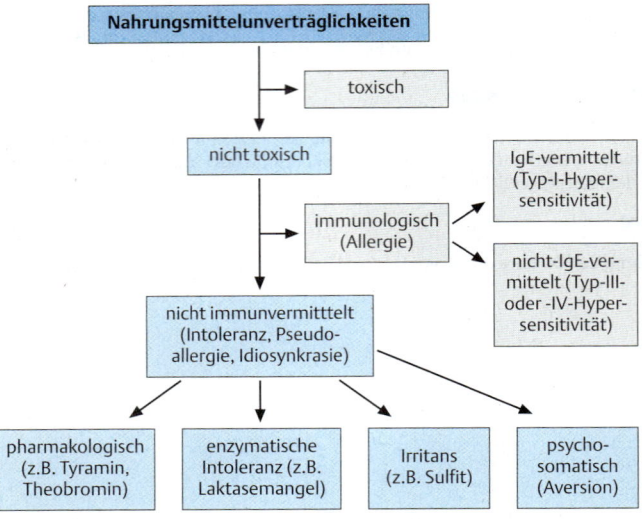

Abb. 56   Übersicht über Unverträglichkeitsreaktionen auf Lebensmittel (nach Bruijnzeel-Koonen et al.)

19.2 Nahrungsmittelallergien

Grundlagen

► **Definition:** Nahrungsmittelallergien sind durch immunologische Phänomene ausgelöste Unverträglichkeitsreaktionen auf bestimmte Nahrungsmittel bzw. Nahrungsmittelkomponenten.

► **Epidemiologie:** Die Daten über Prävalenz und Inzidenz sind nicht genau (ca. 2–8 %). Man kann jedoch davon ausgehen, dass Kinder und Jugendliche häufiger als Erwachsene betroffen sind. Atopiker zeigen eine höhere Prävalenz (Kreuzreaktionen, s. Abb. 57). Die am häufigsten verantwortlichen Nahrungsmittel sind Nüsse, Fische, Krustentiere, verschiedene Obst- und Gemüsesorten (s. Tab. 156).

► **Pathophysiologie:**
  • Eine ungenügende Barriere des Körpers führt zum Eindringen von Nahrungseiweiß als unbekanntem Antigen in den Körper. Es kommt zur Interaktion mit Makrophagen und T-Lymphozyten, somit zur Sensibilisierung und Antikörperproduktion und zur Neutralisierung des Antigens. Bei erneuter Exposition werden wieder Antikörper gebildet.

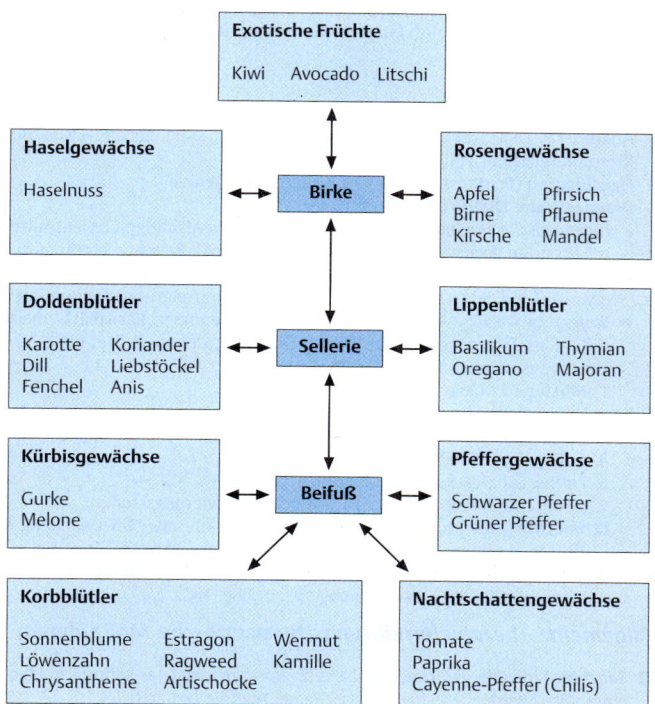

Abb. 57   Kreuzreaktionen zwischen Pollen und Lebensmitteln
(nach Wüthrich)

- Die meisten Reaktionen sind Typ-I-Reaktionen, d. h. IgE-vermittelte Sofortreaktionen. Seltener kommen Typ-III- (Arthusreaktion) und Typ-IV-Reaktionen (Spätreaktion) vor; Typ-II-Reaktionen (zytotoxisch) spielen praktisch keine Rolle.
- *Pollenassoziierte Nahrungsmittelallergie:* Bei bis zu 80 % aller Nahrungsmittelallergien kommen Kreuzreaktionen zwischen Pollen und Nahrungsmitteln vor; die Symptome sind die gleichen wie bei der alleinigen Nahrungsmittelallergie, zeigen jedoch eine saisonale Verschlechterung (→ genaue Anamnese erforderlich). Leitallergene sollten deshalb gezielt abgefragt werden (s. Abb. 57).
- *Weitere Kreuzreaktionen:* Milben-Schalentiere; Latex-Früchte (Kiwi, Bananen, Maronen, Ananas); Vögel-Eigelb; Katzen-Schweinefleisch.

▶ **Klinik:** Oft ist eine Kombination der u.g. Symptome vorhanden. Ihr zeitliches Auftreten nach der Exposition gibt Hinweise auf den Allergietyp. Das Auftreten innerhalb von Minuten bis Stunden spricht für eine IgE-vermittelte Reaktion, das Auftreten innerhalb mehrerer Stunden bis Tage für eine Spätreaktion:

- *Haut* (wichtigstes Manifestationsorgan): Häufig „orales Allergiesyndrom" (Kontakturtikaria im Lippen-Gaumen-Bereich mit Juckreiz), Pruritus, Exanthem, Urtikaria, Quincke-Ödem, Dermatitis, atopisches Ekzem.
- *Atemwege:* Atemnot, Asthma, Rhinitis, Heiserkeit, Laryngitis, Larynxödem, allergische Alveolitis.
- *Kardiovaskuläres System:* Hypotonie, Tachykardie, Schock.
- *Gastrointestinaltrakt:* Abdominalschmerzen, Koliken, Übelkeit und Erbrechen, Diarrhö, Enterokolitis.

Diagnostik

▶ **Anamnese:** Diättagebuch mit Erfassung der Symptome, genaue Evaluation von Kreuzallergien mit Pollen, s. S. 317.

▶ **Hauttestung** (Pricktest) bestätigt die allergische Genese.

▶ **Diagnostische Diät/Provokation:**

- *Diagnostische Eliminationsdiät:* Elimination der verdächtigen Lebensmittel bzw. Inhaltsstoffe. *Beachte:* Genügend Zeit für eine evtl. Reaktion einräumen.
- *Stufenelimination:* Im Abstand von Tagen bis Wochen werden je nach individueller Verträglichkeit/Anamnese selektiv Lebensmittelgruppen eliminiert.
- *Stufenprovokation:* Ausgehend von einer allergenfreien Basisdiät – meist Kartoffel-Reis-Diät oder Reis-Rindfleisch-Diät – werden nach fünf bis zehn Tagen stufenweise andere Nahrungsmittel zugegeben:
  1. Milch und Milchprodukte.
  2. Kohlenhydrate und Gemüse.
  3. Fleisch und Fleischprodukte.
  4. Geflügel und Eier.
  5. Fische, Schalentiere und Meeresfrüchte.
  6. Gemischte Mahlzeiten mit Farb- und Konservierungsstoffen.
  - ◻ *Beachte:* Eine Stufenprovokation nur unter klinischer Überwachung durchführen, da immer anaphylaktische Reaktionen auftreten können.

▶ **Spezialuntersuchungen:** z. B. endoskopische Provokationstests, in-vitro-Untersuchungen (RAST/CAST), Bestimmung spezifischer IgG.

Allgemeine Therapie/ernährungstherapeutische Maßnahmen

◻ *Beachte:* Eine allergenfreie Diät ist sehr einschneidend; es sollte also keine Diät empfohlen werden, ehe die entsprechende Allergie bestätigt ist.

▶ Im Vordergrund steht hier – wie bei allen Allergieformen – die Allergenkarenz in Form der Elimination der betreffenden Nahrungsmittel. Hierbei auf versteckte

Allergene in vielen technologisch bearbeiteten Produkten achten, z. B. Eliminationsdiät, allergenfreie/-arme Diät, additivafreie Diät. Bei Pollenallergie die therapeutischen Diätrichtlinien v.a. in der entsprechenden Pollensaison befolgen.
► Bei entsprechender Disposition Lebensmittel mit geringerem Allergiepotenzial bevorzugen (s. Tab. 156).

Tabelle 156 · Häufige Allergenquellen bei pollenassoziierter Nahrungsmittelallergie: Empfehlungen zur Lebensmittelauswahl (nach Kohl et al.)

hohes Allergiepotenzial	geringes Allergiepotenzial
Getreide und -produkte	
ungeschälter Reis, Roggen-/Weizen-Vollkorn und -Vollkornmehl, (Vollkorn-)Haferflocken, Hirse	geschälter Reis, Weizenkleie, Haferflocken (blütenzart), Knäckebrot, Sauerteigbrot, Weißmehlsorten ohne Schalenanteile, Buchweizen, durchgebackenes Misch- oder Bauernbrot
Gemüse	
Hülsenfrüchte, Kartoffeln/Karotten/Knoblauch/Paprika/Tomaten roh, Sellerie (roh und gekocht)	Blattsalate, Salatgurke, Dosenerbsen/-tomaten, gekochte Gemüse (Kartoffeln, Brokkoli, Aubergine, Paprika, Zucchini, Spinat, Spargel, Kohl, Kohlrabi, Prinzessbohne, Rote Beete)
Obst	
Apfel/Kirsche/Pfirsich/Kiwi roh, frisch gepresste Säfte von Stein- oder Kernobst	frische oder gekochte Himbeeren/Heidelbeeren/Brombeeren/Johannisbeeren, Beerensäfte, Mandarine, Grapefruit, Quitte
Nüsse und Samen	
Haselnüsse, Mandeln, Sonnenblumenkerne, Walnüsse, Mohn, Pistazien, Paranüsse, Sesam	Kokosnüsse, Pekannüsse
Kräuter und Gewürze	
Dill/Petersilie/Schnittlauch frisch, frischer grüner Pfeffer, Paprikapulver (scharf), Currypulver	gemahlener weißer/mitgekochter weißer Pfeffer, Rosmarin/Salbei/Thymian/Majoran getrocknet, Paprikapulver (süß und mitgekocht), Zimtpulver, Gewürznelken, Muskatnusspulver, Lorbeerblatt, Ingwer (frisch oder getrocknet)

► **Medikamentöse Therapie:** Sie erfolgt mit Antihistaminika, Mastzellstabilisatoren (z. B. Chromoglycinsäure) und ggf. Kortikoiden und richtet sich nach den Symptomen (z. B. β-Mimetika bei pulmonaler Symptomatik). Der Patient sollte entsprechend aufgeklärt sein und für den Fall eines anaphylaktischen Schocks ein Notfallset (Adrenalin-Autoinjektor, EpiPen, Kortikoide, Antihistaminika) und einen Notfallausweis mit sich führen.

19.3 Weitere Nahrungsmittelunverträglichkeiten

Grundlagen

▶ **Definition:** Im Gegensatz zu den Nahrungsmittelallergien handelt es sich um nicht immunologisch vermittelte Reaktionen auf einzelne Nahrungsbestandteile. Am häufigsten findet sich eine Reaktion auf Histamin (biogenes Amin) und Sulfit (s. u.).

▶ **Ätiologie:** Die Ursachen für die nicht allergischen Unverträglichkeitsreaktionen auf Nahrungsmittel reicht von Störungen des Magen-Darm-Traktes (Laktoseintoleranz [s. S. 230], Glukose-6-Phosphat-Dehydrogenasemangel), Stoffwechselstörungen (Phenylketonurie, Galaktosämie), Reaktionen auf Zusätze und biogene Amine bis zu psychogener Nahrungsmittelaversion.

Histaminintoleranz

▶ **Grundlagen:** Unverträglichkeit von mit der Nahrung aufgenommenem Histamin aufgrund eines Mangels an histaminabbauendem Enzym (Diaminoxidase, DAO) und/oder mengenmäßiges Missverhältnis zwischen DAO und Histamin. Histamin findet sich natürlicherweise nur in einigen, sekundär allerdings verarbeitungsbedingt in fast allen Nahrungsmitteln, jedoch mit großen Konzentrationsunterschieden. Histaminreiche Nahrungsmittel s. Tab. 157.

Tabelle 157 · Ausgewählte histaminreiche Nahrungsmittel

Nahrungs-mittelgruppe	Nahrungsmittel	Bemerkungen
Alkoholika	Wein, Bier, Sekt	Alkohol hemmt die DAO und erhöht die Bioverfügbarkeit von Histamin
Käse	Emmentaler, Parmesan, Schimmelkäse, Camembert	• je länger die Reifezeit, desto höher der Histamingehalt • Frischmilchprodukte ohne lange Lagerung sind histaminarm
Fisch	Thunfisch, Makrele, Sardellen, Bonito, Mahi Mahi	Dosenfisch enthält mehr Histamin als Frischfisch; geschmackliche Veränderungen korrelieren u. U. mit dem Histamingehalt
Fleisch-/produkte	Hartwürste (Salami), Rohwürste, Rohschinken	frisches Fleisch ist meist histaminarm
Gemüse	Sauerkraut, Tomaten (v. a. als Ketchup), Spinat, Essigmarinaden	vergorene Früchte und Gemüse sind histaminreich

▶ **Klinik:** Vielfältige und teilweise unspezifische Symptome wie Erythem, Pruritus, Urtikaria, Atemnot, Kopfschmerzen, Hypotonie, Tachykardie, Schwitzen, Erbrechen, Diarrhö, Migräne.

▶ **Diagnostik:** Hinweisend sind klinische Symptome nach Genuss histaminreicher Nahrungsmittel (s. Tab. 157). Zur Diagnosesicherung kann man die Histamin- und DAO-Blutspiegel bestimmen.

▶ **Therapie:** Histaminreiche Nahrungsmittel sollten ebenso wie Histaminliberatoren vermieden werden. Evtl. können Pharmaka (Histaminrezeptor-Antagonisten, z. B. Tavegil) eingesetzt werden.

Sulfitintoleranz

► **Grundlagen:** Da Sulfit (E 220–E 228) zu den am häufigsten verwendeten Nahrungsmittelzusätzen gehört, sind Unverträglichkeitsreaktionen häufig. So sind 2–8 % der Asthmatiker sensibel gegenüber Nahrungsmittelzusätzen, wobei Asthmatiker unter Steroidtherapie ein höheres Risiko haben.

► **Epidemiologie:** Schwefelhaltige Zusätze haben antioxidative und antimikrobielle Wirkung und verhindern durch enzymhemmende und farbstabilisierende Wirkung Bräunungsreaktionen. Daher werden sie vor allem bei stark verarbeiteten Lebensmitteln und Fertigprodukten (z. B. küchenfertigen Kartoffelprodukten wie Pommes frites, getrockneten Früchten, Fruchtsäften, Bier) eingesetzt. Da Sulfit Vitamin B_1 zerstört, ist eine Zugabe bei wichtigen Vitamin-B_1-Quellen (s. S. 107) lebensmittelrechtlich nicht zugelassen.

► **Klinik:** Das Reaktionsmuster ist sehr variabel und kann von Atemnot bis zum akuten Asthmaanfall oder anaphylaktischen Schock reichen.

► **Diagnostik:** Gesichert wird die Diagnose durch die kontrollierte Provokation (s. S. 318) mit den entsprechenden Vorsichtsmaßnahmen.

► **Therapie:** Eliminationsdiät; bei Fertigprodukten die Packungsinformationen genau beachten.

Latexallergie

► **Defintion:** Allergie gegenüber Naturkautschuk.

► **Kreuzreaktionen:** Kartoffeln, Tomate, Sellerie, Karotte, Weizen, Roggen, Haselnuss, Banane, Apfel, Traube, Kirsche, Feige, Melone, Nektarine, Pfirsich, Grapefruit, Passionsfrucht, Papaya, Avocado, Kiwi, Edelkastanie.

► **Klinik:** Einfache Kontaktdermatitis (Typ IV), evtl. auch Typ I.

Differentialdiagnose nicht-immunologischer Reaktionen auf Nahrungsmittel

► **Stoffwechselstörungen** (z. B. Phenylketonurie, Galaktosämie).

► **Magen-Darm-Erkrankungen** (Laktasemanel, Glukose-6-Phosphat-Dehydrogenasemangel)

► **Reaktion auf vasoaktive Substanzen** (vasoaktive Amine, z. B. Tyramin, Histamin, Phenylethylamin, histaminfreisetzende Substanzen).

► **Reaktion auf Food-Additiva** (Tartrazin, Sulfit).

► **Nahrungsmittel-Kontamination** (bakteriell).

► **psychogene Reaktionen.**

20 Nahrungsmittelvergiftungen

20.1 Nahrungsmittelvergiftungen

Grundlagen

▶ **Definition:** Erkrankungen, die durch die Einnahme kontaminierter Nahrungsmittel hervorgerufen werden.

▶ **Ätiologie:** Bakterielle Infektion und/oder bakterielle Toxine, Parasiten und Protozoen, Viren, nichtbakterielle Toxine (z. B. Pilz-, Pflanzen-, Schwermetalltoxine). Eine Kontamination der Nahrungsmittel ist entweder per se vorhanden (z. B. Gifte in Pilzen oder Fischen) oder erfolgt bei der Verarbeitung der Nahrungsmittel – entweder bei der industriellen Verarbeitung oder bei der Zubereitung, z. B. durch mangelnde Hygiene.

▶ **Risikopopulationen/-situationen für (bakterielle) Nahrungsmittelvergiftungen:** Kleine Kinder, alte Menschen, Schwangere, immunsuppressive Therapie, verminderte Immunabwehr (z. B. HIV).

▶ **Klinik:** Verlauf und Symptomatik werden durch Charakteristika der Mikroorganismen (Inokulationsgröße, enteropathogenes Potenzial, Toxinproduktion, Invasionspotenzial) und Charakteristika des Wirtes (Magensäure, Darmflora, intestinale Motilität, Immunitätslage, Alter, Ernährungsstatus) bestimmt.

• *Bakterielle Vergiftungen:* Übersicht über die wichtigsten Erreger s. Tab. 158. *Allgemeine Regel:* Bei kurzem zeitlichen Intervall zwischen Mahlzeit und Symptomen werden diese durch vorgebildete Toxine hervorgerufen.

Tabelle 158 · Differenzierung bakterieller Nahrungsmittelvergiftungen nach Symptomen und zeitlichem Verlauf (nach Tauxe et al.)

zeitliches Intervall nach Mahlzeit	wichtigste Symptome	häufigste Erreger
< 6 h	Übelkeit und Erbrechen	Staphylococcus aureus[1], Bacillus cereus[1,2]
8–16 h	Abdominalkrämpfe, Diarrhö, evtl. Übelkeit (seltener Erbrechen)	Clostridium perfringens[2], Bacillus cereus[1,2]
18–36 h	Übelkeit, Erbrechen, Diarrhö und Paralyse (absteigende Schwäche)	Clostridium botulinum[1]
16–48 h	Diarrhö, Fieber, Abdominalkrämpfe, Erbrechen	Salmonellen[3], Shigellen[3], Campylobacter jejuni[3], Vibrio parahaemolyticus[4], enteroinvasive E. coli[3]
16–48 h	Fieber und Abdominalkrämpfe (klinisch wie Appendizitis)	Yersinia enterocolitica[4]
16–72 h	Abdominalkrämpfe, wässrige Diarrhö	E. coli[2], Vibrio parahaemolyticus[4], Vibrio cholerae[2], Campylobacter jejuni[3], Salmonellen[3], Shigellen[3], Norwalk-Virus[5]
72–120 h	blutige Diarrhö ohne Fieber	Shigatoxin produzierende E. coli[2]

Pathogenese: 1: Vorgebildete Toxine, 2: In-vivo-Toxinproduktion, 3: Gewebeinvasion, 4: Toxinproduktion und/oder Gewebeinvasion, 5: Zusätzlich Kopfschmerzen

- *Nichtbakterielle Toxine:* Übersicht s. Tab. 159.

Tabelle 159 · Vergiftungen mit nichtbakteriellen Toxinen (nach Tauxe et al.)

zeitliches Intervall nach Mahlzeit	wichtigste Symptome	häufigste Ursache, Bemerkung
≤ 1 h (i.d.R. 5–15 min)	Übelkeit, Erbrechen, abdominale Krämpfe	Schwermetalle (Kupfer, Zink, Zinn, Cadmium); sofort Besserung der Symptome nach Entfernen der Ursache aus dem Magen-Darm-Trakt
≤ 1 h	Parästhesien	– Fischvergiftung (s. u.); i.d.R. spontane Besserung nach einigen Stunden – Chinese-Restaurant-Syndrom (Monosodium-L-Glutamat) – Niacinvergiftung (s. S. 113)
1–6 h	Parästhesien	– paralytische Schalentiervergiftung (s. u.) – Ciguatera (Fische, Schalentiere) (s. u.)

- *Fisch- und Krustentiervergiftungen:* Vielfältige Symptome (brennendes Gefühl in Mund/Hals, Flush, Kopfschmerzen, Schwindel, Abdominalkrämpfe, Erbrechen, Durchfall usw.); hinweisend ist das Auftreten von Parästhesien innerhalb einer Stunde nach Genuss einer entsprechenden Fischmahlzeit (sog. Histamin-Fisch-Vergiftung [Scombroid]). Bei schweren Verlaufsformen kann es zu Urtikaria, Atemnot (Bronchospasmus) und sogar zum Atemstillstand kommen. Meist handelt es sich bei den in Fischen vorkommenden Toxinen um Neurotoxine; die Extremform ist das Tetrodotoxin (Figu in Japan), das in der Haut und im Darm von Pufferfisch vorkommt und nach Genuss eine Inkubationszeit von 10 min bis 3 h hat, wobei die Mortalität bei 50 % liegt.
- *Pilzvergiftungen:* Obwohl es nur wenige giftige Pilzarten gibt, ist es oftmals auch für Experten schwierig, sie richtig zu identifizieren. Auch hier finden sich Verläufe mit kurzer (≤ 2 h) und längerer Inkubationszeit (6–14 h). Je nach Toxin variieren die Symptome; in leichten Fällen kommt es zu parasympathikotonen Reaktionen, die auch einer Alkoholintoxikation ähneln können (Unruhe, Visusstörungen, Speichelfluss, Bradykardie), in schweren Fällen folgt auf Diarrhö und Abdominalkrämpfe ein Leber- und Nierenversagen (z. B. Knollenblätterpilz). Eine Pilzvergiftung ist ein medizinischer Notfall, eine schnelle Therapie ist entscheidend.

Diagnostik

- ▶ Der Verdacht auf eine Nahrungsmittelvergiftung besteht, wenn gastrointestinale und/oder neurologische Symptome innerhalb von Minuten bis zu 72 h nach Nahrungseinnahme auftreten, insbesondere wenn Symptome bei mehreren Personen auftreten, die dieselbe Nahrung konsumiert haben.
- ▶ **Anamnese:** Nahrungs-/Essanamnese (was? wie viel? wann? wo? alleine?), Reiseanamnese (wo, wann, wie lange?; bei Tropenanamnese an Malaria denken!).

Nahrungsmittelvergiftungen

▶ **Stuhluntersuchung:** Leukozyten, Kulturen (*Ausnahme:* V. cholerae ist lichtmikroskopisch diagnostizierbar), Protozoennachweis (Amöben, Lamblien), Virusnachweis (z. B. Norwalk-Virus).

▶ **Labor:** Serologie, Titerverlauf (für akute Diagnostik ohne Bedeutung).

▶ **Toxinnachweis:** Gericht/Erbrochenes sicherstellen; Nachweis in Blut/Urin.

Allgemeine Therapie

▶ **Unspezifische Therapie bei Diarrhö** (s. auch Reisemedizin S. 347): Flüssigkeit (oral/i.v.), Nahrungszufuhr (soweit möglich, dabei laktosehaltige Lebensmittel [s. S. 232] vermeiden), Motilitätshemmer (z. B. Loperamid), Wismuth-Subsalizylat, evtl. Laktobazillen (z. B. Lactobacillus GG). Bei leichtem Durchfall genügen evtl. Tee mit Traubenzucker oder Cola-Getränke mit Salz (ca. 1EL Salz/Liter Cola); diese in kleinen Schlucken konsumieren.

▶ **Bakterielle Nahrungsmittelvergiftung:**
  • Bei leichter bakterieller Nahrungsmittelvergiftung Allgemeinmaßnahmen (s. o.).
  • Bei schwerem Verlauf symptomatische Therapie (Flüssigkeit, Elektrolyte, weitere Maßnahmen zur Stabilisierung des Herz-Kreislauf-Systems) und erregerspezifische, resistenzgerechte Antibiose (siehe z. B. The Stanford Guide to Antimicrobial Therapy).

▶ **Fisch- und Krustentiervergiftungen:**
  • Bei leichter Vergiftung: Symptomatische Therapie.
  • Bei schweren Vergiftungen (z. B. Ciguateratoxin): Intensivtherapie, u. U. künstliche Beatmung. Anaphylaxietherapie (Epinephrin, Steroide, Antihistaminika, symptomatische Therapie).
  • Bei Fischvergiftung mit Histaminfreisetzung: Antihistaminika.

▶ **Pilzvergiftungen:** Supportive symptomatische Therapie; Silibinin (Knollenblätterpilz). Entfernen von nicht absorbiertem Toxin (Magenspülung, Einläufe).

▶ **Giftinformationszentren:**
  • Berlin Giftnotruf: (030) 1 92 40, Giftinfo Charité (030) 450 535-55, -65
  • Bonn Informationszentrale gegen Vergiftungen: (0228) 1 92 40
  • Erfurt Giftinformationszentrum: (0361) 730 730
  • Freiburg Informationszentrale für Vergiftungen: (0761) 1 92 40
  • Göttingen Giftinformationszentrum NORD: (0551) 1 92 40 oder 38 31 80
  • Mainz Beratungsstelle bei Vergiftungen: (06131) 1 92 40 oder 23 24 66
  • München Giftnotruf: (089) 1 92 40
  • Nürnberg Giftinformationszentrale: (0911) 398 24 51
  • Wien Vergiftungsinformationszentrale: +43-(0)1-404 00 22 22
  • Zürich Schweizer Toxikologisches Informationszentrum +41-(0)44-251 51 51 (Kurznummer: 145)
  • Giftinfozentralen und Giftberatungsstellen im Internet:
    www.giftnotruf.de
    www.giftberatung.de
    www.giz-nord.de
    www.giftinfo.uni-mainz.de
    www.giftinformation.de
    www.akh-wien.ac.at/viz
    www.toxi.ch

Prävention

◪ *Beachte:* Im Zweifelsfall Lebensmittel wegwerfen.

▶ **Zur Hygiene:**
- Vor jeder Nahrungsmittelzubereitung/Mahlzeit Hände gründlich waschen.
- Hände/Küchen-/Kochutensilien nach dem Kontakt mit rohem Fleisch, Geflügel, Fisch gründlich reinigen.
- Obst/Gemüse vor dem Verzehr gründlich waschen.

▶ **Zur Lagerung:**
- Gekochte Lebensmittel bei adäquater Kühlung innerhalb von max. 4 Tagen konsumieren.
- Frisches Fleisch/Geflügel/Fleisch im Kühlschrank aufbewahren.
- Obst/Gemüse kühl lagern.

▶ **Erhitzen:** Nahrung ausreichend erhitzen: 70°C gilt als kritische Temperatur (→ Küchenthermometer einsetzen).

▶ **Adäquat Tiefkühlen.**

▶ **Zum Auftauen:** Im Kühlschrank, in der Mikrowelle oder im kalten Wasser unter Wasserwechsel (2 mal/h) auftauen. *Merke:* Fleisch, Fisch, Geflügel nie bei Raumtemperatur auftauen!

▶ **Zu Pilzen:** Die wichtigste und effektivste Prävention gegen Pilzvergiftungen besteht darin, keine unbekannten Pilze zu verzehren, da es viele Verwechslungsmöglichkeiten gibt. Nur frische Pilze konsumieren. Pilzkontrollstelle kontaktieren.

◪ *Tipp zum Auswärtsessen:* Die Hygieneverhältnisse auf der Toilette spiegeln häufig die Hygieneverhältnisse in der Küche wider.

▶ **Bei Risikopopulationen** (s. S. 322): Getränke (Milch, Fruchtsäfte) nicht unpasteurisiert, Fleisch/-waren/Geflügel/Krustentiere nicht roh konsumieren; nach Möglichkeit nur frisch zubereitete Lebensmittel verzehren; Dauer der Lagerung minimieren.

21   *Maligne Erkrankungen*

21.1 *Maligne Erkrankungen – Prävention*

Grundlagen

▶ *Beachte:* Maligne Erkrankungen stellen nach Herz-Kreislauf-Erkrankungen die zweithäufigste Todesursache dar.

▶ **Nahrungsmittel und Karzinogenese:** Epidemiologische Beobachtungen zeigten einen Zusammenhang zwischen einzelnen Nahrungsmittelgruppen bzw. Lebensmittelzubereitungstechniken und der Entstehung maligner Tumoren (s. Tab. 160). In der Nahrung unterscheidet man – bzgl. ihres Einflusses auf die Karzinogenese – zwischen 1. Karzinogenen, 2. Faktoren, die die Karzinogenaktivierung beeinflussen, und 3. Anti-Karzinogenen/Chemoprävention (s. Tab. 161). Man schätzt, dass 30–35 % aller malignen Erkrankungen durch Ernährungsmaßnahmen vermieden werden könnten (v.a. Dickdarm-, Magenkarzinom).

▶ *Beachte:* Die wichtigste Karzinogenquelle ist Tabakrauch.

Tabelle 160 · Ernährungsfaktoren/andere Faktoren und Krebsrisiko (nach World Cancer Research Fund und American Institute for Cancer Research)

Tumor-lokalisation	vermindertes Risiko	erhöhtes Risiko
Mund/ Pharynx	3+: Gemüse, Früchte +: Vitamin C	3+: Alkohol, Rauchen, Kautabak, Betelkauen +: Maté
Naso-pharynx		3+: Gesalzener Fisch (als Hauptnahrungsmittel), Rauchen, Ebstein-Barr-Virusinfektion
Larynx	2+: Früchte, Gemüse	3+: Alkohol (v.a. in Kombination mit Rauchen)
Ösophagus	3+: Gemüse, Früchte +: Karotinoide, Vitamin C	3+: Alkohol +: Zerealien (Mais, Getreide, Hirse als Hauptenergiequelle → Vitamin-B-Mangel), Maté, sehr heiße Getränke, Nitrosamine, Rauchen, Barrett-Ösophagus
Magen	3+: Gemüse, Früchte, Kühlung 2+: Vitamin C +: Karotinoide, Vollkorngetreide, Grüner Tee, Zwiebelgewächse	3+: Helicobacter pylori 2+: Salz, salzreiche Nahrung, gepökelte Lebensmittel +: Fleisch/Fisch gegrillt, Nitrosamine
Pankreas	2+: Gemüse, Früchte +: Nicht-Stärke-Polysaccharide, Vitamin C	3+: Rauchen +: Hohe Energiezufuhr, Cholesterin, Fleisch
Gallenblase		+: Adipositas
Leber	+: Gemüse	3+: Alkohol, Hepatitis B und C 2+: Aflatoxine

Tabelle 160 · Fortsetzung von Seite 326

Tumor-lokalisation	vermindertes Risiko	erhöhtes Risiko
Kolon/ Rektum	3+: Gemüse, Folsäure, körperliche Aktivität +: Nicht-Stärke-Polysaccharide/ Nahrungsfasern, Karotinoide	2+: Alkohol, rotes Fleisch +: Übergewicht/Adipositas (nur Kolon), Mahlzeitenhäufigkeit, Zucker, Gesamtfett, gesättigte/ tierische Fette, verarbeitetes Fleisch, Eier, stark gekochte Lebensmittel, Rauchen, Colitis ulcerosa, Schistosomainfestation
Lunge	3+: Gemüse, Früchte 2+: Karotinoide +: Vitamin C, Vitamin E, Selen, körperliche Aktivität	3+: Rauchen, Asbestexposition +: Gesamtfettzufuhr, gesättigte/ tierische Fette, Cholesterin, Alkohol
Brust	2+: Gemüse, Früchte +: Nicht-Stärke-Polysaccharide/ Nahrungsfasern, Karotino-ide, körperliche Aktivität	2+: Übergewicht/Adipositas (nur postmenopausal), Gewichtszunahme bei Erwachsenen, Alkohol +: Gesamtfettzufuhr, gesättigte/ tierische Fette, Fleisch
Ovar	+: Gemüse, Früchte	
Endometrium	+: Gemüse, Früchte	3+: Übergewicht/Adipositas +: Gesättigte/tierische Fette
Zervix	+: Gemüse, Früchte, Karo-tinoide, Vitamin C, Vitamin E	Rauchen, Papillomavirus
Prostata	+: Gemüse, Karotinoide, Vitamin E	+: Gesamtfett, gesättigte/ tierische Fette, (rotes) Fleisch, Milch/-produkte
Schilddrüse	+: Gemüse, Früchte	2+: Jodmangel +: Jodüberschuss
Niere	+: Gemüse	3+: Rauchen, Phenazetinabusus 2+: Übergewicht/Adipositas (v.a. bei Frauen) +: Fleisch, Milch/-produkte
Blase	2+: Gemüse, Früchte	+: Kaffee

3+: Überzeugende Evidenz
2+: Evidenz: Zusammenhang wahrscheinlich
+: Evidenz: Zusammenhang möglich

Ernährungsempfehlungen

▶ **Allgemeines:** Es existieren zwar keine universell akzeptierten Richtlinien oder Empfehlungen, jedoch kann durch einen gesunden Lebensstil mit ausgewogener Ernährung das Risiko einer Krebserkrankung vermindert (Primärprävention) bzw. günstig auf ein bestehendes Krebsleiden eingewirkt werden (Sekundär-prävention).

▶ **Ernährungsempfehlungen:**

- *Abwechslungsreiche Ernährung.*
- *Konsum chemoprotektiver Lebensmittel/-komponenten fördern* (s. Tab. 161).
- *Pflanzenreiche Ernährung* bevorzugen: Täglich > 5 Portionen oder 400–800 g Gemüse/Früchte konsumieren; die Energiezufuhr aus Obst/Gemüse sollte ≥ 7 % der Gesamtenergiezufuhr betragen; Früchte/Gemüse/Hülsenfrüchte sollten möglichst wenig lebensmitteltechnologisch verarbeitet sein; Konsum von Getreide/-produkten.
- *Kontrolle des Körpergewichts:* Normgewicht (s. S. 28) anstreben, starke Gewichtszunahme vermeiden, Nahrungsmittel mit geringer Energiedichte (s. S. 50) bevorzugen.
- *Körperliche Aktivität* (s. S. 342) fördern.
- *Alkoholvermeidung* bzw. *-restriktion* (s. S. 169).
- *Einschränkung der Fleischzufuhr* (möglichst Fisch, Geflügel oder Wild; Fleisch und -produkte sollten < 10 % der Gesamtenergiezufuhr betragen).
- *Fett und Öl* möglichst als pflanzliche Öle in geringen Mengen zuführen, auf mehrfach ungesättigte Fettsäuren (s. S. 62) achten.
- *Salzzufuhr* limitieren (≤ 6 g/d, Verwendung von Kräutern zum Würzen).
- *Adäquate Lebensmittellagerung* (Zufuhr kontaminierter oder verschimmelter Nahrungsmittel vermeiden).
- *Zubereitungstechniken* beachten (Fleisch z. B. nur mit niedrigen Temperaturen garen, Anbrennen vermeiden, Minimierung des Konsums von gegrilltem Fleisch und Fisch).
- *Rauchen* vermeiden.

▶ **Antikarzinogene:** In unserer täglichen Nahrung finden sich auch natürliche Antikarzinogene, deren Zufuhr den Körper bei der Reparatur der Zellentartung unterstützen kann (s. Tab. 161; siehe auch Kapitel sekundäre Pflanzenstoffe S. 176).

Tabelle 161 · Natürlich vorkommende Antikarzinogene und ihre Quellen (nach Weissburger)

Antikarzinogen	Vorkommen
aromatische Isozyanate	Rosenkohl, Blumenkohl, Broccoli, Meerrettich, Wasserkresse, verschiedene Gewürze, brauner Senf
Ascorbinsäure (Vitamin C)	Zitrusfrüchte, Blattgemüse
β-Carotin	Karotten, Yamswurzel
Lutein	Tomaten und -produkte, Aprikosen (getrocknet), rosa Grapefruit, Papaya, Guave, Wassermelone
Kumarine	Zitrusfrüchte
Flavonoide	Beeren, Zitrusfrüchte, Tomaten, Broccoli, Bohnen, Kürbis, Zwiebeln, Meerrettich, Tee, Kaffee, Soja/-produkte
Indole	Rosenkohl, Blumenkohl
Phenole	Sojabohnen, Hafer, Apfel, Kartoffel, Kaffee, Tee
Proteaseinhibitoren	Getreide (Weizen, Hafer, Roggen), Hülsenfrüchte, Sojabohnen, Samen, Nüsse, Kartoffeln
Selen	Getreide, Nüsse, Pilze
Tocopherol (Vitamin E)	Öle, Nüsse
Zwiebelinhaltsstoffe	Zwiebel, Knoblauch, Schnittlauch, Schalotte, Lauch

▶ **Nährstoff-Supplemente:** Bei ausgewogener Ernährung ist eine Supplementierung der Nahrung nicht erforderlich; ein Nutzen bzgl. der Karzinogenese ist nicht erwiesen. Da u. U. das Risiko für maligne Erkrankungen erhöht werden kann, sollte auf eine nichtindizierte Einnahme verzichtet werden (z. B. α-Tocopherol-β-Carotene Cancer Prevention Trial: Rauchen + 20 mg β-Carotin/d → Lungen-Ca-Risiko ↑; Effekt ausgeprägter bei Alkoholkonsum > 11 g/d).

21.2 Ernährung bei malignen Erkrankungen

Grundlagen

▶ **Pathophysiologische Effekte von malignen Prozessen:**
Eine häufige Folge maligner Erkrankungen sind Gewichtsverlust und Malnutrition; deren Ursachen sind z. B.:
- *Verminderte Nahrungszufuhr:* Veränderungen des Geschmacks- und Geruchsempfindens, Übelkeit und Erbrechen, Nahrungsmittelaversion, Kau- und Schluckprobleme, Diarrhö.
- *Chemotherapie:* Stomatitis, Inappetenz, Übelkeit, Erbrechen.
- *Chirurgie:* Kau- und Schluckstörungen, Vagotomie, Dumpingsyndrom, Kurzdarmsyndrom, postoperative Obstruktion.
- *Radiotherapie:* Xerostomie, Stomatitis, Übelkeit, Erbrechen, Enteritis, Zahnverlust.
- *Stoffwechselveränderungen:* Glukoseumsatz ↑, Induktion einer Insulinresistenz, periphere Glukoseverwertung ↓, Proteinsynthese ↓, Muskelabbau ↑, Aminosäure-Turnover ↑, Lipolyse ↑.

▶ **Diagnostik:** Im Vordergrund steht die *individuelle* Erfassung des Ernährungsstatus (s. S. 18), besonders die Einschätzung des Energie- und Proteinbedarfs (s. u.).

Ernährungstherapeutische Maßnahmen

▶ **Ziele:** Gewichtsverlust und Malnutrition verhindern/verzögern; bedarfsgerechte Zufuhr aller essenziellen Nährstoffe.
▶ **Optimierung der Energiezufuhr** (zur Gewichtsstabilisierung ist selten eine höhere Zufuhr als 30–45 kcal/kg KG/d erforderlich).
▶ **Optimierung der Eiweißzufuhr:** Der Eiweißbedarf ist erhöht. Zur Gewichtsstabilisierung ist meist die Zufuhr von ca. 1,5–2 g hochwertigem Eiweiß/kg KG/d notwendig. Einer adäquaten Proteinzufuhr kommt ein hoher Stellenwert zu (s. Tab. 162; allgemeiner Eiweißbedarf s. S. 69).

Tabelle 162 · Strategien zur Optimierung der Eiweißzufuhr

Nahrungsmittel	Zubereitungstipp
Fleisch/Geflügel/Fisch	– in kleine Würfel geschnitten in Reis, Salat, Teigwaren, Omelette oder als Suppenzusatz – dünn geschnittenes Fleisch als Sandwich (frisches Brot)
Milch	– Milch als Flüssigkeit beim Kochen verwenden – Milchshakes – Milchpulverzusatz (Getränke, Soßen, Gebäck)
Joghurt/Eis	– Zugabe zu anderen Nahrungsmitteln (Fruchtsalat, Kuchen, Salate, Knäckebrot, Biskuit)

Tabelle 162 · Fortsetzung von Seite 329

Nahrungsmittel	Zubereitungstipp
Eier	– harte Eier als Zusatz in Salatsoßen, Milchdrinks/-mixgetränken, Gebäck, Sandwich usw. – keine rohen Eier wegen Infektionsgefahr
Käse	– harte oder halbharte Käse – Käse zum Überbacken verwenden – Käsewürfel in den Salat – geriebener Käse in Omelette – Vollfettprodukte bevorzugen
Frischkäse/Quark	– Zugabe zu Gemüsen und Früchten – in Pudding und Cremes – aromatisieren mit Mokka, Nescafé, Beeren, künstlichen Aromen
Nüsse	– als Streusel über den Salat, Nussflocken, Eis, Joghurt, Gemüse – als Zwischenmahlzeit – in Teigwaren
Bohnen/Hülsenfrüchte	– nach individueller Verträglichkeit als Zugabe zu Soßen, Salaten, Gemüse – püriert mit Quark, Joghurt, Käse, Milch
kommerzielle Eiweißpulver	– Beimischung nach Gebrauchsempfehlung

- ☐ *Vorsicht:* Ein „Aushungern" des Tumors durch Hunger-/Fastendiäten ist nicht möglich, zudem besteht das Risiko, die Tumorkachexie zu fördern und den Allgemeinzustand weiter zu verschlechtern. Außerdem gibt es keinen Hinweis, dass solche „Krebsdiäten" die Karzinomprogression hemmen würden.
- ► **Zur enteralen** (s. S. 382) **und parenteralen** (s. S. 385) **Ernährungstherapie:** Frühzeitig klären, ob eine enterale Ernährung oder eine gezielte, kurzfristige parenterale Ernährung indiziert ist. Generell sollte jedoch die orale Nahrungsaufnahme bevorzugt und forciert werden, auch wegen der damit verbundenen Lebensqualität.
- ► **Nährstoffsupplemente:** Bei unter dem Bedarf liegender Zufuhr an essenziellen Nährstoffen Supplemente einsetzen.
- ► **Tipps für Patienten mit Anorexie:**
  - ☐ *Hinweis:* Am wichtigsten ist die liebevolle und appetitliche Zubereitung der Nahrung; es geht um mehr als die reine Zufuhr von Nährstoffen!
  - • Wunschkost; Speisen vermeiden, die Übelkeit und Erbrechen auslösen. Immer wenn Lust danach verspürt wird und so oft wie möglich Nahrung zuführen. Keine zu großen Mahlzeiten servieren, um nicht zu überfordern.
  - • Idealerweise Zubereitung der Nahrung und Aufräumen der Küche durch eine andere Person. Gegessen werden sollte in einem anderen Raum als dem täglichen Aufenthaltsraum, um Belästigung durch Gerüche zu vermeiden. Das Krankenzimmer gut belüften.
  - • Tischkultur pflegen.
  - • Evtl. Einsatz von energiedefinierten enteralen Produkten als Ergänzung zur normalen Nahrung (können in andere Getränke, Suppen, Pudding beigemischt werden).

► **Maßnahmen bei ausgewählten Beschwerden:**

- *Xerostomie* (s. S. 212)*:* Speichelersatzpräparate anwenden; Lippenfissuren vermeiden (Balsam); keine trockenen Speisen; regelmäßige Mundspülungen mit Wasser.

- *Übelkeit und Erbrechen:* Optimale Therapie mit Antiemetika (30 min vor dem Essen einnehmen). Erst nach den Mahlzeiten trinken. Auf hohe Flüssigkeitszufuhr achten, hierbei kühle und kohlensäurearme Flüssigkeiten bevorzugen. Nach dem Essen nicht flach, sondern mit erhöhtem Oberkörper liegen. Vor einer Chemotherapie sollten keine Lieblingsspeisen genossen werden, da das Risiko einer späteren Assoziation dieser Nahrungsmittel mit Übelkeit besteht. Enge Bekleidung vermeiden. Evtl. kann die Gabe von Ingwer (z. B. kandiert) als Antiemetikum hilfreich sein.

- *Obstipation:* Regelmäßige Flüssigkeitszufuhr verteilt über den Tag (mind. 50 ml/kg KG/d). Möglichst viel Bewegung (Laufen, Walking); Laxanzien (evtl. Magnesium-Supplemente) nach Rücksprache mit dem behandelnden Arzt.

- *Diarrhö:* Laktoseintoleranz als Ursache abklären. Leicht verdauliche (faserarme [s. S. 380]) Speisen bevorzugen, Flüssigkeit zwischen den Mahlzeiten zuführen, evtl. als elektrolythaltige Getränke (Sportdrinks [z. B. Gatorade]).

- *Veränderung des Geschmacksempfindens:* Nahrungsmittel mit hohem Eigenaroma bevorzugen; kommerzielle oder selbst zusammengestellte Gewürzmischungen verwenden. Therapieversuch mit Zinksupplementen (s. S. 163).

- *Mundschmerzen* (z. B. Stomatitis): Säurehaltige (Zitrusfrüchte), trockene, stark gewürzte, heiße und abrasive Nahrungsmittel vermeiden. Vermehrt pürierte Nahrungsmittel und kalorien-/nährstoffhaltige Flüssigkeiten konsumieren (Milchshakes, Joghurt, Sorbet etc.). Lidocain-Lutschtabletten/-Mundspray vor dem Essen.

22 Besondere Lebensabschnitte/-situationen

22.1 Alter

Grundlagen

► Zu den **primären** (altersspezifischen/intrinsischen; s. u.) Veränderungen während des Alterungsprozesses kommt der **sekundäre Alterungsprozess** (durch Umweltfaktoren und Lebensstil), z. B. die Entwicklung einer Osteoporose oder Arteriosklerose (Prävention dieser Erkrankungen während des *gesamten* Lebens durch gesundheitsfreundlichen Lebensstil teilweise möglich).

► **Gewicht:** Das durchschnittliche Gewicht einer Population steigt bis zur 5.–6. Dekade an, danach nimmt es wieder ab (Mortalität bei Adipositas/Übergewicht ↑ [s. S. 285]).

► **Körpergröße:** Die Größe nimmt ab dem 20. Lebensjahr im Durchschnitt um 1–3 cm/20 Jahre ab.

► **Körperzusammensetzung:** LBM ↓, Fettmasse ↑. *Vorsicht:* stabiles KG ≠ Beibehaltung der LBM.

► **Energiestoffwechsel** (s. S. 9): *Allgemeine Regel:* Zwischen dem 20. und dem 70. Lebensjahr sinkt der Grundumsatz um ca. 2 % pro Dekade; infolge der reduzierten körperlichen Aktivität nimmt der tägliche Energiebedarf ebenfalls kontinuierlich ab.

► Im Alter kommt es häufig zu einer **Malnutrition** (s. S. 26) – Risikofaktoren:

  ❑ *Merke:* Ein ungewollter Gewichtsverlust ist im Alter zwar häufig, sollte jedoch keinesfalls als „banale Altersanorexie" abgetan, sondern differenzialdiagnostisch (s. S. 241) abgeklärt werden.

  • *Krankheiten:* z. B. Herzinsuffizienz, COPD, Diabetes mellitus, Arthrose, Osteoporose, Depressionen, Schilddrüsenerkrankungen, Hirninfarkt, Hirnblutung, Malabsorptionssyndrome, Alkoholismus, Inkontinenz, maligne Erkrankungen.

  • *Altersspezifische Organveränderungen:* z. B. Motilitätsänderungen im GI-Trakt, Abnahme der exokrinen Pankreasfunktion, Geruchs- und Geschmacksveränderungen, Mund- und Zahnprobleme (schlecht sitzende Zahnprothese), Immobilität, mentale Funktionsänderungen, Sarkopenie.

  • *Arzneimittel:* z. B. Antazida, Diuretika. *Beachte:* Viele Arzneimittel haben als unerwünschte Nebenwirkungen Appetitverlust oder Übelkeit zur Folge.

  • *Psychosoziale Faktoren:* Hohes Alter, finanzielle Situation, soziale Isolation, Depression, Wohnsituation, Behinderung beim Essen, Motivation, Immobilität.

Diagnostik

► Erfassung des Ernährungsstatus (s. S. 18, Screenings s. S. 43). Die regelmäßige Körpergewichtskontrolle mit gleichzeitiger Bestimmung der Körperszusammensetzung (z. B. mittels BIA) ist bei alten Patienten wichtiger als bei jungen.

  ❑ *Beachte:* Eine plötzliche Änderung der Blutfette, v. a. des Cholesterins, kann auf eine Malnutrition und/oder eine andere schwere Krankheit hinweisen.

► Wichtig ist die Erfassung aller Medikamente, die der Patient einnimmt (inklusive der Selbstmedikation). Kontrolliert werden sollte, ob alle Medikamente tatsächlich notwendig sind und ob ihre Nebenwirkungen für den mangelnden Ernährungsstatus verantwortlich sein könnten. Zu möglichen Interaktionen s. Tab. 163.

Tabelle 163 · Mögliche Nährstoff-Arzneimittel-Interaktionen

Arzneimittel	Nährstoffe
Antazida	Vitamin B_{12}, Folsäure, Kalzium, Phosphat, Eisen
Diuretika	Kalium, Natrium, Magnesium, wasserlösliche Vitamine, Zink
Laxanzien	fettlösliche Vitamine, Kalium
Aspirin, nicht steroidale Antirheumatika	Eisen
Phenytoin	Vitamin D, Folsäure
Colestyramin	fettlösliche Vitamine
Tetrazyklin	Vitamin C, Vitamin K, Kalzium
Chlorpromazin	Riboflavin
Isoniazid	Vitamin B_6
Triamteren, Trimethoprim, Methotrexat	Folsäure
Hydralazin, Levodopa	Vitamin B_6

Ernährungsempfehlungen

▶ **Allgemeines:** Die Nahrung sollte energie- und abwechslungsreich sein, „Lieblingsspeisen" können durchaus gefördert werden (den älteren Menschen fragen, was er gerne essen möchte). (Ein Wechsel von einer bestimmten Diät bzw. Ernährungsrezeptur auf Wunschkost kann den Ernährungszustand des Patienten in kurzer Zeit verbessern.) Verbote sollten so weit irgendwie möglich entfallen. Bei unzureichender Zufuhr von Nährstoffen diese supplementieren (häufig ist eine Ernährungsumstellung nicht durchführbar). Besonders wenn die Nährstoffauswahl eingeschränkt ist, kann kaum auf eine gezielte Supplementierung verzichtet werden.
▶ **Wünschenswerte Verteilung der Lebensmittel im Alter:** Siehe Abb. 58.
▶ Auf eine **regelmäßige Nahrungszufuhr in geordneten sozialen Verhältnissen** ebenso wie auf eine Beibehaltung der Tischkultur (evtl. Hilfsmittel, z. B. Speziallöffel mit dickem Griff, einsetzen) achten. So kann zu häufiges allein Essen z. B. durch Aufstellen eines Besucherplanes zu den Mahlzeiten vermieden werden. Außerdem das Essen in einer angenehmen Umgebung zu sich nehmen (z. B. helles Zimmer, attraktive Tischgestaltung).
▶ *Keine* extremen Essensumstellungen/Diäten durchführen (außer z. B. salzreduzierte/-arme Kost bei schwer beherrschbarer Herzinsuffizienz).
▶ **Körperliche Aktivität** fördern. Eine gezielte physiotherapeutische Betreuung kann den funktionellen Zustand des Patienten stark verbessern, was sich in einer Verbesserung der Nährstoffzufuhr niederschlagen kann.
▶ **In Krankheitsphasen:**
  • Begleiterkrankungen optimal therapieren.
  • Frühzeitig klären, ob der Einsatz einer enteralen Ernährung (Sondenkost/PEG; s. S. 382) oder eine gezielte kurzfristige parenterale Ernährung (s. S. 385) indiziert ist. Generell jedoch die orale Nahrungsaufnahme bevorzugen/forcieren, schon wegen der damit verbundenen Lebensqualität.
▶ **Nährstoffe:** Bedarfsgerechte Zufuhr aller essenziellen Nährstoffe (s. S. 351), besonders auf folgende Nährstoffe achten:
  • *Wasser* (s. S. 47): Eine häufige Ursache für Hospitalisation im Alter ist die Dehydratation. Mögliche Ursachen: Vermindertes Durstempfinden, Multimorbidität

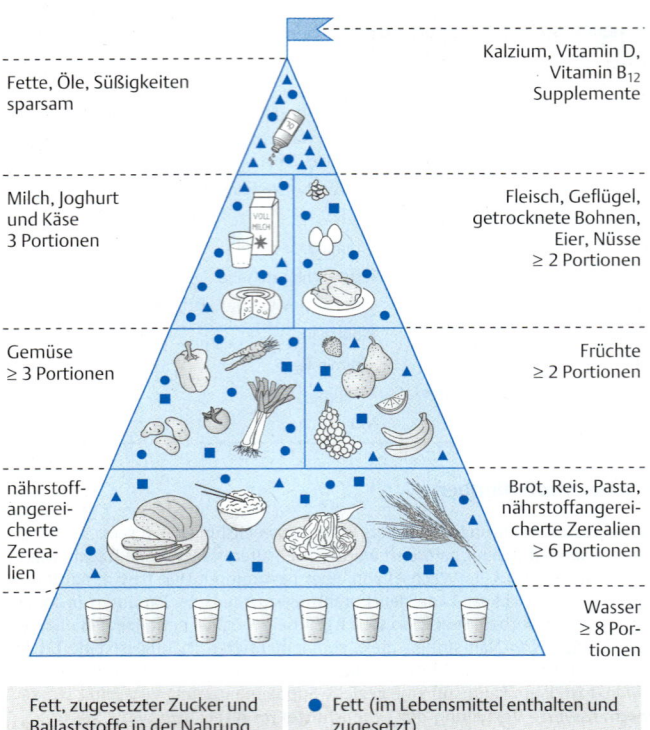

Kalzium, Vitamin D, Vitamin B$_{12}$ Supplemente

Fette, Öle, Süßigkeiten sparsam

Milch, Joghurt und Käse 3 Portionen

Fleisch, Geflügel, getrocknete Bohnen, Eier, Nüsse ≥ 2 Portionen

Gemüse ≥ 3 Portionen

Früchte ≥ 2 Portionen

nährstoffangereicherte Zerealien

Brot, Reis, Pasta, nährstoffangereicherte Zerealien ≥ 6 Portionen

Wasser ≥ 8 Portionen

Fett, zugesetzter Zucker und Ballaststoffe in der Nahrung werden durch folgende Symbole dargestellt:

- ● Fett (im Lebensmittel enthalten und zugesetzt)
- ▲ Zucker (zugefügt)
- ■ Ballaststoffe (sollten enthalten sein)

Abb. 58 Ernährungspyramide für alte Menschen (nach Russell RM)

(Inappetenz, Demenz, Inkontinenz, chronische Diuretikatherapie). Eine sinnvolle Strategie zur Vermeidung einer zu geringen Wasseraufnahme kann ein Trinktagebuch sein; als Faustregel für den Wasserbedarf gilt eine Menge von 30 ml/kg KG/d.

- *Eiweiß* (s. S. 66):
  - Der Bedarf bleibt im Alter gleich oder nimmt für bestimmte Aminosäuren zu. Zur Erhaltung der Muskelmasse auf bedarfsgerechte Zufuhr achten (ca. 0,8–1 g/kg KG/d, bei gebrechlichen alten Menschen ca. 1–1,2 g/kg KG/d, bei Stress bis 1,5 g/kg KG/d). *Merke:* Zur Beibehaltung einer ausgewogenen Stickstoffbilanz ist der Eiweißbedarf im Alter höher (vgl. S. 38).
  - Eine adäquate Kohlenhydrat-/Energiezufuhr hat Eiweiß sparende Wirkung (vgl. S. 362).
  - Sarkopenie vermeiden. *Merke:* Aufbau/Erhalt von Muskelmasse ist nur durch eine Zufuhr von biologisch hochwertigem Eiweiß *in Kombination mit* Muskeltraining möglich (z. B. Training mit leichten Hanteln) s. S. 282.

- Vitamine:
  - *Vitamin A* (s. S. 88): Die Toxizität von Vitamin A ist im Alter von großer Bedeutung → nur bei gesichertem Mangel supplementieren; generell die Zufuhr von Karotinoiden (s. S. 92) fördern.
  - *Vitamin D* (s. S. 95): Durch altersspezifische Stoffwechselveränderungen nehmen die Vitamin-D-Vorstufen in der Haut und die Hydroxilierungskapazität der Niere ab → in den Wintermonaten evtl. vorsichtig supplementieren (ca. 400 IU/d). (*Cave:* Hyperkalzämie!). Suberythemale Sonnenexposition mit leicht bekleideter Haut fördern (v. a. im Sommer).
  - *Vitamin E* (s. S. 100): Ein Vitamin-E-Mangel ist im Alter eher selten. (Der Bedarf ist nicht erhöht, d. h. die Zufuhr gemäß den allgemeinen Empfehlungen [s. S. 101] genügt zur Bedarfsdeckung.) Sog. Anti-Aging-Effekte sind nicht bewiesen. Hohe Vitamin-E-Dosen können in Verbindung mit oraler Antikoagulation das Blutungsrisiko erhöhen.
  - *Vitamin C* (s. S. 120): Der Bedarf kann in der Regel durch frische Früchte und Gemüse und dem Konsum von frischen Fruchtsäften gedeckt werden; evtl. Supplemente (< 500 mg).
  - *Vitamin B_1* (s. S. 106): Ein Vitamin-B_1-Mangel kann zur Appetitlosigkeit führen. Eine ungenügende Vitamin-B_1-Zufuhr ist häufig; außerdem kann ein Mangel durch Diuretikatherapie ausgelöst oder verstärkt werden.
  - *Vitamin B_6* (s. S. 114): Sowohl die Zufuhr als auch die hepatische Aktivierung von Vitamin B_6 sind im Alter vermindert → bedarfsgerechte Zufuhr mit der Nahrung (s. S. 115) fördern.
  - *Vitamin B_{12}* (s. S. 116): Eine Malabsorption von Nahrungs-Vitamin-B_{12} ist im Alter häufig (atrophe Gastritis) und kann durch chronische Therapie mit Antazida gefördert werden. Ab Plasmaspiegeln im unteren Normbereich supplementieren (s. S. 119).
  - *Folsäure* (s. S. 123): Folsäurezufuhr und -absorption sind im Alter herabgesetzt → orale Zufuhr fördern. (Folsäure ist ein wichtiger Modulator der Homozysteinkonzentration [vgl. S. 258]).
- Elektrolyte, Mineralstoffe und Spurenelemente:
  - Supplementierung nur bei nachgewiesenem Mangel. (*Beachte:* Gefahr der Hyperkaliämie bei der Supplementierung von Kalium bei Niereninsuffizienz; Eisen hat prooxidative Effekte; Zinksupplemente können die Kupferabsorption vermindern.)
  - Die Kalziumzufuhr und -absorption nehmen im Alter ab → Kalzium supplementieren (s. S. 142), evtl. mit Vitamin D (s. S. 95).
  - Bei chronischer Diuretikatherapie evtl. Vitamin B_1/Mg^{2+}/K^+ supplementieren.
  - Die orale Zufuhr, besonders von Zink (s. S. 161), fördern.
  - Diuretika führen zu erhöhten Elektrolyt- und Spurenelementverlusten im Urin.
- Bei *ballaststoffreicher* Nahrung auf ausreichende Flüssigkeitszufuhr achten; keine abrupte Ernährungsumstellung (*Vorsicht* bei aktiver Divertikulitis).

► **Zusätzlich:** Zahnstatus optimieren; Obstipation behandeln, da sie auch zur Mangelernährung führen kann.

22.2 Schwangerschaft

Grundlagen

▶ **Physiologische schwangerschaftsspezifische Veränderungen:**

- *Zunahme des Blutvolumens:* Abfall der Konzentration von Hämoglobin, Serum-Albumin, Serum-Proteinen, bestimmten wasserlöslichen Vitaminen und Spurenelementen.
- *Veränderungen im Herz-Kreislauf-System:* Zunahme des Plasmavolumens, des Körperwassers, des Erythrozytenvolumens.
- *Veränderungen der Nierenfunktion:* Zunahme der glomerulären Filtrationsrate, damit Steigerung der Ausscheidung wasserlöslicher Nährstoffe.
- *Gastrointestinale Veränderungen:* Übelkeit, Erbrechen, besondere Essgelüste, Nahrungsmittelaversionen.
- *Kohlenhydrat-Stoffwechsel:* Die basalen und postprandialen Insulinspiegel nehmen zu; es kommt zu einer vermehrten Verwertung von Kohlenhydraten (CHO) als Energiequelle und einer vermehrten hepatischen Glukoseproduktion. Bei Übergewicht entwickelt sich u.U. eine Insulinresistenz, wodurch die insulinstimulierte Glukoseverwertung, die Kohlenhydratoxidation und die Suppression der endogenen CHO-Synthese abnehmen; u.U. entwickelt sich ein Gestationsdiabetes (s.S. 194).
- *Fett-Stoffwechsel:* Die Lipogenese und Fettspeicherung werden gefördert. Dies führt zu einem Anstieg verschiedener Lipoproteine im Plasma (Triglyzeride, Gesamtcholesterin, HDL-Cholesterin, Fettsäuren, Phospholipide); die Triglyzeride können gegen Ende der Schwangerschaft bis auf das 3fache der Norm ansteigen.
- *Protein-Stoffwechsel:* Erleichterte Stickstoffretention (z.B. durch verminderte Harnstoffsynthese oder geringere Transaminisierungsrate verzweigtkettiger Aminosäuren).

▶ **Körpergewicht:**

- ☐ *Beachte:* Das Risiko für Komplikationen in der Schwangerschaft steigt sowohl bei Unter- als auch bei Übergewicht. Eine Gewichtsabnahme während der Schwangerschaft ist in jedem Fall zu vermeiden!
- Die durchschnittliche Gewichtszunahme während einer „normalen" Schwangerschaft beträgt ca. 12,5 kg.
- Die wöchentliche Gewichtszunahme variiert in Abhängigkeit von individuellen Faktoren und der Schwangerschaftsdauer. Eine Gewichtszunahme ≥ 1 kg/Woche ist ein Alarmzeichen.
- Die Empfehlungen für die Gewichtsveränderungen in der Schwangerschaft basieren auf dem BMI (s.S. 28) vor der Schwangerschaft (s. Tab. 164).

Tabelle 164 · Empfohlene Gewichtsänderung während der Schwangerschaft anhand des BMI vor der Schwangerschaft (nach IOM 1990)

Körpergewichtskategorie (BMI [kg/m²])	empfohlene Gewichtszunahme[2] [kg]
leicht (BMI < 20)	12,5–18,0
mittel (BMI 20–26)	11,5–16,0
schwer[1] (BMI 26–29)	7,0–11,5
Zwillingsgravidität	16,0–20,0

1: Empfohlene Mindest-Gewichtszunahme bei BMI > 29 kg/m²: 6 kg
2: Frauen von eher kleiner Körpergröße sollten im unteren Bereich der empfohlenen Gewichtszunahme liegen.

Diagnostik

▶ Die Erhebung des Ernährungsstatus (s. S. 18) sollte idealerweise vor der Konzeption durchgeführt werden.

Ernährungsempfehlungen

▷ **Beachte:**
- Die Nährstoffversorgung sollte bereits vor der Konzeption optimiert werden.
- Für eine erniedrigte Serum-/Plasmakonzentration kann der Verdünnungseffekt – und nicht ein Mangel – die Ursache sein (s. o.).

▶ **Allgemeines:** Für Schwangere gelten die allgemeinen Regeln für gesunde Ernährung (s. Vollkost S. 351). Besondere Aspekte einzelner Nährstoffe s. u. und Tab. 165. Wichtig ist eine regelmäßige Nahrungszufuhr (z. B. zu den Hauptmahlzeiten); längere Fastenperioden müssen vermieden werden.

▶ **Energiezufuhr** (*Empfehlung* s. Tab. 165, S. 340):
- *Ziel* ist eine bedarfsgerechte Energiezufuhr (gewünschte Gewichtsveränderung [s. Tab. 164]). *Allgemeine Regel:* Keine zu hohe Energiezufuhr, aber auch keine Restriktion.
- *Bedarf* (kontrovers – WHO 1985): Der Energiemehrbedarf hängt auch vom Körpergewicht der Mutter ab. In der Regel gilt: Im ersten Trimenon beträgt der Energiemehrbedarf ca. 150 kcal/d, im zweiten und dritten Trimenon ca. 350 kcal/d, während der gesamten Schwangerschaft ca. 80000 kcal. Da im Verlauf der Schwangerschaft die körperliche Aktivität individuell sehr variabel abnimmt, schwanken auch diese Werte.
- *Zusammensetzung:* 15–17 % Eiweiß, 25–35 % Fett (mindestens 4,5 % der Gesamtenergiemenge als essenzielle Fettsäuren [s. S. 53]), ca. 50–60 % Kohlenhydrate (v.a. komplexe Kohlenhydrate [s. S. 78]).

▶ **Eiweiß** (*Empfehlung* s. Tab. 165, S. 340): Die benötigte Eiweißmenge kann im Normalfall problemlos mit der Nahrung zugeführt werden. Zusätzlicher Bedarf (vgl. Eiweiß S. 69): Im ersten Trimenon ca. 1,2 g/d, im zweiten ca. 6,1 g/d und im dritten ca. 10,7 g/d → durchschnittlich ca. 6 g/d zusätzlich.

▶ **Kohlenhydrate** (s. S. 74): Bedarfsgerechte Zufuhr (s. S. 77). Ballaststoffzufuhr zur Vermeidung einer Obstipation erhöhen.

▶ **Fette** (s. Tab. 165, S. 340 und S. 51): Die Fettzufuhr mit der Nahrung ist meist – ausgenommen bei exzessiver Zufuhr – kein Problem; gelegentlich kann die Zufuhr von essenziellen Fettsäuren (s. S. 53; wichtig für Wachstum und Gehirnentwicklung des Fetus) unzureichend sein. Durch ca. 1 Fischmahlzeit/Woche können genügend ω3-Fettsäuren zugeführt werden.

► **Flüssigkeit** (*Empfehlung* s. Tab. 165, S. 340): Mindestens 1500 ml als Getränke (Gesamtwasseraufnahme 35 ml/kg KG/d).

► **Vitamine** (*Empfehlung* s. Tab. 165, S. 340):

   ◘ *Beachte:* Die Plasmakonzentration verschiedener Vitamine fällt in der Schwangerschaft ab; trotzdem bleibt ihr Gesamtkörpergehalt gleich.

   • *Vitamin A (Empfehlung* s. Tab. 165, S. 340): Kein Mehrbedarf. Ein Mangel führt zur intrauterinen Wachstumsverzögerung und zu einem niedrigen Geburtsgewicht. In westlichen Ländern ist jedoch der Vitamin-A-Überschuss von größerer Bedeutung, da Vitamin A in höheren Dosen teratogen wirkt. Vor/während der Schwangerschaft sollten kein Vitamin A substituiert (*Cave:* Multivitaminpräparate) und Vitamin-A-reiche Lebensmittel (s. S. 89) vermieden werden. Eine vermehrte Zufuhr von β-Carotin als Vorstufe ist wünschenswert.

   • *Vitamin D (Empfehlung* s. Tab. 165, S. 340): Ein Mangel führt zu neonataler Hypokalzämie und Tetanie. Bei Risikopopulationen/-situationen (s. S. 97) die Vitamin-D-Zufuhr durch den Konsum Vitamin-D-reicher Lebensmittel (s. S. 96) erhöhen und die suberythemale Sonnenexposition fördern (vgl. S. 95). Indikation für eine Supplementierung abklären (Dosis: 5–10 µg/d). *Vorsicht:* Toxizität s. S. 99; Überdosierung kann zu Missbildungen führen.

   • *Vitamin E (Empfehlung* s. Tab. 165, S. 340): Anstieg der Plasmaspiegel während der Schwangerschaft. Trotzdem wird ein Mehrbedarf wegen der vermehrten Zufuhr von Energie und ungesättigten Fettsäuren postuliert.

   • *Vitamin K* (s. S. 340): Hier existieren nur wenige Daten. Wichtig ist die Vitamin-K-Zufuhr v.a. bei Neu- bzw. Frühgeborenen wegen der Gefahr der hämorrhagischen Diathese bei Vitamin-K-Mangel.

   • *Vitamin B_1 (Empfehlungen* s. Tab. 165, S. 340): Erhöhter Bedarf in der Schwangerschaft. Ein ausgeprägter Mangel (Beri-Beri) kann zur Herzinsuffizienz bei Mutter und Neugeborenem führen. Eine generelle Supplementierung ist nicht indiziert.

   • *Vitamin B_6 (Empfehlungen* s. Tab. 165, S. 340) hat möglicherweise Bedeutung in der Pathogenese und Therapie (in pharmakologischen Dosen) des schwangerschaftsbedingten Erbrechens. Erhöhtes Risiko für Mangel bei Jugendlichen und Mehrlingsschwangerschaft.

   • *Vitamin B_{12} (Empfehlungen* s. Tab. 165, S. 340): Erhöhtes Risiko für einen Mangel v.a. bei strengen Vegetariern; hier scheint eine generelle Supplementierung sinnvoll (s. S. 393, 119).

   • *Vitamin C (Empfehlung* s. Tab. 165, S. 340) wird oft in suboptimalen Mengen mit der Nahrung zugeführt; epidemiologische Assoziation zwischen niedrigen Plasmaspiegeln und Präeklampsie bzw. frühzeitigem Blasensprung → Zufuhr mit der Nahrung optimieren (Obst/-säfte).

   • *Folsäure (Empfehlung* s. Tab. 165, S. 340): Scheinbar kann auch eine optimale Ernährung die wünschenswerte Zufuhr nicht abdecken. Da bei ungenügender Zufuhr das Risiko für Neuralrohrdefekte erhöht ist, sollte – idealerweise schon vor der Schwangerschaft – eine Supplementierung erfolgen (s. S. 126).

► **Mineralstoffe** (*Empfehlung* s. Tab. 165, S. 340):

   • *Kalzium (Empfehlung* s. Tab. 165, S. 340): Kalziumabsorption und -retention erhöht. Bei ungenügender Zufuhr mit der Nahrung erfolgt eine Mobilisierung aus den Kalziumdepots der Mutter. Bei Frauen mit niedriger Kalziumzufuhr (Identifizierung s. S. 140) supplementieren. Ein Zusammenhang zwischen unzureichender Zufuhr, EPH-Gestose und Schwangerschaftshypertonie wird diskutiert.

   • *Natrium* (s. S. 128): Der Bedarf ist erhöht. Eine strikte Natrium- oder Salzrestriktion in der Schwangerschaft ist nicht sinnvoll.

- *Magnesium* (*Empfehlung* s. Tab. 165, S. 340): Ein Mangel kann zu Wachstums-retardierung und Steigerung des Präeklampsierisikos führen.
- *Eisen* (*Empfehlung* s. Tab. 165, S. 340): Idealerweise sollte die Bestimmung der Eisenversorgung vor der Schwangerschaft erfolgen. Eine ungenügende Eisen-versorgung/-zufuhr während der Schwangerschaft ist die Regel, da die empfoh-lene Menge von 30 mg/d nur schwerlich mit der Nahrung erreicht werden kann → Supplementierung sinnvoll (s. S. 156). Eine Eisenmangelanämie ist assoziiert mit niedrigem Geburtsgewicht und erhöhtem Frühgeburtsrisiko.
- *Zink* (*Empfehlung* s. Tab. 165, S. 340): Mehrbedarf während Schwangerschaft durch verbesserte Absorption wahrscheinlich ausgeglichen. Relevanter Zink-mangel bei uns selten. Eisen und Zink interagieren, bei Zufuhr von Eisen sinkt die Bioverfügbarkeit von Zink. Gefährdet für einen Mangel sind Mehrlingsgraviditäten, Raucherinnen, Vegetarier.
- *Jod* (*Empfehlung* s. Tab. 165, S. 340): Ein schwerer Jodmangel führt zu Hypothy-reose beim Neugeborenen, im Extremfall zum Kretinismus. Eine Supplementie-rung ist zu empfehlen (Jodmangelprophylaxe in der Schwangerschaft: 200 μg/d oder 1,5 mg/Woche).

▶ **Alkohol** (s. S. 169): Alkoholkonsum ist mit erhöhtem Abortrisiko verbunden. Bei exzessiver Zufuhr während der Schwangerschaft kommt es zur Ausbildung des sog. fetalen Alkoholsyndroms mit den typischen klinischen Zeichen intrauterine Wachstumsretardierung, niedriges Geburtsgewicht, postnatale Entwicklungs-verzögerung, charakteristische Gesichtsabnormitäten, intellektuelle Defizite, Missbildungen verschiedener Organe (Niere, große Gefäße). Der Mechanismus dieser Schädigungen scheint multifaktoriell zu sein. Da keine „sichere" Alkohol-menge angegeben werden kann, Alkohol während der Schwangerschaft generell meiden.

▶ **Weitere Genussmittel/Nahrungsbestandteile:**
- *Koffein:* Ein exzessiver Konsum kann zu einem niedrigen Geburtsgewicht füh-ren (empfohlene Zufuhr < 300 mg/d, < 3 Tassen Kaffee).
- *Künstliche Süßstoffe* (Saccharin, Aspartam, Acesulfame; s. S. 80) scheinen bei „normalem" Konsum keinen Einfluss auf die Schwangerschaft zu haben.
- *Nikotin* vor/während der Schwangerschaft konsequent meiden.

Tabelle 165 · Empfehlungen, Schätz- und Richtwerte der Nährstoffzufuhr während Schwangerschaft und Stillzeit (DGE 2000)

Nährstoff	Schwangerschaft	Stillzeit
Energie [kcal/d]	+ 255	+ 635[1]/525[2]/285[3]
Fett [% der Gesamtenergie]	30–35[4]	30–35
essenzielle Fettsäuren [% der Gesamtenergie]		
– ω6-Fettsäuren	2,5	2,5
– ω3-Fettsäuren	0,5	0,5
Eiweiß [g/d]	58[4]	63[5]
Vitamin A [mg/d Retinoläquivalente]	1,1[4]	1,5
Vitamin D [µg/d]	5	5
Vitamin E [mg/d Tocopheroläquivalente]	13	17[6]
Vitamin K [µg/d]	60	60
Vitamin B_1 [mg/d]	1,2[4]	1,4
Riboflavin [mg/d]	1,5[4]	1,6
Niacin [mg/d Niacinäquivalente]	15[4]	17
Vitamin B_6 [mg/d]	1,9[4]	1,9
Vitamin B_{12} [µg/d]	3,5	4[8]
Vitamin C [mg/d]	110[4]	150
Biotin [µg/d]	30–60	30–60
Folsäure [µg/d]	600[7]	600[7]
Pantothensäure [mg/d]	6	6
Kalzium [mg/d]	1000[10]	1000[10]
Phosphor [mg/d]	800[11]	900[11]
Magnesium [mg/d]	310[12]	390
Eisen [mg/d]	30	20[13]
Jod [µg/d]	230[14]	260[14]
Zink [mg/d]	10[4]	11
Fluorid [mg/d]	3,1	3,1
Selen [µg/d]	30–70	30–70
Wasser [ml/d]	2700/1470[9]	3100/1710[9]

1: Erste 4 Monate post partum
2: Ab dem 4. Monat bei vollem Stillen
3: Ab dem 4. Monat bei partiellem Stillen
4: Ab dem 4. Schwangerschaftsmonat
5: Ca. 2 g Proteinzulage pro 100 g sezernierte Milch
6: Ca 260 µg RRR-α-Tocopherol-Äquivalente pro 100 g sezernierte Milch
7: Zur Prophylaxe von Neuralrohrdefekten sollten Frauen im gebärfähigen Alter 400 µg synthetische Folsäure (Pteroylmonoglutaminsäure) als Supplement einnehmen. Beginn: Spätestens 4 Wochen präkonzeptionell; Dauer: Einschließlich erstes Trimenon
8: Ca 0,13 µg Vitamin-B_{12}-Zulage pro 100 g sezernierte Milch
9: Richtwerte für Gesamtwasseraufnahme/Wasserzufuhr durch Getränke
10: Schwangere/Stillende < 19 Jahre 1200 mg/d
11: Schwangere/Stillende < 19 Jahre 1250 mg/d
12: Schwangere < 19 Jahre 350 mg/d
13: Empfohlene Zufuhr für stillende/nicht stillende Frauen nach der Geburt (zum Ausgleich der Verluste während der Schwangerschaft)
14: Empfohlene Zufuhr nach WHO/in der Schweiz: 200 µg/d
Es gibt keine besonderen Richtlinien für die Zufuhr von Natrium, Chlorid, Kalium, Kupfer, Mangan, Chrom während Schwangerschaft/Stillzeit (→ Empfehlungen s. S. 397)

22.3 Stillzeit

Grundlagen

▶ Muttermilch stellt für das Neugeborene während der ersten 6 Lebensmonate in der Regel die optimale Nahrungsquelle dar.

▶ **Einflussfaktoren auf die Muttermilchmenge/-zusammensetzung:**
- Der wichtigste Einflussfaktor auf die Muttermilch*menge* ist die Häufigkeit des Stillens (Steigerung der Ausschüttung von Prolaktin und Oxytozin) und Flüssigkeitszufuhr (Hydrierungszustand der Mutter).
- Ernährungsfaktoren, die die Zusammensetzung der Muttermilch beeinflussen, sind v.a. Fettsäuren, wasserlösliche Vitamine und Selen. Je nach Ausprägung wirkt sich auch eine Protein-Energie-Malnutrition auf die Milchzusammensetzung und -produktion aus.

Ernährungsempfehlungen

▶ **Beachte:** Da nicht nur Medikamente, sondern auch Nährstoffe in die Muttermilch übergehen, darf während der Stillzeit nicht unkontrolliert und nur nach Rücksprache mit dem Arzt supplementiert werden.

▶ **Allgemeines:** Grundsätzlich gelten die Regeln für gesunde Ernährung (s. S. 351). Die empfohlene Zufuhrmenge für die einzelnen Nährstoffe sind in Tab. 165, S. 340 zusammengefasst.

▶ **Energie** (*Empfehlung* s. Tab. 165, S. 340): Grundlegend gilt, dass für die Produktion von 100 ml Muttermilch ca. 85 kcal benötigt werden. Die Bestimmung des zusätzlichen Energiebedarfs richtet sich nach dem Körpergewicht; nicht alle Frauen müssen zusätzlich Energie zuführen, da in unterschiedlichem Ausmaß Energie bereits während der Schwangerschaft gespeichert wurde. Bei bedarfsgerechter Energiezufuhr kommt es während der Stillzeit zum Gewichtsverlust. Keinesfalls sollte während der Stillzeit eine Energierestriktion erfolgen (v.a. bei schlanken Frauen), zumal sich dies negativ auf die Milchproduktion auswirken kann.

▶ **Eiweiß** (*Empfehlung* s. Tab. 165, S. 340): Die Konversionsrate Nahrungseiweiß → Milcheiweiß beträgt ca. 50–70 %. In der Stillzeit eine bedarfsgerechte Eiweißzufuhr sicherstellen!

▶ **Fett** (s. S. 340): Die mütterliche Ernährung sollte einen ausreichenden Gehalt an essenziellen Fettsäuren (s. S. 53) aufweisen. Ca. 1 Fischmahlzeit/Woche während der Schwangerschaft/Stillzeit deckt den Bedarf an ω3-Fettsäuren. Der Linolensäuregehalt der Muttermilch entspricht bei adäquater Ernährung dem Bedarf des Neugeborenen.

▶ **Flüssigkeit** (*Empfehlung* s. Tab. 165, S. 340): Der Flüssigkeitsbedarf ist abhängig von der Milchproduktion und liegt in den ersten Monaten ca. 500–1000 ml/d über dem normalen Bedarf.

▶ **Kalzium** (*Empfehlung* s. Tab. 165, S. 340): Der Kalziumbedarf ist während der Stillzeit erhöht und wird zum großen Teil durch Mobilisierung aus den mütterlichen Knochen gedeckt. Während der Stillzeit nimmt die Knochendichte der Mutter ab, die nach Abschluss der Stillzeit mit Wiedereinsetzen der Menstruation wieder zunimmt. Eine zu geringe mütterliche Kalziumzufuhr kann in einem verminderten Kalziumgehalt der Milch resultieren. Im Zusammenhang mit der Kalziumzufuhr auch auf eine angemessene Versorgung mit Vitamin D (s. S. 95 und s. u.) achten.

▶ **Vitamine** (*Empfehlungen* s. Tab. 165, S. 340):
- *Vitamin D* (*Empfehlung* s. Tab. 165, S. 340): Der Vitamin-D-Gehalt der Muttermilch hängt vom Vitamin-D-Status der Mutter ab. Bei ungenügender Sonnen-

exposition und dunkelhäutigen Frauen in der nördlichen Hemisphäre besteht die Gefahr einer Unterversorgung für Mutter und Kind.

- *Vitamin K* (s. S. 340) ist in der Muttermilch v.a. als Phyllochinon (ca. 1,5 µg/d) enthalten. Auch eine optimale Versorgung der Mutter scheint die optimale Versorgung des Neugeborenen nicht zu gewährleisten.
- *Vitamin B$_{12}$ (Empfehlung* s. Tab. 165, S. 340): Die Vitamin-B$_{12}$-Speicher der Mutter sind auch für die Stillzeit ausreichend; Probleme können allerdings bei Vegetarierinnen auftreten, da der Vitamin-B$_{12}$-Spiegel in der Muttermilch auf minimale Werte absinken und das Kind einen Mangel entwickeln kann.

22.4 Sport/körperliche Aktivität

Grundlagen

► **Bedeutung:** Körperliche Aktivität und Sport sind unerlässliche Bestandteile eines gesunden Lebensstiles. Umgekehrt ist eine optimale Ernährung Grundvoraussetzung für eine optimale körperliche Leistungsfähigkeit bei der Arbeit und in der Freizeit. (Allerdings können Ernährungsmaßnahmen körperliches Training nicht ersetzen.) Bei Mangelernährung ist die körperliche Leistungsfähigkeit vermindert – unabhängig vom Nährstoff (z. B. Eisenmangel, s. S. 155).

► **Flüssigkeitshaushalt:** Ein Flüssigkeitsmangel kann sehr gefährlich sein. Auch bei kühler Umgebungstemperatur führt sportliche Aktivität zu einem Flüssigkeitsverlust (unter Umständen ist dieser sogar erhöht, da über Atmung und erhöhtes Urinvolumen mehr Flüssigkeit verloren geht). Die Schweißproduktion stellt den effektivsten Mechanismus zur Thermoregulation dar; bereits ein Körpergewichtsverlust von 1 % durch Dehydratation führt zu einer mangelhaften Thermoregulation und verminderten Leistungsfähigkeit (s. Tab. 166).

Tabelle 166 · Symptome der Dehydratation

% Körpergewichtsabnahme	Symptome
1	Durst ↑, Thermoregulation ↓, Leistungsfähigkeit ↓, Puls ↑
2	Durst ↑↑, allgemeines Unwohlsein und Oppressionsgefühl, Appetit ↓
3	trockener Mund, Urinvolumen ↓, Hämokonzentration
4	körperliche Leistungsfähigkeit um 20–30 % ↓
5	Konzentrationsprobleme, Kopfschmerz, Schlafprobleme
6	schwere Thermoregulationsstörung (Temperatur ↑↑), Hyperventilation
7	Stupor, Kollaps, Schock

► **Energiestoffwechsel:**
- *Energiequellen:*
  - Das Energiesubstrat der Zelle ist das ATP (Adenosintriphosphat). Die ATP-Reserven der Zelle reichen jedoch nur für wenige Sekunden, darum wird über verschiedene Systeme (s. u.) kontinuierlich ATP neu gebildet.
  - Als Energiequellen zur Bildung von ATP dienen Kohlenhydrate, Fettsäuren und in geringem Ausmaß Proteine. Der Anteil der jeweiligen Energiequelle

an der Energiegewinnung hängt v.a. von der erbrachten Leistung und der Dauer der Aktivität ab.

- *Systeme:*
  - Eine konstante Resynthese von ATP erfolgt durch die Reaktion ADP + Kreatinphosphat → ATP. Dieses System liefert Energie für höchstens 10 s maximaler Leistung.
  - Anaerobe Glykolyse (s. Tab. 167, Tab. 168): Einzige Energiequelle ist Glukose (bzw. Glykogen); die Energiebereitstellung erfolgt ohne Sauerstoffverbrauch und unter der Bildung von Laktat (limitierender Faktor). Durch dieses System wird Energie für eine *maximale* Leistung von 1 bis 2 min bereitgestellt.
  - Aerober Metabolismus (s. Tab. 167, Tab. 168): Zur Energiegewinnung bei länger dauernder Aktivität erfolgt der Abbau von Glukose und Fettsäuren unter Sauerstoffverbrauch.

Tabelle 167 · Relativer Anteil des aeroben und anaeroben Metabolismus bei *maximaler* körperlicher Leistung in Abhängigkeit von der Dauer der Aktivität (Annäherungen) (nach Astrand)

Dauer	aerob	anaerob
10 Sekunden	10	90
30 Sekunden	20	80
1 Minute	30	70
2 Minuten	50	50
4 Minuten	65	35
10 Minuten	85	15
30 Minuten	95	5
60 Minuten	98	2
120 Minuten	99	1

- *Anteil der freien Fettsäuren an der Energiegewinnung in Abhängigkeit von der Intensität der Leistung bei einem untrainierten Menschen mit mehrheitlich sitzender Tätigkeit* (VO_2max. = ca. 38–42 ml/kg KG/min; s. Tab. 168):
  - Leicht (ca. 25 % des VO_2max.; z.B. Laufen [4–5 km/h]): ca. 85 %.
  - Moderat (ca. 65 % des VO_2max.): ca. 50 %.
  - Hoch (ca. 85 % des VO_2max.; z.B. Laufen [9 km/h], Rad fahren [24 km/h]): 30 %.
- ▶ *Beachte:*
  - Fett kann nur so lange als Energiequelle dienen, wie Kohlenhydrate zur Verfügung stehen (notwendig zur Fettsäurenoxidation).
  - Die Fettoxidationskapazität verbessert sich bei regelmäßigem Training (bessere O_2-Versorgung, Erhöhung der Mitochondrienzahl, Steigerung des aeroben Stoffwechsels, Adaptierung diverser Enzyme, Senkung des respiratorischen Quotienten und Verminderung der Laktatakkumulation). Dieser Effekt geht ohne Training schnell wieder verloren.
  - Fett kann nur aerob abgebaut werden.

Tabelle 168 · Einflussfaktoren auf die Energiesubstratverwertung[1]

Art der Aktivität	Energieproduktion	Energiereserven	Beispiele
intensive kurz dauernde Aktivität	ATP und Kreatin-phosphat, ungenügende O_2-Verfügbarkeit; anaerobe Energieproduktion	schnelle Glykogendepletion	Sprint, Gewichtheben
intermittierend intensive Aktivität	anaerobe und aerobe Energieproduktion	erhöhter Glykogen-bedarf infolge der intermittierenden Intensitätssteigerung, vorzeitige Glykogen-depletion möglich	Fußball, Tennis, Basketball, Intervalltraining
moderate körper-liche Aktivität	ca. 50 % aerobe Ener-gieproduktion aus Glykogen, Rest aus freier Glukose und Fettsäuren	erhöhte Fettoxidation, mäßig schnelle Depletion des Glyko-gendepots	Jogging, Power-walking, Gymnastik, Wandern, gemütli-ches Schwimmen
leichte körper-liche Aktivität	mehrheitlich aerobe Energieproduktion	erhöhte langdauernde Fettoxidation möglich, langsame Glykogen-depletion	Laufen, Gehen

1: Je größer die Dauer der köperlichen Aktivität, desto höher ist der Anteil der Energieproduktion aus Fett

Diagnostik

► **Hydratationszustand:** Beurteilung durch eine Körpergewichtskontrolle (Vergleich mit dem Ergebnis des Vortages unter Steady-State-Bedingungen) oder anhand des Urinvolumens und der -farbe. Ein großes Volumen an hellem Urin weist auf einen guten Hydratationszustand hin.

Ernährungsempfehlungen

► **Allgemeines:** Ausgewogene Ernährung nach den aktuellen Richtlinien (s. S. 351), bedarfsgerechte Energiezufuhr (s. S. 12) und Anstreben des Normalgewichts. Ein evtl. Mehrbedarf an essenziellen Nährstoffen wird dabei durch die ebenfalls erhöhte Energiezufuhr abgedeckt. Eine pharmakologische, über dem Bedarf liegende Nährstoffzufuhr bewirkt in der Regel keine Leistungssteigerung.

► **Flüssigkeitszufuhr – bei Aktivitäten mit hohem Flüssigkeitsverlust:**

  ❑ *Beachte:* Bei kurzen sportlichen Leistungen (≤ 1 h) bei normalen Temperaturen können Wasser oder andere bekömmliche Getränke ohne Nebenwirkungen getrunken werden. Kommerzielle Lösungen oder besondere Sportdrinks haben keine Vorteile. Keine Flüssigkeitsrestriktion!

  • *Getränkewahl:* Gering konzentrierte Lösungen (d. h. < 4–6 % Glukose) trinken, da eine höhere Konzentration die Absorption der Flüssigkeit hemmt (u. U. Verwendung von Glukose-Polymeren). Kommerzielle Sportdrinks (s. Tab. 171, S. 349) enthalten z. T. bis zu 8 % Kohlenhydrate und wenig Natrium. Allerdings sind sie schon vorgemischt und bieten einige attraktive Geschmacks-varianten; nachteilig ist jedoch u. U. die wenig umweltverträgliche Verpackung. Beigemischte Vitamine haben in der Regel keinen Vorteil.

- *Vor körperlicher Aktivität:* 24 h bzw. am Abend vor der sportlichen Aktivität vermehrt Flüssigkeit zuführen. 300–500 ml Flüssigkeit 2 h vorher, 200 ml unmittelbar vor der körperlichen Aktivität trinken.
- *Während körperlicher Aktivität:* Flüssigkeitsverluste kontinuierlich ersetzen (z. B. in ca. 10–15-minütigen Intervallen jeweils 200 ml Flüssigkeit; frühzeitig beginnen). Gekühlte Flüssigkeiten bevorzugen (verweilen kürzer im Magen als warme; idealerweise $\leq 12°$C; da diese Temperatur häufig als zu kalt empfunden wird $< 22°$C).
- *Nach körperlicher Aktivität:* Sofort 300–500 ml trinken. Gewichtskontrolle: Jeweils 500 g Gewichtsverlust durch ca. 400 ml Flüssigkeit ersetzen.
- ◻ *Beachte:* Kein Alkohol während des Sports (Flüssigkeitsverlust ↑, Unfallrisiko ↑).

► **Energie:**
  - *Bedarf:* Allgemein gültige Aussagen bezüglich des Energiebedarfs kann man nicht treffen, da er in Abhängigkeit von vielen Faktoren erhöht ist (Körpergewicht, Alter, Geschlecht, Ernährung, Sportart, Trainingszustand, Trainingsausmaß bzgl. Dauer, Intensität, Häufigkeit) → individuelle Einschätzung.
  - *Substrate:* Die Deckung des Energiebedarfs sollte zu mindestens 50 % (idealerweise 60–70 %) durch Kohlenhydrate (s. u.), zu ca. 30 % durch Fett (s. S. 51) und zu 10–15 % durch Proteine (s. S. 66) erfolgen.
  - ◻ *Beachte:* Die Effizienz der Energieproduktion ist relativ schlecht, ein großer Anteil geht als Wärmeenergie verloren. Somit eine optimale Thermoregulation und Flüssigkeitsversorgung wichtig (s. S. 47).

► **Kohlenhydrate** (CHO): Komplexe Kohlenhydrate (s. S. 78) bevorzugen. Der Bedarf zur Aufrechterhaltung adäquater Glykogendepots, ohne die keine adäquate Leistung möglich ist, liegt bei einem Ausdauersportler mit einem täglichen Training von ca. 1,5 h bei ca. 8–10 g/kg KG/d, d. h. 600–750 g Kohlenhydrate (CHO).
  - *Vor körperlicher Aktivität:* Einnahme einer CHO-reichen Mahlzeit (ca. 4 g CHO/kg KG) 4 h vor körperlicher Aktivität; kurz vor der Aktivität nur noch wenige CHO zuführen (Blutzuckerabfall möglich). Steigerung der Glykogendepots durch das „Kohlenhydrat-Loading" (s. Tab. 169).
  - *Während körperlicher Aktivität:* Eine CHO-Zufuhr während der Aktivität ist leistungssteigernd, die ideale Zufuhrmenge ist abhängig von der Art der Aktivität und der Konstitution. Empfohlen werden 25–30 g CHO alle 30 min, was ungefähr 200 ml einer 6–8 %igen CHO-Lösung entspricht (Rehydrierungslösungen sollten maximal 8 % CHO enthalten).
  - *Nach körperlicher Aktivität:* Möglichst bald nach Beendigung der köperlichen Aktivität sollte die CHO-Zufuhr beginnen, da zu diesem Zeitpunkt optimale Voraussetzungen für die Glykogenresynthese vorliegen. Empfehlenswert sind z. B. 100 g CHO sofort nach der Aktivität; durch Zugabe geringer Mengen von biologisch hochwertigem Eiweiß kann die Glykogensynthese weiter optimiert werden.

Tabelle 169 · **Vorgehen beim klassischen Kohlenhydrat-Loading zur Erhöhung der Glykogenreserven**		
Stufen	**Tage vor Wettkampf**	**Vorgehen**
1. Depletion	6–4	Depletion der muskulären Glykogenspeicher durch erschöpfende körperliche Aktivität (Tag 6), in geringerem Ausmaß an Tag 5 und 4: CHO-arme (eiweiß- und fettreichere) Ernährung
2. CHO-Loading	3–1	kohlenhydratreiche Ernährung mit normalem Proteinanteil
3. Wettkampftag	0	CHO-reiche Mahlzeit in zeitlichem Abstand vor dem Wettkampf (s. o.)

▶ **Fett:** 25–35 % der Gesamtenergiezufuhr. Essenzielle Fettsäuren gemäß den aktuellen Richtlinien (s. S. 53) zuführen. Eine zu starke Restriktion kann zur Einschränkung der Leistungsfähigkeit führen. Determinanten der Fettoxidation vgl. S. 342.

▶ **Eiweiß:** Die Art der körperlichen Aktivität kann den Aminosäure-Turnover und damit den Bedarf beeinflussen. Der Eiweißbedarf der meisten Sportler entspricht dem von Nichtsportlern (s. S. 69); Ausnahmen: Ausdauersportler und Gewichtheber (s. u.). In der Regel lässt sich der erhöhte Eiweißbedarf durch eine erhöhte Nahrungszufuhr (durch den erhöhten Energiebedarf, s. o.) decken. Bei adäquater Zufuhr von biologisch hochwertigem Eiweiß (s. S. 72) mit der Nahrung kann durch zusätzliche Supplementierung keine höhere Muskelsynthese erzielt werden. Eine massive Eiweißzufuhr oberhalb des Bedarfs sollte vermieden werden.

- Bei *Ausdauersport* werden ca. 5–10 % des Energiebedarfs durch Eiweißoxidation abgedeckt (→ Eiweißbedarf geringfügig erhöht). Empfohlen wird eine Eiweißzufuhr von 1,2–1,4 g/kg KG.

- *Kraftsportler* haben in der Phase des Muskelaufbaus einen erhöhten Eiweißbedarf; hier liegt die Zufuhrempfehlung bei 1,4–1,8 g/kg KG. Bei erschöpften Glykogenspeichern kann die Eiweißoxidation geringfügig zunehmen.

▷ **Merke:** Bei adäquater Ernährung ist die häufigste Ursache für nicht erwartungsgemäßen Muskelaufbau/fehlende Trainingsverbesserung ein unzureichendes und/oder falsch konzipiertes Training!

▶ **Mikronährstoffe:**
- *Allgemeines:* Bei einer ausgewogenen Ernährung ist bei Breitensportlern kein Mangel zu erwarten. Gefährdet sind u. U. Sportler, von denen ein geringes Gewicht gefordert wird, z. B. Balletttänzerinnen, Gymnastinnen, Jockeys, Leichtgewichtlern allgemein (Judo, Boxen, Ringen). Ob der Mikronährstoffbedarf von Hochleistungssportlern verändert ist, wird kontrovers diskutiert.

- *Mineralstoffe:* Geachtet werden sollte auf eine ausreichende Versorgung mit Eisen, da insbesondere eine Eisenmangelanämie einen limitierenden Faktor für jede Art aerober Aktivität darstellt. Amenorrhoische/oligomenorrhoische Frauen haben ein erhöhtes Osteoporoserisiko (→ auf adäquate Kalzium-/Vitamin-D-Zufuhr achten).

- Ein *Vitaminmangel* vermindert ebenfalls die körperliche Leistungsfähigkeit, unabhängig von der Sportart. Mit ausgewogener Ernährung kann der Vitaminbedarf jedoch gedeckt werden. Der Bedarf ist bei Sportlern nicht erhöht. Durch Supplementierung kann die Leistungsfähigkeit nicht weiter gesteigert werden.

> ▶ **Vorsicht:** Niacin-(Nikotinsäure-)Supplemente hemmen die Freisetzung freier Fettsäuren.

▶ **Ergogene (leistungssteigernde) Substanzen – Allgemeines:** Eine gewisse wissenschaftlich nachgewiesene leistungssteigernde Wirkung scheinen Kreatin, Koffein, Natriumbikarbonat und Natriumzitrat zu haben (kontrovers); für viele weitere Substanzen wird ein solcher Effekt propagiert, konnte aber noch nie nachgewiesen werden (z. B. hoch dosierte Vitamine, Magnesium, Phosphat, mittelkettige Fettsäuren, Arginin, Glutamin, Carnitin, Hormone, Bienenpollen, Ginseng).

> ▶ **Beachte:**
> – Wegen des potenziell gesundheitlichen Risikos kann ein Einsatz der ergogenen Substanzen nicht empfohlen werden!
> – Koffein steht auf der Dopingliste des IOC ab einer Ausscheidung im Urin von ≥ 12 mg/ml. Dies entspricht einer Zufuhr von 600 mg (ca. 4–5 Tassen Kaffee) in 30 min.

22.5 Reisen

Erkrankungen

> ▶ **Beachte:** Die zunehmende weltweite Mobilität und Reisetätigkeit gehen mit diversen Gesundheitsrisiken einher (z. B. Malaria, Tropenerkrankungen). Verschiedene Erkrankungen werden auch durch Nahrungsmittel übertragen (z. B. Reisediarrhö, Hepatitis A und E).

▶ **Reisediarrhö:**
- *Risikogebiete:* Ein hohes Risiko besteht in Afrika, Asien und Lateinamerika, ein mittleres Risiko in Russland, Karibik, Ost- und Südeuropa, Südafrika und China und ein geringes Risiko in Nordamerika, Nord- und Zentraleuropa, Japan und Australien.
- *Ursachen* der Reisediarrhö sind Bakterien (enterotoxigene E. coli, Campylobacter, Salmonellen, Shigellen), Protozoen (Giardia lamblia, Entamoeba histolytica) oder Viren (Rotavirus, Norwalk-Virus) (vgl. auch Tab. 158).
- *Klinik, Verlauf:* Meist entwickeln sich nach 2–3 Tagen Aufenthalt Durchfall und evtl. Begleitsymptome; der Verlauf ist in der Regel selbstlimitierend nach ≤ 5 Tagen; in wenigen Fällen dauert die Erkrankung bis zu 2 Wochen.

▶ **Hepatitis A und E:**
- *Ursachen:* Hervorgerufen durch RNA-Viren. Die Infektion erfolgt durch die fäkal-orale Kontamination von Nahrungsmitteln oder durch direkten Kontakt.
- *Verlauf:* Der Verlauf ist bei beiden Formen selbstlimitierend; ein chronisches Stadium existiert nicht. Sehr selten kann es zu einem fulminanten Verlauf mit Leberzerfall kommen. Die Inkubationszeit ist relativ lang (bis 6 Wochen); die Patienten sind vor dem Auftreten von Symptomen bereits infektiös, da sie das Virus ausscheiden.

Prophylaxe

▶ **Aufklärung** (Übersicht über Empfehlungen zur Risikominimierung s. Tab. 170):
- *Optimale persönliche Hygiene* (regelmäßiges Händewaschen).
- *„Boil it, peel it, cook it or forget it!"* Schwierig ist es allerdings, dies konsequent durchzuhalten.
- *Gastgeber:* Je weniger Kontrolle der Reisende selbst auf die Nahrung ausüben kann, desto größer ist das Risiko. Die Verpflegung in privaten Haushalten ist sicherer als das Essen in Restaurants; die Verköstigung in Luxushotels ist

nicht unbedingt sicherer als in einem Hotel geringerer Güte. Das höchste Risiko besteht beim Konsum der Nahrung von Straßenverkäufern.

- *Getränke:*
  - Das Abkochen von Wasser (bis zum Siedepunkt) ist die sicherste Methode zur Dekontamination, die chemische Desinfektion (Chlor, Jod, Wasserentkeimungstabletten auf Silberbasis) ist unwirksam gegenüber Protozoen (Amöben, Giardia, Bilharziose). Die Wasseraufbereitung kann auch mit Hilfe von Filtersystemen (z. B. Katadyn) erfolgen.
  - Kohlensäurehaltige Getränke sind relativ sicher, da die Kohlensäure den pH der Flüssigkeit senkt und damit einen bakteriziden Effekt hat. Das eigene Trinkgefäß sollte bevorzugt werden, evtl. direkt aus der Flasche trinken (sauberer Trinkhalm; auf den unversehrten Verschluss achten). Auf keinen Fall Getränke mit Eiswürfeln kühlen (meist Leitungswasser).
  - Unpasteurisierte Milch sollte auf jeden Fall vermieden werden (Brucellose).
  - Kommerzielle Alkoholika (Bier, Wein) sind weitgehend sicher, sofern sie nicht um- und aufgefüllt wurden (auf Originalflasche/-verschluss achten). Die Alkoholkonzentration in allen üblichen Alkoholika ist zu gering, um bakterizide Effekte auszuüben.
- *Fisch/Schalentiere:* Der Konsum von rohen Meeresfrüchten (Fisch, Muscheln, Algen) ist mit einem hohen Risiko verbunden; besonders risikoreich ist der Genuss von Krustentieren, da diese enteropathogene Keime (s. S. 322) akkumulieren können. Das Dämpfen von Fisch und Muscheln ist in der Regel nicht ausreichend. Die Ciguatera-Vergiftung ist die wichtigste Ursache für nichtinfektiösen Durchfall in Südpazifik/Karibik.

Tabelle 170 · Ausgewählte Ernährungsempfehlungen und Strategien zur Risikominimierung einer Infektion durch Nahrungsmittel (nach Ansdeck et al.)

Einstufung	Nahrungsmittel	Getränke	Zubereitung
sicher	frisch und heiß gekocht und heiß serviert ($> 60°C$), selbst geschälte Früchte, prozessierte und verpackte Nahrungsmittel	gekochtes Wasser, kohlensäurehaltige Getränke, chemisch desinfiziertes Wasser	sorgfältige und saubere Zubereitung, heiß serviert
wahrscheinlich sicher	trockene Nahrungsmittel, Trockenfrüchte, Gelees, Sirup	frische Fruchtsäfte ohne Wasserzusatz, in Flaschen abgefülltes Wasser, industriell hergestelltes verpacktes Eis	empfohlene Restaurants und Gaststätten
unsicher	Salate, ungekochte Soßen, Hamburger, ungeschälte oder unschälbare Früchte (Himbeeren, Erdbeeren, Trauben, Tomaten), kalte Desserts, frische Weichkäse, Speiseeis	Leitungswasser (*Vorsicht:* Zähne putzen nur mit „sicherem" Wasser [s. o.]), Eiswürfel, nichtpasteurisierte Milch oder -produkte (z. B. Butter, Käse)	Buffet bei Raumtemperatur ohne Kühlung

Besondere Lebensabschnitte/-situationen

► **Chemoprophylaxe** in Sonderfällen nach Rücksprache mit Tropenmedizinern.
► **Aktive Immunisierung** (Impfung) gegen Hepatitis A.

Therapie der Reisediarrhö

► Die **Rehydrierung** ist das zentrale Element der Therapie. Die orale Flüssigkeitszufuhr gleichzeitig mit Glukose verhindert eine Atrophie der Darmzotten. Empfohlen ist die orale Rehydrierungslösung (ORL) nach der WHO, die fertig bezogen oder selbst hergestellt werden kann (Zusammensetzung verschiedener ORL s. Tab. 171).

  • *Herstellung der ORL:* 1 l sauberes (abgekochtes) Wasser, 3,5 g Salz (NaCl), 2,9 g Trinatriumzitrat (oder 2,5 g Natriumbikarbonat), 1,5 g KCl, 20 g Glukose (oder 40 g Saccharose). Bei der Verwendung von Natriumbikarbonat kann die Lösung nicht so lange gelagert werden.

  • *Bei leichten Formen der Reisediarrhö oder bei Herstellungsschwierigkeiten:* Pro Liter sauberen (abgekochten) Wassers 10 Teelöffel Zucker, 1 Teelöffel Salz, Fruchtsäfte und Bananen zugeben. Weiterhin kann salziges, trockenes Gebäck (Crackers, Tortillas) mit klarer, heißer, salzhaltiger Suppe (Bouillon) und kohlensäurehaltigem Getränk (Ginger-Ale, Sportgetränk, Fruchtsaftkonserve) kombiniert werden. Evtl. sind Cola-Getränke mit 1EL Kochsalz/l hilfreich. Zu vermeiden sind Pflaumensaft, Apfelsaft.

► **Pharmakologische Therapie:** Motilitätshemmer (Loperamid; z.B. Imodium), Wismuth-Subsalicylat (z.B. Pepto-Bismol), evtl. in Kombination mit Antibiotika (z.B. Ciprofloxacin, Norfloxacin, Ofloxacin).

▷ *Beachte:*
  • Probiotika (s. S. 175) sind – wenn überhaupt – nur von geringem Nutzen.
  • Bei Hypertonie die Einnahme von Diuretika, u.a. Antihypertensiva, kurzzeitig pausieren/reduzieren (Kontrolle der Orthostase).
  • Bei Durchfall mit hohem Fieber und blutigem Stuhl sofort Arzt aufsuchen.
  • Bei Fieber immer differentialdiagnostisch an Malaria denken!

Tabelle 171 · **Elektrolytzusammensetzung von Plasma, Diarrhö-Stuhl und verschiedenen oralen Rehydratationslösungen (ORL) (nach Powell, Ansdell)**

Flüssigkeit	Na [mval/l]	K [mval/l]	Cl [mval/l]	HCO$_3^{3-}$ [mval/l]	Glukose [g/l]	Osmolarität [mM/l]
Plasma	142	4,5	105	25		
Diarrhö-Stuhl	140	15	100	45		
WHO-ORL	90	20	80	30	20	311
Gatorade	24	< 1	17	< 1	40	330
Cola	2	< 1		13	100	550
Ginger-Ale	3	1		4	100	540
Apfelsaft	< 1	25	< 1	< 1	120	700
Orangensaft	< 1	50	< 1	50	120	700
Tee	0	0	0	0	0	5
Hühnerbrühe	250	8		0	0	450

Ernährungstherapie – Allgemeines

23 Ernährungstherapie – Allgemeines

23.1 Ernährungstherapie – Allgemeines

Grundlagen

▶ Die gezielte Diättherapie (Ernährungstherapie) hat einen hohen präventivmedizinischen und therapeutischen Stellenwert.

▶ Der therapeutische Wert von Ernährungsmaßnahmen muss für jede Situation/ Erkrankung separat und jeden Patienten individuell beurteilt werden.

◼ *Cave:* Es gibt kaum ein Gebiet der Medizin, in dem mehr pseudowissenschaftliche Unwahrheiten propagiert werden als im Bereich der Ernährungsmedizin. *Vorsicht* vor „selbst ernannten" Ernährungsexperten!

Einteilung der ernährungstherapeutischen Maßnahmen

▶ Die verschiedenen ernährungstherapeutischen Maßnahmen werden zur Übersicht und Gliederung in 2 große Obergruppen und mehrere Untergruppen eingeteilt:
- *Vollkost* (s. S. 351; einschließlich *leichte Vollkost* [leichte vollwertige Kost, gastroenterologische Basisdiät]); entspricht der sog. Normalkost, d. h. einer vollwertigen Kost gemäß den aktuellen Richtlinien der DGE (s. S. 404).
- *Nährstoffdefinierte Diäten:* Übersicht und Einteilung s. Tab. 172. Kombinationsdiäten, z. B. energiereduzierte, proteinreiche Diäten, sind möglich.

Tabelle 172 · Einteilung der Diäten/Kostformen in Anlehnung an das sog. Rationalisierungsschema (nach DGEM [Deutsche Gesellschaft für Ernährungsmedizin, e.V.], 1994)

energiedefinierte und fettmodifizierte Diäten	protein-/elektrolyt-/flüssigkeitsdefinierte Diäten	gastroenterologische/ Sonderdiäten
– energiereduziert (Reduktionskost s. S. 362, 299)	– proteindefiniert • proteinarm • proteinreich	– gastroenterologische Diäten • bei Malabsorption (s. S. 221)
– fettreduziert (s. S. 392)		• laktosedefiniert (s. S. 231)
– fettmodifizierte	– kaliumdefiniert	• glutendefiniert (s. S. 235)
• Grunddiät (s. S. 357)	• kaliumarm (s. S. 136)	– ballaststoffdefiniert
• MUFA-reich (s. mediterrane Diät S. 359)	• kaliumreich (s. S. 137)	(s. S. 378, 380)
• PUFA-reich (s. S. 360)	– kalziumdefiniert	– andere (z. B. zuckerreduziert,
– lipidsenkend	• kalziumarm (s. S. 145)	Formeldiäten [vgl. S. 371,
– purinreduziert/-modifiziert (harnsäuresenkend) (s. S. 207)	• kalziumreich (s. S. 143)	395], oxalsäuredefiniert
	– natriumdefiniert	[s. S. 251])
– energiereich (s. S. 392)	• natriumarm (kochsalzarm, s. S. 132)	– diagnostische Diäten
– kohlenhydratreduziert (s. S. 392)	– phosphordefiniert	– selten angewandte Diäten
	• phosphorarm (s. S. 148)	(z. B. allergenkontrolliert,
– mit geringem glykämischen Index (s. S. 78)	– flüssigkeitsdefiniert	d. h. allergenreduziert/-frei,
	• flüssigkeitsarm	[s. S. 318], fruktosereduziert,
	• flüssigkeitsreich	aminosäuredefiniert)

24   Vollkost inkl. leichte Kost

24.1 Vollkost inkl. leichte Kost

Grundlagen

▶ **Definitionen:**
- Die *Vollkost* (Normalkost) entspricht gemäß den Richtlinien der Deutschen Gesellschaft für Ernährung einer in Bezug auf Energie und alle essenziellen Nährstoffe (s. u.) bedarfsgerechten Ernährung zur Gesunderhaltung. Landesübliche Ernährungsgewohnheiten können berücksichtigt werden. Die Definition der Vollkost sollte allerdings nicht zu eng gesehen werden. Eine Variante, die die Kriterien der Vollkost mehrheitlich erfüllt, ist z. B. die sog. DASH-Diät (s. S. 373).
- Die *leichte Vollkost* ist eine individualisierte Vollkost, bei der alles erlaubt ist, was vertragen wird, sofern es mit den Richtlinien der Vollwertkost vereinbar ist. (Im Gegensatz dazu werden bei der „Wunschkost" möglichst viele gern gegessene Lebensmittel in vertretbarer Menge integriert.)

▶ **Essenzielle Nährstoffe:**
- *Aminosäuren* (s. S. 66): L-Threonin, L-Valin, L-Isoleuzin, L-Leuzin, L-Lysin, L-Tryptophan, L-Methionin, L-Phenylalanin, L-Histidin.
- *Vitamine* (s. S. 87): Vitamin A (s. S. 88), Vitamin D (s. S. 95), Vitamin E (s. S. 100), Vitamin K (s. S. 103), Thiamin (Vitamin B_1; s. S. 106), Riboflavin (Vitamin B_2; s. S. 109), Niacin (Vitamin B_3; s. S. 111), Pyridoxin (Vitamin B_6; s. S. 114), Biotin (s. S. 122), Pantothensäure (s. S. 126), Folsäure (s. S. 123), Vitamin B_{12} (s. S. 116), Vitamin C (Ascorbinsäure; s. S. 120).
- *Elektrolyte:* Kalium (s. S. 134), Natrium (s. S. 128), Chlorid (s. S. 128).
- *Mineralien:* Kalzium (s. S. 138), Magnesium (s. S. 149), Phosphor (s. S. 146), Eisen (s. S. 153).
- *Spurenelemente:* Zink (s. S. 161), Kupfer (s. S. 166), Selen (s. S. 159), Chrom (s. S. 165), Jod (s. S. 157).
- *Ultraspurenelemente:* Fluor (s. S. 166), Mangan (s. S. 166), Molybdän (s. S. 167). (*Möglicherweise essenziell:* Vanadium (s. S. 168), Silicium (s. S. 167), Nickel (s. S. 167), Arsen (s. S. 165).
- *Fettsäuren* (s. S. 58): Linolsäure (s. S. 63), Linolensäure (s. S. 63).
- *Weitere:* Energie (s. S. 9), Wasser (s. S. 47), Sauerstoff.

Empfehlungen

▶ Unter Berücksichtigung von Alter, Geschlecht und besonderen Lebenssituationen (s. S. 332):
- Eiweiß (s. S. 66) 10–15 % (pflanzliches : tierisches Eiweiß = 1 : 1).
- Kohlenhydrate (s. S. 74) 50–60 % (mehrheitlich komplexe Kohlenhydrate).
- Fett (s. S. 51) $\leq 30\,\%$ (kein Exzess an gesättigten Fetten [s. S. 59]).
- Ballaststoffe (s. S. 84) $\geq 30\,g/d$.

▶ **Durchschnittlicher Energiebedarf** (vgl. S. 12) bei leichter körperlicher Aktivität: Frauen ca. 2000 kcal/d, Männer ca. 2400 kcal/d.

▶ **Flüssigkeit:** Bedarfsgerechte Zufuhr (s. S. 48) kalorienfreier Flüssigkeit.

► **Anzahl der Mahlzeiten** (klassische Vollkost): 5–6 Mahlzeiten/d → u. U. günstige Effekte auf den Blutzuckerverlauf und die Leistungskurve. Eine hohe Mahlzeitenhäufigkeit kann allerdings auch zur prolongierten postprandialen Lipämie führen (vgl. S. 257).

► Im Alltag kann man eine vollwertige Ernährung nach den **10 Regeln der DGE** (s. Tab. 173) planen/umsetzen. Diese Regeln sind Empfehlungen und keine Verbote; graphisch können sie mit der Ernährungspyramide (s. Abb. 59, S. 354) und dem Ernährungskreis (s. Abb. 60, S. 355) dargestellt werden.

Tabelle 173 · 10 Regeln für vollwertige Ernährung (nach DGE 2004)

DGE-Regel	Empfehlung
1. Vielseitig essen	Abwechslung und eine angemessene Menge nährstoffreicher und energiearmer Lebensmittel.
2. Reichlich Getreideprodukte – und Kartoffeln	Vollkornprodukte und Kartoffeln enthalten kaum Fett, aber reichlich Vitamine, Mineralstoffe, Spurenelemente sowie Ballaststoffe und sekundäre Pflanzenstoffe.
3. Gemüse und Obst – Nimm „5" am Tag...	Möglichst frisch, nur kurz gegart, oder auch eine Portion als Saft – zu jeder Mahlzeit und auch für zwischendurch.
4. Täglich Milch und Milchprodukte; ein- bis zweimal in der Woche Fisch; Fleisch, Wurstwaren sowie Eier in Maßen	Am besten fettarm, reichen bei Fleisch und Wurstwaren 300–600 g pro Woche für die Eisen- und Vitaminzufuhr aus.
5. Wenig Fett und fettreiche Lebensmittel	Pflanzliche Öle und Fette (z. B. Raps- und Sojaöl und daraus hergestellte Streichfette) bevorzugen. Vorsicht vor unsichtbarem Fett in Fleischerzeugnissen, Milchprodukten, Gebäck und Süßwaren, sowie in Fast-Food und Fertigprodukten. 70–90 g Fett pro Tag sind ausreichend.
6. Zucker und Salz in Maßen	Mit Kräutern, Gewürzen und jodiertem Speisesalz würzen. Nur gelegentlich Lebensmittel und Getränke mit Zuckerzusatz verzehren.
7. Reichlich Flüssigkeit	Wasser und kalorienarme Getränke bevorzugen, 1,5 Liter Flüssigkeit jeden Tag. Alkohol nur gelegentlich und in kleinen Mengen.
8. Schmackhaft und schonend zubereiten	Speisen bei möglichst niedrigen Temperaturen garen, soweit es geht kurz, mit wenig Wasser und wenig Fett.
9. Nehmen Sie sich Zeit, genießen Sie Ihr Essen	Bewusstes, entspanntes Essen macht Spaß und fördert das Sättigungsempfinden.
10. Achten Sie auf Ihr Gewicht und bleiben Sie in Bewegung	Viel körperliche Bewegung und Sport (30–60 min pro Tag) fördern Wohlbefinden und Gesundheit.

Lebensmittelauswahl

► **Generelle Zufuhrempfehlungen:** s. Abb. 59, Abb. 60 und Tab. 174.

Tabelle 174 · Die 7 Lebensmittelgruppen (s. Abb. 60) und deren Verzehr-empfehlungen (nach Auswertungs- und Informationsdienst für Ernährung, Landwirtschaft und Forsten e.V. 1999)

Gruppe	Lebens-mittelgruppe	wichtigste Nährstoffe	Verzehrempfehlungen
1	Getreide/-produkte, Kartoffeln	Kohlenhydrate, Ballast-stoffe, B-Vitamine, Mineralstoffe, Eiweiß	täglich 5–7 Scheiben Brot (à 50 g) oder ca. 300 g Kartoffeln oder 1 Portion Reis oder Nudeln (roh ca. 80 g, gekocht ca. 250 g)
2	Gemüse/Hülsen-früchte	Vitamine, Mineralstoffe inkl. Kalzium, Eiweiß, Kohlenhydrate, sekundäre Pflanzenstoffe, Ballaststoffe	täglich mindestens 3 Portionen roh, gekocht oder als Gemüsesaft
3	Obst	Vitamine, Mineralstoffe, Kohlenhydrate, sekundäre Pflanzenstoffe, Ballaststoffe	täglich mindestens 2 Portionen Obst bzw. -saft
4	Getränke	Wasser	≥ 1,5 l/d: Mineralwasser, ungesüßte Tees, verdünnte Gemüse- und Obst-säfte; Kaffee und Tee in moderaten Mengen
5	Milch/-produkte	Eiweiß, Kalzium, B-Vitamine	täglich 1/4–1/2 l fettarme Milch; Käse in kleinen Mengen
6	Fisch, Fleisch, Eier	Eiweiß, Eisen, Fischöle, Vitamin D, Jod	wöchentlich mindestens eine Fisch-mahlzeit; nicht täglich Fleisch (ma-geres Fleisch bevorzugen); Konsum von Wurst/-waren minimieren/ver-meiden
7	Fett/Öle	gesättigte/ungesättigte Fettsäuren inkl. essenzielle Fettsäuren, fettlösliche Vitamine	täglich maximal 20–40 g Streich- und Kochfett (entspricht ca. 2 Esslöffel [EL] Butter o.ä. und 2 EL Pflanzenöl)

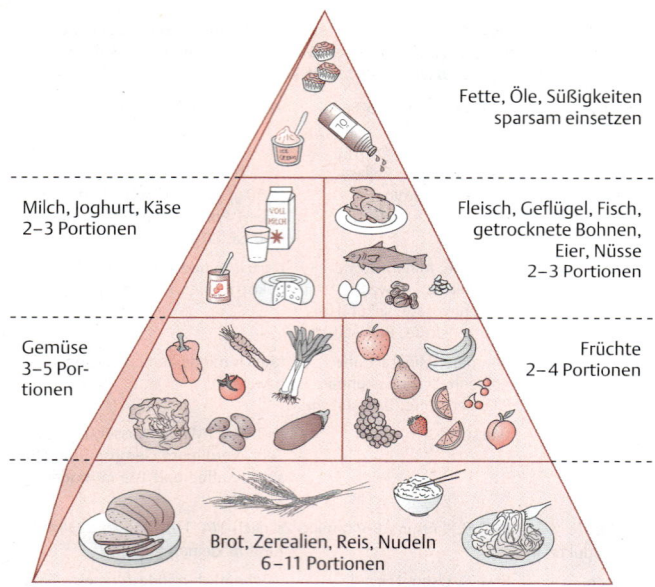

Abb. 59   Ernährungspyramide für Vollkost (nach USDA 1998/2000)

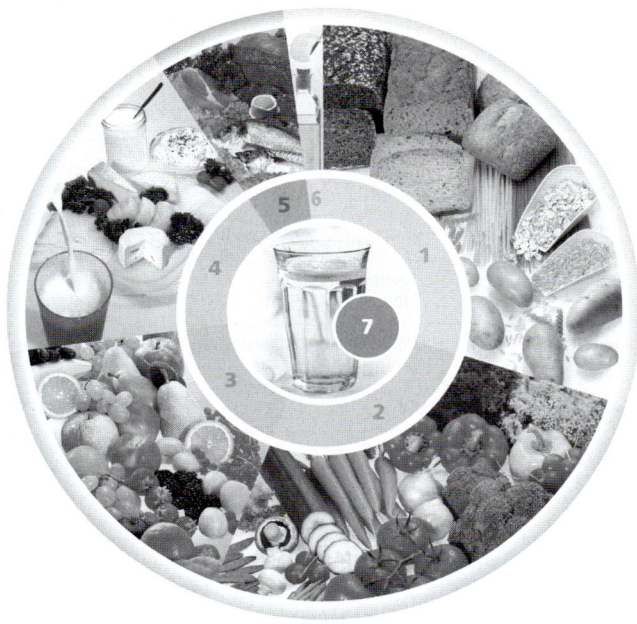

Die Lebensmittel in den Segmenten des Kreises dienen als Orientierungshilfe. Es gilt:

- Täglich aus allen 7 Lebensmittelgruppen auswählen.
- Das dargestellte Mengenverhältnis berücksichtigen.
- Die Lebensmittelvielfalt der einzelnen Gruppen nutzen.

Folgende Mengenverhältnisse[1] werden empfohlen:

1. Getreide, Getreideerzeugnisse, Kartoffeln: 30 %
2. Gemüse, Salat: 26 %
3. Obst: 17 %
4. Milch, Milchprodukte: 18 %
5. Fleisch, Wurst, Fisch, Eier: 7 %
6. Fette, Öle[2]: 2 %
7. Getränke (bevorzugt energiearm): mind. 1,5 Liter über den Tag verteilt

1 %-Angaben bezogen auf die Gesamtlebensmittelmenge in Gewicht
2 nur sichtbares Fett (Streichfette und Öle)

Abb. 60   DGE-Ernährungskreis, © Deutsche Gesellschaft für Ernährung e.V., Bonn

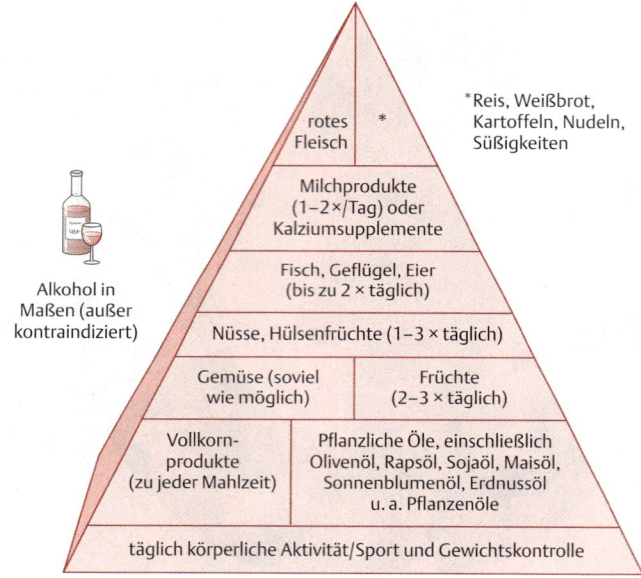

Abb. 61 Pyramide zur gesunden Ernährung (nach Willett, 2001)

25 Fettmodifizierte Ernährung

25.1 Fettmodifizierte Ernährung: Grunddiät

Grundlagen

- **Definition:** Eine Ernährungsform mit hinsichtlich Menge und/oder Zusammensetzung verändertem Fettanteil. Das Ausmaß der Modifikation richtet sich nach Indikation und individuellen Faktoren.
- **Indikationen:** Eine modifizierte Zusammensetzung der Nahrungsfette sollte Teil jeder gesunden Ernährung sein. Die fettmodifizierte Ernährung ist außerdem Ausgangspunkt für spezielle Diäten (MUFA-reiche [mediterrane] Ernährung s. S. 359; PUFA-reiche Ernährung s. S. 360) und wird zur Dyslipidämietherapie (s. S. 182), Gewichtsreduktion (s. S. 291) sowie zur Primär- und Sekundärprävention der Arteriosklerose/KHK (s. S. 257) eingesetzt.
- **Kontraindikationen:** Grundsätzlich kann eine fettmodifzierte Ernährung ohne Nebenwirkungen und Gefahren durchgeführt werden, solange keine exzessive Einschränkung betrieben wird und die Ernährung abwechslungsreich bleibt (*Cave:* Zu strikte Fettreduktion → HDL-Cholesterin ↓ → kontraproduktiv/KHK-Risiko ↑, s. a. S. 63).
- **Grundprinzipien:**
  1. Bedarfsgerechte Zufuhr der essenziellen Nährstoffe.
  2. *Energie:* Bedarfsgerechte Zufuhr (s. S. 12) bzw. bei gewünschter Gewichtsreduktion Zufuhr entsprechend des gewünschten Gewichts.
  3. *Fett:* Reduktion der Gesamtfettmenge ($\leq 30\%$ der Gesamtenergiezufuhr). Ersetzen von gesättigten Fettsäuren (v.a. in tierischem Fett) und Transfettsäuren durch MUFA (s. S. 60) und PUFA (s. S. 62). Zur Therapie einer Dyslipidämie:
     - Bei Erhöhung der Chylomikronen: Zufuhr aller Fette in minimalen Mengen, evtl. MCT-Fette (s. S. 59).
     - Bei Hypercholesterinämie: Vor allem Reduktion der Zufuhr von gesättigten Fettsäuren und Ersetzen durch MUFA (s. S. 359; bei Respondern zusätzlich Cholesterinzufuhr reduzieren.
     - Bei Hypertriglyzeridämie: Reduktion der Gesamtfettzufuhr, v.a. der gesättigten Fettsäuren. Zufuhr von MUFA und PUFA erhöhen (s. S. 59, 60, 62). Kein CHO-Exzess, einfache Zucker meiden.
     - Faseranteil (s. S. 84) erhöhen.
  4. Vermehrte Zufuhr von *komplexen Kohlenhydraten* (s. S. 78).
  - **Beachte:** Weitere Komponenten zur Modifizierung der Blutfette sind Nikotinabstinenz, körperliche Aktivität, Gewichts- und Stresskontrolle.

Lebensmittelauswahl

- Je nach gewünschter Energiezufuhr kann aus den Tab. 179, S. 366, bis Tab. 183, S. 370, die Zusammenstellung der Nahrung erfolgen.
- **Beachte:** Bei diesen Empfehlungen ist der Kohlenhydraten-Anteil relativ hoch!
- Eine Auswahlhilfe für die verschiedenen Nahrungsmittel findet sich in Tab. 175.
- **Praktische Tipps:**
  - Werden fettärmere Produkte ausgewählt, so sollten diese auch mit fettarmen Methoden zubereitet werden. Geeignet sind hierfür Dämpfen, Kochen, Backen, Mikrowelle, Rösten, Woktechniken, Grillen.

- Anstelle konventioneller Fertigsoßen sollten diverse Gewürze und Kräuter verwendet werden. Gekocht und gebraten werden sollte mit möglichst wenig Fett; hohe Temperaturen vermeiden.
- Einkauf mit Liste (→ spontane „Verführung" vermeiden).
- Kein Einkauf im hungrigen Zustand.
- „Kunst der kontrollierten Verbote".

Tabelle 175 · Für die fettmodifizierte Ernährung geeignete und nicht geeignete Nahrungsmittel

Nahrungsmittel	geeignet	nicht geeignet
Getränke	Mineralwasser, Lightgetränke, Frucht-/Gemüsesäfte, Kaffee/Tee, Moderate Mengen Alkohol erlaubt	Alkohol im Übermaß (s. S. 170), kalorienhaltige Getränke (z. B. Limonade)
Milchprodukte	fettreduzierte/fettfreie Milch/-produkte, Molke, Buttermilch, fettreduzierte Käse (< 30 % Fett im Trockengewicht), fettarme Sojamilch	Vollmilch/-produkte, Vollfettkäse, Sahne, sahnehaltige Produkte (inkl. Soßen), Mayonnaise, Kräuterbutter
Fisch/ Schalentiere	alle Fische erlaubt, wenig Schalentiere	
Fleisch/-produkte	mageres Fleisch (nicht täglich), fettreduzierte Fleischprodukte (Salami, Aufschnitt etc.) gelegentlich, Rohschinken, Magerschinken ohne Fettrand, Geflügel (eher Huhn als Gans/Ente) ohne Haut	Wurst, Aufschnitt, Salami, Innereien, Frittiertes
Fette und Öle	MUFA-reiche Öle (s. S. 61), PUFA-reiche Öle (s. S. 62; nicht erhitzen), Diätmargarinen	Butter, Öl, Speck, Palmöl, Kokosfett
Getreide	Brot (bevorzugt Vollkornbrot), Reis, Mais, Teigwaren (nicht weich kochen)	Auszugmehl, Blätterteig, Butterbrote, Croissants, Biskuits, Brioches, Eiernudeln/Eierteigwaren
Suppen	fettarme/-reduzierte Fischsuppen	Hühnerbrühe, fetthaltige Suppen
Gemüse	alle	frittierte oder in Fett gebackene Gemüse, Pommes frites
Früchte	alle inkl. Avocado	
Eier	in Maßen je nach individueller Konstellation/Konsumverhalten	
Nüsse	alle (hoher MUFA-Gehalt, daher erwünscht bei SFA-armer Kost)	Kokosnüsse, alle Nüsse im Exzess (Kaloriengehalt ↑)
Zucker/Süßstoffe/Gebäck	Tafelzucker in geringen Mengen, Süßstoffe	Kuchen, Torten, Blätterteig, fettreiches Hefegebäck, Schokolade, Pralinen, Nougat

25.2 MUFA-reiche/mediterrane Ernährung

Grundlagen

► In Studien zwischen **1950 und 1970** wurde in mediterranen Populationen trotz relativ hoher Fettzufuhr eine relativ geringe Rate an koronaren Herzkrankheiten gefunden.

► **Definitionen:** Unter der mediterranen Ernährung versteht man eine Ernährung, wie sie in bestimmten Regionen Südeuropas (Süditalien, Spanien, Griechenland) vor 1960 üblich war. Diese kann nur oder nur sehr begrenzt mit der aktuellen Ernährung in diesen Regionen verglichen werden.

► **Indikationen:** Alle (Primär- und Sekundärprävention ernährungsbedingter Erkrankungen); KHK (s. S. 257).

► **Charakteristika und Komponenten der mediterranen Ernährung:** Die mediterrane Ernährung ist reich an Früchten, Gemüse, Getreideprodukten und einfach ungesättigten Fettsäuren (MUFA; s. S. 51 u. 60). Aus praktischen Gründen kann man die mediterrane Ernährung mit einer MUFA-reichen Ernährung gleichsetzen.

   • *Lebensstil/-philosophie:* Viel körperliche Aktivität (täglich) und direkte, offene zwischenmenschliche Kommunikation (z. B. langes Essen in der Gruppe). Liebevolle Zubereitung der Nahrung und geordnete Tischkultur. Tägliche Siesta nach dem Essen. Kein Fastfood/Essen im Stehen und in Eile („Slow-Food"). Wenig

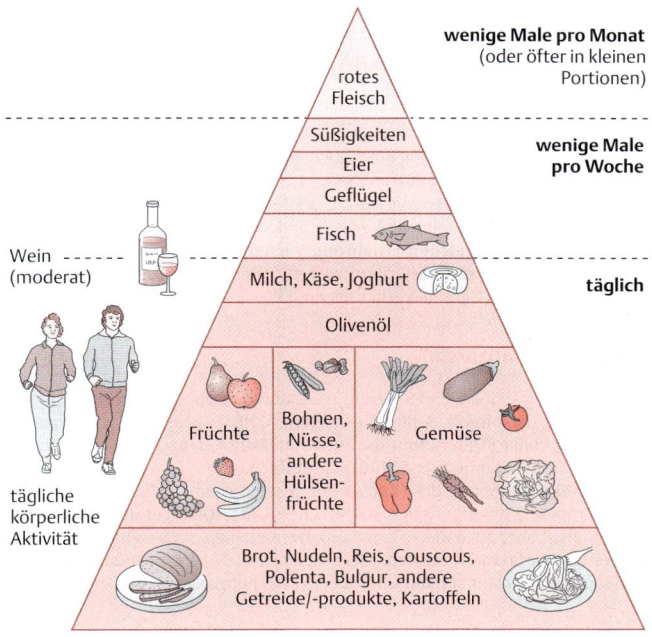

Abb. 62   Die mediterrane Ernährungspyramide (nach Oldways Preservation and Exchange Trust 1999/2000). Siehe auch S. 356

Dystress. Das Wochenende (oder zumindest der Sonntag) als Zeit der Ruhe und Erholung.

- *Hohe MUFA-Zufuhr* (> 15 % der Gesamtenergie) und geringe Zufuhr von gesättigten (s. S. 59) und Transfettsäuren (s. S. 64) (→ Gesamt-, LDL-Cholesterin und Triglyzeride ↓). (Insgesamt relativ hoher Fettgehalt!).
- *Hohe Zufuhr von Vitaminen und sekundären Pflanzenstoffen* (z. B. Polyphenolen, s. S. 176).

Lebensmittelauswahl (s. Abb. 62)

► MUFA-reiche Lebensmittel (wichtigste Quelle ist Olivenöl, weitere s. S. 61).
► Hoher Konsum von Früchten und Gemüse.
► Moderater Alkoholkonsum (zu den Mahlzeiten).
► Wenig prozessierte Nahrungsmittel.
► Milchprodukte v.a. in Form von Joghurt oder Käse.
► Wenig Fleisch, v.a. wenig „rotes" Fleisch (Rind, Schaf, Lamm).
► Wenig und nicht täglich Süßigkeiten/Süßwaren (z. B. Kuchen).
◼ *Praktischer Tipp:* Zur Ernährungsumstellung auf eine MUFA-reiche Diät kann als Ausgangspunkt oder „Basisdiät" (Grunddiät) eine fettreduzierte Diät (s. S. 364) gewählt werden (z. B. 1200 kcal); diese wird dann mit MUFA-reichen Lebensmitteln supplementiert (→ Kalorien der MUFA beachten!).
◼ *Merke:* Unter einer fettmodifizierten Ernährung darf der Anteil an Fettenergie u. U. > 30 % der Gesamtenergiezufuhr betragen (s. a. S. 357).

25.3 PUFA-reiche Ernährung

Grundlagen

► Zu den **PUFA** (mehrfach ungesättigte Fettsäuren; s. S. 62) gehören die essenziellen Fettsäuren Linolsäure (ω6-Fettsäure; s. S. 63) und Linolensäure (ω3-Fettsäure; s. S. 63). Das Verhältnis von ω6- zu ω3-Fettsäuren in unserer Nahrung liegt bei ca. $\geq$ 10 : 1. Im Idealfall sollte es bei ca. 4 : 1 liegen.
► Unter einer **PUFA-reichen Ernährung** versteht man eine Ernährung, die sowohl reich an PUFA ist (anstelle gesättigter Fettsäuren) als auch ein günstiges, d. h. niedriges, ω6-/ω3-Fettsäuren-Verhältnis enthält.
► **Indikationen** s. S. 64.

Lebensmittelauswahl

◼ *Beachte:* Eine hohe ω3-FS-Zufuhr (z. B. durch Supplementierung [vgl. S. 62]) ist u. U. nicht risikofrei (z. B. Blutungsneigung ↑, HDL-Cholesterin ↓, Lipidperoxidation ↑) → bei hoher PUFA-Zufuhr die Zufuhr an Antioxidanzien (s. S. 258; z. B. Vitamin E [s. S. 100], Vitamin C [s. S. 120]) optimieren.
► **Fisch:** Eine Erhöhung des (Kaltwasser-)Fischkonsums ist die einfachste Variante zur Erhöhung der Zufuhr von ω3-Fettsäuren. Je fetthaltiger der Fisch, desto größer der Gehalt aber auch die Schwankungsbreite beim ω3-FS-Gehalt (s. Tab. 176; weitere Einflussfaktoren auf den ω3-FS-Gehalt s. S. 62). Vermieden werden sollte der Genuss von Fischinnereien und -leber (evtl. hoher Gehalt an Umwelttoxinen).

Tabelle 176 · ω3-Fettsäuren-Gehalt unterschiedlicher Fischsorten (nach Kris-Eterton et al.)

Fisch	ω3-Fettsäuren [Gewichts-%]
Makrele	1,8–5,3
Hering	1,2–3,1
Lachs	1,0–1,4
Thunfisch	0,5–1,6
Forelle	0,5–1,6
Heilbutt	0,4–0,9
Garnele	0,2–0,5
Kabeljau	0,2–0,3
Flunder	ca. 0,2
Schellfisch	0,1–0,2

► **Pflanzliche Nahrungsmittel** (s. S. 62, s. Tab. 177): Der Gehalt an ω3-Fettsäuren in verschiedenen Ölen und anderen pflanzlichen Nahrungsmitteln ist abhängig von verschiedenen Einflussgrößen, z. B. geographischer Herkunft, Anbaujahr (klimatischen Verhältnissen), Verarbeitung (inkl. Zugabe von Antioxidanzien), Lagerung, Sauerstoffexposition usw.

Tabelle 177 · ω3-Fettsäuren-Gehalt ausgewählter pflanzlicher Produkte

sehr hoch (> 15 g/100 g)	hoch (1–15 g/100 g)	mittel (0,5–1,0 g/100 g)	gering (0,1–0,5 g/100 g)
Leinsamen, rote und schwarze Johannisbeersamen bzw. -öle	Walnüsse, Sojabohnenkerne, frische Sojabohnen/-keimlinge, Bucheckern, Haferkeimlinge	Pecannuss, Rettich, Lauch, Bohnen (getrocknet), Weizenkeimlinge	Mandeln, Nussmischungen, Portulak, Bohnenkeimlinge, Kohl, Limabohnen, Erbsen, Gerste, Maiskeimlinge, Weizenkleie

► **Functional Foods** (vgl. S. 174): Inzwischen ist es möglich, die verschiedensten Produkte (z. B. Eier) mit ω3-Fettsäuren anzureichern. Nachteilig hierbei sind allerdings u. a. die Oxidationsempfindlichkeit und damit eingeschränkte Haltbarkeit.
► **Genetisch modifizierte Nahrungsmittel:** Es gibt transgene Pflanzen, die EPA und DHA synthetisieren können (noch nicht auf dem Markt).
► Je nach verwendetem Futtermittel enthalten auch tierische Produkte (z. B. Rind-, Schweinefleisch, Geflügel) unterschiedlich große Mengen an ω3-Fettsäuren.
► *Praktische Tipps:*
- Mindestens 1× wöchentlich Fisch statt Fleisch.
- Als Basisdiät eine fettreduzierte Diät (s. S. 364), z. B. 1200 kcal, wählen und mit PUFA-reichen Lebensmitteln supplementieren (Kalorien der PUFA beachten). Kein PUFA-Exzess.

26 Energiedefinierte Ernährung

26.1 Energiedefinierte Ernährung – Allgemeines

Grundlagen

▶ **Definition:** Ernährungsformen/-prinzipien und Diäten, bei denen die Energiezufuhr unterhalb des täglichen Bedarfs liegt (Defizit > 400 kcal/d).

▶ **Indikationen:** Übergewicht, Diabetes mellitus Typ IIb (DM mit Übergewicht), Fettstoffwechselstörungen und metabolisches Syndrom (s. S. 257). Eine Reduktionsdiät ist nur dann sinnvoll und indiziert, wenn das Körpergewicht auf niedrigerem Niveau beibehalten werden kann (s. Stabilisationsdiät/-strategie S. 301). Bei Begleiterkrankungen (z. B. Diabetes mellitus) darf eine Reduktionsdiät nur unter ärztlicher Kontrolle durchgeführt werden (→ Hypoglykämie-Gefahr).

▶ **Kontraindikationen** (s. S. 292).

▢ *Vorsicht:* Bei (symptomatischer) Hyperurikämie, Cholelithiasis (s. S. 217) und antihypertensiver Medikation (hier kann es zu Blutdruckschwankungen kommen, was die Anpassung der Medikation erforderlich macht). Zur Gewichtsreduktion bei Diabetes mellitus s. S. 205.

Allgemeine Prinzipien

▶ Bedarfsgerechte Zufuhr **aller essenziellen Nährstoffe** (s. S. 351).

▶ **Energiezufuhr unter Bedarf:**

▢ *Allgemeine Regeln:*
  – 1 kg Gewichtsverlust bedeutet ein Energiedefizit von 7000 kcal.
  – Die Energiezufuhr sollte bei länger dauernden Diäten (> 1 Monat) bei Männern 1500 kcal/d, bei Frauen 1200 kcal/d nicht unterschreiten. Wird sie dennoch unterschritten, so sind – ebenso wie bei langfristiger Reduktionskost – Multivitaminsupplemente indiziert.

  • *Kohlenhydrate* (CHO; s. S. 74) als Hauptenergiequelle (aber CHO-Exzess vermeiden → Suppression der Lipidoxidation). (*Beachte:* Zumindest eine kleine Menge Kohlenhydrate konsumieren).

  • *Biologisch hochwertiges Eiweiß* (s. S. 72) bedarfsgerecht zuführen.

▶ **Körperliche Aktivität.**

▶ Die Zufuhr von **kristallinem Zucker** und **Alkohol** minimieren/im Idealfall vermeiden.

▶ Auf eine **Flüssigkeitszufuhr** (kalorienfrei) von > 2 l/d achten (s. S. 48).

Wichtige Komponenten bei der Beurteilung von Reduktionsdiäten

▢ *Merke:* Es gibt keine Wunderdiät; je erfolgversprechender eine Diät angepriesen wird, desto skeptischer sollte man sein (vgl. S. 391).

▶ **Konsultation** (medizinische Betreuung): Die medizinische Untersuchung vor der Diät und die Nachbetreuung müssen gewährleistet sein, besonders bei Begleiterkrankungen.

▶ **Kalorienreduktion:** Vor Beginn der Therapie sinnvolle Ziele formulieren.

▶ **Komposition:** Diäten sollten nur mit den üblichen Nahrungsmitteln durchgeführt werden, wobei auf eine bedarfsgerechte Zufuhr von Eiweiß (> 0,8 g/kg/d) und v.a. von Vitaminen und Spurenelementen zu achten ist. Zur Minimierung des Körpereiweißverlusts sollten mindestens 100–150 g CHO/d zugeführt werden. Die Fettzufuhr sollte bei ≤ 30 % der Gesamtenergiezufuhr liegen (ideale Fettzusammensetzung s. S. 51), Alkohol sollte ganz entfallen (Verhinderung der Lipidoxidation) und Flüssigkeit (Wasser) nach Belieben konsumiert werden.

▪ *Merke:* Proteinpulver, Ersatzmahlzeiten, Nahrungsfasertabletten usw. haben mit einer gesunden Ernährung nichts gemeinsam; außerdem lernt man nicht, mit den üblichen Nahrungsmitteln umzugehen. Kurzfristig und bei entsprechender Betreuung/Instruktion können sie bei bestimmten Patienten hilfreich sein.

▶ **Komponenten:** Sie bestehen aus Ernährung, körperlicher Aktivität und Verhaltensmaßnahmen, wobei je nach Stadium der Gewichtsreduktion/individuellen Faktoren die eine oder andere Komponente überwiegt.

▶ **Kosten:** Diese sollten vor Beginn der Therapie bekannt sein, sind allerdings kein Kriterium für die Güte einer Diät.

▶ **Kontrolle:** Im Verlauf muss eine regelmäßige Kontrolle gewährleistet sein. Ebenso sollte eine Nachbetreuung erfolgen, denn ohne das Angebot von Langzeitstrategien sind Diäten sinnlos.

▶ **Kognition:** Den Umgang mit Nahrungsmitteln lernen. Strategien zur erfolgreichen Gewichtsreduktion und gesunden Ernährung im sozialen Umfeld (essen gehen, Snacks usw.; s. u.) erlernen. Das eigene Essverhalten kennen lernen.

Verhaltensstrategien für eine erfolgreiche Gewichtsreduktion

▶ **Grundlage:** Als Ursachen bzw. auslösende Faktoren für Übergewicht kommen *Störungen des Essverhaltens* in Betracht. In diesem Zusammenhang wird dem „Stimulus-Reaktions-Konzept" eine große Bedeutung zugesprochen: Unabhängig vom Hungergefühl bewirkt ein Stimulus (z. B. Essensangebot, Einkauf, Kochen, Stress, Müdigkeit, Frustration, Langeweile, Ärger) eine unkontrollierte Nahrungseinnahme. Durch die Kontrolle des auslösenden Stimulus oder der Reaktion sollen das Essverhalten und damit das Körpergewicht positiv beeinflusst werden.

▶ **Hinweise auf Störungen des Essverhaltens:** Anamnestisch viele Abmagerungsdiäten und Diätversuche (>5), Jo-Jo-Diäten, häufiges Essen zwischendurch, enge Beziehung zwischen Nahrungsaufnahme und Emotionslage, Gefühl der Restriktion, unklare Abgrenzung zwischen „Hunger" und „Lust zu essen".

▶ **Voraussetzungen einer Verhaltenstherapie:**
• Verhaltensmuster sind anerzogen/erlernt und können modifiziert werden.
• Ein langfristiger Erfolg durch verhaltenstherapeutische Maßnahmen erfordert auch Veränderungen im persönlichen Umfeld.
• Eine Gewichtsreduktion lässt sich durch eine Änderung des Essverhaltens und des Lebensstils (z. B. Muster der körperlichen Aktivität) erreichen.

▶ **Therapie:** Mögliche verhaltenstherapeutische Strategien s. Tab. 178. Das jeweilige Konzept muss individuell erarbeitet werden, da für jeden Patienten verschiedene Strategien im Vordergrund stehen und auch individuell entschieden werden muss, welche Art der Therapie (Gruppen-/Einzeltherapie) durchgeführt wird.

▪ *Beachte:* Bei vielen Patienten haben verhaltenstherapeutische Maßnahmen Vorrang vor ernährungstherapeutischen Maßnahmen (z. B. Essstörungen bei Adipositas).

▶ **Kontraindikationen für eine Verhaltenstherapie:** Angststörungen, schwere Depression, Persönlichkeitsstörungen.

Tabelle 178 · Ausgewählte verhaltenstherapeutische Strategien zur Änderung des Essverhaltens

Strategie	Bemerkungen
Selbstüberwachung	körperliche Aktivität und Essen kontrollieren (Aktivitäts-/Esstagebuch)
Stimuli kennen lernen	Umstände, die zur Nahrungsaufnahme führen (nicht nur „Frust", sondern der genaue Grund)? Warum bestimmte Nahrungsmittel? Warum werden bestimmte Verhaltensmaßnahmen nicht durchgeführt? Warum kein Sport?
Stimuluskontrolle	statt essen z. B. aktiv entspannen, körperliche Aktivität, telefonieren, Zähne putzen, duschen/baden, lesen, schreiben; *Vorsicht:* Keine passiven Aktivitäten (z. B. fernsehen)
soziales Netzwerk	soziales Netz aufbauen (Familie, Freunde, Sportclub usw.), Termine festlegen (z. B. Jogging, Walking etc.)
Stressbewältigungs-strategien	Entspannungstechniken erlernen (z. B. Biofeedback, autogenes Training, Meditation)
Problemlösungs-strategien	Problemanalyse und Bewältigungsstrategien erlernen, mentale und aktive Flexibilität erlernen
kognitive Restrukturierung	Folgen eines Stimulus erkennen und Zeit zwischen Stimulus und Reaktion verlängern
Belohnungsstrategien	prinzipiell sollte jeder Erfolg belohnt werden
körperliche Aktivität	regelmäßige körperliche/sportliche Aktivität in Arbeit und Freizeit integrieren

26.2 Hypokalorische Ernährung

Grundlagen

▶ **Definition:** Ernährungsform mit einer unter dem Bedarf liegenden Energiezufuhr bei adäquater Zufuhr aller essenziellen Nährstoffe.

▶ **Indikationen:** Gewichtsreduktion (Übergewicht/Adipositas), Dyslipidämie (s. S. 182), Diabetes mellitus Typ IIb (s. S. 194).

▶ **Kontraindikationen** s. S. 292.

▶ **Grundprinzip:**
   1. Unter dem Bedarf liegende Energiezufuhr.
   2. Bedarfsgerechte Zufuhr von allen essenziellen Nährstoffen (s. S. 351).
   3. Bedarfsgerechte Zufuhr von hochwertigem Eiweiß.
   4. Kontrolle der Alkoholzufuhr.
   5. Faserreiche Kost.

▶ **Nährstoffzusammensetzung:**
   • *Energie* (s. S. 12): Idealerweise 500–1000 kcal unter dem üblichen Bedarf bzw. auf dem Bedarfsniveau des Zielgewichts. Nicht unterschritten werden sollten 1500 kcal/d bei Männern und 1200 kcal/d bei Frauen (*Ausnahme:* z. B. kurzfristige PSMF-Diät [s. S. 375]).

- *Gesamtfett* (s. S. 51): ≤ 30 % der Gesamtenergiezufuhr.
  - Gesättigte Fettsäuren: 8–10 % der Gesamtenergiezufuhr.
  - Einfach ungesättigte Fettsäuren (s. S. 60): ≤ 15 % der Energiezufuhr.
  - Mehrfach ungesättigte Fettsäuren (s. S. 62): ≤ 10 % der Energiezufuhr.
- *Kohlenhydrate* (s. S. 74): ≥ 55 % der Gesamtenergiezufuhr.
- *Eiweiß* (s. S. 66): ca. 15 % der Gesamtenergiezufuhr, bedarfsgerechte Zufuhr von hochwertigem Eiweiß (s. S. 72).
- *Kalzium* (s. S. 138): Bedarfsgerecht (1000–1500 mg/d).
- *Nahrungsfasern* (s. S. 84): 20–30 g/d.
- *Salz* (s. S. 128): 6–7 g/d.
- *Flüssigkeit* (s. S. 47): Beliebig, sofern kalorienfrei.
- *Alkohol* (s. S. 169): Vermeiden (Suppression der Lipidoxidation, leere unregulierte Kalorien).

► **Problemnährstoffe:** Keine, sofern die Energiezufuhr nicht unter 1500 kcal/d beim Mann bzw. unter 1200 kcal bei der Frau ist.

Lebensmittelauswahl

► Tagesbeispiele für einen bestimmten approximativen Kalorienbedarf unter Berücksichtigung der o. g. Nährstoffzusammensetzung sind in den Tab. 179–183 zusammengefasst; diese können dem Patienten direkt als Diätplan/-richtlinie an die Hand gegeben werden. Sie wurden in der Sprechstunde des Autors erarbeitet und basieren auf den Empfehlungen/Richtlinien der American Heart Association (AHA) (entsprechen ungefähr der Step-I-Diät der AHA).

  ▣ *Beachte:* Die hier vorliegenden Richtlinien sind relativ *fettarm* und relativ CHO-reich; u. U. nicht für eine Dauerernährung geeignet (siehe Ergänzung mit MUFA und evtl. PUFA S. 359 und S. 360).

► **Vorgehen:** Zu jeder Mahlzeit aus *jedem* Feld *ein* (1) Nahrungsmittel auswählen; hierdurch wird die entsprechende tägliche Energiemenge zugeführt.

Tabelle 179 · Energiedefinierte, fettreduzierte Ernährung 5000 kJ/d (1200 kcal/d) (EL = Esslöffel, TL = Teelöffel)

Frühstück	Snacks (Zwischenmahlzeiten)	Mittagessen	Abendessen
– frei: Magermilch, Molke, Buttermilch (ohne Zusatz)	– 1–2 Äpfel	– frei: Fettfreie Bouillon (mit/ohne Gemüseeinlage)	– frei: Magermilch, Molke, Buttermilch
– 200 ml Schokodrink light	– 1–2 Birnen		– 200 ml Schokodrink light
	– 3–5 Aprikosen	1 Portion (100 g):	– 1 Magerjoghurt natur oder Fruchtjoghurt light (180 g)
– 1 Magerjoghurt natur oder Fruchtjoghurt light (180 g)	– 1 Banane	– Geflügel (Puten- oder Truthahnbrust)	
	– 4 Scheiben Ananas	– Schweinefleisch (Eckstück)	
– 200 g Magerquark natur oder	– 1 Grapefruit	– Kalbfleisch	– 200 g Magerquark natur oder Früchtequark light
– 1 Früchtequark light	– 1 Orange	– Rindfleisch (Schulter, Bündnerfleisch, Filet)	– 1 Scheibe Viertel- oder Halbfettkäse
– 1 Scheibe Viertel- oder Halbfettkäse	– 1 Kiwi	– Lamm (Filet)	– 100 g Hüttenkäse
– 100 g Hüttenkäse	– 2–4 Mandarinen	– Wild (Hase, Hirsch, Rehrücken, Rehschnitzel)	– 1 EL vollfetter Reibkäse
	– 150 g Trauben	– Pferd (alle Teile)	– 80 g Tofu natur
– 1 Scheibe Brot	– 200 g Kirschen	– Süßwasserfisch (Egli, Felchen,	(mit Gemüse/Pilzen/Kräutern)
– 3 Scheiben Knäckebrot	– 4–6 Pflaumen	Forelle, Hecht, Karpfen, Rotzunge, Zander)	
– 2 Scheiben Pumpernickel	– 2 Trinkgläser Beeren (Himbeeren,	– Meerfisch (Dorsch, Flunder, Scholle,	
– 3 EL Vollkornflocken (Fünfkorn, Hirse, Weizen, Roggen, Gerste)	Johannisbeeren, Erdbeeren, Heidelbeeren)	Hering, Thunfisch in Wasser)	
– 30 g Cornflakes (ca. 4 EL)	– 200 ml Apfel-, Grapefruit- oder Orangensaft (ungezuckert)	– Krustentiere (Krevetten, Hummer, Tintenfisch, Miesmuschel, Austern)	
– 3 TL Konfitüre, Gelee oder Honig		– Teigwaren, Reis, Maisgrieß, Dinkel, Hirse, Roggen, Weizen, Kartoffeln (60 g/ca. 1/2 Trinkglas/ca. 70 g): Hülsenfrüchte (Linsen, Gelberbsen, Kidney-/Limabohnen)	
		5 EL (ca. 1/2 Trinkglas/ca. 70 g):	
		– 2 Scheiben Brot	
– Kaffee oder Tee (ungezuckert) frei		– 6 Scheiben Knäckebrot	
		– Gemüse (ohne Butter/Öl)	
		– Blattsalat (Salatsoße mit 1 EL Öl)	
		– Dessert: Entsprechend der Obstempfehlung Snacks	

Getränke frei: Mineralwasser, alle Light-Getränke, Magermilch, Molke, Buttermilch, Kaffee/Tee (ungezuckert)

Tabelle 180 · Energiedefinierte, fettreduzierte Ernährung 6300 kJ/d (1500 kcal/d) (EL = Esslöffel, TL = Teelöffel)

Frühstück	Snacks (Zwischenmahlzeiten)	Mittagessen	Abendessen
– frei: Magermilch, Molke, Buttermilch (ohne Zusatz)	– 1–2 Äpfel	– frei: Fettfreie Bouillon (mit/ohne Gemüseeinlage)	– frei: Magermilch, Molke, Buttermilch
– 200 ml Schokodrink light	– 1–2 Birnen	1 Portion (100 g):	– 200 ml Schokodrink light
– 1 Magerjoghurt natur oder Fruchtjoghurt light (180 g)	– 3–5 Aprikosen	– Geflügel (Puten- oder Truthahnbrust)	– 1 Magerjoghurt natur oder Fruchtjoghurt light (180 g)
– 200 g Magerquark natur oder	– 1 Banane	– Schweinefleisch (Eckstück)	– 200 g Magerquark natur oder
– 1 Früchtequark light	– 4 Scheiben Ananas	– Kalbfleisch (Geschnetzeltes, Filet)	– 1 Früchtequark light
– 1 Scheibe Viertel- oder Halbfettkäse	– 1 Grapefruit	– Rindfleisch (Schulter, Bündnerfleisch, Filet)	– 1 Scheibe Viertel- oder Halbfettkäse
– 100 g Hüttenkäse	– 1 Orange	– Lamm (Filet)	– 100 g Hüttenkäse
– 1 Scheibe Brot	– 2 Kiwi	– Wild (Hase, Hirsch, Rehrücken, Rehschnitzel)	– 1 EL vollfetter Reibkäse
– 3 Scheiben Knäckebrot	– 2–4 Mandarinen	– Pferd (alle Teile)	– 80 g Tofu natur (mit Gemüse/Pilzen/Kräutern)
– 2 Scheiben Pumpernickel	– 150 g Trauben	– Süßwasserfisch (Egli, Felchen, Forelle, Hecht, Karpfen, Rotzunge, Zander)	
– 6 EL Vollkornflocken (Fünfkorn, Hirse, Weizen, Roggen, Gerste)	– 200 g Kirschen	– Meeresfisch (Dorsch, Flunder, Scholle, Hering, Thunfisch in Wasser)	
– 60 g Cornflakes (ca. 8 EL)	– 4–6 Pflaumen	– Krustentiere (Krevetten, Hummer, Tintenfisch, Miesmuschel, Austern)	
– 3 TL Konfitüre, Gelee oder Honig	– 2 Trinkgläser Beeren (Himbeeren, Johannisbeeren, Erdbeeren, Heidelbeeren)	– Teigwaren, Reis, Maisgrieß, Dinkel, Hirse, Roggen, Weizen, Kartoffeln (60 g roh bzw. 180 g gekocht)	
– Kaffee oder Tee (ungezuckert) frei	– 200 ml Apfel-, Grapefruit- oder Orangensaft (ungezuckert)	– 5 EL (ca. 1/2 Trinkglas/ca. 70 g): Hülsenfrüchte (Linsen, Gelberbsen, Kidney-/Limabohnen)	
		– 2 Scheiben Brot	
		– 6 Scheiben Knäckebrot	
		– Gemüse (ohne Butter/Öl)	
		– Blattsalat (Salatsoße mit wenig Öl)	
		– Dessert: Entsprechend der Obstempfehlung Snacks	

Getränke frei: Mineralwasser, alle Light-Getränke, Magermilch, Molke, Buttermilch, Kaffee/Tee (ungezuckert)

Energiedefinierte Ernährung

Tabelle 181 · Energiedefinierte, fettreduzierte Ernährung 7500 kJ/d (1800 kcal/d) (EL = Esslöffel, TL = Teelöffel)

Frühstück	Snacks (Zwischenmahlzeiten)	Mittagessen	Abendessen
– frei: Magermilch, Molke, Buttermilch (ohne Zusatz) – 200 ml Schokodrink light	– 1–2 Äpfel – 1–2 Birnen – 3–5 Aprikosen – 1 Banane	– frei: Fettfreie Bouillon (mit/ohne Gemüseinlage)	– frei: Magermilch, Molke, Buttermilch – 200 ml Schokodrink light
– 1 Magerjoghurt natur oder Fruchtjoghurt light (180 g) – 200 g Magerquark natur oder – 1 Früchtequark light – 1 Scheibe Viertel- oder Halbfettkäse – 100 g Hüttenkäse	– 4 Scheiben Ananas – 1 Grapefruit – 1 Orange – 2 Kiwi – 2–4 Mandarinen – 150 g Trauben – 200 g Kirschen – 4–6 Pflaumen	1 Portion (100 g): – Geflügel (Puten- oder Truthahnbrust) – Schweinefleisch (Eckstück) – Kalbfleisch (Geschnetzeltes, Filet) – Rindfleisch (Schulter, Bündnerfleisch, Filet) – Lamm (Filet) – Wild (Hase, Hirsch, Rehrücken, Rehschnitzel) – Pferd (alle Teile)	– 1 Magerjoghurt natur oder Fruchtjoghurt light (180 g) – 200 g Magerquark natur oder – 1 Früchtequark light – 1 Scheibe Viertel- oder Halbfettkäse – 100 g Hüttenkäse – 1 EL vollfetter Reibkäse – 80 g Tofu natur (mit Gemüse/Pilzen/Kräutern)
– 2 Scheiben Brot – 6 Scheiben Knäckebrot – 4 Scheiben Pumpernickel – 6 EL Vollkornflocken (Fünfkorn, Hirse, Weizen, Roggen, Gerste) – 60 g Cornflakes (ca. 8 EL)	– 2 Trinkgläser Beeren (Himbeeren, Johannisbeeren, Erdbeeren, Heidelbeeren) – 200 ml Apfel-, Grapefruit- oder Orangensaft (ungezuckert)	– Süßwasserfisch (Egli, Felchen, Forelle, Hecht, Karpfen, Rotzunge, Zander) – Meeresfisch (Dorsch, Flunder, Scholle, Hering, Thunfisch in Wasser) – Krustentiere (Krevetten, Hummer, Tintenfisch, Miesmuschel, Austern)	
		– Teigwaren, Reis, Maisgrieß, Dinkel, Hirse, Roggen, Weizen, Kartoffeln (60 g oder bzw. 180 g gekocht) – 5 EL (ca. 1/2 Trinkglas/ca. 70 g) Hülsenfrüchte (Linsen, Gelberbsen, Kidney-/Limabohnen)	
– 3 TL Konfitüre, Gelee oder Honig	– 2 Scheiben Brot – 6 Scheiben Knäckebrot – 4 Scheiben Pumpernickel	– 2 Scheiben Brot – 6 Scheiben Knäckebrot	
– Kaffee oder Tee (ungezuckert) frei		– Gemüse (ohne Butter/Öl)	
		– Blattsalat (Salatsoße mit wenig Öl)	
		– Dessert: Entsprechend der Obstempfehlung Snacks	

Getränke frei: Mineralwasser, alle Light-Getränke, Magermilch, Molke, Buttermilch, Kaffee/Tee (ungezuckert)

Tabelle 182 · Energiedefinierte, fettreduzierte Ernährung 8800 kJ/d (2100 kcal/d) (EL = Esslöffel, TL = Teelöffel)

Frühstück	Snacks (Zwischenmahlzeiten)	Mittagessen	Abendessen
– frei: Magermilch, Molke, Buttermilch (ohne Zusatz) – 200 ml Schokodrink light	– 1–2 Äpfel – 1–2 Birnen – 3–5 Aprikosen – 1 Banane – 4 Scheiben Ananas – 1 Grapefruit – 1 Orange – 2 Kiwi – 2–4 Mandarinen – 150 g Trauben – 200 g Kirschen – 4–6 Pflaumen – 2 Trinkgläser Beeren (Himbeeren, Johannisbeeren, Erdbeeren, Heidelbeeren) – 200 ml Apfel-, Grapefruit- oder Orangensaft (ungezuckert)	– frei: Fettfreie Bouillon (mit/ohne Gemüseeinlage)	– frei: Magermilch, Molke, Buttermilch – 200 ml Schokodrink light
– 1 Magerjoghurt natur oder Fruchtjoghurt light (180 g) – 200 g Magerquark natur oder – 1 Früchtequark light – 1 Scheibe Viertel- oder Halbfettkäse – 100 g Hüttenkäse		1 Portion (100 g): – Geflügel (Puten- oder Truthahnbrust) – Schweinefleisch (Eckstück) – Kalbfleisch (Geschnetzeltes, Filet) – Rindfleisch (Schulter, Bündnerfleisch, Filet) – Lamm (Filet) – Wild (Hase, Hirsch, Rehrücken, Rehschnitzel) – Pferd (alle Teile) – Süßwasserfisch (Egli, Felchen, Forelle, Hecht, Karpfen, Rotzunge, Zander) – Meeresfisch (Dorsch, Flunder, Scholle, Hering, Thunfisch in Wasser) – Krustentiere (Krevetten, Hummer, Tintenfisch, Miesmuschel, Austern)	– 1 Magerjoghurt natur oder Fruchtjoghurt light (180 g) – 200 g Magerquark natur oder – 1 Früchtequark light – 1 Scheibe Viertel- oder Halbfettkäse – 100 g Hüttenkäse – 1 EL vollfetter Reibkäse – 80 g Tofu natur (mit Gemüse/Pilzen/Kräutern)
– 4 Scheiben Brot – 12 Scheiben Knäckebrot – 8 Scheiben Pumpernickel – 12 EL Vollkornflocken (Fünfkorn, Hirse, Weizen, Roggen, Gerste) – 120 g Cornflakes (ca. 16 EL)	– 2 Scheiben Brot – 6 Scheiben Knäckebrot – 4 Scheiben Pumpernickel	– Teigwaren, Reis, Maisgrieß, Dinkel, Hirse, Roggen, Weizen, Kartoffeln (90 g roh bzw. 280 g gekocht) – 300 g Kartoffel – 7 EL (ca. 100 g): Hülsenfrüchte (Linsen, Gelberbsen, Kidney-/Limabohnen) – 3 Scheiben Brot – 9 Scheiben Knäckebrot	– Teigwaren, Reis, Maisgrieß, Dinkel, Hirse, Roggen, Weizen, Kartoffeln (120 g roh bzw. 360 g gekocht) – 450 g Kartoffel – 10 EL (ca. 1500 g): Hülsenfrüchte (Linsen, Gelberbsen, Kidney-/Limabohnen) – 4 Scheiben Brot – 12 Scheiben Knäckebrot
– 3 TL Konfitüre, Gelee oder Honig		– Gemüse (ohne Butter/Öl) – Blattsalat (Salatsoße mit wenig Öl)	
– Kaffee oder Tee (ungezuckert) frei		– Dessert: Entsprechend der Obstempfehlung Snacks	

Getränke frei: Mineralwasser, alle Light-Getränke, Magermilch, Molke, Buttermilch, Kaffee/Tee (ungezuckert)

Energiedefinierte Ernährung

Tabelle 183 · Energiedefinierte, fettreduzierte Ernährung 10000 kJ/d (2400 kcal/d) (EL = Esslöffel, TL = Teelöffel)

Frühstück	Snacks (Zwischenmahlzeiten)	Mittagessen	Abendessen
– frei: Magermilch, Buttermilch (ohne Zusatz)	– 1–2 Äpfel	– frei: Fettfreie Bouillon (mit/ohne Gemüseeinlage)	– frei: Magermilch, Molke, Buttermilch
– 200 ml Schokodrink light	– 1–2 Birnen	1 Portion (100 g):	– 200 ml Schokodrink light
	– 3–5 Aprikosen	– Geflügel (Puten- oder Truthahnbrust)	
– 1 Magerjoghurt natur oder Fruchtjoghurt light (180 g)	– 1 Banane	– Schweinefleisch (Eckstück)	– 1 Magerjoghurt natur oder Fruchtjoghurt light (180 g)
– 200 g Magerquark natur oder	– 4 Scheiben Ananas	– Kalbfleisch (Geschnetzeltes, Filet)	– 200 g Magerquark natur oder
– 1 Früchtequark light	– 1 Grapefruit	– Rindfleisch (Schulter, Bündnerfleisch, Filet)	– 1 Früchtequark light
– 1 Scheibe Viertel- oder Halbfettkäse	– 1 Orange	– Lamm (Filet)	– 1 Scheibe Viertel- oder Halbfettkäse
– 100 g Hüttenkäse	– 2 Kiwi	– Wild (Hase, Hirsch, Rehrücken, Rehschnitzel)	– 100 g Hüttenkäse
	– 2–4 Mandarinen	– Pferd (alle Teile)	– 1 EL vollfetter Reibkäse
	– 150 g Trauben	– Geflügel (Puten- oder Truthahnbrust)	– 80 g Tofu natur
	– 200 g Kirschen	– Schweinefleisch (Eckstück)	(mit Gemüse/Pilzen/Kräutern)
	– 4–6 Pflaumen	– Kalbfleisch (Geschnetzeltes, Filet)	
– 4 Scheiben Brot	– 2 Trinkgläser Beeren (Himbeeren, Johannisbeeren, Erdbeeren, Heidelbeeren)	– Krustentiere (Crevetten, Hummer, Tintenfisch, Miesmuschel, Austern)	– Teigwaren, Reis, Maisgrieß, Dinkel, Hirse, Roggen, Weizen, Kartoffeln (120 g roh bzw. 360 g gekocht)
– 12 Scheiben Knäckebrot			
– 8 Scheiben Pumpernickel	– 200 ml Apfel-, Grapefruit- oder Orangensaft (ungezuckert)	– Teigwaren, Reis, Maisgrieß, Dinkel, Hirse, Roggen, Weizen, Kartoffeln (120 g roh bzw. 360 g gekocht)	– 450 g Kartoffel
– 12 EL Vollkornflocken (Fünfkorn, Hirse, Weizen, Roggen, Gerste)			– 10 EL (ca. 150 g): Hülsenfrüchte (Linsen, Gelberbsen, Kidney-/Limabohnen)
– 120 g Cornflakes (ca. 16 EL)		– 450 g Kartoffel	– 4 Scheiben Brot
	– 2 Scheiben Brot	– 10 EL (ca. 150 g): Hülsenfrüchte (Linsen, Gelberbsen, Kidney-/Limabohnen)	– 12 Scheiben Knäckebrot
– 3 TL Konfitüre, Gelee oder Honig	– 6 Scheiben Knäckebrot	– 4 Scheiben Brot	
	– 4 Scheiben Pumpernickel	– 12 Scheiben Knäckebrot	
– Kaffee oder Tee (ungezuckert) frei			
		– Gemüse (ohne Butter/Öl)	
		– Blattsalat (Salatsoße mit wenig Öl)	
		– Dessert: Entsprechend der Obstempfehlung Snacks	

Getränke frei: Mineralwasser, alle Light-Getränke, Magermilch, Molke, Buttermilch, Kaffee/Tee (ungezuckert)

26.3 Very Low Calorie Diets (VLCD)

Very Low Calorie Diets (VLCD)

► **Definition/Hintergrund:** Es handelt sich um kommerzielle Diäten, die in der Regel weniger als 600 kcal Energie/d liefern. Es gibt keine einheitliche Festlegung des Energiegehalts. VLCD induzieren in der Initialphase einen relativ großen Gewichtsverlust, in der Langzeitbeobachtung (> 12 Monate) zeigt sich allerdings kein Unterschied im Verlauf des Körpergewichts zu z. B. hypokalorischen Diätstrategien. VLCD sind seit etwa 40 Jahren bekannt und verbreitet; *früher* traten z. T. aufgrund der Verwendung von Eiweiß mit niedriger biologischer Wertigkeit und mehrmonatiger Einnahme der Diät schwere Komplikationen (z. B. plötzlicher Herztod) auf.

► **Mögliche Indikationen:** Situationen, in denen ein schneller Gewichtsverlust erwünscht ist, z. B. schwere unkontrollierbare Schlafapnoe, massive Adipositas und kontraindizierte chirurgische Intervention. In Anbetracht des möglichen hohen Risikos sollte die Indikationsstellung zurückhaltend gehandhabt und die Diäten nur unter strenger medizinischer Kontrolle durchgeführt werden.

► **Kontraindikationen:**
- Kinder.
- Schwangerschaft und Stillzeit.
- Alte Menschen (*Vorsicht:* Formuladiät als Nahrungsersatz).
- Normalgewichtigkeit bzw. geringes Übergewicht.
- Aktive, schlecht kontrollierte Begleiterkrankungen (z. B. KHK, zerebrovaskuläre Insuffizienz, Nieren- und Leberfunktionsstörungen, insulinpflichtiger Diabetes mellitus, Hypertonie).
- Essstörung (aktuell bzw. anamnestisch).
- Psychische Erkrankungen.
- Medikamenteneinnahme (insbesondere Insulin, orale Antidiabetika, Antihypertensiva).
- Medikamenten- und Drogenabusus.
- Alkoholkrankheit.

► **Grundprinzipien:**
1. Starke Kalorienrestriktion.
2. Zufuhr von hochwertigem Eiweiß.
3. Minimale Zufuhr von Kohlenhydraten.
4. Anreicherung mit essenziellen Nährstoffen.

► Diesen Prinzipien entsprechen sog. **„Formuladiäten".** Sie sind weit verbreitet, da sie sehr konsumentenfreundlich sind (keine Vorbereitung erforderlich, keine Einkäufe zu tätigen usw.). In Anbetracht der potenziellen Gefahren (z. B. Elektrolytstörungen [z. B. Hypokaliämie → Herzrhythmusstörungen], Hyperurikämie, Cholelithiasis) sollten diese Produkte nur bei besonderen Indikationen (s. o.) eingesetzt werden. Der Patient lernt nicht, mit normalen Lebensmitteln umzugehen und seinen Lebensstil zu ändern. Gegen die medizinisch kontrollierte, kurzfristige supportive Einnahme dieser Produkte in Ausnahmefällen ist nichts einzuwenden, solange der damit erzielte Gewichtsverlust gehalten werden kann (Erhaltungsdiät s. S. 301). Im Rahmen einer gesunden und vollwertigen Ernährung sollte aber vom längerfristigen Konsum dieser Produkte abgeraten werden.

26.4 *Arachidonsäurestoffwechsels-Modulation*

Grundlagen

► **Definition:** Verminderung der verfügbaren Menge an Arachidonsäure (C20:4ω6; s. S. 63) durch Minimierung der Zufuhr bei im Übrigen bedarfsgerechter Ernährung.

► **Indikationen:** Es gibt Hinweise, dass durch eine Modulation des Eicosanoidstoffwechsels u. a. folgende Erkrankungen günstig beeinflusst werden können: Erkrankungen aus dem rheumatischen Formenkreis (z. B. rheumatoide Arthritis s. S. 277), Allergien, atopisches Ekzem, KHK, Hypertonie, Herzrhythmusstörungen. Fragliche Indikationen sind Diabetes mellitus Typ I, diabetische Neuropathie, Asthma bronchiale, chronisch entzündliche Darmerkrankungen, IgA-Nephropathie, Raynaud-Syndrom, entzündliche proliferative Hauterkrankungen, zystische Fibrose.

   ☒ *Beachte:* Vor einer Ernährungsumstellung/Supplementierung immer mit dem betreuenden Arzt Rücksprache halten.

► **Grundprinzipien:**
   1. Verminderung der Menge an verfügbarer Arachidonsäure.
   2. Reduktion der Umwandlung von Arachidonsäure in PGE_2 und LTB_4 (vgl. S. 278) u. a. Eicosanoide.
   3. Erhöhung der Zufuhr von γ-Linolensäure (GLA, s. S. 63).
   4. Optimale Zufuhr aller essenziellen Nährstoffe (Vitamine/Mineralstoffe).

► **Mögliche Ernährungsstrategien** (diese müssen über Monate durchgeführt werden, um evtl. Wirkung zu zeigen):
   • Zufuhr von gesättigten Fettsäuren (s. S. 59) reduzieren.
   • (Kaltwasser-) Fisch-Konsum erhöhen.
   • Arachidonsäurereiche Lebensmittel vermeiden (s. Tab. 184).
   • Vermehrt pflanzliche Öle verwenden (*Vorsicht:* Kein PUFA-Exzess, da evtl. kontraproduktiv).
   • Zur Steigerung der Zufuhr von GLA Einnahme von Borretschsamen-, Nachtkerzen-, schwarzem Johannisbeerkernöl.
   • Vegetarische Ernährungsweise ist u. U. hilfreich.
   • Energierestriktion/Fasten (kann u. U. zu einer Symptomlinderung bei den o. g. Erkrankungen führen, ist aber bei Normalgewicht, Untergewicht und stark konsumierenden Erkrankungen absolut kontraindiziert [→ nur unter ärztlicher Kontrolle, keine Exzesse, kein Nullfasten, keine Malnutrition].)

► **Mögliche weitere Strategien:** γ-Linolensäuresupplementierung (ideale Dosis und Dauer nicht bekannt); Einnahme von mit γ-Linolensäure angereicherten funktionellen Lebensmitteln.

Arachidonsäuregehalt in verschiedenen Lebensmitteln

Tabelle 184 · **Arachidonsäure-Gehalt in verschiedenen Lebensmitteln [mg/100 g]**

hoch (> 100 mg/100 g)	mittel (10–100 mg/100 g)	gering (≤ 10 mg/100 g)	0
Aal, Schweine-schmalz, Leber, Speck, Hühner-fleisch, Lachs, Hühnereigelb, Rotbarsch, Thun-fisch, Languste	Hammel-/Kalb-/Trut-hahn-/Rindfleisch, Öl-sardine, Butter, Eier, Miesmuscheln, Schinken (gekocht), Hecht, Forelle, Seezunge, Zander, Garnele, Hummer	Vollrahm, Käse, Milch/-produkte, Sardinen	Früchte, Gemüse, Getreide/-produkte, Kartoffeln, Soja/-pro-dukte, Hülsenfrüchte, Magermilch/-produkte, pflanzliche Öle

26.5 DASH-Diät

Grundlagen

► Die DASH-Diät (Dietary Approaches to Stop Hypertension) ist eine fettreduzierte Ernährungsstrategie („Kombinationsdiät") aus früchte- und gemüsereichen Nahrungsmitteln und fettarmen Milchprodukten, unter der in verschiedenen randomisierten multizentrischen Interventionsstudien eine eindrückliche Senkung des Blutdrucks erzielt werden konnte.

► **Indikationen:**
   • Ideale Ernährung für jeden.
   • Nichtpharmakologische Therapie der milden Hypertonie.
   • Kombination mit medikamentöser Hypertoniebehandlung.
   • Die energiereduzierte Variante der DASH-Diät ist zur Gewichtsreduktion oder -stabilisierung geeignet.

► **Kontraindikationen:** Siehe Kontraindikationen der kaliumreichen (s. S. 137), kalziumreichen (s. S. 143), magnesiumreichen (s. S. 152), faserreichen (s. S. 378), kohlenhydratreichen Kost.

► **Grundprinzipien:**
   1. Bedarfsgerechte kohlenhydrat-, kalium-, kalzium- und magnesiumreiche Ernährung mit einem geringen Fett- und Cholesterinanteil.
   2. Hauptnahrungsmittel sind Reis, Teigwaren, Gemüse, Bohnen (Fleisch/-produkte sind keine Hauptnahrungsmittel).
   3. Als Zwischenmahlzeit Obst und fettarme Milchprodukte.
   4. Je nach gewünschter Gesamtenergie kann die entsprechende Anzahl an Portionen aus verschiedenen Nahrungsmittelgruppen zusammengestellt werden.
   5. Langsame Ernährungsumstellung (langsam Anzahl der Portionen erhöhen).
   6. Salz und Alkohol in moderaten Mengen. Alkohol nicht täglich.

Lebensmittelauswahl

Tabelle 185 · DASH-Diät: Angenäherte Anzahl der Portionen aus den einzelnen Nahrungsmittelgruppen (s. Tab. 186) in Abhängigkeit von der gewünschten Energiezufuhr pro Tag (nach The DASH-Diet, Brigham and Women's Hospital, Harvard Medical School, 1999, und U.S. Department of Health and Human Services, Public Health Service, NIH, 2001)

Gruppe[1]	Kalorien [kcal]				
	1600	2000	2100	2600	3100
1	6	7–8	8	10	12
2	3–4	4–5	4–5	5	6
3	4	4–5	5	5–6	6
4	2	2–3	3	3–4	4
5	1	1	1–2	2	2
6	0,5	0,5	0,5–1	1	1
7	1–2	2	2–3	3	4

1: Zur Einteilung der Nahrungsmittel in die entsprechenden Gruppen s. Tab. 186

Tabelle 186 · Mögliche angenäherte Basisportionen der DASH-Diät (nach The DASH-Diet, Brigham and Women's Hospital, Harvard Medical School, 1999, und U.S. Department of Health and Human Services, Public Health Service, NIH, 2001)

Nahrungsmittelgruppe	Auswahl Lebensmittel
1. Getreide/-produkte, Reis, Teigwaren	– 1/2 Tasse (gekocht): Makkaroni, Reis, Nudeln oder Spaghetti – 1/2 Tasse: Haferflocken, gemahlene Getreide oder Kleieflocken – 1/4 Tasse: Weizenkeimlinge – 2 Scheiben Knäckebrot – 1 Scheibe: Brot (weiß/dunkel) oder Vollkornbrot – 1 Stück: Kleines Brötchen, Pfannkuchen oder Waffel – 1 Tasse Popcorn
2. Gemüse, Salat (1/2 Tasse)	Blumenkohl, Bohnen (grüne, gelbe), Brokkoli, Sellerie, Chicorée, Erbsen (grün), gemischtes Gemüse, Karotten, Kartoffeln, Kohl, Kopfsalat, Kürbis, Limabohnen, Mais, Paprika, Rosenkohl, Runkelrübe, Spargel, Spinat, Tomaten (roh), Tomatensoße oder Zucchini
Gemüsesaft (1 Glas)	Tomate, Karotte oder gemischtes Gemüse

Tabelle 186 · Fortsetzung von Seite 374

Nahrungsmittelgruppe	Auswahl Lebensmittel
3. Früchte (frisch: Stück, Konserve: 1/2 Tasse)	– 1/2 Grapefruit – 1 Stück: Apfel, Banane, Tangerine, Kiwi, Orange, Birne oder Mango – 2 Stück: Aprikosen oder Pflaumen – 1/2 Tasse: Beeren, Melone oder Ananas – 10 Kirschen – 15 Trauben
Fruchtsäfte/-nektar (1 Glas = ca. 170 ml)	Apfel, Traube, Grapefruit, Orange, Ananas, Pfirsich oder anderer Saft/Nektar
getrocknete Früchte (1/4 Tasse)	Aprikosen, Äpfel, Datteln, Pflaumen, Feigen, Trauben oder Früchtemischung
4. fettreduzierte/-arme Milchprodukte	– 1 Glas Magermilch – 1 Tasse Hüttenkäse – 1 EL Parmesankäse – 1 Joghurt light – 30–40 g fettreduzierten Käse – 1/2 Tasse: Mozzarella oder Quark
5. Fleisch, Fisch, Geflügel (100 g)	weißes Geflügelfleisch (ohne Haut), magerer Aufschnitt, Fisch oder gekochtes, mageres Fleisch
proteinreiche Nahrungsmittel	– 1 Ei – 80–100 g Tofu
6. Nüsse, Hülsenfrüchte	– 1/3 Tasse: Mandeln, Erd-/Hasel-/Walnüsse oder Nussmischungen – 2 EL: Sonnenblumenkerne oder Sesamsamen – 1/2 Tasse: Linsen, Kichererbsen, weiße Bohnen oder Pintobohnen
7. Fette	– 1 TL: Butter, Margarine oder Öl – 1 EL: Salatsoße oder Mayonnaise – 2 EL Salatsoße light
Süßigkeiten	– 1 TL: Zucker oder Konfitüre – 3 Bonbons – 1/2 Tasse Sorbeteis

EL = Esslöffel, TL = Teelöffel

26.6 Proteinsparendes modifiziertes Fasten (PSMF)

Grundlagen

► **Definition:** Das proteinsparende modifizierte Fasten (PSMF) ist eine ketogene Diät, bei der normale Nahrungsmittel verwendet werden.
► **Nebenwirkungen:** Bei korrekter Durchführung, ärztlicher Überwachung und Beachtung der Kontraindikationen relativ nebenwirkungsarm (evtl. z. B. Hyperurikämie, Gicht, Cholelithiasis).

- ► **Indikation:** Gewichtsreduktion unter ärztlicher Betreuung bei Stoffwechsel-gesunden < 60 Jahre, BMI ≥ 30 kg/m². Sinnvoll für Gewichtsreduktion nach der Stufentherapie (s. S. 299).
- ◼ *Beachte:* Anwendung auf eine Dauer von höchstens 4 Wochen oder einen Gewichtsverlust von maximal 5–10 % beschränken.
- ► **Kontraindikationen:**
  - *Absolute:* Hypokaliämie, Hyperurikämie, jegliche Form einer Nierenfunktions-störung, Nephrolithiasis(-anamnese), instabile Angina pectoris, Myokardinfarkt innerhalb der letzten sechs Monate, Epilepsie, Herzerkrankungen (inkl. Rhyth-musstörungen), Schwangerschaft und Stillzeit, Diabetes mellitus Typ I, maligne Erkrankungen. (s. a. Kontraindikationen zur Gewichtsreduktion S. 292).
  - *Relative:* Medikation mit Antihypertensiva/Antidiabetika, bestimmte Berufs-gruppen (Zugführer, Chauffeur, Pilot etc.), Orthotaseneigung, fehlende Compli-ance bezüglich Ernährungs- und Lebensstilumstellung, Essstörungen, jeglicher Abusus.
- ► **Grundprinzipien:**
  1. Bedarfsgerechte Zufuhr von hochwertigem Eiweiß (1–1,5 g/kg KG/d), um den Verlust an endogenem Protein (LBM s. S. 3) zu minimieren.
  2. Fettzufuhr minimieren, um die endogene Fettreserven zu mobilisieren.
  3. Zufuhr von Kohlenhydraten (CHO) reduzieren, um den antilipolytischen Effekt der CHO zu umgehen, jedoch keine völlige Restriktion, da sonst der proteinspa-rende Effekt der CHO (vgl. S. 362) nicht greift.
  4. Hohe Flüssigkeitszufuhr (≥ 2 l/d).
- ► **Vorgehen:**
  - *Eingehende Untersuchung* (Internistische Untersuchung v. a. auf Kontraindi-kationen [s. o.], Nierenfunktion).
  - *Bestimmung des Eiweißbedarfs:* Als Regel gilt, dass pro 10 kg Normgewicht (früher „Idealgewicht" s. S. 28) 1 Eiweißportion (= 10 g) zugeführt wird (eher zu viel als zu wenig Eiweiß konsumieren).
  - *Patienteninstruktion:* Prinzip der Diät (Eiweißmenge; für den Erfolg der Diät ist v. a. die CHO- und Fettrestriktion wichtig!); erlaubte/nicht erlaubte Lebensmit-tel; Zubereitungstechnik (fett- und CHO-arm); evtl. Selbstkontrolle durch Mes-sung der Ketonkörper im Urin; keine extreme sportliche Aktivität (besonders Ausdaueraktivität); keine abrupte Wiedereinführung von CHO (→ Gewichts-zunahme → Konsum über 1–2 Tage steigern).
  - *Evtl. Supplementierung* mit Kalium (s. S. 134; Kontraindikationen beachten) und einem Multivitaminpräparat.
  - *Regelmäßige Kontrollen* (der Gewichtsverlust/Woche sollte 2 kg nicht über-schreiten); später Stabilisierungs- und Motivationskontrollen; ggf. labor-chemische Kontrollen (Elektrolyte).

Lebensmittelauswahl

1. Zuzuführende Eiweißportionen anhand des Normgewichts festlegen (10 g Ei-weiß/10 kg Normgewicht). 1 Eiweißportion aus Tab. 187 entspricht 10 g Eiweiß.
2. Zusätzlich zum Eiweiß eine Gemüsebeilage für die Hauptmahlzeiten aus Gruppe 1 oder 2, Tab. 188, zusammenstellen: Es können zweimal täglich eine Portion oder einmal pro Tag eine doppelte Portion Gemüse oder Gemüsemischung aus Gruppe 1 und/oder 2 gegessen werden.
3. Zusätzlich ein- bis zweimal täglich Blattsalate (Kopfsalat, Feldsalat, verschiedene Schnittsalate wie Endivien, Rucola, Mizuma).

Tabelle 187 · PMSF: Nahrungsmittelbeispiele und Portionsgröße für die Eiweißzufuhr: 1 Portion (z. B. 300 ml Magermilch) entspricht 10 g Eiweiß (nach Burckhardt et al.)

Nahrungsmittelgruppe	Nahrungsmittel und Portionsgröße
Milch/Milchprodukte	– 300 ml: Magermilch, Buttermilch oder Molkegetränke – 2 × 180 g Joghurt (Magerjoghurt bevorzugen) – 100 g: Magerquark, Hüttenkäse, Streichkäse (mager) oder Tofu (unverarbeitet) – 50 g Halbfettkäse
Eier	– 1 Ei
Fisch	– 60 g Fisch (jegliche Art; Magerfische bevorzugen) oder Dosenfische in Salzwasser
Fleisch	– 50 g mageres Fleisch (Schwein, Rind, Kalb, Kaninchen, Pferd, Brust/Schnitzel von Pute/Truthahn, Geflügelfleisch ohne Haut, Reh, Hirsch, Wildschwein oder Schinken) – 30 g getrocknetes Fleisch (z. B. Bündnerfleisch)

Tabelle 188 · PSMF: Nahrungsmittelvorschläge und Portionsgröße Gemüse (nach Burckhardt et al.)

Gemüsegruppe 1 (1 Portion = 200 g)	Gemüsegruppe 2 (1 Portion = 150 g)
Aubergine, Artischocke, Brokkoli, Blattsellerie, Blumenkohl, Chicorée, Endivie, Gurke, Kresse, Mangold, Paprika, Pilze, Rotkohl, Radieschen, Spinat, Salzgurken, Spargel, Tomate, Weißkohl, Zwiebel, Zucchini	Gartenbohnen (grün), Lauch, Löwenzahn, Karotte, Kürbis, Kohlrabi, Rote Beete, Rosenkohl, Rettich

27 Ballaststoffdefinierte Ernährung

27.1 Ballaststoffreiche Ernährung

Grundlagen

▶ **Definition:** Nährstoffdichte bedarfsgerechte Ernährung mit erhöhter Zufuhr von Ballaststoffen (Nahrungsfasern; s. S. 84).

▶ **Indikationen** (siehe auch S. 85):
- Fester Bestandteil der gesunden Ernährung (s. S. 351).
- Diabetes mellitus (s. S. 194).
- Adipositas (s. S. 285).
- Hyperlipidämie (s. S. 182).
- Hämorrhoiden.
- Obstipation (s. S. 244).
- Kolondivertikulose (s. S. 243).
- Reizdarmsyndrom (RDS; Colon irritabile [s. S. 243]).

▶ **Kontraindikationen:** Siehe Indikationen der ballaststoffarmen Diät S. 380.

▶ **Grundprinzipien:**
1. Bedarfsgerechte Ernährung mit Förderung der Zufuhr von Ballaststoffen (≥ 25 g/d wäre ideal) nach Möglichkeit aus „normalen" Lebensmitteln.
2. Genügend Flüssigkeit (> 2 l Flüssigkeit durch Getränke/d).

   ◼ *Beachte:* Eine mehrheitlich vegetarische Ernährungsweise ist in der Regel ballaststoffreich.

▶ **Problemnährstoffe:** Bei ausgewogener Ernährung gibt es keine Problemnährstoffe; problematisch sind eine ungenügende Flüssigkeitszufuhr und körperliche Inaktivität (Obstipation).

Lebensmittelauswahl

▶ Geeignete und weniger geeignete Lebensmittel s. Tab. 189, Nahrungsfasergehalt einiger Lebensmittel s. Tab. 190.

◼ *Allgemeine Empfehlungen:*
- Die Nahrung entsprechend den Regeln der Vollkost (s. S. 351) zusammenstellen.
- Mehrheitlich vegetarische Ernährung.
- Erhöhung des Faseranteils v. a. aus „normalen" Lebensmitteln (s. Abb. 63):

  ◼ *Beachte:* Keine *plötzliche* Erhöhung der Nahrungsfaserzufuhr.

  – Vollkornprodukte (Vollkornmehl anstatt Auszugsmehl).
  – Ballaststoffreiche Früchte und Gemüse (s. Tab. 189). Früchte und Gemüse anstelle von Frucht- und Gemüsesäften. Gemüse möglichst roh essen, zumal durch Kochen der Fasergehalt reduziert/modifiziert wird. Früchte (z. B. Äpfel, Birnen, Pfirsiche usw.) nicht schälen.
  – Kleie (z. B. Weizenkleie), Flockenballaststoffkonzentrate, Sojakleiepulver, Johannisbrotkernmehl etc. eignen sich gut für die Beigabe in verschiedenen Nahrungsmitteln (z. B. Müsli, Joghurt).
  – Vermehrte Zufuhr von Hülsenfrüchten.
- Nahrungsfasersupplemente und/oder mit Nahrungsfasern angereicherte Nahrungsmittel nur bei fehlendem Erfolg der allgemeinen Ernährungsumstellungen.

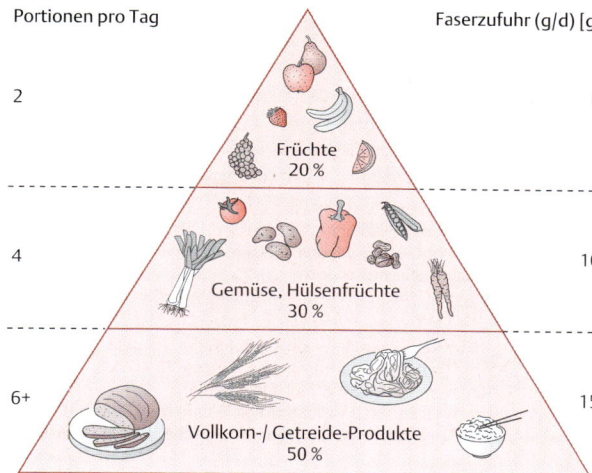

Portionen pro Tag

Faserzufuhr (g/d) [g]

2 — Früchte 20 % — 6

4 — Gemüse, Hülsenfrüchte 30 % — 10

6+ — Vollkorn-/ Getreide-Produkte 50 % — 15

Abb. 63 Ernährungspyramide für die ballaststoffreiche Ernährung. Empfohlene Zufuhr (Portionen/d) und ideale Verteilung der Nahrungsquellen. Durch Einnahme der empfohlenen Portionen können pro Tag ca. 30 g Nahrungsfasern zugeführt werden.

Tabelle 189 · Ballaststoffreiche und -arme Lebensmittel

Nahrungsmittel-gruppe	ballaststoffreich	ballaststoffarm
Getreide	Vollkornprodukte (Vollkornbrot, Pumpernickel, Vollkornknäcke-brot), verschiedene Müsli und -riegel, Quinoa	Auszugsmehlprodukte (Weißbrot, normales Brot, Kuchen etc.)
Fleisch		alle
Milch/-produkte		alle
Suppen	Gemüsesuppe mit faserreichem Gemüse	ohne Gemüsezusatz
Gemüse	alle, besonders faserreiche Gemüse (s. Tab. 190), Rohkost	Kartoffeln ohne Schale
Früchte	alle, besonders faserreiche Früchte (s. Tab. 190)	
Nüsse	alle	
Zucker/Süßstoffe	Vollkorngebäck, mit Kleie angereichertes Gebäck	Feingebäck, Kuchen, Schokolade

Tabelle 190 · Ballaststoffgehalt (Fasergehalt) ausgewählter Nahrungsmittel [g/100 g]

Fasergehalt	Lebensmittel
> 40	Weizen-/Maiskleie
20–40	mit Nahrungsfasern angereicherte Zerealien
10–20	Vollkornmehl (Hafer, Roggen, Mais, Bulgur) und -teigwaren, Weizenkeimlinge
5–10	– Hirse, Hafermehl, Tortillachips, ballaststoffreiche Backwaren (Kleiebrot, Vollkornbrot, Pumpernickel etc.), Vollkornriegel – Trockenfrüchte (Aprikosen, Feigen, Pflaumen, Rosinen etc.) – Limabohnen, Artischocken – Erdnüsse, Nussmischung, Sonnenblumenkerne, Pistazien, Mandeln, Haselnüsse, rohe Kokosnuss
2–5	– wilder Reis, Reismehlprodukte, Teigwaren (Nudeln, Spaghetti) – Äpfel (mit Schale), Kiwi, Orange, Grapefruit, Pfirsich, Trauben, Beeren (Erdbeeren, Himbeeren, Johannisbeeren) – Karotten, Erbsen, Oliven, Brokkoli, Blumenkohl, Rüben, Mais, Kartoffeln (mit Schale), Wasserkresse, Sojabohnen, Zwiebel, Kürbis, Petersilie, Tomatenmark
1–2	– Cornflakes – Äpfel (ohne Schale), Nektarinen, Ananas, Bananen – Kohl, Bohnen, Kopfsalat, Sellerie, Pilze, Tomaten – Reispopcorn – Tofu
< 1	Wassermelone, Fruchtsäfte

27.2 Ballaststoffarme Ernährung

Grundlagen

▶ **Definition:** Nährstoffdichte bedarfsgerechte Ernährung mit minimaler Zufuhr von Ballaststoffen (s. S. 84, in der Regel < 10 g/d).

▶ **Indikationen:** Mögliche Indikationen sind Magenulzera, Motilitätsstörungen des Magen-Darm-Traktes, Divertikulitis, Enteritis, aktives Stadium chronisch entzündlicher Darmerkrankungen, Stenosen und Strikturen im Magen-Darm-Trakt, perioperativ bei gastrointestinalen Eingriffen, zur Reduktion der Stuhlmenge.

▶ **Kontraindikationen:** Siehe Indikationen der ballaststoffreichen Diät S. 378.

▶ **Grundprinzipien:**
1. Bedarfsgerechte Ernährung mit Minimierung der Zufuhr von Ballaststoffen.
2. Genügend Flüssigkeit (> 2,5 l/d).

▶ **Problemnährstoffe:** Bei ausgewogener Ernährung keine, allerdings sollte eine solche Diät ohne ernährungsmedizinische Kontrolle und klare Indikation nicht langfristig durchgeführt werden (Funktion/Bedeutung der Ballaststoffe s. S. 84).

Lebensmittelauswahl

▶ Fleisch, Fisch und Milchprodukte sind ohne Einschränkung erlaubt.
▶ Geeignete und ungeeignete Lebensmittel s. Tab. 189, S. 379; Ballaststoffgehalt verschiedener Lebensmittel s. Tab. 190, S. 380.
◘ **Praktischer Tipp:** Bei der Umstellung von ballaststoffarmer auf ballaststoffreichere Diät die Ballaststoffzufuhr langsam steigern.

28 Nutrition Support

28.1 Nutrition Support – Allgemeines

Grundlagen

▶ **Definition:** Unter Nutrition Support versteht man die zusätzliche Zufuhr von Nährstoffen bei mangelnder Bedarfsdeckung.
▶ **Ziele:**
  • *Prophylaxe/Therapie einer Malnutrition* und der dadurch entstehenden Erkrankungen/Risiken (z. B. Infektanfälligkeit, Wundheilungsstörungen).
  • *Unterbrechen/Verhindern eines Postaggressionssyndroms.*
▶ **Einteilung:**
  • Nährstoffsupplementierung (gezielte Supplementierung von Energie oder einzelnen Nährstoffen mit z. B. Mulitvitaminpräparaten, Trink-/Zusatznahrung, angereicherten Lebensmitteln).
  • Enterale Ernährungstherapie = Sondenernährung (s. S. 382).
  • Parenterale Ernährungstherapie (s. S. 385).

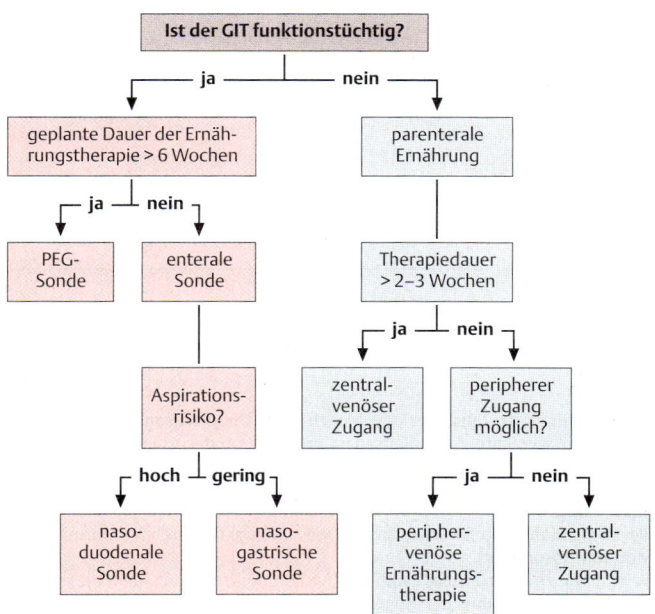

Abb. 64 Algorithmus zur Auswahl der geeigneten Ernährungstherapie.
GIT = Gastrointestinaltrakt,
PEG = Perkutane endoskopische Gastrostomie (nach R. B. Baron)

▶ **Indikationen:**
- Prolongierter Hyperkatabolismus (z. B. Beatmung, Z.n. Verbrennung, Trauma).
- Therapeutische Ruhigstellung des Darms.
- Protein-Energie-Malnutrition bei/mit potenziell kurabler Erkrankung.
- Komponenten der individuellen Indikationsstellung:
  - Malnutrition/Risiko für Malnutrition diagnostizieren (vgl. S. 26, 308).
  - Gewünschte Endpunkte festlegen und Erreichbarkeit prüfen.
  - Nutzen-Risiko-Abwägung.

▶ **Kontraindikationen einer enteralen/parenteralen Ernährungstherapie.** Situationen in denen die Nährstoffe nicht verwertet werden können (lediglich basale Substratzufuhr beibehalten).
- Schock (unabhängig von Aetiologie).
- *Akute* Physe einer Erkrankung, *unmittelbar* postoperativ/posttraumatisch.
- Hypoxie (art. $po_2 < 50$ mmHg).
- Ausgeprägte Azidose (pH < 7.2; $pCo_2 > 80$ mmHg).
- Erhöhtes Serumlaktat (> 3–4 mmol/l).

Auswahl der geeigneten Ernährungstherapie

▱ *Merke:* Wenn immer möglich enteral ernähren, um die Darmfunktion zu erhalten („Use it or loose it", „Darmzottenernährung").

▶ Algorithmus zur Auswahl der geeigneten Ernährungstherapie s. Abb. 64.

Tabelle 191 · Abschätzung des Ernährungsstatus mittels BMI, Gesamteiweiß, Albumin und Präalbumin

BMI (kg/m²)	Gesamteiweiß (g/l)	Albumin (g/l)	Präalbumin (mg/l)	Beurteilung Malnutrition
> 19	67–84	> 35	> 160	keine
17–19	60-67	30–35	140–160	leicht
16–16,9	50-59	25–29	110–139	moderat
< 16	< 50	< 25	< 110	schwer

28.2 Enterale Ernährungstherapie/Sondenernährung

Grundlagen

▶ **Definition:** Nährstoffzufuhr über eine Magen- oder Duodenalsonde.

▶ **Prinzip:** Bedarfsgerechte, krankheitsadaptierte Zufuhr der Energieträger sowie aller essenziellen Nährstoffe (s. einzelne Energieträger und Nährstoffe). Bei Bedarf kann diese auch ambulant durchgeführt werden.

▶ **Voraussetzung:**
- *Allgemein:* Stabile Stoffwechsellage sowie ein funktionierendes Darmsystem (Motilität/Absorption).
- *Für enterale Heimernährung* (ambulante enterale Ernährungstherapie): Schulung des Patienten und der Angehörigen sowie eine regelmäßige Betreuung durch ein multidisziplinäres Team (Arzt und Ernährungsberater). Kontrollen in regelmäßigen Abständen zu Hause und im Krankenhaus.

► **Indikationen:** Die Sondenernährung ist indiziert, wenn eine normale Ernährung nicht möglich ist, z. B. Intensivpflege, Schluckstörungen (z. B. Z.n. Schlaganfall), Passagestörungen im Bereich des oberen Magen-Darm-Trakts (z. B. maligne Tumoren im oberen Magen-Darm-Trakt), Nieren- und/oder Leberinsuffizienz, Demenz, Katabolie, Anorexie, Pat. mit täglichem Energiedefizit.

► **Kontraindikationen:** Instabile Stoffwechsellage, therapieresistentes Erbrechen, Ösophagusvarizen, Kurzdarmsyndrom, Ileus, Darmatonie, akute Pankreatitis, akute Magen-Darm-Blutungen, aktive schwere Ulkuserkrankung, Fistel, Gastroenteritis, Durchfallerkrankung, ethische Gründe.

► **Zur Applikation von Medikamenten über die Sonde** (nur wenn Medikamente nicht geschluckt werden *können*):
  • Flüssige Arzneimittel bevorzugen.
  • Prüfen, ob das entsprechende Medikament zerkleinert/zermörsert werden kann (Apotheke/klinische Pharmakologie fragen).
  • Zermörsertes Medikament in viel Flüssigkeit auflösen und über die Sonde applizieren. Danach die Sonde gründlich spülen.
  ▷ *Beachte:* Nicht mit Sondennahrung mischen; besonders faserreiche Nährstofflösungen können zur Malabsorption von Medikamenten führen.

Applikationsorte und verwendete Sonden

► **Magen:**
  • *Indikation:* Bei Schluckstörungen ohne Aspirationsrisiko oder Patienten, die sich vor Aspiration schützen können, z. B. durch aufrechtes Sitzen.
  • *Praktisches Vorgehen:* Kurzfristig (< 6 Wochen) mittels transnasaler Magensonde, langfristig (> 6 Wochen) mittels perkutaner endoskopischer Gastrostomie (PEG; Button-Gastrostomie-Austauschsystem).
► **Duodenum/Jejunum:**
  • *Indikation:* Bei Aspirationsrisiko und/oder Magenmotilitätsstörungen, fehlenden Aspirationsschutzmechanismen.
  • *Praktisches Vorgehen:* Kurzfristig (< 6 Wochen) mittels transnasaler Duodenal- oder Jejunalsonde, langfristig (> 6 Wochen) mittels PEG (Perkutane endoskopische Gastrostomie) mit Duodenal-/Jejunalsonde oder Feinnadel-Katheter-Jejunostomie (FNKJ).

Applikationsarten

▷ *Merke:*
  • Vor jeder Nährstoffverabreichung korrekte Lage der Sonde kontrollieren (z. B. durch Aspiration und/oder Luftinjektion mit Auskultation).
  • Nach jeder Applikation bzw. alle 4 h Sonde spülen (auch bei kontinuierlicher Applikation); keine Zufuhr von trockenen leicht angefeuchteten Nahrungsmitteln durch die Sonde; Lumenweite anpassen.
  • Bei Jejunostomie ist nur die kontinuierliche Nährstoffzufuhr möglich.
► **Kontinuierlich** (bevorzugte Applikationsart):
  • *Indikation:* Jejunostomie.
  • *Praktisches Vorgehen:* Applikation der Nährstofflösungen mittels Pumpen- oder Schwerkraftsystem. Nahrungsaufbau mit z. B. 25 ml/h und tägliche Steigerung bis zur Deckung des Energiebedarfs.
  • *Vorteil:* Relativ gute subjektive und metabolische Verträglichkeit.
  • *Nachteil:* Eingeschränkte Mobilität des Patienten.

► **Bolus:**
- Nur bei gastraler/duodenaler Applikation möglich.
- *Praktisches Vorgehen:* Nahrungsaufbau: z. B. 1. Tag 6 × 50 ml, 2. Tag 6 × 100 ml, 3. Tag 6 × 150 ml usw. bis zum Erreichen des Kalorienbedarfs. Maximal 300 ml pro Bolus innerhalb von ca. 20–30 min applizieren.
- *Vorteil:* Mobilität.
- *Nachteile:* Blähungen, Übelkeit, Diarrhö.

► **Intermittierend:**
- *Praktisches Vorgehen:* Nahrungsaufbau: 3–5 × pro Tag 400–600 ml Lösung innerhalb von 60–90 min applizieren (*Variante:* Applikation v.a. während der Nacht).
- *Vorteile:* Unbehinderte Mobilität, Mahlzeiten werden imitiert.
- *Nachteile:* Oft Übelkeit, Erbrechen (Aspiration), Abdominalkrämpfe, Diarrhö.

Geeignete Nährstofflösungen

☐ **Merke:** Der Anteil an freier Flüssigkeit liegt bei Sondenkost bei ca. 80 %.

► **Klassifikation:**
- *Kriterien:*
  - Zusammensetzung der Energiesubstrate/Energiedichte (normokalorische Lösungen enthalten in der Regel 1 kcal/ml, hyperkalorische Lösung 1,5 kcal/ml).
  - Osmolalität (hypertone und isotone Lösungen).
  - Eiweißanteil (eiweißreich/-arm).
  - Molekulare Form des Eiweißanteils (Aminosäure-, Peptidanteil).
  - Nahrungsfasergehalt.
  - Laktosegehalt.
- *Nährstoffdefinierte hochmolekulare Nährstofflösungen* (z. B. Fresubin plus, Biosorb):
  - Merkmale: Enthalten alle Energiesubstrate, Vitamine, Elektrolyte und Spurenelemente in ihrer natürlichen Form.
  - Verwendung bei normaler Verdauung und Absorption.
- *Chemisch definierte niedermolekulare Nährstofflösungen* (z. B. Survimed, Peptisorb):
  - Merkmale: Enthalten Oligopeptide, Oligosaccharide, MCT (s. S. 59), Elektrolyte, Spurenelemente und Vitamine; enthalten keine Ballaststoffe und Laktose.
  - Verwendung bei eingeschränkter Verdauung und Absorption (z. B. Malassimilationssyndrome, Kurzdarmsyndrom, chronische Pankreatitis).

► **Wahl der geeigneten Nährstofflösung bei bestimmten Grunderkrankungen:**
- *Allgemeine Regel:* Isotonische Lösungen ohne Laktose und Faseranteil werden bevorzugt.
- *Niereninsuffizienz* (s. S. 245): Lösungen mit mehrheitlich essenziellen Aminosäuren und geringem Elektrolytgehalt (z. B. Salvipeptid nephro).
- *Leberinsuffizienz* (s. S. 214): Vermehrt verzweigtkettige Aminosäuren (z. B. Fresubin hepa).
- *Fettmalabsorption* (s. S. 221): Lösungen mit MCT-Fetten (z. B. Salvimulsin MCT).
- *Glukoseintoleranz* (s. S. 194): Nährstofflösungen mit Stärke, Xylit und/oder Fruktose (z. B. Fresubin diabetes) Lösungen mit höherem Fettgehalt.
- *Flüssigkeitsrestriktion:* Einsatz von eher hochkalorischen Lösungen (s. o.) (z. B. Nutricomp intensiv).
- *Respiratorische Insuffizienz:* fettfreie, kohlenhydratarme Lösungen.

Kontrollen und mögliche Komplikationen

▶ **Kontrollen:** Es gelten die gleichen Kontrollen wie bei der parenteralen Ernährung (s. S. 390), Häufigkeit an die klinische Grunderkrankung/Situation anpassen. Zusätzlich Kontrolle der Sondenlage (s. o.) und Sondenpflege (Nasen-/Mundpflege, Sonde regelmäßig mit Wasser spülen).

▶ **Mögliche Komplikationen:** Fehllage in der Trachea, Verletzungen beim Einlegen (Atemwege, Perforation, Blutung), Ösophagitis, Regurgitation, Erbrechen, Diarrhö, Blähungen, Obstipation, Blutung, Aspiration, Sondenobstruktion, Druckulkus/-nekrose, ungenügende Nährstoffzufuhr (Vitamin-/Mineralstoffmangel), Elektrolytstörungen, Substratüberdosierung (Hyperglykämie, -lipidämie), Volumenüberladung, Infektion/bakterielle Kontamination, Laktoseintoleranz, Refeeding-Syndrom (s. S. 310), Nährstoff-Pharma-Interaktionen.

28.3 Parenterale Ernährung

Grundlagen

▶ **Definition:** Nutrition Support durch parenteralen Zugang.

▶ **Indikationen:**
- Kontraindikation für enterale Sondenernährung (s. Abb. 64), z. B. bei nicht oder nur teilweise funktionstüchtigem Gastrointestinaltrakt.
- Zur Entlastung einzelner Organe/Darmabschnitte (z. B. akute Pankreatitis, postoperativ).
- Weitere mögliche Indikationen: Schwere Malabsorptionssyndrome, Colitis ulcerosa, Morbus Crohn, postoperativ, polytraumatisierte Patienten, Verbrennungen, Sepsis, Anorexia nervosa.
- Bei entsprechender Indikation kann die parenterale Ernährung auch zu Hause durchgeführt werden.

▶ **Kontraindikationen:** *Funktionstüchtiger Magen-Darm-Trakt,* unkontrollierbares Multiorganversagen/Stoffwechselstörungen, Schock.

▶ **Ziel:** Beibehaltung und Optimierung der Nährstoffversorgung, d. h. bedarfsgerechte Energie- und Nährstoffzufuhr (s. die einzelnen Nährstoffe).

Applikation

▶ **Zugangswege:**
- *Periphervenöser Zugang* (*Cave:* Hyperosmolare Lösungen): Voraussichtliche Dauer der parenteralen Therapie 1–2 Wochen.
- *Zentralvenöser Zugang:* Erwartete Therapiedauer > 2 Wochen.

▶ **Applikationsart:** Kontinuierliche Verabreichung der Nährstofflösungen mittels Pumpensystemen (24 h/d) (z. B. mittels Infusomat®) oder über Schwerkraft mittels Präzisionstropfenregler (z. B. Oxadrop™). Intermittierende TPN.
- *Verwendung von Zwei- oder Dreikammerbeutel.*

Nährstoffbedarf

◼ *Merke:* Den Nährstoffbedarf individuell beurteilen!

▶ **Flüssigkeit** (s. S. 47):
- *Grundbedarf:* ca. 30–35 ml/kg KG/d oder 1500 ml für die ersten 20 kg + 20 ml für jedes weitere Kilogramm (durchschnittlich 1,5–3,0 l/d).
- *Anpassung der Wasserzufuhr* an die Grunderkrankung bzw. Wasserverluste/Wasserretention. (*Beachte:* Anabolismus → Wasserbedarf↑).

▶ **Energie** (s. S. 9): Berechnung des Grundumsatzes mit der Harris-Benedict-Gleichung (s. S. 12) und Anpassung an die Grunderkrankung. *Vorsicht:* Große Variabilität (z. B. postoperativ + 10%; Sepsis bis + 50%).

☐ *Merke:*
  - Zur Energiebedarfsberechnung bei untergewichtigen Patienten das aktuelle, bei übergewichtigen Patienten das Idealgewicht heranziehen.
  - Durch die Verabreichung einer Mischung aus Energiesubstraten wird die Überladung mit einem einzelnen Energiesubstrat vermieden.
  - Bei kachektischen Patienten langsamer Ernährungsaufbau (Refeeding-Syndrom s. S. 310).
  - Postaggressionsstoffwechsel: Energiebedarf = Ruheumsatz nach Harris-Benedict × Stressfaktor (bei Sepsis etc. max. 1,3–1,5).

▶ **Eiweiß** (s. S. 66):
  - *Bedarf:* Bei bedarfsgerechter Energiezufuhr genügt in der Regel eine Proteinzufuhr von 0,8–1,2 g/kg KG/d (0,1–0,12 g N/kg KG/d), dabei essenzielle und nicht essenzielle Aminosäuren verabreichen. Bei hohem Krankheitsstress Eiweißzufuhr bis auf ≥ 1,5 g/kg KG/d erhöhen.
  - *Bei Niereninsuffizienz* (s. S. 245): Verwendung von Lösungen mit mehrheitlich essenziellen Aminosäuren (z. B. Nephroplasmal N-7%).
  - *Bei Leberinsuffizienz:* Verwendung von Lösungen mit v.a. verzweigtkettigen Aminosäuren (z. B. Hepar-10% Pharmacia, Salviamin Hepar, Thomaeamin hepar).

▶ **Kohlenhydrate** (s. S. 74):
  - *Bedarf:* 3–4 g/kg KG/d, mindestens 100–150 g/d in Form von Glukoselösungen oder Glukoseaustauschstoffen (z. B. Fructose). *Cave:* Glukoseüberlastung vermeiden (Hyperglykämie, hyperosmolare Dehydrierung, CO_2-Überproduktion [vgl. S. 283]).

☐ *Merke:* Lösungen mit ≥ 10% Glukose müssen über einen zentralvenösen Katheter verabreicht werden.

▶ **Fette** (s. S. 51):
  - *Bedarf:* 1 g Fett/kg KG/d (maximal 2 g/kg KG/d). 2–4% der Gesamtenergie als Linolsäure, 0,5–1% als Linolensäure zuführen. Bei den meisten Produkten sind essenzielle Fettsäuren in der Regel bereits bedarfsgerecht zugegeben.
  - *Kontraindikationen:* Akuter Myokardinfarkt, Thromboembolie, schwere Gerinnungsstörungen, schwere Hypertriglyzeridämie, Schock, Azidose (pH < 7,2).

▶ **Vitamine:**
  - *Bedarf:* Siehe Tab. 193. (Ist bei bestimmten Grunderkrankungen/Komplikationen u. U. deutlich erhöht.)
  - *Indikation:* Parenterale Ernährung > 5 Tage.
  - *Vorgehen:* z. B. 2–3 × pro Woche je 1 Amp. fettlösliche (z. B. Vitintra) und 1 Amp. wasserlösliche Vitamine (z. B. Multibionta).
  - *Ausnahme:* Vitamin-K-Zufuhr lediglich bei Antikoagulanzien-unabhängigem Abfall des Quick/Anstieg des INR.

☐ *Beachte:* Infusionssystem vor Licht schützen (Vitamine sind lichtempfindlich).

Tabelle 192 · Übersicht der Hauptsubstrate bei enteraler und parenteraler Ernährung

Substrat	Verteilung Gesamt-energie	Energie-gehalt/g	grundsätzliche Zufuhrmenge	Applikationsform	
				enteral	parenteral
Proteine (Amino-säuren)	15–20 %	4 kcal (16,7 J)	0,8–1,2 g/kg KG/d (max 2 g)*	Polypeptide, Oligopeptide, selten freie AS	AS, Dipeptide
Kohlen-hydrate	40–60 %	4 kcal (16,7 J)	3–4 g/kg KG/d (max 5 g)	Polysaccharide, Disaccharide, selten Monosaccharide	Glukose
Fette	30–50 %	9,1 kcal (38 J)	0,8–1,5 g/kg KG/d (max 2 g)	Triglyceride (LCT, MCT)	Triglyceride (LCT, MCT)

AS: Aminosäuren; KG: Körpergewicht; LCT: langkettige Fettsäuren; MCT: mittelkettige Fettsäuren; *: Ausnahme: Nieren-/Leberinsuffizienz

Tabelle 193 · Bedarf an Vitaminen und Spurenelementen bei parenteraler Ernährung (Erwachsene)

Vitamin, Mineralstoff	parenteraler Bedarf/d
Vitamin A (s. S. 88)	3300 IU
Vitamin D (Calciferol; s. S. 95)	200 IU
Vitamin E (α-Tocopherol) (s. S. 100)	20–40 mg
Vitamin K (s. S. 103)[1]	100–150 µg
Vitamin B_1 (Thiamin) (s. S. 106)	3–4 mg
Vitamin B_2 (Riboflavin) (s. S. 109)	3–5 mg
Niacin (s. S. 111)	40–50 mg
Vitamin B_6 (Pyridoxin) (s. S. 114)	4–5 mg
Vitamin B_{12} (s. S. 116)[2]	3–5 µg
Vitamin C (Ascorbinsäure) (s. S. 120)	100–300 mg
Folsäure (s. S. 123)	400 µg
Pantothensäure (s. S. 126)	10–20 mg
Biotin (s. S. 122)	60–100 µg
Eisen (s. S. 153)	1,0–1,5 mg
Jod (s. S. 157)	60–140 µg
Kupfer (s. S. 166)	0,3–0,5 mg
Zink (s. S. 161)	2,5–5 mg
Chrom (s. S. 165)	10–20 µg
Selen (s. S. 159)	20–40 µg
Mangan (s. S. 166)	0,2–0,8 mg

1: Vorsicht bei oraler Antikoagulation (vgl. S. 104)
2: Wegen Speichermöglichkeit in der Regel keine zusätzliche Substitution notwendig

► **Mineralstoffe/Elektrolyte:**
- *Orientierende Zufuhrempfehlungen:* Kalium (1 mmol/kg KG/d), Natrium (1,5 mmol/kg KG/d), Kalzium (0,1 mmol/kg KG/d), Magnesium (0,1 mmol/kg KG/d), Phosphat (0,2 mmol/kg KG/d). *Faustregel* (Standardperson 70 kg): Der Na^+-, K^+-, Cl^--Bedarf liegt bei jeweils 100 mmol/d, der Ca^{2+}-, PO_4^{3-}-, Mg^{2+}-Bedarf bei jeweils 10 mmol/d. Bedarf an weiteren Mineralstoffen s. Tab. 193.
- *Präparate:* Natriumchlorid (NaCl), Kaliumchlorid (KCl), Kalziumchlorid (CaCl) und Magnesiumsulfat: Bei parenteraler Ernährung > 5 Tage täglich 1 Amp. eines Spurenelement-Kombinationspräparats (z. B. CH: Addamel N, D: Addel, Inzolen) als Infusionszusatz.

❏ *Beachte:*
  - Es besteht eine große interindividuelle Variabilität bezüglich des Bedarfs (abhängig von Grundkrankheit, gastrointestinaler/Nierenfunktion, Hormonkonstellation und Medikamenten [z. B. Diuretika]) → biochemische Kontrolle der Elektrolyte und Anpassung der Zufuhr gemäß den Laborbefunden.
  - Die bedarfsgerechte Zufuhr von Phosphor und Kalium ist bei kataboler Stoffwechsellage wichtig.
  - Bei parenteraler Ernährung ist der Bedarf an Kalzium, Phosphat und Magnesium geringer als bei normaler Ernährung/Sondenkost.
  - Für die Wundheilung ist Zink von Bedeutung.

Parenterale Nährstofflösungen

► **Nährstoffzusammensetzung:** Die Lösungen basieren auf Wasser, Dextrose (20–35 %), Aminosäuren (2,5–6 %), Fettemulsionen (10–20 %) unter Beigabe von Vitaminen, Elektrolyten und Spurenelementen.
► **Osmolalität:**
- > 1800 mosmol/l (die meisten Lösungen): Können nur über zentralvenösen Zugang verabreicht werden.
- 800–1200 mosmol/l: Periphere Applikation möglich (allerdings hohes Risiko einer Phlebitis).

Wahl des Ernährungsschemas

► **Nahrungskarenz < 2 Tage:** Periphervenöse Ernährungstherapie mit Zufuhr von Flüssigkeit, geringen Energiemengen und/oder Elektrolyten (z. B. Glukose 5 % oder physiologische NaCl-Lösungen).
► **Nahrungskarenz 3–4 Tage:** Basisernährung (z. B. Elomel OP G 6 %) und zusätzliche Flüssigkeitszufuhr.
► **Nahrungskarenz > 4 Tage:** Bilanzierte totale parenterale Ernährung (TPE). Zwei mögliche Formen:
- *Komplettlösungen* (z. B. Nutriflex).
- *Multikomponenten-Infusionsschema:* Grundprinzip: Stufenweise Anpassung der Nährstoffzufuhr (sog. Stufenschema, s. Tab. 194). Zusätzliche Applikation von Vitaminen, Elektrolyten und Spurenelementen entsprechend den aktuellen Empfehlungen (s. o. und Tab. 193).

❏ *Merke:*
- Aminosäuren nie ohne Glukose infundieren (→ Hypoglykämiegefahr).
- Fettlösungen nicht mit anderen Substanzen mischen.
- *Vorsicht:* Pharmaka in der Regel nie durch TPN-Katheter verabreichen. In Ausnahmefällen nur nach Testung der Kompatibilität.

Tabelle 194 · **Beispiel für ein parenterales Ernährungskonzept, Regime mit Glukose, Aminosäuren, Fett (aus Largiadèr. CL Chirurgie. 7. Auflage. Stuttgart: Georg Thieme 1998)**

Tag	Zufuhr	kcal	g AS

Stufe 1: Flüssigkeitssubstitution mit Elektrolytlösungen mit geringem Glukoseanteil; *Indikation:* Akutphase Postaggressionsstoffwechsel, Nahrungskarenz > 2 Tage, kleinere Operationen

Tag	Zufuhr	kcal	g AS
OP-Tag	6 × 500 ml Elomel OP G 6 %	720	
1. postop Tag	6 × 500 ml Elomel OP G 6 %	720	

Stufe 2: Basisernährung mit zusätzlicher Flüssigkeitszufuhr; *Indikation:* Abklingende Katabolie, Nahrungskarenz 2–3 d

Tag	Zufuhr	kcal	g AS
2. postop Tag	4 × 500 ml Elomel OP G 6 %	480	
	1 × 500 ml Glukose 20 %	400	50
	1 × 500 ml Intrafusin 10 %	200	
	Gesamt 1080		
3. postop Tag	2 × 500 ml Elomel OP G 6 %	240	
	2 × 500 ml Glukose 20 %	800	100
	2 × 500 ml Intrafusin 10 %	400	
	Gesamt 1440		

Stufe 3: Bilanzierte totale parenterale Ernährung (TPE); *Indikation:* Reparationsphase (Anabolie), TPE > 3 d

Tag	Zufuhr	kcal	g AS
4. postop Tag	4 × 500 ml Glukose 20 %	1600	
	2 × 500 ml Intrafusin 10 %	400	100
	1 × 100 ml Lipofundin MCT 20 %	180	
	Gesamt 2180		
5. postop Tag	4 × 500 ml Glukose 20 %	1600	
	2 × 500 ml Intrafusin 10 %	400	100
	1 × 250 ml Lipofundin MCT 20 %	450	
	Gesamt 2450		

bei höherem Kalorienbedarf (Sepsis, Verbrennung) kann Glukose 20 % durch Glukose 40 % ersetzt und/oder auf bis zu 500 ml Lipofundin MCT 20 % erhöht werden

postop = postoperativ, AS = Aminosäuren

Zusätzliche Verabreichung von Vitaminen, Elektrolyten und Spurenelementen (s. o.)

Kontrollen und mögliche Komplikationen

► **Kontrollen:**

- *Klinische Kontrollen* (mehrmals täglich): Blutdruck, Puls, Temperatur, Klinik, zentralvenöser Druck, Flüssigkeitsbilanz, Körpergewicht.
- *Laborkontrollen* (Intervalle je nach Gesamtkonstellation von mehrmals täglich bis täglich bzw. größere Intervalle): Elektrolyte, Blutzucker, Kreatinin, Blutfette, Leberparameter, Albumin, Kalzium, Phosphat, Quick/INH, Blutgase, pH.
- *Komplikationen* (s. u.)?
- *Katheterposition* (tägliche Kontrolle).
  - ☑ *Beachte:* Katheterposition sofort nach dem Einlegen radiologisch kontrollieren.
- Ist die Energie- und Nährstoffzufuhr bedarfsgerecht? Zufuhrgeschwindigkeit der Nährlösung?
- Kann auf enterale Ernährung übergegangen werden? (Ziel ist eine möglichst kurze Dauer der parenteralen Ernährung.)

► **Mögliche Komplikationen:** Falsche Position des Zugangs (peripher/zentral), Pneumothorax, arterielle Punktion, Hämatothorax, Luftembolie, Chylothorax, Verletzung des Plexus brachialis, Phlebitis, katheterinduzierte Thrombose/Embolie, Katheterfragmentembolie, subkutanes Emphysem, Lungenembolie, Sepsis, Substratüberdosierung (Hyperhydratation, -glykämie, -triglyzeridämie), Substratmangel (Dehydratation, Hypoglykämie), Elektrolytstörungen, Hepatopathie, Cholezystitis/-lithiasis, Azotämie, pH-Veränderungen, selektiver Vitamin- oder Spurenelementmangel, Mangel an essenziellen Fettsäuren, intestinale Atrophie, Refeeding-Syndrom (s. S. 310).

29 Besondere Kostformen und Außenseiterdiäten

29.1 Besondere Kostformen und Außenseiterdiäten

Allgemeines

► **Definitionen/Einteilung:**
- *Besondere Kostformen* sind z. B. klassisch vegetarische Kostformen, Diäten mit modifizierter Energiesubstratzufuhr, Fasten.
- *Außenseiterdiäten:* Ernährungsformen, die mit den aktuellen physiologischen/ pathophysiologischen/ernährungsmedizinischen Erkenntnissen *nicht* oder nur teilweise vereinbar sind. Viele dieser Diäten (s. Tab. 196) weisen keine wissenschaftliche Basis im Sinne der Evidence Based Medicine auf, und es liegen meist weder experimentelle noch prospektive oder retrospektive wissenschaftliche Studien vor.

▢ *Merke:* Jegliche Form von Diät oder Ernährungsumstellung – vor allem beim Vorliegen von Begleiterkrankungen – sollte vor Beginn mit dem betreuenden Arzt besprochen werden.

► **Bewertungskriterien für Diäten** (vgl. S. 362):
- Sind die Empfehlungen wissenschaftlich fundiert und experimentell bewiesen?
- Liegt eine bedarfsgerechte Energie- und Nährstoffzufuhr vor?
- Sind die Empfehlungen gesundheitsgefährdend?
- Bei der Beurteilung den Zeitfaktor berücksichtigen: Wird die Ernährungsform als Dauer- oder Kurzzeiternährung empfohlen?
- Werden Kontraindikationen formuliert (z. B. für Kinder, alte Menschen, Schwangere, bestimmte Erkrankungen)?
- Müssen fragliche psychologisch-weltanschaulich oder religiös gefärbte Denkweisen übernommen werden („Begleit-Package")?
- Werden sinnvolle und realistische Empfehlungen zur permanenten Lebensstiländerung gegeben?
- Werden normale Nahrungsmittel empfohlen oder kommerzielle Nahrungsersatzprodukte (z. B. Formuladiäten)?
- Beinhalten die Empfehlungen auch eine medizinische Betreuung bei eventuell assoziierten Erkrankungen?
- Kostenfaktor: Preis-Leistungs-Verhältnis. Ist der Preis gerechtfertigt?

► **Merkmale, die skeptisch machen sollten:** Heilungsversprechen (besonders für Erkrankungen, die in der Schulmedizin kaum behandelbar sind), Anhäufung wissenschaftlicher und pseudowissenschaftlicher Schlagworte, Empfehlung von Nährstoffen im supraphysiologischen Bereich, Kritik an klassischer Schulmedizin, Abwesenheit von Nebenwirkungen.

▢ *Merke:* Verschiedene der in Tab. 196 aufgeführten Diäten und Kostformen können dann einen bleibenden Nutzen haben, wenn durch die Diät/Kur bzw. bestimmte Komponenten davon eine bleibende Lebensstilumstellung bezüglich Essverhalten, körperlicher Aktivität und Psychohygiene (u. a. Stresskontrolle) erreicht wird. Voraussetzungen sind die Durchführung unter ärztlicher Betreuung und die Beachtung der Kontraindikationen. Eine Gewichtsreduktion ist nur durch ein Energiedefizit herbeizuführen.

Tabelle 195 · Allgemeine Diätformen: Prinzip und Beurteilung

Diätform	Prinzip (Zufuhr erhöht ↑, erniedrigt ↓)	Beurteilung und Empfehlung (+: positiv, −: negativ, → Gesamtbeurteilung/Einsatz)
Nullfasten ("Nulldiät")	EZ = 0	−: "Endogen" ketogen, ELB = 0 +: Ausgeprägter Gewichtsverlust möglich → bei Gesunden als einzelner Fastentag u. U. sinnvoll, längerfristig nicht empfehlenswert, vor allem nicht ohne medizinische Betreuung
fettreduziert	Fett ↓ CHO ↑ EZ ↓	−: Keine (Mangel an essenziellen FS praktisch nicht möglich), initial Wasserretention +: Höhere Nährstoffdichte, gute Sättigung → brauchbares Diätprinzip bei sinnvoller Nahrungsmittelauswahl, KG kann bei Energierestriktion reduziert werden Beispiele: CHO- und/oder faserreiche Diäten (obst- und gemüsereiche Kost)
fettreich	Fett ↑ → Ketogenese ↑ EZ ↓ CHO ↓	−: u. U. ungenügende Proteinzufuhr, ungünstige Fettstoffwechsel-Effekte, vitaminarm, ELB = 0 +: Einfach, oft wirksam ("Vergällung" von Fett) → nicht empfehlenswert Beispiele: Atkins-, Punkte- und Lutz-Diät
proteinreich	Protein ↑ CHO ↓↓ EZ ↓	−: Langfristig einseitig, evtl. erhöhte Fettzufuhr, Unterschlagung der proteinsparenden Wirkung von CHO, ELB = 0 +: Keine Beispiele: Quark-, Scarsdale-, Mayo-Diät
proteinreich/ CHO- und fettarm	Protein ↑ CHO ↓ Fett ↓ (ketogene Diät)	−: Langfristig Nährstoffmangel (Vitamine), Gefahr der Hypokaliämie +: Deckung des Proteinbedarfs (Minimalisierung des Verlusts an LBM, vgl. S. 3), relativ schnelle Gewichtsreduktion möglich → bei gleichzeitiger ELB, limitierter zeitlicher Durchführung, unter ärztlicher Überwachung u. U. sinnvoll, Kontraindikationen beachten Beispiele: PSMF (s. S. 375).
einzelnahrungs- mittelzentriert	EZ ↓ ("Vergällung")	−: Langfristig Nährstoffmangel, ELB = 0 +: Keine Beispiele: Hühnchen-, Brot-, Fisch-, Kartoffeldiät
supplement- oder nahrungs- ersatzzentriert	"Ersatzmahlzeit" (Eiweißpulver mit Nährstoffen) oder Supplementierung (vgl. S. 179)	−: Keine permanente Umstellung, ELB = 0, bei Supplementen u. U. falsches Sicherheitsgefühl +: Je nach Gesamtkonstellation Beispiele: Formuladiäten, diverse Ersatzmahlzeiten (s. VLCD S. 371)

EZ = Energiezufuhr, ELB = Beratung zu Ernährung und Lebensführung,
CHO = Kohlenhydrate, FS = Fettsäuren, KG = Körpergewicht

Übersicht über einige Kostformen und Diäten

Tabelle 196 · **Übersicht und Beurteilung einiger ausgewählter Kostformen und Diäten**

Diätform	Grundprinzip (Zufuhr erhöht ↑, erniedrigt ↓)	Beurteilung
klassisch vegetarische Kostformen		
Veganismus	keine LM tierischer Herkunft	– bei nicht einseitiger Durchführung kann Energie- und Nährstoffbedarf gedeckt werden
Lakto-Ovo-Vegetarismus	Meiden von Fleisch, Fisch	– geringeres Risiko für die meisten chronischen Erkrankungen als Dauerernährung geeignet
Lakto-Vegetarismus	Meiden von Fleisch, Fisch, Eiern	– *Vorsicht*: Vitamin B$_{12}$, Eisen
Ovo-Vegetarismus	Meiden von Fleisch, Fisch, Milch	
Rohkost	Meiden erhitzter LM; viele Formen (vegan bis omnivor)	
modifizierte Energiesubstratzufuhr – kohlenhydratreich		
Kempner-Reisdiät	Energie ↓ Salz ↓ kein Alkohol körperliche Aktivität ↑ psychohygienische Maßnahmen	– Verwendung von Vollkornreis – nicht als Dauerernährung geeignet – kurzfristig bzw. als Schalttage geeignet – moderne Umsetzung: Reistage – sinnvoll in Kombination mit obst- und gemüsereicher Ernährung
makrobiotische Diät nach Michio Kushi	mehrheitlich vegetabil (selten/wenig Fisch) keine prozessierten LM	– bedarfsdeckend – als Dauerernährung geeignet – *Vorsicht*: Nicht verwechseln mit makrobiotischer Ernährung nach George Ohsawa (kann zu Nährstoffmangel führen → nicht empfehlenswert)
Kartoffel-Ei-Diät	Fett ↓ Kartoffeln, Ei, Gemüse Obst ↑	– arm an essenziellen FS, Mineralstoffen, fettlöslichen Vitaminen – als Dauerernährung ungeeignet – Schalttage u. U. sinnvoll
F-Plan-Diät	Ballaststoffe ↑ Fleisch, Fisch, Fett ↓	– sinnvolle Dauerernährungsform (s. auch faserreiche Kost S. 378)
modifizierte Energiesubstratzufuhr – fettreich		
Atkins-Diät	Fett (Fisch, Fleisch) ↑ CHO (Getreide, Obst, Gemüse) ↓	– ungenügende Vitamin-, Mineralstoffzufuhr (Quelle: Supplemente) – weder kurz- noch langfristig empfehlenswert
Lutz-Diät	Fett (Fisch, Fleisch, Milchprodukte) ↑ CHO ↓ (max. 70 g/d)	– ungenügende Vitaminzufuhr (obst-/gemüsearm!) – weder kurz- noch langfristig empfehlenswert

Tabelle 196 · Fortsetzung von Seite 393

Diätform	Grundprinzip (Zufuhr erhöht ↑, erniedrigt ↓)	Beurteilung
modifizierte Energiesubstratzufuhr – proteinreich		
PSMF	Protein ↑ Fett ↓ CHO ↓ (ketogene Diät)	– unter ärztlicher Überwachung zeitlich limitiert und unter Beachtung der Kontraindikationen mit Instruktion und Lebensstiländerungen u. U. sinnvoll (s. S. 375); für Schalttage geeignet
Quark-Diät	Quark + Knäckebrot	– ungenügende Vitamin- und Mineralstoffzufuhr – als Schalttag oder als Komponente einer PSMF-Diät u. U. hilfreich – keine Dauerernährungsform
Scarsdale-Diät	Protein ↑ Fett ↓ CHO ↓ Basis: Fisch, Fleisch, Obst, Gemüse, Milch-, Soja-, Getreideprodukte	– sehr proteinreich – als Dauerernährungsform nicht empfehlenswert
Fasten		
Molkefasten („Molke-Trinkkur")	Molke, Säfte, Tees, Mineralwasser	– ungenügende Nährstoff- und Energiezufuhr – kurzfristig (z. B. Schalttage) geeignet
Heilfasten nach F.X. Mayr	Tee, Karlsbader Salz	– ungenügende Nährstoff- inklusive Eiweißzufuhr – großer metabolischer Stress
Milch-Semmel-Diät nach F.X. Mayr („Mayr-Kur")	Milch, trockene Brötchen	– ungenügende Nährstoff- inklusive Eiweißzufuhr – großer metabolischer Stress
Saftfasten	verschiedene Formen (z. B. nach Buchinger) Tee mit Honig, Obstsaft, Gemüsebrühe	– ungenügende Nährstoff- inklusive Eiweißzufuhr – allenfalls als Schalttage hilfreich
Nullfasten	s. Tab. 195	s. Tab. 195
andere Diäten		
Hay-Trennkost	Trennung der Zufuhr von Eiweiß und CHO	– bei Zufuhr der Nährstoffe nach aktuellen Richtlinien als Dauerernährungsform möglich – kann bei bestimmten Menschen jedoch hilfreich sein – Kombination von LM vermittelt eine optimale Nährstoffzufuhr und -verwertung, aber auch Attraktivität des Essens (→ als Dauerernährung eher nicht empfehlenswert)

Tabelle 196 · **Fortsetzung von Seite 394**

Diätform	Grundprinzip (Zufuhr erhöht ↑, erniedrigt ↓)	Beurteilung
Fit for Life (Diamond-Diät)	Modifikation der Hayschen Trennkost, Anpassung der Nährstoffzufuhr an Stoffwechsel/Tages-zyklen	– schlechte Interpretation/Umsetzung der Hayschen Trennkost – ungeeignet
Formuladiäten	kommerzielle „Ersatz-mahlzeiten" in Form von Nährstoffkonzen-traten	– gemäß Richtlinien bezüglich Nährstoffgehalt – der normale Umgang mit Lebensmitteln wird meist nicht erlernt – nicht empfehlenswert
„Anti-Krebs"-Diäten	unwissenschaftliche Konzepte, z. B. „Aus-hungern" des Tumors	– ungenügende Nährstoff- inklusive Eiweißzufuhr – kann bei bestehender oder Risiko für Malnutrition gefährlich sein
„Wunder"-Diäten	Supplementierung eines Nährstoffs oder einer Substanz zur Heilung einer Erkran-kung	– u. U. gesundheitsgefährdend, meist fehlende oder höchstens teilweise wissenschaftliche Evidenz – oft unbekannte Substanzen beigemischt, Kontamination mit anderen Substanzen (z. B. Schwermetallen) möglich

FS = Fettsäuren, KG = Körpergewicht, CHO = Kohlenhydrate, LM = Lebensmittel

Tabelle 197 · **Makronährstoffzusammensetzung wichtiger Ernährungsformen (2001)**

Ernährungsform	Fette	CHO	Proteine	Alkohol
	(% kcal)			
durchschnittliche Ernährung	≥ 34	≈ 49	≈ 14	3–4
mäßig fettreich	30	55	15	–
sehr fettarm/CHO-reich	15	70	15	–
CHO-arm/sehr proteinreich	30	40	30	–
sehr CHO-arm/sehr protein- u. fettreich	55	15	30	–

CHO: Kohlenhydrate

30 Anhang

30.1 Referenzwerte für die Nährstoffzufuhr

Tabelle 198 · Empfehlungen für die Nährstoffzufuhr (Männer/Frauen) (Schätzwerte für weitere Nährstoffe s. S. 397) (nach DGE 2000)

Nährstoff	15–<19 Jahre	19–<25 Jahre	25–<51 Jahre	51–64 Jahre	≥65 Jahre	Schwangerschaft	Stillzeit
Eiweiß [g/kg[1]/d]	0,9/0,8	0,8	0,8	0,8	0,8	–	–
Eiweiß [g/d]	60/46	59/48	59/47	58/46	54/44	58[6]	63[7]
essenzielle Fettsäuren[8] [% der Energie]	ω6: 2,5; ω3: 0,5	ω6: 2,5; ω3: 0,5	ω6: 2,5; ω3: 0,5	ω6: 2,5; ω3: 0,5	ω6: 2,5; ω3: 0,5	ω6: 2,5; ω3: 0,5	ω6: 2,5; ω3: 0,5
Vitamin A[2] [mg RÄ]	1,1/0,9	1,0/0,8	1,0/0,8	1,0/0,8	1,0/0,8	1,1[6]	1,5
Vitamin D [µg]	5	5	5	5	10	5	5
Thiamin (Vitamin B$_1$) [mg]	1,3/1,0	1,3/1,0	1,2/1,0	1,1/1,0	1,0/1,0	1,2[6]	1,4
Riboflavin (Vitamin B$_2$) [mg]	1,5/1,2	1,5/1,2	1,4/1,2	1,3/1,2	1,2/1,2	1,5[6]	1,6
Niacin[3] (Vitamin B$_3$) [mgNÄ]	17/13	17/13	16/13	15/13	13/13	15[6]	17
Vitamin B$_6$ [mg]	1,6/1,2	1,5/1,2	1,5/1,2	1,5/1,2	1,4/1,2	1,9[6]	1,9
Vitamin B$_{12}$ [µg]	3,0	3,0	3,0	3,0	3,0	3,5	4,0
Vitamin C [mg]	100[9]	100[9]	100[9]	100[9]	100[9]	110	150
Folsäure (Nahrungsfolat)[4] [µg FÄ]	400[10]	400[10]	400[10]	400[10]	400	600[10]	600
Kalzium [mg]	1200	1000	1000	1000	1000	1000[11]	1000[11]
Phosphor [mg]	1250	700	700	700	700	800[11]	900[11]
Magnesium [mg]	400/350	400/310	350/300	350/300	350/300	310[12]	390
Eisen[5] [mg]	12/15	10/15	10/15	10/15	10/10	30	20[13]
Jod [µg]	D, A: 200; WHO/CH: 150	D, A: 200; WHO/CH: 150	D, A: 200; WHO/CH: 150	D, A: 180; WHO/CH: 150	D, A: 180; WHO/CH: 150	D, A: 230; WHO/CH: 200	D, A: 260; WHO/CH: 200
Zink [mg]	10/7	10/7	10/7	10/7	10/7	10[6]	11

1: Bezogen auf das Referenzgewicht; **2:** Retinol-Äquivalent: Zu Einheiten und Umrechnungsfaktoren s. S. 89; **3:** 1 mg NÄ (Niacin-Äquivalent) = 60 mg Tryptophan (s. S. 111); **4:** Berechnet nach der Summe folatwirksamer Verbindungen in der üblichen Nahrung = Folat-Äquivalente; **5:** Nicht menstruierende Frauen, die nicht schwanger sind oder nicht stillen: 10 mg/d; **6:** Ab dem 4. Monat der Schwangerschaft; **7:** Ca. 2 g Proteinzulage pro 100 g sezernierte Milch; **8:** Für ω3-Fettsäuren handelt es sich um Schätzwerte (s. Tab. 199, S. 397); **9:** Raucher 150 mg/d; **10:** Frauen, die schwanger werden wollen/könnten, sollten zusätzlich 400 µg synthetische Folsäure (= Pteroylmonoglutaminsäure/PGA) in Form von Supplementen aufnehmen, um Neuralrohrdefekten vorzubeugen. Diese erhöhte Folsäurezufuhr sollte spätestens 4 Wochen vor Beginn der Schwangerschaft erfolgen und während des ersten Drittels der Schwangerschaft beibehalten werden; **11:** Schwangere/Stillende < 19 Jahre: Kalzium 1200 mg; Phosphor 1250 mg; **12:** Schwangere < 19 Jahre: Magnesium 350 mg; **13:** Diese Angabe gilt für stillende und nicht stillende Frauen nach der Geburt zum Ausgleich der Verluste während der Schwangerschaft

Tabelle 199 · Schätzwerte[1] für eine angemessene Nährstoffzufuhr (Männer/Frauen) (Empfehlungen für weitere Nährstoffe s. S. 396; Referenzmaße/Richtwerte für die Energiezufuhr) (nach DGE 2000)

Nährstoff	15–<19 Jahre	19–<25 Jahre	25–<51 Jahre	51–<65 Jahre	≥65 Jahre	Schwangerschaft	Stillzeit
Vitamin E [mg TÄ][2,3]	15/12	15/12	14/12	13/12	12/11	13	17[4]
Vitamin K [µg]	70/60	70/60	70/60	80/65	80/65	60	60
Pantothensäure [mg]	6	6	6	6	6	6	6
Biotin [µg]	30–60	30–60	30–60	30–60	30–60	30–60	30–60
Selen [µg]	30–70	30–70	30–70	30–70	30–70	30–70	30–70
Kupfer [mg]	1,0–1,5	1,0–1,5	1,0–1,5	1,0–1,5	1,0–1,5	1,0–1,5	1,0–1,5
Mangan [mg]	2,0–5,0	2,0–5,0	2,0–5,0	2,0–5,0	2,0–5,0	2,0–5,0	2,0–5,0
Chrom [µg]	30–100	30–100	30–100	30–100	30–100	30–100	30–100
Molybdän [µg]	50–100	50–100	50–100	50–100	50–100	50–100	50–100

1: Hierfür wurden Werte verwendet, die experimentell zwar gestützt und meist aus dem Verzehr gesunder, adäquat ernährter Personen abgeleitet, aber nicht genau genug gesichert sind; Empfehlungen s. Tab. 198; **2:** 1 mg RRR-α-Tocopherol-Äquivalent = 1 mg RRR-α-Tocopherol = 1 mg all-rac-α-Tocopherol = 1,49 IE; 1 IE = 0,67 mg RRR-α-Tocopherol = 1 mg all-rac-α-Tocopherylacetat; **3:** 1 mg RRR-α-Tocopherol-(D-α-Tocopherol-) Äquivalent = 1,1 mg RRR-β-Tocopherol (D-β-Tocopherol) = 2 mg RRR-γ-Tocopherol (D-β-Tocopherol) = 4 mg RRR-γ-Toco-pherol (D-γ-Tocopherol) = 100 mg RRR-δ-Tocopherol (D-δ-Tocopherol) = 3,3 mg RRR-α-Tocotrienol (D-α-Tocotrienol) = 1,49 mg all-rac-α-Tocopherylacetat (D,L-α-Tocopherylacetat); **4:** ca. 260 µg RRR-α-Tocopherol-Äquivalente-Zulage pro 100 g sezernierte Milch

30.2 Laborparameter

Normwerte

Tabelle 200 · Normbereiche ernährungsmedizinisch wichtiger Laborparameter

Parameter	Probe	konventionell	× (Faktor) =	SI-Einheit
Alanin-Aminotransferase (ALT, GPT)	S	0–35 U/l	1	0–35 U/l
Albumin	S	4,0–6,0 g/dl	10	40–60 g/l
alkalische Phosphatase	S	60–220 U/l	1	60–220 U/l
Alkohol (Ethanol)	S, P	0 mg/dl	0,2171	0 mmol/l
α-Tocopherol	P, S	0,5–1,8 mg/dl	23,22	12–50 µmol/l
Amylase	S	0–130 U/l	1	0–130 U/l
Apolipoprotein A-I (Apo-AI)	S, P	f: 1,15–2,20 g/l m: 1,15–1,90 g/l		
Apolipoprotein B (Apo B)	S, P	f: 0,60–1,50 g/l m: 0,70–1,60 g/l		
Ascorbinsäure (Vitamin C)	S, P	0,5–1,5 mg/dl	56,78	28–85 µmol/l
Aspartat-Aminotransferase (AST, GOT)	S	0–35 U/l	1	0–35 U/l
β-Carotin	S	50–250 µg/dl	0,01863	0,9–4,6 µmol/l
Chlorid	P, S	95–105 mEq/l		95–105 mmol/l
25-OH-Vitamin-D_3	P, S	12–120 ng/ml	2,496	30–300 nmol/l
25-OH-Ergocalciferol (Vitamin D_2)	P	3,9 ± 3,1 ng/ml	2,423	9,4 ± 7,5 nmol/l
1,25-$(OH)_2$-Cholecalciferol (Vitamin D_3)	P, S	20–42 pg/ml	2,4	48–100 pmol/l
LDL-Cholesterin	P, S	< 150 mg/dl	0,02586	< 4,0 mmol/l
Coeruloplasmin	S	20–60 mg/dl	0.063	1,26–3,7 µmol/l
CRP (C-reaktives Protein)	S	< 5 mg/l		
Cyanocobalamin (Vitamin B_{12})	S	200–1000 pg/ml	0,7378	150–750 pmol/l
Differenzialblutbild (EDTA-Blut)				
– stabkernige neutrophile Granulozyten	E	0–5 %		
– segmentkernige neutrophile Granulozyten	E	50–70 % (1800-7000/µl)		
– eosinophile Granulozyten	E	0–5 % (< 450/µl)		
– basophile Granulozyten	E	0–2 % (< 200/µl)		
– Monozyten	E	2–6 % (< 800/µl)		
– Lymphozyten	E	25–45 % (1000–4800/µl)		
Erythrozyten-GOT-(AST-) Aktivitäts-koeffizient (EGOT-AC) (Vitamin B_6)	Ec	< 1,8		
Eisen (Transferrin-gebunden)	S	50–150 µg/dl	0,1791	9–27 µmol/l
Eisenbindungskapazität	S	300–360 µg/dl	0,1791	54–65 µmol/l
Eiweiß (Gesamteiweiß)	P, S	6,0–8,0 g/dl	10	60–80 g/l

Tabelle 200 · **Fortsetzung von Seite 398**

Parameter	Probe	konventionell	×(Faktor) =	SI-Einheit
Eiweiß (Elektrophorese)				
– Albumin		3,6–5,0 g/dl (45–65 %)	10	36–50 g/l
– α_1-Globulin		0,1–0,4 g/dl (2–5 %)	10	1–4 g/l
– α_2-Globulin		0,5–0,9 g/dl (7–10 %)	10	5–9 g/l
– β-Globulin		0,6–1,1 g/dl (9–12 %)	10	6–11 g/l
– γ-Globulin		0,8–1,5 g/dl (12–20 %)	10	8–15 g/l
Erythrozyten-Glutathion-Reduktase-Aktivitätskoeffizient (EGR-AC)	Ec	< 1,2 (< 20 %)		
Erythrozyten-Transketolase-Aktivitätskoeffizient (ETK-AC)	Ec	0–15 %		
Ferritin	S, P	50–150 ng/ml	1	50–150 µg/l
Fett im Stuhl		2,0–6,0 g/24 h		
Folsäure	S	> 6,0 ng/ml	2,266	≥ 13,5 nmol/l
Folsäure	Ec	> 160 ng/ml	2,266	≥ 360 nmol/l
freie Fettsäuren (FFA)	P	8–20 mg/dl	10	80–200 mg/l
Fruktose	P	< 10 mg/dl	0,05551	< 0,55 mmol/l
Gesamt-Cholesterin (mmol/l)		< 200 mg/dl	0,0259	< 5,2 mmol/l
γ-Glutamyltransferase (γ-GT)	S	0–30 U/l	1	0–30 U/l
Glukose (nüchtern)	P, S	70–110 mg/dl	0,05551	3,9–6,1 mmol/l
Hämoglobin (Hb)	E	m: 14–18 g/dl f: 12–16 g/dl	10	m: 140–180 g/l f: 120–160 g/l
Harnsäure	P, S	2,0–7,0 mg/dl	59,48	120–420 µmol/l
Hb_{A1c}		< 6 % des Hb		
HDC-Cholesterin		> 45 mg/dl	0,0259	1,2 mmol/l
Holo-TC-II	S	> 45 pmol/l		
Homozystein	S, P			8–12 µmol/l
Insulin	P, S	5–20 µU/ml	7,175	35–145 pmol/l
Kalium	P, S	3,5–4,5 mEq/l, (13,7–17,5 mg/dl)	1 (0,2558)	3,5–4,5 mmol/l
Kalzium	S	9–10 mg/dl	0,250	2,25–2,5 mmol/l
Kreatinin	S, P	0,6–1,2 mg/dl	88,4	50–110 µmol/l
Kupfer	S	m: 70–140 µg/dl f: 85–155 µg/dl	0,157	m: 11–22 µmol/l f: 13–24 µmol/l
Laktat s. Milchsäure				
Leukozyten	E	4000–10000/µl		
Lipase	S	30–180 U/l	1	30–180 U/l
Lipoprotein (a) Lp (a)	S	< 30 mg/dl	10	< 300 mg/l
Magnesium	P, S	1,3–2,1 mEq/l	0,5	0,65–1,05 mmol/l
MCV (Erythrozytenvolumen)	B	80–92 μm^3	1	80–92 fl

Tabelle 200 · Fortsetzung von Seite 399

Parameter	Probe	konventionell	×(Faktor) =	SI-Einheit
Methylmalonsäure	P	0,1–0,4 µmol/l		
Milchsäure (Laktat)	P, S	5–20 mg/dl	0,1110	0,5–2,0 mmol/l
Natrium	P, S	138–142 mEq/l	1	138–142 mmol/l
Pantothensäure	B	1,03–1,83 µg/ml	4,56	5–8 µmol/l
Phosphat	S	2,4–4,5 mg/dl	0,3229	0,77–1,45 mmol/l
Pyridoxal (Vitamin B_6)	P	20–90 ng/ml	5,982	120–540 nmol/l
Pyridoxalphosphat (PLP) (Vitamin B_6)	P	7–30 ng/ml	4,046	30–121 nmol/l
Quick, s. Thromboplastinzeit				
Retinol (Vitamin A)	P, S	20–50 µg/dl	0,0349 1	0,7–1,75 µmol/l
Riboflavin (Vitamin B_2)	S	2,6–3,7 µg/dl	26,57	70–100 nmol/l
Selen	B, S, Ec	B: 58–234 µg/l S: 46–143 µg/l Ec: 75–240 µg/kg	0,0127	B: 0,74–2,97 µmol/l S: 0,58–1,82 µmol/l Ec: 0,95–3,05 µmol/kg
Thiamin (Vitamin B_1)	B, S	B: 2,5–7,5 µg/dl S: 0,32 ± 0,11	29,6	B: 74–222 nmol/l S: 9,5 ± 3,3 nmol/l
Thiamin-Hydrochlorid (Vitamin B_1)	U	60–500 µg/24 h	0,002965	0,18–1,48 µmol/l
Thiaminpyrophosphat-Stimulationsassay (% TPP; ETK-AC)		0–15 %	0,01	0–0,15
Thromboplastinzeit (Quick)		70–100 %		
Thyroxinbindendes Globulin (TBG)	S	12,0–28,0 µg/ml	12,87	150–360 nmol/ l
Triglyzeride	P, S	< 160 mg/dl	0,01129	< 1,80 mmol/l
TSH (thyroideastimulierendes Hormon)	S			0,72–4,2 mU/l
Vitamin A, s.Retinol				
Vitamin B_1, s. Thiaminhydrochlorid				
Vitamin B_{12}, s. Cyanocobalamin				
Vitamin B_2, s. Riboflavin				
Vitamin B_6, s. Pyridoxal				
Vitamin C , s. ;Ascorbinsäure				
Vitamin D_3, s. Cholecalciferol				
Vitamin E, s. α-Tocopherol				
Vitamin K (Phylloquinon)	P, S	0,14–1,17 ng/ml	2,22	0,3–2,6 nmol/l
Zink	S	0,75–1,25 µg/ml	0,1530	11,5–19 µmol/l

◨ **Merke:** Die Normwerte gelten jeweils für eine bestimmte Methode und ein Labor.
Abweichungen sind entsprechend möglich
1: 5-h-Sammelurin
2: Starke saisonale Schwankungen
B = Vollblut, S = Serum, P = Plasma, E = EDTA-Blut, U = Urin, Ec = Erythrozyten,
f = Frauen, m = Männer

Umrechnungsskalen

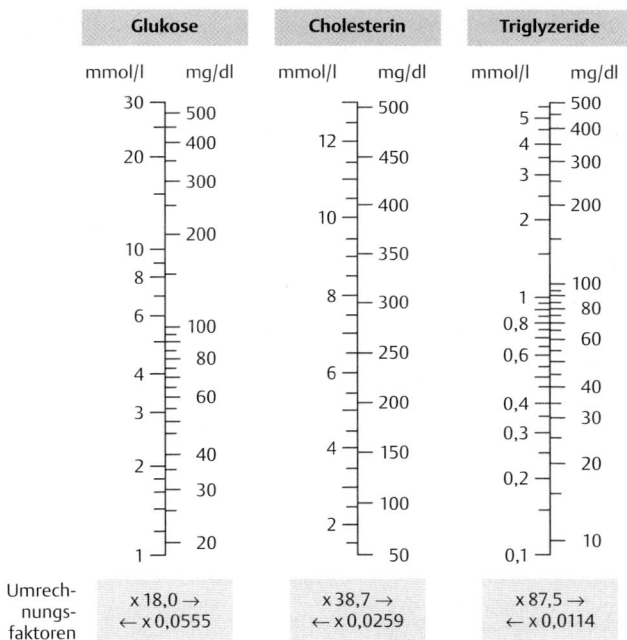

Abb. 65   Umrechnungsskalen für Plasma-/Serum-Glukose, -Cholesterin und -Triglyzeride

Wichtige Formeln, Umrechnungsfaktoren

Energiegehalt der Energiesubstrate
1g Fett = 9 kcal = 38 kJ
1g Kohlenhydrate (CHO) = 4 kcal = 17 kJ
1g Eiweiß = 4 kcal = 17 kJ
1g Alkohol = 7 kcal = 29 kJ
(1 kJ = 0,239 kcal; 1000 kJ = 1 MJ; 1 kcal = 4,185 kJ → kJ = 4,184 × kcal; kcal = 0,24 × kJ)

Berechnung des Grundumsatzes (GU) nach Harris-Benedict
Männer:
  GU [kcal/24 h] = 66,5 + 13,8 × Gewicht [kg] + 5,0 × Größe [cm] – 6,8 × Alter [Jahre]
Frauen:
  GU [kcal/24 h] = 655 + 9,6 × Gewicht [kg] + 1,8 × Größe [cm] – 4,7 × Alter [Jahre]

Schätzung des Grundumsatzes (GU)
GU [kcal/d] = Körpergewicht × 24

Schätzung des Energiebedarfs (leichte körperliche Aktivität)
Männer: Energiebedarf [kcal/d] = Körpergewicht [kg] × 35 kcal
Frauen: Energiebedarf [kcal/d] = Körpergewicht [kg] × 30 kcal

Berechnung des Respiratorischen Quotienten (RQ)
RQ = $CO_{2\ produziert} \div O_{2\ konsumiert}$ = $VCO_2 \div VO_2$

Körpermassenindex (Body Mass Index, BMI)
BMI [kg/m^2] = Körpergewicht [kg] ÷ (Körpergröße [m])^2
Beispiel für 179 cm und 70 kg: BMI = 70 ÷ (1,79)^2 = 70 ÷ 3,20 = 21,87 kg/m^2

Berechnung der LDL-Cholesterinkonzentration (LDL-C) (Friedewald-Formel)
LDL-C [mmol/l] = Gesamt-C – (HDL-C – (Triglyzeride ÷ 2,2)
LDL-C [mg/dl] = Gesamt-C – HDL-C – (Triglyzeride ÷ 5)
(Einschränkung: Einsetzbar nur bei Triglyzeriden < 4,5 mmol/l)

Schätzung des Stickstoff(N)gehalts von Lebensmitteln
N [g] = Eiweiß [g] ÷ 6,25

Umrechnungsfaktoren und Einheiten
Natrium: 1 mmol Na^+ = 23 mg Na^+; 1g Na^+ = 43 mmol Na^+ (1g NaCl = 393 mg Na^+)
Chlorid: 1 mmol Cl^- = 35 mg Cl^-; 1g Cl^- = 29 mmol Cl^-
Kalium: 1 mmol K^+ = 39 mg K^+; 1g K^+ = 26 mmol K^+ (1g KCl = 524 mg K^+)
Kalzium: 1 mmol Ca^{2+} = 40 mg Ca^{2+}; 1g Ca^{2+} = 25 mmol Ca^{2+}
Magnesium: 1 mmol Mg^{2+} = 24 mg Mg^{2+}; 1g Mg^{2+} = 41 mmol Mg^{2+}

30.3 BMI-Übersicht

Tabelle 201 · BMI-Bestimmung aus Gewicht [kg] und Größe [cm]

Körpergröße [cm] \ Gewicht [kg]	40	45	50	55	60	65	70	75	80	85	90	95	100	105	110	115	120	125	130	135	140	145	150	155	160
140	20	23	26	28	31	33	36	38	41	43	46	48	51	54	56	59	61	64	66	69	71	74	77	79	82
142	20	22	25	27	30	32	35	37	40	42	45	47	50	52	55	57	60	62	65	67	70	72	74	77	79
144	19	22	24	27	29	31	34	36	39	41	43	46	48	51	53	55	58	60	63	65	68	70	72	75	77
146	19	21	23	26	28	30	33	35	38	40	42	45	47	49	52	54	56	59	61	63	66	68	70	73	75
148	18	21	23	25	27	30	32	34	37	39	41	43	46	48	50	53	55	57	59	62	64	66	68	71	73
150	18	20	22	24	27	29	31	33	36	38	40	42	44	47	49	51	53	56	58	60	62	64	67	69	71
152	17	19	22	24	26	28	30	32	35	37	39	41	43	45	48	50	52	54	56	58	61	63	65	67	69
154	17	19	21	23	25	27	30	32	34	36	38	40	42	44	46	48	51	53	55	57	59	61	63	65	67
156	16	18	21	23	25	27	29	31	33	35	37	39	41	43	45	47	49	51	53	55	58	60	62	64	66
158	16	18	20	22	24	26	28	30	32	34	36	38	40	42	44	46	48	50	52	54	56	58	60	62	64
160	16	18	20	21	23	25	27	29	31	33	35	37	39	41	43	45	47	49	51	53	55	57	59	61	63
162		17	19	21	23	25	27	29	30	32	34	36	38	40	42	44	46	48	50	51	53	55	57	59	61
164		17	19	20	22	24	26	28	30	32	33	35	37	39	41	43	45	46	48	50	52	54	56	58	59
166		16	18	20	22	24	25	27	29	31	33	34	36	38	40	42	44	45	47	49	51	53	54	56	58
168		16	18	19	21	23	25	27	28	30	32	34	35	37	39	41	43	44	46	48	50	51	53	55	57
170		16	17	19	21	22	24	26	28	29	31	33	35	36	38	40	42	43	45	47	48	50	52	54	55
172			17	19	20	22	24	25	27	29	30	32	34	35	37	39	41	42	44	46	47	49	51	52	54
174			17	18	20	21	23	25	26	28	30	31	33	35	36	38	40	41	43	45	46	48	50	51	53
176			16	18	19	21	23	24	26	27	29	31	32	34	36	37	39	40	42	44	45	47	48	50	52
178			16	17	19	20	22	24	25	27	28	30	32	33	35	36	38	40	41	43	44	46	47	49	50
180				17	19	20	22	23	25	26	28	29	31	32	34	36	37	39	40	42	43	45	46	48	49
182				17	18	20	21	23	24	26	27	29	30	32	33	35	36	38	39	41	42	44	45	47	48
184				16	18	19	21	22	24	25	27	28	30	31	32	34	35	37	38	40	41	43	44	46	47
186				16	17	19	20	22	23	25	26	28	29	30	32	33	35	36	38	39	41	42	43	45	46
188					17	18	20	21	23	24	25	27	28	30	31	33	34	35	37	38	40	41	42	44	45
190					16	18	19	21	22	23	25	26	28	29	30	32	33	35	36	37	39	40	42	43	44
192					16	18	19	20	22	23	24	26	27	28	30	31	33	34	35	37	38	39	41	42	43
194					16	17	19	20	21	23	24	25	27	28	29	31	32	33	35	36	37	39	40	41	42
196					16	17	18	20	21	22	24	25	26	27	29	30	31	33	34	35	37	38	39	40	41
198					16	17	18	19	21	22	23	24	26	27	28	30	31	32	33	34	36	37	38	39	40
200					16	17	18	19	20	21	23	24	25	26	28	29	30	31	33	34	35	36	38	39	40

Kategorien: Untergewicht · Normalgewicht · Präadipositas · Adipositas (WHO I · WHO II · WHO III)

30.4 Nützliche Adressen

Adressen von Selbsthilfeorganisationen sind bei den u. g. Fachorganisationen erhältlich.

Tabelle 202 · Nützliche Adressen

Deutschland (Vorwahl: 0049)

Deutsche Gesellschaft für Ernährung e.V. (DGE)
Godesberger Allee 18
53175 Bonn
Tel: 0228/3776600
Fax: 0228/3776800
www.dge.de

Bundesministerium für Verbraucherschutz, Ernährung und Landwirtschaft (BMVEL)
Rochusstraße 1
53123 Bonn (Dienstsitz: Berlin)
Tel: 0228/529 0 oder 01888/529 0
Fax: 0228/529 4262 oder 01888/529 4262
e-mail: internet@bmvel.bund.de
www.verbraucherministerium.de

Bundesinstitut für Risikobewertung (BfR)
Thielallee 88–92
14195 Berlin
Tel: 01888/412 43 00
Fax: 01888/412 49 70
e-mail: pressestelle@bfr.bund.de
www.bgvv.de

Deutsche Diabetes Gesellschaft (DDG)
Geschäftsstelle DDG
Berufsgenossenschaftliche
Kliniken Bergmannsheil
Universitätsklinik
Bürkle-de-la-Camp-Platz 1
44789 Bochum
Tel: 0234/97 88 90
Fax: 0234/97 88 921
e-mail: info@ddg.de
www.deutsche-diabetes-gesellschaft.de

Deutsche Forschungsanstalt für Lebensmittelchemie
Lichtenbergstraße 4
85748 Garching
Tel: 089/289141-70
Fax: 089/289141-83
e-mail: lebensmittel@lrz.tum.de
www.dfa.leb.chemie.tu-muenchen.de

Verband der Diätassistenten – Deutscher Bundesverband (VDD)
Postfach 10 51 12
40210 Düsseldorf
Tel: 0211/16 21 75
Fax: 0211/35 73 89
e-mail: vdd-duesseldorf@t-online.de
www.vdd.de

Bundesministerium für Gesundheit und soziale Sicherung (BMGS)
Postfach 500
53108 Bonn
Fax: 0180/5 15 15 11

Bundesforschungsanstalt für Ernährung und Lebensmittel (BFEL)
Haid-und-Neu-Straße 9
76131 Karlsruhe
Tel: 0721/6625-200
Fax: 0721/6625-111
e-mail: komm.al@bfe.uni-karlsruhe.de
www.bfa-ernaehrung.de

Deutsche Zöliakie-Gesellschaft e.V.
Filderhauptstraße 61
70599 Stuttgart
Tel: 0711/45 99 81-0
Fax: 0711/45 99 81-50
e-mail: info@dzg-online.de
www.dzg-online.de

Deutsches Agrarinformationsnetz
www.dainet.de

Verbraucherschutz Ernährung
www.aid.de/ernaehrung

Informations- und Dokumentationsstelle Gießen
www.nutriinfo.de

Alles über Lebensmittel
www.was-wir-essen.de

Tabelle 202 · **Forsetzung von Seite 404**

Deutschland (Vorwahl: 0049)

aid infodienst
Verbraucherschutz Ernährung Landwirtschaft
Friedrich-Ebert-Str. 3
53177 Bonn
Tel: 02 28–84 99-0
Fax: 02 28–84 99-177
e-mail: aid@aid.de
www.was-wir-essen.de
www.aid.de/ernaehrung

**ZADI – Zentralstelle für Agrar-
dokumentation und -information**
Villichgasse 17
53177 Bonn
Tel: 02 28–95 48-0
Fax: 02 28–95 48-111

Österreich (Vorwahl: 0043)

**Österreichische Gesellschaft für
Ernährung (ÖGE)**
Zaunergasse 1–3
1030 Wien
Tel: 01/714 71 93 oder 01/712 21 21 22
Fax: 01/718 61 46
e-mail: info@oege.at
www.oege.at

**Bundesministerium für Land- und
Forstwirtschaft, Umwelt und
Wasserwirtschaft (BMLFUW)**
Stubenring 1
1012 Wien
Tel: 01/711 00-0
Fax: 01/711 00-2140
e-mail: office@lebensministerium.at
www.lebensministerium.at

Institut für Ernährungswissenschaften
Universität Wien
Althanstraße 14 (Pharmaziezentrum)
1090 Wien
Tel: 01/4277-54901
Fax: 01/4277-9549
e-mail: ernaehrungswissenschaften@
univie.ac.at
www.univie.ac.at/nutrion

Österreichische Diabetes Gesellschaft
Sekretariat
Währingerstraße 76/13
1090 Wien
Tel: 06 50/7 70 33 78
Fax: 01-2 64 52 29
e-mail: oedg@trimedia.at
www.oedg.org

**Verband der Diplom DiätassistentInnen
und ernährungsmedizinischen
BeraterInnen Österreichs**
Grüngasse 9/Top 20
1050 Wien
Tel: 01/602 79 60
Fax: 01/600 38 24
e-mail: dipl_da_emb@gmx.at
www.ernaehrung.or.at

**Verband der Ernährungswissenschaftler
Österreichs (VEÖ)**
Leithastraße 16/6/46
1200 Wien
Tel:/Fax: 01-333 39 81
e-mail: veoe@veoe.org
www.veoe.org

**Österreichische Arbeitsgemeinschaft
Zöliakie**
Anton-Baumgartner-Straße 44/C5/2302
1230 Wien
Tel:/Fax: 01-6 67 18 87
e-mail: zoeliakie.oesterreich@utanet.at
www.go.to/zoeliakie/

Tabelle 202 · **Fortsetzung von Seite 405**

Schweiz (Vorwahl: 0041)

Schweizerische Gesellschaft für Ernährung (SGE-SSN)
Effingerstr. 2
3001 Bern
Tel: 031/385 00 00
Fax: 031/385 00 05
e-mail: info@sge-ssn.ch
www.sve.org

Schweizerische Diabetes-Gesellschaft
Generalsekretariat
Rütistrasse 3A
5400 Baden
Tel: 056/200 17 90
Fax: 056/200 17 95
e-mail: sekretariat@diabetesgesellschaft.ch
www.diabetesgesellschaft.ch

Hypertonie- und Adipositassprechstunde
(Risikofaktor- und Ernährungssprechstunde
des Autors)
Universitätsspital Zürich
Medizinische Poliklinik
Rämistr. 100
8091 Zürich
Tel: 01/255 24 30 oder 01/255 56 64
(Do + Fr)
e-mail: paolo.suter@usz.ch

Schweizerischer Verband diplomierter Ernährungsberaterinnen (SVERB)
Stadthof, Bahnhofstr. 7b
6210 Sursee
Tel: 041/926 07 97
Fax: 041/926 07 99
e-mail: service@sverb-asdd.ch
www.sverb-asdd.ch

Bundesamt für Gesundheitswesen (BAG)
3003 Bern
Tel: 031/322-21 11
Fax: 031/322-95 07
e-mail: info@bag.admin.ch
www.bag.admin.ch

Schweizerische Interessengemeinschaft für Zöliakie
c/o Sekretariat Anita Dimas
Birmannsgasse 20
4055 Basel
Tel: 061/271 62 17
Fax: 061/271 62 18
e-mail: sekretariat@zoeliakie.ch
www.zoeliakie.ch

Consultation d'obesité
Policlinic Médicale Universitaire
CHMU
Rue du Bugnon 44
1011 Lausanne
Tel: 021/314 60 60

Consultation ambulatoire d'obesité
Hôpitaux Universitaires de Genève (Hug)
24 Rue Micheli-du-Crest
1205 Genf
Tel: 022/372 97 22

Adipositassprechstunde
Universitätsspital
Petersgraben 4
4031 Basel
Tel: 061/265 25 25 – 265 73 40

Tabelle 202 · **Fortsetzung von Seite 406**

Europäische Union

Hauptportal EU (deutsch)
www.europa.eu.int/index_de.htm

Gesundheit (Hauptseite)
www.europa.eu.int/comm/health/index_de.htm

Gesundheit (Sektion Ernährung)
www.europa.eu.int/comm/health/ph_determinants/life_style/nutrition/nutrition_de.htm

Generaldirektion Gesundheit und Verbraucherschutz
www.europa.eu.int/comm/dgs/health_consumer/index_de.htm

Lebensmittelsicherheit
www.europa.eu.int/comm/food/index_de.htm

European Network for Public Health Nutrition
www.prevnut.ki.se/Prevnut.asp?mnu_sel=FFB10&pg_sel=

Diet and Cancer Network (European Cancer Prevention Organization)
www.eu-cancer.org/

30.5 ICD-10-Diagnoseschlüssel

Tabelle 203 · ICD-10-Diagnoseschlüssel ausgewählter ernährungsmedizinisch relevanter Symptome und Krankheiten

Krankheiten/Symptome	ICD-10-Code
alimentäre Anämien (D50–D53)	
Eisenmangelanämie	D50.x
Vitamin-B_{12}-Mangelanämie	D51.x
Folsäuremangelanämie	D52.x
sonstige alimentäre Anämien	D53.x
Schilddrüse (E00–E07)	
jodmangelbedingte Schilddrüsenerkrankungen und verwandte Zustände	E01.x
subklinische Jodmangel-Hypothyreose	E02
Diabetes mellitus (E10–E14)	
primär insulinabhängiger Diabetes mellitus	E10.x
nicht primär insulinabhängiger Diabetes mellitus	E11.x
Diabetes mellitus in Verbindung mit Fehl- oder Mangelernährung	E12.x
Mangelernährung (E40–E46)	
Kwashiorkor	E40
alimentärer Marasmus	E41
Kwashiorkor-Marasmus	E42
nicht näher bezeichnete erhebliche Energie- und Eiweißmangelernährung	E43
Energie- und Eiweißmangelernährung mäßigen und leichten Grades	E44.x
– mäßige Energie- und Eiweißmangelernährung	E44.0
– leichte Energie- und Eiweißmangelernährung	E44.1
Entwicklungsverzögerung durch Energie- und Eiweißmangelernährung	E45
nicht näher bezeichnete Energie- und Eiweißmangelernährung	E46
sonstige alimentäre Mangelzustände (E50–E64)	
Vitamin-A-Mangel	E50.x
Thiaminmangel	E51.x
Niacinmangel (Pellagra)	E52
Mangel an sonstigen Vitaminen des Vitamin-B-Komplex	E53.x
– Riboflavinmangel	E53.0
– Pyridoxinmangel	E53.1
– Mangel an sonstigen näher bezeichneten Vitaminen des B-Komplexes (Biotin/Cobalamin/Folsäure/Pantothensäure/Vitamin B_{12}/Cyanocobalamin)	E53.8
– Vitamin-B-Mangel, nicht näher bezeichnet	E53.9
Ascorbinsäuremangel (Vitamin-C-Mangel)	E54
Vitamin-D-Mangel	E55.x
– floride Rachitis	E55.0
– Vitamin-D-Mangel, nicht näher bezeichnet	E55.9
sonstige Vitaminmangelzustände	E56.x
– Vitamin-E-Mangel	E56.0
– Vitamin-K-Mangel	E56.1
alimentärer Kalziummangel	E58
alimentärer Selenmangel	E59
alimentärer Zinkmangel	E60
Mangel an sonstigen Spurenelementen	E61.x
– Kupfermangel	E61.0
– Eisenmangel	E61.1
– Magnesiummangel	E61.2
– Manganmangel	E61.3
– Chrommangel	E61.4
– Molybdänmangel	E61.5

Tabelle 203 · Fortsetzung von Seite 408

Krankheiten/Symptome	ICD-10-Code
sonstige alimentäre Mangelzustände	E63.x
– Mangel an essenziellen Fettäuren	E63.0
– unausgewogene Zusammensetzung der Nahrung	E63.1
– alimentärer Mangelzustand, nicht näher bezeichnet	E63.9
Folgen von Mangelernährung oder sonstigen alimentären Mangelzuständen	E64.x

Adipositas und sonstige Überernährung (E65–E68)

lokalisierte Adipositas	E65
Adipositas	E66.x
– Adipositas durch übermäßige Kalorienzufuhr	E66.0
– arzneimittelinduzierte Adipositas	E66.1
sonstige Überernährung	E67.x
Folgen der Überernährung	E68

Stoffwechselstörungen (E70–E90)

Störungen des Stoffwechsels aromatischer Aminosäuren	E70.x
Störungen des Stoffwechsels verzweigter Aminosäuren und des Fettsäure-stoffwechsels	E71.x
sonstige Störungen des Aminosäurestoffwechsels	E72.x
– Störungen des Stoffwechsels schwefelhaltiger Aminosäuren	E72.1
Laktoseintoleranz	E73.x
– angeborener Laktasemangel	E73.0
– sekundärer Laktasemangel	E73.1
sonstige Störungen des Kohlenhydratstoffwechsels	E74.x
– Störungen des Fruktosestoffwechsels	E74.1
– Störungen des Galaktosestoffwechsels	E74.2
– sonstige Störungen der intestinalen Kohlenhydratabsorption (Glukose-Galaktose-Malabsorption, Saccharasemangel)	E74.3
Störungen des Lipoproteinstoffwechsels und sonstige Lipidämien	E78.x
– reine Hypercholesterolämie	E78.0
– reine Hypertriglyzeridämie	E78.1
– gemischte Hyperlipidämie	E78.2
– Hyperchylomikronämie	E78.3
– sonstige Hyperlipidämien (FCH)	E78.4
– Hyperlipidämie, nicht näher bezeichnet	E78.5
– Lipoproteinmangel (HDL-Mangel)	E78.6
– sonstige Störungen des Lipoproteinstoffwechsels	E78.8
– Störung des Lipoproteinstoffwechsels, nicht näher bezeichnet	E78.9
Störungen des Purin- und Pyrimidinstoffwechsels	E79.x
Störungen des Mineralstoffwechsels	E83.x
– Störungen des Kupferstoffwechsels (Menke-Syndrom, Morbus Wilson)	E83.0
– Störungen des Eisenstoffwechsels (Hämochromatose)	E83.1
– Störungen des Zinkstoffwechsels (Acrodermatitis enteropathica)	E83.2
– Störungen des Phosphorstoffwechsels	E83.3
– Störungen des Magnesiumstoffwechsels	E83.4
– Störungen des Kalziumstoffwechsels	E83.5
– sonstige Störungen des Mineralstoffwechsels	E83.8
Volumenmangel	E86
sonstige Störungen des Wasser- und Elektrolythaushalts sowie des Säure-Basen-Gleichgewichts	E87.x
– Hyperkaliämie	E87.5
– Hypokaliämie	E87.6
– Flüssigkeitsüberschuss	E87.7

Tabelle 203 · Fortsetzung von Seite 409

Krankheiten/Symptome	ICD-10-Code
Verhaltensauffälligkeiten mit körperlichen Störungen und Faktoren (F50–F59)	
Essstörungen	F50.x
Anorexia nervosa	F50.0
atypische Anorexia nervosa	F50.1
Bulimia nervosa	F50.2
atypische Bulimia nervosa	F50.3
Essattacken bei anderen psychischen Störungen	F50.4
andere Essstörungen	F50.8
Essstörungen, nicht näher bezeichnet	F50.9
Hypertonie (I10–I15)	
essenzielle (primäre) Hypertonie	I10
hypertensive Herz- und Nierenkrankheit	I13.x
ischämische Herzkrankheit (I20–I25)	
Angina pectoris	I20.x
akuter Myokardinfarkt	I21.x
chronische ischämische Herzkrankheit	I25.x
Krankheiten des Verdauungssystems (K00–K93)	
Zahnkaries	K02.x
Gingivitis und Krankheiten des Parodonts	K05.x
Krankheiten der Speicheldrüsen	K11.x
gastroösophageale Refluxkrankheit	K21.x
Ulcus ventriculi	K25.x
Ulcus duodeni	K26.x
Morbus Crohn (Enteritis regionalis)	K50.x
Colitis ulcerosa	K51.x
Divertikulose des Darms	K57.x
Colon irritabile	K58.x
alkoholische Lebererkrankung	K70.x
Fibrose und Zirrhose der Leber	K74.x
Cholelithiasis	K80.x
intestinale Malabsorption	K90.x
Krankheiten des Muskel-Skelett-Systems und des Bindegewebes (M00–M99)	
Gicht	M10.x
Osteoporose mit pathologischer Fraktur	M80.x
Osteoporose ohne pathologischer Fraktur	M81.x
Osteomalazie im Erwachsenenalter	M83.x
– Osteomalazie im Erwachsenenalter durch Malabsorption	M83.2
– Osteomalazie im Erwachsenenalter durch Fehl- oder Mangelernährung	M83.3
Skelettfluorose	M85.1
Krankheiten des Urogenitalsystems (N00–N99)	
nephrotisches Syndrom	N04.x
Nieren- und Ureterstein	N20.x
Stein in den unteren Harnwegen	N21.x

Sachverzeichnis

A

Abdominaleingriff,
Ernährung, postoperative
241
Abdominalschmerz 226
Absorption 6 f
Acceptable Daily Intake,
Süßstoff 81
ACE-Hemmer 202, 268
Acesulfam K 81
Acetaldehyddehydrogenase
169
Acetylsalicylsäure 260
Achalasie 242
Additiva, *siehe* Zusatzstoffe
180
ADI, *siehe* Acceptable Daily
Intake 81
Adipositas 285 f
– abdominale 287
– Anamnese 288
– bei Kindern und Jugend-
lichen 303
– Diät-Anamnese 288
– Differenzialdiagnostik 286
– Ernährungsanamnese 289
– Ernährungsempfehlungen
299 ff
– Klassifizierung 285
– Komorbidität 287
– Lebensstil-Änderungen 294
– Lipoproteinspiegel 190
– Risikoeinschätzung 290
– Therapie 291 ff
– – medikamentöse 295
– – operative 296 ff
Adressen 404
– Deutschland 404 f
– Europäische Union 407
– Österreich 405
– Schweiz 406
Akrodermatitis enteropathica
163
Aktivität, körperliche 342 f, 364
– Adipositastherapie 292
– Diabetes mellitus 204
– Flüssigkeitszufuhr 344
– im Alter 334
Aktivitätsfaktor 13
Akute-Phase-Proteine
– negative 35
– positive 35
Alanin 67
Albumin 36, 40

Albuminkonzentration
– im Serum 224
– präoperative 240
Albuminspiegel, niedriger 38
Alitam 81
Alkohol 169 f
– Abbaugeschwindigkeit 169
– Abstinenz 215, 221
– – bei Hyperurikämie 207
– Abusus **171**, 220 f
– – Osteoporoserisiko 275
– Energiegehalt 9
– Gehalt von Getränken 170 f
– Intoxikation 172
– Konsum
– – Diabetes mellitus 201
– – Hyperurikämie 209
– – KHK-Inzidenz 259
– – Schwangerschaft 339
– Krankheit 171
– Missbrauch *siehe* Alkohol-
abusus 171
– Verstoffwechselung 169
Alkoholdehydrogenase 169
Allergenkarenz 318
Allergiesyndrom, orales 318
Allergische Reaktion,
nahrungsmittelbedingte 318
Allopurinol 207
Alterungsprozess 332
Amenorrhö 27
Aminosäure-Score 72
Aminosäure-Turnover,
Aktivität, körperliche 346
Aminosäuren 66 f
– Absorption 68
– bedingt-essenzielle 67
– Ernährung, parenterale 389
– essenzielle 38, **66**, 351
– – Sondennahrung 384
– – Zufuhrempfehlung 70
– glukoneogenetische 76
– limitierende 72
– schwefelhaltige 68, 72, 160
– verzweigtkettige, Sonden-
nahrung 384
Aminostatische Theorie 6
Ammoniakentgiftung,
metabolische 216
Ammoniakproduktion,
Reduktion 216
Ammoniakspiegel im Blut
– erhöhter 216
– Verminderung 216
Amylopektin 82

Amylose 82
Anämie 118, 125, 155, 256
Anergie 39
Angina pectoris 259
Angiotensin-II-Antagonisten
268
Anorexia nervosa 311 ff
– Diagnosekriterien 313
– Kortisolspiegel 17
– Mortalitätsrate 311
– Pharmakotherapie 312
Anorexie, maligne
Erkrankung 330
Anthropometrie 27 ff
Anti-Krebs-Diät 395
Antidiabetika, orale 198
Antihistaminika 319
Antihypertensiva 268
Antikarzinogen 326, **328**
Antikörperproduktion,
Nahrungsmittelallergie 317
Antioxidanzien 100, **258**, 263
Antioxidation 279
Antioxidations-Hypothese 258
Antirheumatika, nicht-
steroidale 207
Antisickling Agens 164
Antithiaminfaktoren 106
Anulozyten 156
Apo(a) 182
Apo-B100-Defekt, familiärer
184
Apo-C-II-Mangel 184
Apolipoproteine 182
Arabinose 74
Arachidonsäure 62 f
– Oxidation, Kontrolle 279
– Stoffwechsel, Modulation
372
– Zufuhr, verminderte 279
Arachinsäure 60
Arbeitsgemeinschaft
Adipositas im Kindes- und
Jugendalter 307
Arcus lipoides corneae 185
Arginin 67
Armmuskel-Umfang,
mittlerer 33
Arsen 165
Arteriosklerose 182 f, 185,
257 ff
– Folgeerkrankungen 259
– prämature 119
– Prävention 187, 260, 357
Arterioskleroseindex 187

Arthritis, rheumatoide 277 ff
– Entstehungsfaktoren 278
Arthrose 276
Arzneimittel, Nebenwirkung im Alter 332
Arzneimittel-Nährstoff-Interaktion 333
Ascorbinsäure, *siehe* Vitamin C 120
Asparagin 67
Asparaginsäure 67
Aspartam 81
Aspirationsrisiko, postoperatives 240
Asthma bronchiale 283
Aszites 216
Ataxie 27
– spinozerebelläre 102
Atkins-Diät 393
Atmungskette 153
Außenseiterdiät 391
Aurantiasis 94
Ausdauersport 346
– Sarkopenie 282
Auswärtsessen, bei Adipositas 300

B
Ballaststoffe **84 ff**, 275
– Nahrungsquellen 85
– Vollkost 351
– Zufuhr 85
– – erhöhte 378
– – minimale 380
Barrett-Ösophagus 213
Basal Metabolic Rate, *siehe* Grundumsatz 10
Basis-Bolus-Konzept, Insulintherapie 198
Basisdiät, allergenfreie 318
Bauchbeschwerden, postprandiale 230
Bauchumfang 33
BE (Broteinheit) 201
BED (Binge-Eating-Disorders) 314
24-h-Befragung, Nahrungseinnahme 21
Behensäure 60
Benedict-Grundumsatzberechnung 12
Benzbromaron 207
Beratung
– eiweißorientierte, Indikation 73
– kohlenhydratdefinierte, Indikation 82
Beri-Beri 108
– Schwangerschaft 338

Bewusstlosigkeit, hypoglykämiebedingte 203
BIA (Bioimpedanzanalyse) 42
Bifidus-Bakterien 175
Binge-Eating-Disorders 314
Bioimpedanzanalyse 42
Biologische Wertigkeit, Eiweiße 72
Biotin 122
– Mangel 123
Biotinidase 123
Biphosphonate 274
Bitt-Flecke 90
Bizeps-Hautfalten-Dicke 31
B-Komplexmangel 116
Blähungen, postprandiale 230
Block-Fragebogen, *siehe* Verzehrshäufigkeitsfragebogen 23
β-Blocker 268
Blue bloater 283
Blutalkohol-Spiegel 169
Blutalkoholkurve 170
Blutdruckeffekte 268
Blutdruckmessung 266
Blutfette, Modifizierung 357
Blutgerinnungsstörung 105
Blutlipide 186
Blutzuckertagesprofil 196
Blutzuckerwirksamkeit von Lebensmitteln 78
BMI (Body Mass Index; Körpermassenindex) **28**, 285, 289, **403**
– Anorexia nervosa 313
– Kinder/Jugendliche 304
– Protein-Energie-Malnutrition 308
– Schwangerschaft 336
– Übersichtstabelle 403
BMR (Basal Metabolic Rate), Grundumsatz 10
Bor 165
Borretschöl 56
Bronchitis, chronisch obstruktive 283
Broteinheit 201
Bulimia nervosa 311 ff
Butter
– Fettsäuremuster 55
– Transfettsäurenzufuhr 65

C
Calbindin 138
Calcidiol 95, **99**
Calcifediol 99
Calciferole, *siehe* Vitamin D 95
Calciol 95

Calcitonin 274
Calcitriol 95, **99**
Cancer Prevention Trial 329
Canthaxanthin 94
Carnitin **172 f**, 299
– Gehalt in Lebensmitteln 173
– Konzentration im Plasma 173
– Mangel 173
– Supplementierung 173
α-Carotin 93
β-Carotin 93
Carotinodermie 94
Carotinoide **92 ff**, 176 f
– Konzentration im Serum 224
– Mangel 93
– therapeutischer Einsatz 94
– Überdosierung 94
Casal Halsband 26, **113**
CCK (Cholezystokinin) 6
Cheilose 26, 110
Chemolitholyse 249
Chirurgie, bariatrische 296
CHO, *siehe* Kohlenhydrate 77
Cholecalciferol 99
Choledocholithiasis 217
Cholelithiasis 217 ff
– asymptomatische 218
– bei Gewichtsreduktion 294
Cholesterin 183
– Gehalt in der Nahrung 190
– Konzentration im Serum 224
– – Änderung im Alter 332
– – Einfluss gesättigter Fettsäuren 59
– – Umrechnungsskala 401
– Quotient 187
Cholesterol, *siehe* Cholesterin 183
Cholezystitis, akute 218
Cholezystokinin 6
Cholezystolithiasis 217
Chrom 165
Chronisch entzündliche Darmerkrankung 226 ff
Chvostek-Zeichen 141, 151
Chylomikronämie **184**, 186, 357
Chylomikronen 182
Cisfettsäuren 59
CO_2-Produktion, Kontrolle 284
CO_2-Produktion/O_2-Verbrauch 283
Cobalamin, *siehe* Vitamin B_{12} 116
Colchizin 207

Colitis ulcerosa 226 f
– akuter Schub 229
Colon irritabile 243
Compliance-Parameter 245
Computeranwendung,
  Nahrungsaufnahme-
  Erfassung 22
Corrinoide 116
Crohn, Morbus 226 f
– akuter Schub 229
Crohn-Ulzera 227
CRP (C-reaktives Protein) 35
Cushing, Morbus 285
Cyanocobalamin 119
Cyclamat 81
Cystein 67

D

D-Arabinose 74
Darmerkrankung,
  entzündlich chronische
  226 ff
Darmflora 175
Darmruhigstellung,
  therapeutische 382
DASH-Diät 351, **373 ff**
D-Carnitin 174
Dehydratation im Alter 333
Dehydroascorbinsäure 120
Delirium tremens 172
Demelinisierungssyndrom,
  osmotisches 130
Densitometrie 4, **42**, 272
Dermatitis 26
Dermatose, skrotale 26
Designer-Food 174
Determine-Checkliste 43 f
DEXA (dual energy X-ray-ab-
  sorptiometry;
  Dual-Röntgen-Absorptio-
  metrie) 42
Dextrin 75
Dextrose, *siehe* D-Glukose 74
D-Fruktose 75
D-Galaktose 75
DGE-Referenzwerte
  Nährstoffzufuhr 396
DGE-Regeln 352
D-Glukose 74
DHA 190
Diabetes mellitus 194 ff
– Diagnosekriterien 196
– Ernährungsmaßnahmen
  198
– Gewichtsreduktion 205
– Reisevorbereitung 204
– Risikofaktoren 194
– Schwangerschaft 204
– Therapieziel 197

– Typ 1 194
– Typ 2 194
Diabetikerschulung 197
Diabetische Nephropathie
  202
Diagnoseschlüssel (ICD 10)
  408
Diagnostik, apparative 41 f
Dialyse, Ernährungsstatus
  246
Diamond-Diät 395
Diarrhö
– chologene 225
– Diabetes mellitus 205
– Differenzialdiagnostik 227
– Kurzdarmsyndrom 238
– maligne Erkrankung 331
– Nahrungsmittelvergiftung
  324
– postprandiale 230
Diät
– allergenfreie 318
– Bewertungskriterien 391
– einzelnahrungsmittelzen-
  trierte 392
– eiweißreiche 300
– elektrolytdefinierte 350
– energiedefinierte 350, 362 f
– fettreduzierte 392
– fettreiche 392
– gastroenterologische 350
– ketogene 375, 392
– makrobiotische 393
– MUFA-reiche 62
– nährstoffdefinierte 350
– nahrungsersatzzentrierte
  392
– proteindefinierte 350
– proteinreiche 392
– Salz-definierte 132
– – Lebensmittelauswahl 133
– supplementzentrierte 392
Diäthilfsmittel, obsolete 298
Diättherapie, *siehe*
  Ernährungstherapie 350
Diet-Heart-Hypothese 183
Dietary Approaches to Stop
  Hypertension, *siehe* DASH
  373
Digestion, *siehe* Verdauung 8
Dihomo-γ-Linolensäure 63
Dihydrotachysterol 99
Disaccharide 74 f
– Süßkraft 80
Distelöl 55
Disulfiram 169
Diuretika 266, 268
Divertikulose 243
Docosahexaensäure 63
– Quelle 63

Docosapentaensäure 63
Doppel-Energie-Röntgen-Ab-
  sorptiometrie 42
Dumpingsyndrom 243
Dunkeladaptation 41
Dünndarm-Zottenatrophie
  233
Dünndarmbiopsie 225, 234
Duodenalsonde, transnasale
  383
Duodenalulkus 242
Duodenum, Sondennah-
  rungsapplikation 383
Durchfall, *siehe* Diarrhö
Durnin-Womersley-Formel
  32
D-Xylose 74
D-Xylose-Test 224
Dyslipidämie **184**, 357, 364
– Kontrolle bei nephro-
  tischem Syndrom 255
– Therapie, Prädialysephase
  247

E

EEA (Energy Expenditure of
  Activity) 12
Eicosanoidstoffwechsel,
  Modulation 372
Eicosanoidsynthese 62
Eicosapentaensäure 63
– Quelle 63
Eicosatriensäure 58
Einkaufslisten-Analyse 21
Eisen 153 ff
– Absorption 153 f
– Bedarf 153, 155
– Intoxikation 156
– Konzentration im Serum
  224
– Mangel 125, **155**
– – Anämie 155, 339
– – Restriktion 280
– Speicher 155
– Supplementierung 156
– Verlust 155
– Zufuhrempfehlung 153
– Zufuhr, Schwangerschaft 339
Eiweiß (*siehe* auch Protein)
  66 ff
– Bedarf 69
– – Aktivität, körperliche 346
– – Alter 334
– – Bestimmung 376
– – Schwangerschaft 337
– Bilanz, positive 69
– biologische Wertigkeit 72
– Digestibilität 71
– Energiegehalt 9

Sachverzeichnis

– Gehalt in Lebensmitteln 71
– kalorisches Äquivalent 9
– Komplementarität 72
– Quelle 70 ff
– respiratorischer Quotient 9
– Stoffwechsel 69
– Verlust 69
– – Schätzung 254
Eiweißzufuhr 70
– Diabetes mellitus 201
– Ernährung
– – hypokalorische 365
– – parenterale 386
– Fasten, modifiziertes, proteinsparendes 376
– Hämodialyse 247
– hepatische Enzephalopathie 216
– Herzinsuffizienz 265
– Leberzirrhose 215
– maligne Erkrankung 329
– nephrotisches Syndrom 255
– Optimierung 329
– Peritonealdialyse 248
– Reduktionsdiät 300
– Schwangerschaft 337
– Stillzeit 341
– Vollkost 351
Ekchymosen 26
Elaidinsäure 190
Elektrolyte
– Ernährung, parenterale 388
– essenzielle 351
– Lösung 389
– Supplementierung im Alter 335
Eliminationsdiät, diagnostische 318
Embolie, katheterinduzierte 390
Empfehlungen DGE 396
Empfehlungen Nährstoffzufuhr 396
Endobrachyösophagus 213
Endomysium-Antikörper 234
Energiebedarf **12 f**, 351
– Aktivität, körperliche 345
– Stillzeit 341
Energiebedarfsdeckung durch Fett 52
Energiebilanz, positive 287
Energiereserve 15
Energierestriktion 292
Energiestoffwechsel
– Alter 332
– Aufklärung 299
Energiesubstrate 9
– Konzentration beim Fasten 16

Energiesubstratverwertung 344
Energiesubstratzufuhr, modifizierte 391, 393
Energieumsatz 9 f
– Berechnung 10
Energieverbrauch, Messung 10 f
Energieverlust mit dem Stuhl 225
Energiezufuhr
– chronisch obstruktive Lungenerkrankung 284
– erhöhte, bei Nikotinabstinenz 302
– Ernährung, parenterale 386
– Hämodialyse 247
– hepatische Enzephalopathie 216
– Herzinsuffizienz 265
– Leberzirrhose 215
– maligne Erkrankung 329
– nephrotisches Syndrom 255
– Niereninsuffizienz, chronische 247
– Peritonealdialyse 248
– Reduktionsdiät 362
– Richtwerte 14
– Schwangerschaft 337
Energiezufuhrreduktion 299
Energy Expenditure of Activity 12
Enterocolitis regionalis, *siehe* Crohn, Morbus 226
Enterohepatischer Kreislauf 7
Enteropathie, gluteninduzierte 233
Entzündung 38
E-Nummer 180
Enzephalopathie
– hepatische 216
– portosystemische 216
Enzymbestimmung im Stuhl 223
EPA 190
Erbrechen
– Diabetes mellitus 205
– maligne Erkrankung 331
– schwangerschaftsbedingtes 338
– selbstinduziertes 313 f
Ercalciol 95
Ergocalciferol 95
Ergogene Substanzen 347
Ergosterol 95
Ernährung
– Aktivität, körperliche 344
– Alter 332
– ballaststoffarme 380

– ballaststoffreiche 378
– – Indikation 85
– bedarfsgerechte 351
– fettarme 189
– fettmodifizierte 189, 350, **357 f**
– – Nahrungsmittelauswahl 358
– fettreduzierte, energiedefinierte **365**, 367 f
– fettreiche 183
– glutenfreie 234, **235**
– hypokalorische 364
– kaliumarme 136
– kaliumdefinierte, Lebensmittelwahl 137
– kaliumreiche 134, **137**, 269
– kalziumarme 145
– kalziumreiche **143**, 251
– Kariesprophylaxe 211
– kohlenhydratkontrollierte, nach Darmresektion 239
– laktosedefinierte 231
– mediterrane 359
– MUFA-reiche 357, **359**
– nach Gastric Banding 298
– oxalsäurearme 251
– parenterale **385**, 388
– – hepatische Enzephalopathie 217
– – Komplikation 390
– – Pankreatitis 220
– – totale, bilanzierte 389
– perioperative 240
– pflanzenreiche 328
– phosphorarme 148 f
– PUFA-reiche 357, **360**
– purinarme 207 ff
Ernährungsanamnese 19
– Adipositas 289
Ernährungsempfehlung 25, 396
Ernährungskreis 355
Ernährungspyramide 354
– für alte Menschen 334
– mediterrane 359
Ernährungsscreening 43 ff
Ernährungssondenspülung 383
Ernährungsstatus 18 f
– Ater 333
– Anamnese 19
– Determinanten 18
– Laborparameter 35 ff
Ernährungstherapie 350
– Auswahl 381
– enterale 382
– postoperative 240
– präoperative 240
Ernährungsversorgung 18 f

Erucasäure 61
Erythropoetinmangel 256
Erythrozyten-Folat 125 f
Erythrozyten-Glutathion-
  Reduktase-Aktivitätsko-
  effizient 110
Erythrozyten-Transketolase-
  Aktivitätskoeffizient 108
Essanfälle 313, **314**
Essstörung 311 ff
– atypische 315
– körperliche Zeichen 311
– Osteoporoserisiko 272
– stationäre Aufnahme 312
Esstagebuch 21
Essverhalten
– gezügeltes 314
– Kontrolle 300
– normales, Förderung 312
– Störung 363
Esszentrum 6
ESWL (extrakorporale
  Stoßwellenlithotripsie) 249
Ethanol, *siehe* Alkohol 169
EWG-Nummer 180
Extrazellulärraum 1
EZR (Extrazellulärraum) 1

F

Faserkonzentrate 85
Fasten 15, 391, 394
– modifiziertes, proteinspa-
  rendes 375
– rheumatoide Arthritis 279
Fat-Burner 299
Feinnadel-Katheter-Jeju-
  nostomie 383
Fett 51 f
– Absorption 52
– Austauschstoffe 56
– Energiegehalt 9
– Energiemangel 58
– Ersatzstoffe 56
– Funktion 51
– Gehalt von Lebensmitteln
  54
– kalorienreduziertes 56
– kalorisches Äquivalent 9
– Nahrungsquellen 54
– Oxidationskapazität 343
– Resorptionsstörung 225
– Restriktion 52
– respiratorischer Quotient 9
Fettgewebe 3
Fettgewebsabsaugung 297
Fettleber 185, 215
Fettlösung 388
Fettmalabsorption 216, 220,
  226

Fettmasse 3
– Bestimmung 32, 42, 290
– Schätzung 289
– Zunahme
– – Ater 302
– – relative 285
Fettmimetika 56
Fettsäuremuster 55
Fettsäuren
– cholesterinsteigernder
  Effekt 59
– einfach ungesättigte, *siehe*
  MUFA 52
– essenzielle 51 ff, 351
– – Mangel 58
– freie, Energiegewinnung
  343
– gesättigte 51, 53, **58 ff**, 190,
  200
– – Ersatz 61
– – Lebensmittelgruppen 56
– – Zufuhr, erhöhte 60
– Konzentration im Plasma,
  erhöhte 257
– kurzkettige 58
– langkettige 58
– mehrfach ungesättigte,
  siehe PUFA 52
– mittelkettige, *siehe* MCT 59
– Nomenklatur 59
– ungesättigte 51
– Zufuhr, Lebensmittel-
  gruppen 56
ω3-Fettsäuren 53, 229, 279
– antiatherogene Effekte 258
– Diabes mellitus 200
– Nahrungsquellen 63
– Supplementierung 62, 277
– Zufuhr, hohe 360
ω3-/ω6-Fettsäuren-Verhält-
  nis 279, 360
– Modulation 64
Fettstoffwechsel
– Kohlenhydrateinfluss 76
– Schwangerschaft 336
– Störung **182 ff**, 257
– – Minimallaborprogramm
  187
Fettsucht, *siehe* Adipositas
  285
Fettunverträglichkeit 220
Fettversorgungslage 57
Fettverteilung 287
Fettzufuhr **52**, 353
– Aktivität, körperliche 346
– Arteriosklerose-Prävention
  263
– Berechnung 54
– Block-Fragebogen 23
– Diabes mellitus 200

– Ernährung
– – hypokalorische 365
– – parenterale 386, 389
– Kurzdarmsyndrom 239
– Malignomprävention 328
– nephrotisches Syndrom
  255
– Reduktion 54, 292
– Reduktionsdiät 300
– Schwangerschaft 337
– Vollkost 351
Fettzufuhrmuster 52
FFM (fettfreie Körpermasse) 3
Figu 323
Fisch 353
– ω3-Fettsäuren-Gehalt 360
– PUFA-Gehalt 63
– Konsum, erhöhter 360
– Öl 229
– – Diabetes mellitus 200
– – Supplementierung 280
– Vergiftung 323 f
Fit for Life 395
Flapping-Tremor 216
Flatulenz 244
Flavonoide 177
Fleisch 353
Fleischzufuhr 328
– Block-Fragebogen 23
Flüchtlingsosteomalazie 97
Fluor **166**, 211
Fluorid 274
Fluoridexzess 275
Flushing, Nikotinsäure-be-
  dingtes 113
Flüssigkeit, *siehe* auch Wasser
  47
– Karenz 220
– Kompartimente 2
– Pyramide 49
– Restriktion 265
– Retention 265
– Substitution, parenterale
  389
– Tagebuch 49
– Zufuhr 49
– – Aktivität, körperliche 344
– – Alter 334
– – Diabes mellitus 201
– – Ernährung, parenterale
  385
– – Hämodialyse 248
– – Hyperurikämie 208
– – Prädialysephase 246
– – Reduktionsdiät 300
– – Schwangerschaft 338
– – Stillzeit 341
– – Urolithiasis 250
– – Vollkost 351
– – Xerostomie 213

Sachverzeichnis

Folat, *siehe* Folsäure
Folsäure 123 ff
– Antagonisten 124 f
– Gehalt in Lebensmitteln 125
– Körperspeicher 124
– Mangel 125
– – intrazellulärer 124
– Supplementierung 126
– – Schwangerschaft 339
– Therapie, Indikation 126
– Zufuhrempfehlung 124
– – Alter 335
Food-frequency-Fragebogen 21
Formula-Diät 371, 395
F-Plan-Diät 393
Fraktur
– osteoporotische 141
– pathologische 27
Fresssucht 313
Friedewald-Formel 187
Fruktosaminkonzentration im Serum 196
Fruktose **75**, 80
Fruktosegehalt in Lebensmitteln 78
Functional Foods **174**, 361

G

Galaktose 75
Galle, Lithogenität 217
Gallenkolik 217
Gallensteine **217 ff**, 220
– Ernährungsfaktoren 219
– Prophylaxe 218
– Sonographie 218
Gangrän, diabetische 195
Gasaustausch, Messung 10
Gastric Banding 296
– Ernährung 298
Gastric Bypass 297
Gastritis 242
Gastroenteritis 243
Gastroplastik, vertikale 296
Gastrostomie, perkutane endoskopische, mit Jejunalsonde 383
Gelenkentzündung, rheumatische 277
Gemüse 353
Gemüsezufuhr, Block-Fragebogen 24
Gesamtcarnitin 173
Gesamtcholesterin/HDL-Quotient 187
Gesamtcholesterinspiegel 186
Gesamtfettmenge, Reduktion 357

Gesamtkalziumzufuhr, Obergrenze 274
Gesamtkörper-Kalium 134
Gesamtkörper-Phosphat 146
Gesamtkörpereisengehalt 153
Gesamtkörperwasser **2**
Gesamtkörperzink 161
Gesamtlymphozyten 39
Gesamtwasseraufnahme 48
Geschmackempfinden, maligne Erkrankung 331
Geschmacksprüfung 41
Gestationsdiabetes 194, 204, 336
„Gesundheitspass Diabetes" 198
Getränke 353
Getreide, glutenhaltiges 235
Getreideprodukte 353
Gewebeverkalkungen 147
Gewicht, *siehe auch* Körpergewicht 30
Gewichtsabnahme, *siehe* Gewichtsreduktion
Gewichtsanamnese 288
Gewichtsempfehlung 29
Gewichtsreduktion 364, 376
– Alter 302
– Diabetes mellitus 205
– Hyperurikämie 208
– Indikation 291
– Kindesalter 306
– Komplikation 294
– Kontraindiktion 292
– Prädiktoren 292
– schnelle 371
– Schwangerschaft 336
– Verhaltensstrategie 363
Gewichtsstabilisierung 301
Gewichtsverlust
– Alter 332
– maligne Erkrankung 329
– ungewollt 30, 223, **241**
Gewichtszunahme 285
– Schwangerschaft 337
GI, *siehe* Glykämischer Index 78
Gicht 205 ff
– chronische 206 f
Gichtanfall 206
– akuter 207
Gichttophus 206
Gingivitis 27, 212
GLA (γ-Linolensäure) 56, 279
Gliadin-Schock 234
Gliadinantikörper 234
Glossitis 27
Glucosinolate 176 f

Glukokortikoid-Konzentration, Hungerzustand 17
Glukokortikoide 207
Gluconeogenese 15, 76
Glukose 74
– Ernährung, parenterale 386
– Umrechnungsskala 401
Glukosehomöostase, gestörte 194
Glukosekonzentration
– im Plasma, Niereninsuffizienz, chronische 245
– postprandiale 76, 78
Glukosetoleranztest, oraler 196
Glukostatische Theorie 6
Glutamin 67
Glutaminsäure 67
Gluten 233
– verstecktes 235 f
Glutenintoleranz 233
Glycin 67
Glykämischer Index 78, 200
Glykogenolyse 15, 76
Glykogenspeicherung 76
Glykogensynthese 76
Glykolyse 76
Goitrogene 157
Großzehengrundgelenkentzündung 206
Grundumsatz 10 ff
GU, *siehe* Grundumsatz 10
Gynäkomastie 214

H

Haaranalyse 40
Haarausfall 26
Haarverlust 161
Hafer 236
Häm-Eisen 154
Hämatokrit 155
Hämodialyse
– Alkoholintoxikation 172
– Ernährungsrichtlinien 247
Hämoglobin 153 f
Hämorrhagie 105
Hand-Dynamometrie 41
Hand-Grip-Test 41
Harnsäurekonzentration im Serum, erhöhte, *siehe* Hyperurikämie 205
Harnsäurekristall-Ablagerung 205
Harnsäuresteine 249, 253
Harnsteinabgang 249
Harnsteine 249 ff
– Ernährungsfaktoren 250
– oxalhaltige 251
– Zusammensetzung 253

Harnstoff 38
Haut, trockene 90
Hautfaltendicke 30 ff
Hautschuppen 26
Hauttestung 39
Hay-Trennkost 394
HbA1c 196
HDL (high density lipoprotein) 182
HDL-Cholesterin 183
HDL-Cholesterinspiegel 186
– Einflussfaktoren 183
– erniedrigter 182, 184
HDL3-Partikel 183
Heilfasten 394
Heimernährung, enterale 382
Hemizellulose 84
Hepatitis A 347
Hepatitis E 347
Hepatopathie, Nikotinsäure-bedingte 114
Hepatosplenomegalie 214
Herzfrequenzmessung 42
Herzinsuffizienz 264 f
Hexose 74
Hiatushernie 242
high density lipoprotein, *siehe* HDL 182
Hirnfunktionsstörung, jodmangelbedingte 158
Histaminintoleranz 320
Histaminliberatoren 320
Histaminrezeptorantago-nisten 320
Histidin 66
Homocystein 118
Homocysteinämie 258
Homocysteinkonzentration im Plasma 259
Homocysteinspiegel 125
– erhöhter 119
Homocystinurie 258
Hormonkonzentration beim Fasten 16
HUFA (highly unsaturated fatty acids) 62
Hülsenfrüchte 353
Hungern 15
– metabolische Adaptation 15
Hungerzentrum 6
Hunter-Glossitis 118
Hydratationszustand 344
Hydrokarboncarotinoide 92
Hydroxocobalamin 119
Hypercarotinose 94
Hypercholesterinämie **184**, 263, 357
– familiäre, Diagnose-kriterien 187

Hyperglykämie 194
Hyperinsulinämie 286
Hyperkaliämie 135
Hyperkalzämie 99, **142**, 148
Hyperkatabolismus 382
Hyperkeratose, follikuläre 26, 90
Hyperlipidämie, kombinierte 184
Hypermagnesämie 152
Hypernatriämie 130 f
Hyperorexia, nervosa, *siehe* Bulimia nervosa 313
Hyperoxalurie 240, 251
Hyperparathyreoidismus 142, 148, 151
– primärer 272
Hyperphagie 313
Hyperphosphatämie 147, **148**
Hypertonie, arterielle 266 ff
– Niereninsuffizienz, chronische 245
– Risikobewertung 266
– Schweregrad 266
Hypertriglyzeridämie 185, 263, 357
– familiäre 184
Hyperurikämie **205 ff**, 362
Hypervolämie 38
Hypoalphalipoproteinämie, familiäre 184
Hypoglykämie 200, **203**
– alkoholische 172
Hypokaliämie 135
Hypokalzämie 141
Hypomagnesämie 151
Hyponatriämie 130
Hypoparathyreoidismus 147, 151
Hypophosphatämie 147
Hyporeflexie 27
Hyposalivation 213
Hypothalamus, Nahrungs-zufuhrregulation 6
Hypothyreose 158 f
Hypotonie, muskuläre 142

I
ICD-10-Diagnoseschlüssel 408
IDDM (insulin dependent diabetes mellitus), *siehe* Diabetes mellitus Typ 1 194
Idealgewicht 28, 285
Idiosynkrasie 316
IDL (intermediate density lipoprotein) 182
IgA-Nephritis 255
IGF-1-Konzentration 17

IGF-1-Mangel 17
Ileozökalklappen-Resektion 239
Ileumresektion, distale 239
Immunkompetenz 39
Immunmodulation 164
Immunreaktion, zellvermit-telte, Spättyp 39
Indirekte Kalorimetrie 13
Indometacin 207
Infektion, Reisender 347
– Prophylaxe 347
Infektionserkrankung, Diabetes mellitus 205
Infusionstherapie, postope-rative 240
Insulin dependent diabetes mellitus, *siehe* Diabetes mellitus Typ 1 194
Insulinapplikation 198
Insulinbedarf, Schwanger-schaft 204
Insulinmangel 220
– absoluter 194
Insulinpumpe 198
Insulinresistenz 286
– Schwangerschaft 336
Insulintherapie
– Aktivität, körperliche 204
– intensivierte 198
– konventionelle 198
Intermediate density lipoprotein, *siehe* IDL 182
Intoleranz 316
Intrazellulärraum 1
IOTF = International Obesity Task Force 303
Isoflavonoide 176 ff
Isoleucin 66
Isomalt 80
Isotopendilution 13, **42**
IZR (Intrazellulärraum) 1

J
Jejunalsonde, transnasale 383
Jejunostomie 383
Jejunum, Sondennahrungs-applikation 383
Jod 157 ff
– Ausscheidung, im Urin 158
– Bedarf 157
– Mangel 158 f
– – Schwangerschaft 339
– – Kretinismus 158
– – Prophylaxe in der Schwangerschaft 339
– Metabolismus 157
– Prophylaxe 159
– Salz 158

– Supplementierung 159
– Therapie, Indikation 159
– Überladung 159
– Zufuhrempfehlung 157
Jodismus 159
Joghurt 175
Johannisbeerenöl 56
Joule 9
Jugendliche, Übergewicht/
Adipositas 303

K

KÄ (kalorisches Äquivalent)
9 f
Kaliper 30
Kalium 134 ff
– Ausscheidung im 24-h-Urin
135
– Konzentration
– – im Plasma 134
– – intrazellulär 134
– Supplementierung 135
– Zufuhr
– – Hämodialyse 247
– – Herzinsuffizienz 265
– – Prädialysephase 246
Kalorie 9
Kalorienrestriktion 292
Kalorimetrie, indirekte 9 f
Kalorisches Äquivalent 9 f
Kalzium 138 f
– Absorption 138
– Antagonisten 268
– Ausscheidung
– – im 24h-Urin 141
– – Koffeineinfluss 275
– Gehalt, in Lebensmitteln
139
– Haushalt, Regulation 138
– Homöostase 95
– Konzentration im Serum
141, 224
– Mangel **141**
– Supplementierung 142
– – im Alter 335
– Zufuhr
– – Empfehlung 138
– – Fragebogen 139
– – Hämodialyse 248
– – Osteoporoseprävention
272
– – Schwangerschaft 138,
338
– – Stillzeit 341
– – Urolithiasis 251
Kalziumkarbonat 273
Kalziumoxalatsteine 249, 253
Kalziumphosphatsteine 249,
253

Kalziumzitrat 273
Karies 27, **210 f**
Kartoffel-Ei-Diät 393
Kartoffeln 353
Karzinogen 326
Karzinogenese 326
Kashin-Beck-Erkrankung 160
Katabolismus 38
Katecholamin-Konzentration,
Hungerzustand 17
Katheterfragmentembolie
390
Kempner-Reisdiät 393
Keshan-Erkrankung 160
Ketoazidose 16
Ketonkörper
– Ausscheidung 16
– im Urin 376
– Produktion 16
– – Kontrolle, bei
Hyperurikämie 208
Ketose 204
KHE (Kohlenhydrat-
austauscheinheit) 201
Kinder, Übergewicht/
Adipositas 303
Kniehöhe, Körpergrößen-
berechnung 30
Knochenaufbaustimulation,
medikamentöse 274
Knochendichtemessung 272
Knochenmasseoptimierung
272
Knochenmasseverlust 270
Knochenresorptions-
hemmung, medikamentöse
274
Knochenschmerzen 27, 147
Knochenstoffwechsel,
Alkoholeinfluss 275
Knochenstrukturverän-
derung, osteoporosebe-
dingte 270
Knochenverformung 276
Kochsalz 128
Koffein 347
Koffein-Tabletten 298
Koffeinkonsum, Schwanger-
schaft 339
Kohlenhydrataustausch-
einheit 201
Kohlenhydrate 74 ff
– Absorption 76
– Bedarf 77
– Bioverfügbarkeit 76
– Einfluss auf den Fettstoff-
wechsel 79
– Energiegehalt 9
– Funktion 75
– Gehalt in Lebensmitteln 77

– kalorisches Äquivalent 9
– komplexe 74
– Nahrungsquellen 77
– respiratorischer Quotient 9
– Verdauung 76
Kohlenhydratstoffwechsel,
Schwangerschaft 336
Kohlenhydratzufuhr 76
– Aktivität, körperliche 345
– Diabes mellitus 200
– Ernährung
– – hypokalorische 365
– – parenterale 386
– Reduktionsdiät 300
– Schwangerschaft 337
– Vollkost 351
Koilonychie 27
Kolitis, fulminante 228
Koma, glykämisches 195
Kompartimentmodell 1
Konjunktiven, blasse 26
Konjunktivitis 26
Koronare Herzkrankheit
257 ff
– Manifestationsformen 259
– Prävention 260, 357
Koronarthrombosen-Pro-
phylaxe 260
Körperdichte 42
Körpereiweißsynthese 68
Körpergefühl, gestörtes 313
Körpergewicht 28 ff
– Beziehung zum
Grundumsatz 11
– Essstörung 312
– Richtwerte 14
– Schwangerschaft 336
– Schwankung 30
– Veränderung 28
Körpergröße 30
– Alter 332
– Richtwerte 14
Körperkalzium 138
Körpermagnesium-Gehalt
150
Körpermasse 3
– fettfreie 3
– – Bestimmung 42
Körpermasseindex 28
Körperoberfläche, Beziehung
zum Grundumsatz 11
Körpertemperatur, Beziehung
zum Wasserverlust 47
Körperwasser
– Bestimmung 42
– Menge 47
Körperzusammensetzung **1, 3 f**
– Bestimmung 41
– Bestimmungsmethoden 4
– Hautfaltendicke 30

Kost
– lakto-vegetarische 279
– vegetarische 391, 393
Kraftsport 346
– Sarkopenie 282
Krebsdiät 330
Kreislauf, enterohepatischer 7
Kretinismus 339
Kropf 27
Krustentiere, rohe 348
Krustentiervergiftung 323 f
Kryptenhypoplasie 234
Kupfer 166
Kurzdarm-Anlegung, operative 297
Kurzdarmsyndrom 237 ff
Kurzzeitgedächtnisverlust 108
Kuzmak-Band 296
Kwashiorkor 308
– Klassifikation 310
– marasmischer 308

L

Laborparameter 398
– Normwerte 398
– Umrechnungsskalen 401
Lactit 80
Laktase-Enzymaktivität 230
Laktasemangel 230
Laktasesupplementierung 231
Lakto-Ovo-Vegetarismus 393
Lakto-Vegetarismus 393
Laktobazillen 175
Laktose **75**, 230
– versteckte 233
Laktose-H₂-Atemtest 225
Laktosegehalt, in Lebensmitteln 233
Laktoseintoleranz 230 ff
Laktosetoleranzgrenze, individuelle 231
Laktosetoleranztest 224, 230
Laktoseverträglichkeit 175
Latexallergie 321
Laurinsäure 60, 190
Lävulose 75
LBM (Lean Body Mass) 3, 42
L-Carnitin 172 f
LDL 184
LDL (low density lipoprotein) 182
LDL-Cholesterin 183
LDL-Cholesterinspiegel 187
– erhöhter 182 f
Lean Body Mass 3, 42
Lebensmittel
– Allergiepotenzial 319
– Arachidonsäure-Gehalt 373
– Ballaststoffgehalt 380
– Eiweißgehalt 71
– Fruktosegehalt 78
– funktionelle 174 f
– genetisch modifizierte 361
– glykämischer Index 78
– histaminreiche 320
– kaliumarme 137
– kaliumreiche 137
– kalziumarme 144
– Kalziumgehalt 139
– kalziumreiche 144
– Kohlenhydratgehalt 77
– Laktosegehalt 233
– Magnesiumgehalt 151
– MUFA-Gehalt 61
– Nahrungsfasergehalt 85
– Natriumgehalt 129
– Niacingehalt 112
– pflanzliche, (ω3-Fettsäuren-Gehalt 361
– Puringehalt 209
– Pyridoxingehalt 115
– Retinolgehalt 90
– Riboflavingehalt 110
– Saccharosegehalt 77
– schwefelhaltige Zusätze 321
– Thiamingehalt 107
– Transfettsäurezufuhr 64
– Vitamin-B₁₂-Gehalt 118
– Vitamin-C-Gehalt 121
– Vitamin-D-Gehalt 96
– Vitamin-E-Gehalt 102
– Vitamin-K-Gehalt 104
– Vitamingehalt 87
– Wassergehalt 50, 265
– Zinkgehalt 162
Lebensmittel-Latex-Kreuzreaktion 321
Lebensmittelgruppen, Verzehrempfehlungen 353
Lebensmittellagerung 328
Lebensmittelzubereitung 328
Lebensstil, mediterraner 359
Leberdekompensation 216
Leberglykogen 76
Leberinsuffizienz, Ernährung, parenterale 386
Leberzirrhose 214 f
Leinöl 63
Leistungsschwäche 142
Leptin 6
Leucin 66
Leukozyten-Vitamin-C-Spiegel 121
Levocarnitin, *siehe* L-Carnitin 172
Lignane 176 ff
Lignin 84
Lignocerinsäure 60
Linolensäure 190
α-Linolensäure **53**, 63
γ-Linolensäure 56
– Supplementierung 372
– Zufuhr 279
– Zufuhrerhöhung 372
Linolsäure **53**, 63, 190
– Zufuhr 62
Lipaemia retinalis 185
Lipasesubstitution 221
Lipid-Screening 186
Lipidämie, postprandiale 257
Lipide 51
Lipidfraktionen, nephrotisches Syndrom 255
Lipidsenker 191
Lipidspiegelsenkung, Phytosterol-bedingte 179
Lipoprotein (a) 182, 184
Lipoproteine 182
Lipoproteinkonzentration, Einflussfaktoren 190
Lipoproteinlipasemangel, familiärer 184
Lipostatische Theorie 6
Liposuktion 297
Lippenfarbe, blasse 26
Lithogene Substanzen, im Urin 250
L-Lysin 172
L-Methionin 173
Looser-Umbauzonen 97, 276
low density lipoprotein, *siehe* LDL 182
Lp(a) (Lipoprotein (a)) 182
Lungenemphysem 283
Lungenerkrankung, chronisch obstruktive 283 f
Lutein 92, 94
Lutz-Diät 393
Lymphozyten-Zahl 39
Lysin **66**, 72

M

Magen, Sondennahrungsapplikation 383
Magenballon 297
Magenulkus 242
Magersucht, *siehe* Anorexia nervosa 313
Magnesium 149 ff
– Absorption 150
– Ausscheidung, im 24h-Urin 151
– Bedarf, bei Diabetes mellitus 201
– Gehalt in Lebensmitteln 151

Sachverzeichnis

– Konzentration im Serum 151, 224
– Mangel 151
– – Schwangerschaft 339
– Metabolismus 149
– Restriktion, Prädialysephase 247
– Supplementierung 152
– – Alter 335
– Zufuhrempfehlung 150
– Zufuhr, Urolithiasis 251
Mahlzeitenzahl, Vollkost 352
Malabsorption 20, 215, **221**
– nach Darmresektion 238
Malabsorptionssyndrom 233
Malassimilation 221
– in den Tropen 222
Maldigestion 20, **221**
Maligne Erkrankung 326 f
– Ernährung 329 ff
– Prävention 326 f
– Primärprävention 327
– Sekundärprävention 327
Malnutrition 215, 381
– Alter 332
– Arthritis, rheumatoide 279
– Lungenerkrankung, chronisch obstruktive 283
– maligne Erkrankung 329
– Nierenersatztherapie 246
Malnutritionsrisiko beim alten Menschen 43
Maltit 80
Maltitsirup 80
Maltose 75
Malzzucker 75
MAMC (mid arm muscle circumference; mittlerer Armmuskel-Umfang) 33
MAMU (mittlerer Armmuskel-Umfang) 33
MAMU (mittlerer Armmuskelumfang) 33
Mannit 80
Mannose 75
Marasmus 308
– Klassifikation 309
Mastzellstabilisatoren 319
Mayr-Kur 394
MCT 58
MCT-Fette 59
– Sondennahrung 384
Medikamentenapplikation, über die Sonde 383
Medium Chain Triglycerides (MCT) 59
Meeresfrüchte, rohe 348
Megakolon, toxisches 226, 229
Menachinon 103

Menadion 103
MEOS (mikrosomales Ethanol oxidierendes System) 169
MET (metabolisches Äquivalent) 10
Metabolische Rate 11
Metabolisches Äquivalent 10
Metalloenzyme 161
Metastasen, osteolytische 272
Methionin **66**, 72
Methionin-Loading-Test 258, **260**
Methionin-Synthese 117
Methylmalonsäure 118
Methylmalonyl-CoA-Mutase 117
Mg²⁺-Therapie, Indikation 152
Mikronährstoffe, Aktivität, körperliche 346
Mikronährstoffsupplementierung 280
Mikrosomales Ethanol oxidierendes System 169
Milch 353
Milch-Semmel-Diät 394
Milcheiweißunverträglichkeit 231
Milchintoleranz 230
Milchsäurebakterien 175
Milchzucker 75
Milchzuckerunverträglichkeit, *siehe* Laktoseintoleranz 230
Mineralstoffe
– Ernährung, parenterale 388
– essenzielle 351
– Zufuhr, bei Diabes mellitus 201
Mini Nutritional Assessment **43**, **45**
Mischkost
– biologische Wertigkeit 72
– kalorisches Äquivalent 9
– respiratorischer Quotient 9
MNA (Mini Nutritional Assessment) **43**, **45**
Molkefasten 394
Molybdän 167
Monosaccharide 74 f
– Süßkraft 80
Morbus Wilson 164
MR (metabolische Rate) 11
Müdigkeit 142
MUFA 58, **60**, 62, 190, 357
– LDL-Cholesterin-senkender Effekt 61
– Lebensmittelgruppen 56
– Nahrungsquellen 61
– Reduktionsdiät 300

MUFA (einfach ungesättigte Fettsäuren) 51, 53
MUFA-Gehalt in Lebensmitteln 61
MUFA-Zufuhr, hohe 360
Multikomponenten-Infusionsschema 388
Mundbrennen 27
Mundhöhle, pH-Wert 210
Mundschmerzen 331
Mundtrockenheit 212
Mundwinkelrhagaden 26, 155
Muskelglykogen 76
Muskelkontraktionsfähigkeit, Messung 41
Muskelkrämpfe 141
Muskelschmerzen 276
Muskelschwäche 27, 135 f
Muskelschwund 27, 254
Muttermilch 341
Myelinolyse, pontine, zentrale 130
Myelose, funikuläre 118
Myoglobin 153 f
Myokardinfarkt
– Familienanamnese 187
– Risikoeinschätzung 259
Myristinsäure 60, 190

N

Nachtblindheit 26, 41, 90
Nachtkerzenöl 56
Nägelanalyse 40
Nagelquerfurchen 27
Nägelverlust 161
Nährstoff-Arzneimittel-Interaktion 333
Nährstoffbedarf, Ernährung, parenterale 385
Nährstoffe, essenzielle 351
Nährstofflösung
– hochmolekulare, nährstoffdefinierte 384
– niedermolekulare, chemisch definierte 384
– parenterale 388
– Sondenernährung 384
– Wahl 384
Nährstoffmangel 19
– chronische entzündliche Darmerkrankung 227
Nährstoffmangelsymptome 26 f, 223
Nährstoffsupplement 180
Nährstoffsupplementierung 381
Nährstofftabelle, Nährstoffzufuhr-Abschätzung 25

Nährstoffverteilung bei Diabetes mellitus 200
Nährstoffzufuhr
– Alter 333
– Erfassung 20
Nahrung, ballaststoffreiche im Alter 335
Nahrungseinnahme, Erfassung 20
Nahrungseinschränkung bei rheumatoider Arthritis 279
Nahrungseisen, Bioverfügbarkeit 154
Nahrungseiweiß, Digestibilität 71
Nahrungsfasern, *siehe* Ballaststoffe 84
Nahrungsfasertabletten 299
Nahrungsfaserzufuhr, Block-Fragebogen 24
Nahrungsfette 51
Nahrungskarenz 220
Nahrungsmittel
– allergene 317
– Kontamination 322
Nahrungsmittelallergie 181, **317 ff**
– pollenassoziierte 318
– – Allergenquellen 319
– Stufenprovokation 318
Nahrungsmittelintoleranz 316
Nahrungsmittel-unverträglichkeit 316 ff
Nahrungsmittelvergiftung 322 f
– bakterielle 322, 324
– Prävention 325
Nahrungsphosphor, Bioverfügbarkeit 148
Nahrungsprotein, Verdauung 68
Nahrungszink, Bioverfügbarkeit 162
Nahrungszufuhr
– bei Protein-Energie-Malnutrition 310
– Einschränkung, chronische, willentliche 314
– Regulation 5 f
Nahrunszufuhr, vermehrte, bei Nikotinabstinenz 302
Na⁺-K⁺-ATPase 134
Narcaricin 207
Natrium 128 ff
– Ausscheidung im 24-h-Urin 129
– Chlorid 128
– Fluorid 274
– Gehalt
– – des Körpers 128
– – in Lebensmitteln 129

– Konzentration im Serum 130
– Metabolismus 128
– Restriktion 265, 269
– – Auswirkung bei Urolithiasis 251
– Retention 129, 131, 265
– Zufuhr, Hämodialyse 248
N-Ausscheidung 38
NEAT (Non-Exercise-Associated Thermogenesis) 13
Neohesperidin 81
Nephrokalzinose 99
Nephrolithiasis 249
Nephrotisches Syndrom 254 ff
Neuralrohrdefekt 126, 338
Neurotoxin 323
Niacin 111 ff
– Äquivalent 111
– Supplement 347
– Bedarf 111
– Gehalt in Lebensmitteln 112
– Hypervitaminose 113
– Mangel 112 f
– Metabolismus 111
– Supplementierung 113
Nicht-Häm-Eisen 154
Nicht-Harnstoff-N-Ausscheidung 38
Nicht-Purging-Typ, Bulimia nervosa 314
Nicht-Stärke-Polysaccharide 82, **84**, 177
Nickel 167
NIDDM (non insulin dependent diabetes mellitus) 194
Nierenersatztherapie, Malnutrition 246
Nierenfunktion, leicht eingeschränkte 245
Nierenfunktionsparameter 245
Niereninsuffizienz
– chronische 245 ff
– Ernährung, parenterale 386
– fortgeschrittene 245
– terminale 245
Nierenkolik 249
– Akuttherapie 249
Nierensteine 249
Nikotin 274
– Abstinenz 263
– – Gewichtszunahme 302
– – Patienten-Beratung 302
– Abusus 283
– Entzug 302
– Säure 111
– – Therapie, Indikation 114
– – Toxizität 113
– – Amid 111

NMU (Nahrungsmittelunverträglichkeit) 316
Non insulin dependent diabetes mellitus 194
Non-Exercise-Associated Thermogenesis 13
Normalkost 351
Normwerte (Laborparameter) 398
NRI (Nutritional Risk Index) 40
NSP, *siehe* Nicht-Stärke-Polysaccharide 82
Nüchternzustand 15
Null-Fasten 15, 392, 394
Nutraceuticals 174
Nutrition Assessment 18
Nutrition Support 381 ff
Nutritional Risk Index 40
NYHA-Stadien, Herzinsuffizienz 264

O
....
Oberarmumfangsmessung 33
Oberbauchschmerz 220
Obst 353
– Zufuhr, Block-Fragebogen 24
Obstipation 27, 244, 331
Ödem, peripheres 254
Ödembildung, Verminderung 255
Ödeme 27, 129
OGTT (oraler Glukosetoleranztest) 196
Öl, GLA-haltiges 56
Olestra 56
Oligosaccharide **74 f**, 177
Oligosalie 212
Olivenöl 360
Ölsäure 61, 190
Organveränderung, altersspezifische 332
Orlistat 295
Ösophagussphinkter-insuffizienz 213
Ösophagusvarizen 216
Osteomalazie 97, 147, 272, **275**
Osteopathie, renale 272
Osteoporose 27, **270 ff**
– Prävention 272
– Risikofaktoren 270
– – bei älteren Menschen 272
– Steroidtherapie-bedingte 274
– Therapie 273
Östrogen-Rezeptor-Modulatoren, selektive 274

Halbfette Seitenzahlen = Haupttextstelle.

Östrogensubstitution 272, 274
Ovo-Vegetarismus 393
Oxalatnierensteine 240
Oxalsäure 120, 122
Oxalsäureausscheidung 251
Oxidationswasser 48
Oxocarotinoide 92

P

Palmarerythem 214
Palmitinsäure 60, 190
Palmitoleinsäure 61
Pankreasenzymsubstitution 221
Pankreasinsuffizienz, exokrine 221
Pankreaslipasehemmung 295
Pankreatitis 220 f
– chronische 220
Pantothensäure 126
Pantothensäuremangel 127
Parästhesien, nach Nahrungsaufnahme 323
Parodontose 212
Parotisschwellung 27
PCR (Protein Catabolic Rate) 254
Pektin 84
Pellagra 113
Pellagra-ähnliche Symptome 110
PEM (Protein-Energie-Malnutrition) 308
Pentose 74
PER (Protein-Effizienz-Ratio) 72
Peritonealdialyse, Ernährungsrichtlinien 248
Perspiratio insensibilis 48
Petechien 26
Pflanzenstoffe, sekundäre 176 ff
pH-Wert, Mundhöhle 210
Phenolsäuren 176 f
Phenylalanin 66
Phosphat 146
– Binder 147 f
– Exzess 147
– Homöostase 95
– Konzentration im Plasma 147
– Mangel 147
– Zufuhr
– – Hämodialyse 248
– – Peritonealdialyse 248
– – Prädialysephase 247
Phosphatase 146

Phosphor
– Zufuhrempfehlung 146
– – nephrotisches Syndrom 255
– – Niereninsuffizienz, chronische 247
Photophobie 110
Photosensitivitätsreaktion 94
Phyllochinon 103
Phytochemikalien 176 f
Phytomenadion 103
Phytoöstrogene **179**, 275
Phytoprotektiva 176
Phytosterole 176, **179**
Pigmentierung 26
Pilzvergiftung **323**, 324
Pink puffer 283
Plasma-Folat 125 f
Plasma-Lipoprotein-Konzentration, Transfettsäuren-Einfluss 64
Plasma-Proteine, zirkulierende **35 f**, **38**
Plasmalipidspiegel 59
– bei Ersatz gesättigter Fettsäuren 61
Plasmin 182
PNI (Prognostic Nutritional Index) 40
Podagra 206
Pollen-Nahrungsmittel-Kreuzreaktion, allergische 318
Polyarthritis, chronische, *siehe* Arthritis, rheumatoide 277
Polyglutamat 124
Polyneuropathie 27
– sensorische 116
Polysaccharide 74, **75**, **82**, **84**
– im Darm 86
– Verwertbarkeit 82
Post-Parathyreoidektomie-Syndrom 151
Pouch-Operation, ileoanale 229
Power-Drinks 299
Präbiotika 175
Prädialysephase 246
Probiotika 175
Prognostic Nutritional Index 40
Proktokolektomie 229
Prolin 67
Protein
– C-reaktives 35
– Retinol-bindendes 37, **90**
Protein Catabolic Rate 254
Protein-Effizienz-Ratio 72

Protein-Energie-Malnutrition **308 ff**, 382
– Jodmangel 158
– nephrotisches Syndrom 254
– Niereninsuffizienz, chronische 246
– Vitamin-A-Mangel 90
Proteinkatabolismus 16, 38
Proteinmischung 299
Proteinreserve 33
Proteinstoffwechsel, Schwangerschaft 336
Proteinumsatz 69
Proteinurie 254
– Niereninsuffizienz, chronische 245
Proteinzufuhr
– Niereninsuffizienz, chronische 247
– Prädialysephase 246
Prothrombinkonzentration im Plasma 105
Prothrombinzeit 225
Provitamin D_2 95
Provitamin D_3 95
PSE (portosystemische Enzephalopathie) 216
Pseudo-Vitamin-D-Mangel 275
Pseudoallergie 316
Pseudoappendizitis 226
PSMF (proteinsparendes modifiziertes Fasten) 375, 394
Psychoorganisches Syndrom 27
Pteroylglutaminsäure, *siehe* Folsäure 123
PUFA (mehrfach ungesättigte Fettsäuren) 51 ff, 58, **62 f**, 357, 360
– Diabes mellitus 200
– Funktion 62
– Gehalt in Fischen 63
– Lebensmittelgruppen 56
– Nahrungsquellen 62
– Reduktionsdiät 300
ω3-PUFA 190
ω6-PUFA 190
Pufferfisch 323
10-Punkte-Checkliste 43
18-Punkte-Checkliste 43
Purging Typ, Bulimia nervosa 314
Puringehalt in Nahrungsmitteln 209
Purinstoffwechselstörung 205
Pyridoxal 114

Pyridoxalphosphat 114
Pyridoxamin 114
Pyridoxin 114 ff
– Abhängigkeitssyndrom 116
– Bedarf 114
– Funktion 114
– Gesamtkörpergehalt 114
– Gehalt in Lebensmitteln 115
– Hydrochlorid 116
– Hypervitaminose 116
– Mangel 115
– Metabolismus 114
– Supplementierung 116
– Therapie, Indikation 116

Q

Quark-Diät 394

R

Rachitis 97, 275
Radikale, freie 100
Radikalfänger 92, 100
Raffinose 75
Rapsöl 55, 63
Rauchen
– Körpergewicht 301
– Osteoporoserisiko 274
RBP (Retinol-bindendes Protein) 37, **90**
Rebound-Skorbut 122
Reduktionsdiät 362
– Beurteilung 362
– Formen 299
– Nährstoffzusammen-setzung 300
Reduktionsmittel 120
Refeeding-Syndrom 310
Referenzwerte DGE 396
Refluxösophagitis 213
Reisediarrhö 347
Reisen 347
Reisöl 56
Reizdarmsyndrom 243
Resistance 42
Respiratorischer Quotient 9 f
Resting Metabolic Rate 10
Restrained Eating 314
Retina, Canthaxanthin-Ablagerung 94
Retinoide 88
Retinol 88
– Äquivalent 89
– Gehalt in Lebensmitteln 90
– Konzentration im Plasma 90
Retinylesterkonzentration im Plasma 90

Rhabdomyolyse 114
Riboflavin 109 f
– Bedarf 109
– Gehalt in Lebensmitteln 110
– Mangel 110
– Supplementierung 111
Rippenauftreibungen 27
Risikonährstoffe, nephro-tisches Syndrom 256
RMR (Resting Metabolic Rate) 10
Rohkost 393
Röntgenuntersuchung, Osteoporosediagnostik 272
RQ (respiratorischer Quotient) 9 f
Rückenschmerzen 276
Rundrückenbildung 271

S

Saccharin 81
Saccharose 75
Saccharosegehalt in Lebens-mitteln 77
Saftfasten 394
Salzersatzstoff 132
Salzrestriktion 265, 269
– extreme 133
– Prädialysephase 246
Salzsensitivität 131
Salzverlustniere 246
Saponine 176
Sarkopenie 280
– Hormontherapie 282
– Prävention 281
– Vorbeugung im Alter 334
Sattheitszentrum 6
Scarsdale-Diät 394
Schätzwerte DGE 397
Schilddrüsenhormone 157
– Fasten 16
Schilling-Test 118, 225
Schlafapnoesyndrom, obstruktives 283
Schleimhautrelief, pflaster-steinartiges 227
Schleimzucker 75
Schmerz
– thorakal 259
– retrosternal 213
Schock, anaphylaktischer 319
Schwangerschaft 336 ff
– Diabetes mellitus 204
SDA (spezifische dynamische Aktion der Nahrung) 12
Sehnenxanthome 185
Selbstüberwachung bei Essstörung 364

Selen 157, **159**, **161**
– Bedarf 160
– Mangel 160
– Status 40
– Supplementierung 160
– Therapie, Indikation 161
– Toxizität 161
– Überladung 161
Sensibilitätsstörung, periphere 27
Serin 68
SERM (selektive Östrogen-Rezeptor-Modulatoren) 274
Serum-Holo-TC II 118
Sesamöl 56
SFA (saturated fatty acids), *siehe* Fettsäuren, gesättigte 56
SGA (Subjektives Global Assessment) 44 ff
Short-Bowel-Syndrom, *siehe* Kurzdarmsyndrom 237
Sibutramin 295
Silicium 167
Skelettveränderung, Ursache 272
Skorbut 121
Sodbrennen 213
Sojabohnen 63
Sojaprotein 190
Sondenernährung
– Indikation 383
– Komplikation 385
– Medikamentenapplikation 383
Sondennahrung 384
– Applikation 383
– Applikationsorte 383
– Bolusapplikation 384
Sonnenexposition 98
– ungenügende 275
Sonographie 42
Sorbit 80
Speichelproduktion, reduzierte 212
Speisesalz
– fluoridiertes 128
– jodiertes 128, 157
– Zufuhrempfehlung 129
Spezifische dynamische Aktion der Nahrung 12
Spider naevi 214
Sport 342
Sprue, einheimische 233 ff
Spurenelemente 164
– Ernährung, parenterale 387
– essenzielle 351
– Zufuhr, bei Diabetes mellitus 201

Sachverzeichnis

Stärke 82 f
– Nahrungsquellen 83
– resistente 83
– retrograde 82
Stärkequellen bei glutenfreier Ernährung 236
Stärkeverdauung 83
Stearinsäure 60, 190
Steatorrhö 215, 243
– idiopathische 233
– Kurzdarmsyndrom 238
Stein-Leventhal-Syndrom 285
Sterole, pflanzliche 190
Steviosid 81
Stickstoff
– Ausscheidung, im Urin 16, 69, 38 f
– Bilanz 38, **39**
– – positive 69
– Quelle 68
– Zufuhr 38
Stillzeit 341
Stoßwellenlithotripsie, extrakorporale 249
Stoffwechsel
– Adaptation bei Hungerzustand 15
– postprandialer 257
– – pathologischer 286
Stoffwechselveränderung, maligne Erkrankung 329
Stomatitis, anguläre 26
Stressbewältigungsstrategien 364
Struma 158
Struvitsteine 249, 253
Stuhlfettbestimmung 223
Subjektives Global Assessment 44 ff
Süßkraft 80
Süßstoff 80
– künstlicher, Schwangerschaft 339
Süßwaren, zahnfreundliche 211
Sucralose 81
Sukrose 75
Sulfide 176 f
Sulfitintoleranz 321
Supplemente 179

T

Taillenumfang **33**, 289
Terpene 176 f
Test
– biochemischer 41
– funktioneller 41
– immunologischer 39

Tetanie 141
Tetrodotoxin 323
Thaumatin 81
Thermogenese
– arbeitsinduzierte 12
– nahrungsinduzierte 12
Thermostatische Theorie 6
Thiamin 106 ff
– Antagonisten 106
– Bedarf 107, 201
– Gehalt in Lebensmitteln 107
– Hypervitaminose 109
– Nahrungsquellen 107
– Mangel 108
– – alkoholismusbedingter 106, **108**
– Metabolismus 106
– Supplementierung 108, 265
– Therapie, Indikation 109
Threonin **67**, 72
Thrombolyse 182
Thrombose, katheterinduzierte 390
Thyreotoxikose, Jod-induzierte 159
Thyroidea-stimulierendes Hormon 158
Thyroxin 157
Thyroxinspiegel 158
Tocolderivate 100
Tocopherol 100
– Äquivalent 101
Tocotrienol 100
– Derivate 100
Tofu 233
Toxin, nichtbakterielles 323
Trans-Fettsäuren 200
Transcobalamin 117
Transferrin 36, 153
– Eisenbindungskapazität 155
– Konzentration im Plasma 155
Transfettsäuren 53, **64**
Transportprotein, Vitamin-D-bindendes 95
Transthyretin 37
Traubenzucker 74
Trehalose 75
Trennkost 394
Trien-/Tetraensäure-Quotient 58
Triglyzeride 51 f
– Umrechnungsskala 401
– Spiegel 187
– – erhöht 59, 182
– – Schwangerschaft 336
Trizeps-Hautfalten-Dicke 31, 40

Tryptophan **67**, 72, 111 f, 114
TSF (Trizeps-Hautfaltendicke) 40
TSH (Thyroidea-stimulierendes Hormon) 158
Tumorkachexie 330
Typ-I-Reaktion, Nahrungsmittelallergie 318
Tyrosin 68

U

Übelkeit, maligne Erkrankung 331
Übererregbarkeit, neuromuskuläre 141, 151
Übergewicht 285 ff
– bei Kinder und Jugendlichen 303
– Klassifizierung 285
– Lipoproteinspiegel 190
– prozentuales 28
– Schwangerschaft 336
Übergewichtsanamnese 288
Ultraspurenelemente 164
– essenzielle 351
Ulzeration, korneale 90
Umrechnungsskalen (Laborparameter) 401
Untergewicht 241
– Schwangerschaft 336
Untersuchung, klinische 25
Urikostatika 207
Urikosurika 207
Urin-Alkalisierung 252
Urin-Ansäuerung 252
Urin-Harnstoff-N 38
Urin-N 38
Urin-pH, Beeinflussung 252
Urinneutralisierung 207
Urographie, intravenöse, Nierensteindarstellung 250
Urolithiasis 249, 251
UV-B-Exposition 95

V

Valin 67
Vanadium 168
Veganismus 393
Verdauung 6, 8
Verdauungssekrete, Sekretion 8
Verdauungtrakt 7
Verhaltenstherapie 363
Verschlusskrankheit, arterielle, periphere 259
Very Low Calorie Diets 371
Very low density lipoprotein (VLDL) 182

Verzehrshäufigkeits-
fragebogen 21 ff
Vitamin A 88 ff
– Absorption 88
– Hypervitaminose 91
– Intoxikation, akute 91
– Malabsorption 90
– Mangel 90 f
– – Prävention 94
– – Schwangerschaft 338
– Spiegel 224
– Supplementierung 91
– Toxizität im Alter 335
– Zufuhrempfehlungen 89
Vitamin B$_1$ 106
– Mangel
– – im Alter 335
– – Schwangerschaft 338
Vitamin B$_2$ 109
Vitamin B$_6$ 114
– Mangel 258
– – Schwangerschaft 338
– Zufuhr im Alter 335
Vitamin B$_{12}$ 116 ff
– Absorptionstest 225
– Applikation, parenterale
119
– Gesamtkörpergehalt 117
– Gehalt in Lebensmitteln
118
– Malabsorption 117 f
– Mangel 118 f, 124
– – Alter 335
– Metabolismus 117
– Quelle 117
– Supplementierung 119
– Zufuhr
– – Schwangerschaft 338
– – Stillzeit 342
Vitamin C 120 ff
– Applikation, parenterale
122
– Bedarf 120
– – Alter 335
– Gehalt, in Lebensmitteln
121
– Hypervitaminose 122
– Mangel 121 f
– Metabolismus 120
– Reserve 120
– Spiegel im Plasma 121
– Supplementierung 122, 264
– Therapie, Indikation 122
– Zufuhr, Schwangerschaft
338
– Vitamin-E-sparende
Wirkung 100
Vitamin D 95 ff
– Applikation, parenterale 98
– Bedarf 95

– Gehalt, in Lebensmitteln 96
– Hypervitaminose **99**
– Intoxikation 142
– Mangel 97 f, 147, 275
– – beim Typ-II-Diabetiker
201
– – Stillzeit 341
– Metabolismus 95
– Supplementierung **98**, 274,
276
– – im Alter 335
– – Schwangerschaft 338
– Resistenz 275
– Therapie, Indikation 100
– Überdosierung, akute 99
– Versorgung 273
– Zufuhrempfehlungen 96
– – bei Sarkopenie 282
Vitamin D$_2$ 95, 99
Vitamin D$_3$ 95, 99
– Bildung 95
Vitamine 87 f, 180
– bedingt essenzielle 87
– essenzielle 351
– fettlösliche 87
– Gehalt von Lebensmitteln
87
– Mangel 87 f
– – Aktivität, körperliche 346
– wasserlösliche 87
– Zufuhr
– – Alter 335
– – Diabes mellitus 201
– – Empfehlungen 88
– – Ernährung, parenterale
386
– – Hämodialyse 248
– – nach Darmresektion 239
– – Peritonealdialyse 248
– – Schwangerschaft 338
– – Stillzeit 341
Vitamin E 100 ff
– Gehalt in Lebensmitteln
102
– Hypervitaminose 103
– Mangel **102**, 160
– Metabolismus 100
– Supplementierung 102,
264, 279
– Therapie, Indikation 103
– Zufuhr
– – Alter 335
– – Empfehlungen 101
– – Schwangerschaft 338
Vitamin K 103 ff
– Applikation, parenterale
106
Vitamin K$_1$ 103
– Antagonisten 104

– Gehalt in Lebensmitteln
104
– Hypervitaminose 106
– Konzentration im Plasma
105
– Malabsorption 104 f
– Mangel 105
– Metabolismus 103
– Supplementierung 105
– Therapie, Indikation 106
– Zufuhr, Schwangerschaft
338
– Zufuhrempfehlungen 104
Vitamin K$_2$ 103
Vitamin K$_3$ 103 ff
VLCD (Very Low Calorie
Diets) 371
VLDL (very low density
lipoprotein) 182 ff
VLDL-Remnants 184
Vollkost 350, 351 f, 355
– leichte 351
Volumenmangel 130
Volumenretention 254

W

Wachstumshormonkonzen-
tration, Hungerzustand 17
Waist/Hip-Ratio **34**, 287
Wasser
– *siehe* auch Flüssigkeit 47
– Funktion 47
– Bedarf **48**, 333
– Bilanzierung 47
– Gehalt in Lebensmitteln 50
– Verlust 47 f
Wernicke-Korsakow-
Syndrom 108, 172
WHO/FAO-Gleichungen,
Grundumsatzbestimmung
11
W/H-Ratio (Waist/Hip-Ratio)
34
– Alter 302
Widmark-Formel 169
Wunder-Diät 395
Wundheilungsstörung 26
Wunschkost 351

X

Xanthelasmen **185**, 186
Xanthome **185**, 186
Xerophthalmie 26, 90
Xerose, konjunktivale 90
Xerostomie **212**, 331
Xylit 80
Xylose 74

Z

Zahnfleischbluten 27
Zahnfleischentzündung 212
Zahnhalteapparat, Zerstörung 212
Zahnhartsubstanz, Verlust 211
Zahnhygiene 211
Zahnmännchen 211
Zahnschmelzrückgang 314
Zeaxanthin 92, 94
Zellulose 84
Zink **161**, **163**
– Bioverfügbarkeit 162
– Gehalt in Nahrungsmitteln 162

– Glukonat 164
– Konzentration
– – im Plasma 163
– – im Serum 224
– Toxizität 164
– Mangel 163
– – Schwangerschaft 339
– Metabolismus 161
– Supplementierung 163
– Therapie, Indikation 164
Zitratausscheidung 251
Zitratzufuhr, Urolithiasis 251
Zöliakie 233 ff
Zöliakie-Gesellschaft 234
Zottenatrophie 234
Zucker 74, **75**, 210

Zuckeralkohole 80
Zuckeraustauschstoffe **80**, 200
Zuckerersatzstoffe 200
Zuckerzufuhr bei Diabetes mellitus 200
Zugang
– peripher venöser 385
– zentral venöser 385
Zungenbrennen 27
Zungenpapillenatrophie 155
Zusatzstoffe 180
Zyloric 207
Zystinsteine 253

Bildnachweis

- ► Von Aktion zahnfreundlich e.V., Düsseldorf. Toothfriendly Sweets international, CH-Basel: Abb. 36.
- ► Aus Baenkler HW et al. Duale Reihe Innere Medizin. 1. Auflage. Stuttgart: Hippokrates-Verlag im Georg Thieme Verlag 1999: 27b, 41.
- ► Aus Bickley LS, Hrsg. Bates' großes Untersuchungsbuch. 3. Aufl. Stuttgart: Georg Thieme 2000: Abb. 37.
- ► Aus Caspary WF, Wehrmann T. Dünn- und Dickdarm. In: Greten H, Hrsg. Innere Medizin. 12. Aufl. Stuttgart: Georg Thieme 2005: 43b.
- ► Aus Eißing E. Körpergröße: Besonderheiten bei alten Menschen. In: Lauber A, Schmalstieg P, Hrsg. Wahrnehmen und Beobachten. Stuttgart: Georg Thieme 2001: Abb. 49.
- ► Aus Heinzeller T, Büsig CM. Histologie, Histopathologie und Zytologie für den Einstieg. Stuttgart: Georg Thieme 2001: 43a.
- ► Aus Heuck FHW. Endokrine, metabolische und medikamentös induzierte Knochen- und Gelenkerkrankungen. In: Heuck A, Hrsg. Radiologie der Knochen- und Gelenkerkrankungen. Stuttgart: Georg Thieme 2002: Abb. 48.
- ► Aus Kanski JJ. Lehrbuch der klinischen Ophthalmologie. 2. Aufl. Stuttgart, New York: Georg Thieme 1996: Abb. 20.
- ► Aus Keiser G, Rhyner K. Anämien. In: Siegenthaler W, Hrsg. Differenzialdiagnose innerer Krankheiten. 19. Aufl. Stuttgart: Georg Thieme 2005: Abb. 25.
- ► Aus Köhne G, Stallmach A. Chronisch entzündliche Darmerkrankungen. In: Zeitz M, Hrsg. Gastroenterologie, Thiemes Innere Medizin. Stuttgart: Georg Thieme 1999: Abb. 42.
- ► Aus Lagiadèr F. Checkliste Chirurgie. 8. Aufl. Stuttgart: Georg Thieme 2001: Abb. 38.
- ► Aus Lang GK. Augenheilkunde. 3. Aufl. Stuttgart: Georg Thieme 2004: Abb. 19.
- ► Aus Neisius D, Frommherz K. Nephrolithiasis. In: Köhler H, Hrsg. Nephrologie in Thiemes Innere Medizin. Stuttgart: Georg Thieme 1999: Abb. 45.
- ► Von Nestlé Nutrition services, Société des Produits Nestlè S.A. Vevey, Schweiz (Originalquellen s. Abbildung): Abb. 14.
- ► Aus Reinwein D, Benker G, Jockenhövel F. Checkliste Endokrinologie und Stoffwechsel. 4. Aufl. Stuttgart: Georg Thieme 2000: Abb. 21.
- ► Aus Richter WO, Schwandt P. Fettstoffwechsel. In: Siegenthaler W, Hrsg. Klinische Pathophysiologie. 8. Aufl. Stuttgart: Georg Thieme 2001: Abb. 30.
- ► Aus Riethe P. Kariesprophylaxe und konservierende Therapie. In: Rateitschak KH, Wolf HF, Hrsg. Farbatlanten der Zahnmedizin. Bd. 6. 2. Auflage. Stuttgart: Georg Thieme 1994: Abb. 35.
- ► Aus Sartor K. Neuroradiologie. 2. Aufl. Stuttgart: Georg Thieme 2001: Abb. 24.
- ► Aus Schmidt G, Hrsg. Checkliste Sonographie. 3. Aufl. Stuttgart: Georg Thieme 2004: Abb. 39.
- ► Aus Schmitt L. Checkliste Rheumatologie. 2. Auflage. Stuttgart: Georg Thieme 2000: Abb. 33.
- ► Aus Scholz H. Mineralstoffe + Spurenelemente. Stuttgart: Trias im Georg Thieme Verlag 1996: 27a.
- ► Aus Sturm A. Checkliste Angiologie. Stuttgart: Georg Thieme 1998: Abb. 32.
- ► Aus Stuttgen G, Bahmer FA, Pönnighaus JM. Tropische Dermatologie. In: Lang W, Löscher T, Hrsg. Tropenmedizin in Klinik und Praxis. 3. Aufl. Stuttgart: Georg Thieme 2000: Abb. 44.
- ► Aus Theml H. Taschenatlas der Hämatologie. 5. Auflage. Stuttgart: Georg Thieme 2002: Abb. 23, 26.

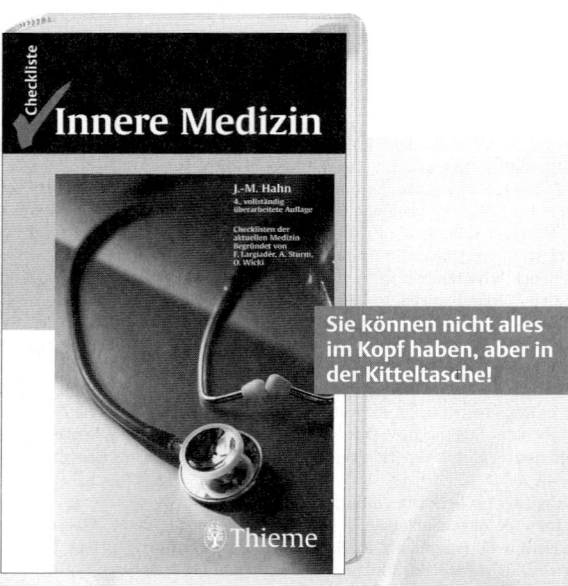
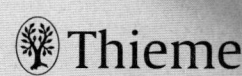

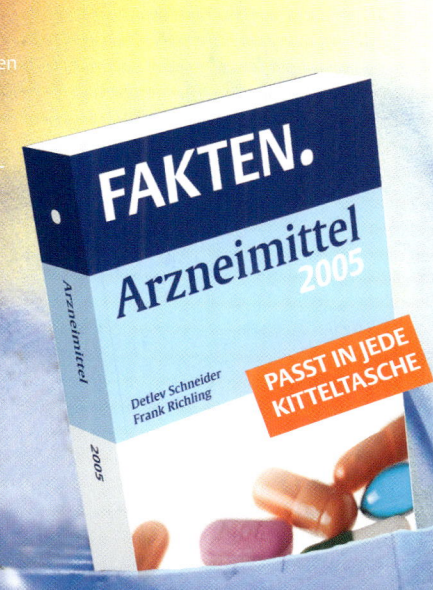 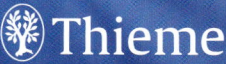

Wichtige Formeln, Umrechnungsfaktoren

Energiegehalt der Energiesubstrate
1g Fett = 9 kcal = 38 kJ
1g Kohlenhydrate (CHO) = 4 kcal = 17 kJ
1g Eiweiß = 4 kcal = 17 kJ
1g Alkohol = 7 kcal = 29 kJ
(1 kJ = 0,239 kcal; 1000 kJ = 1 MJ; 1 kcal = 4,185 kJ → kJ = 4,184 × kcal; kcal = 0,24 × kJ)

Berechnung des Grundumsatzes (GU) nach Harris-Benedict
Männer:
   GU [kcal/24 h] = 66,5 + 13,8 × Gewicht [kg] + 5,0 × Größe [cm] – 6,8 × Alter [Jahre]
Frauen:
   GU [kcal/24 h] = 655 + 9,6 × Gewicht [kg] + 1,8 × Größe [cm] – 4,7 × Alter [Jahre]

Schätzung des Grundumsatzes (GU)
GU [kcal/d] = Körpergewicht × 24

Schätzung des Energiebedarfs (leichte körperliche Aktivität)
Männer: Energiebedarf [kcal/d] = Körpergewicht [kg] × 35 kcal
Frauen: Energiebedarf [kcal/d] = Körpergewicht [kg] × 30 kcal

Körpermassenindex (Body Mass Index, BMI)
BMI [kg/m^2] = Körpergewicht [kg] ÷ (Körpergröße [m])^2
Beispiel für 179 cm und 70 kg: BMI = 70 ÷ (1,79)^2 = 70 ÷ 3,20 = 21,87 kg/m^2

Berechnung des Respiratorischen Quotienten (RQ)
RQ = CO_2 produziert ÷ O_2konsumiert = VCO_2 ÷ VO_2

Berechnung der LDL-Cholesterinkonzentration (LDL-C)
LDL-C [mmol/l] = Gesamt-C – (HDL-C – (Triglyzeride ÷ 2,2))
LDL-C [mg/dl] = Gesamt-C – HDL-C – (Triglyzeride ÷ 5)
(Einschränkung: Einsetzbar nur bei Triglyzeriden < 4,5 mmol/l)

Schätzung des Stickstoff(N)gehalts von Lebensmitteln
N [g] = Eiweiß [g] ÷ 6,25

Umrechnungsfaktoren und Einheiten
Natrium: 1 mmol Na^+ = 23 mg Na^+; 1g Na^+ = 43 mmol Na^+ (1g NaCl = 393 mg Na^+)
Chlorid: 1 mmol Cl^- = 35 mg Cl^-; 1g Cl^- = 29 mmol Cl^-
Kalium: 1 mmol K^+ = 39 mg K^+; 1g K^+ = 26 mmol K^+ (1g KCl = 524 mg K^+)
Kalzium: 1 mmol Ca^{2+} = 40 mg Ca^{2+}; 1g Ca^{2+} = 25 mmol Ca^{2+}
Magnesium: 1 mmol Mg^{2+} = 24 mg Mg^{2+}; 1g Mg^{2+} = 41 mmol Mg^{2+}